PARIS. — IMP. SIMON RAÇON ET COMP., RUE D'ERFURTH, 1.

TRAITÉ PRATIQUE

DES MALADIES

DES

ORGANES SEXUELS

DE LA FEMME

PAR

F. W. DE SCANZONI

PROFESSEUR D'ACCOUCHEMENT ET DE GYNÉCOLOGIE A L'UNIVERSITÉ DE WURTZBOURG

Conseiller de S. M. le Roi de Bavière, Chevalier de plusieurs Ordres

TRADUIT DE L'ALLEMAND ET ANNOTÉ SOUS LES YEUX DE L'AUTEUR

Par les Docteurs H. DOR et A. SOCIN

AVEC FIGURES INTERCALÉES DANS LE TEXTE

PARIS

J. B. BAILLIÈRE ET FILS

LIBRAIRES DE L'ACADÉMIE IMPÉRIALE DE MÉDECINE

Rue Hautefeuille, 19

Londres H. BAILLIÈRE, 219, Regent-Street | **New-York** H. BAILLIÈRE, 290, Broadway.

MADRID, C. BAILLY-BAILLIÈRE, 11, CALLE DEL PRINCIPE

1858

PRÉFACE DE L'AUTEUR

Le caractère spécial du développement des sciences médicales dans notre siècle est une tendance générale à arriver au but que doit atteindre l'étude de la médecine, au moyen de recherches scrupuleuses, de travaux sérieux dans chacune de ses branches. Ce fut surtout pendant les vingt dernières années que l'étude de ce qu'on a appelé les *spécialités* médicales a exercé une heureuse influence sur les progrès de la médecine pratique.

Tandis que, au commencement de ce siècle, les médecins n'étaient encore divisés qu'en deux catégories suivant qu'ils se vouaient à la médecine opératoire ou à la pathologie interne, l'on vit, dans le cours des dernières années, des hommes studieux, actifs, d'abord peu nombreux, mais bientôt en nombre beaucoup plus considérable, s'appliquer à l'étude de quelques parties très-limitées de l'ensemble de la médecine. C'est à leurs efforts que nous devons les progrès, aussi bien théoriques que pratiques, que l'on a faits pendant ces dernières années dans tout ce qui a trait à l'ophthalmologie, aux accouchements, à la gynécologie, aux maladies des enfants, aux affections cutanées, etc., et ces progrès sont si considérables dans chacune des branches que nous venons de citer, qu'un médecin doit lui consacrer à elle seule tout son temps et tous ses travaux, s'il veut répondre d'une manière complétement satisfaisante à tout ce que l'on est en droit d'exiger de lui.

Nous serions entraîné trop loin si nous voulions essayer de prouver ici l'utilité de cette répartition du travail entre tous les membres du corps médical; du reste elle est si bien reconnue aujourd'hui, que toutes les plaintes que, il y a quelques années, on entendait de toutes parts contre cette division excessive de la médecine cessent de se faire entendre. Chacun reconnaît au contraire que c'est là le seul moyen de faire avancer la médecine et de pouvoir satisfaire autant que possible aux justes exigences de l'humanité souffrante. Mais ce qui démontre encore mieux l'utilité de cette nouvelle tendance, c'est qu'il n'y a plus aujourd'hui de médecin qui oserait se vanter de connaître à fond toutes les branches de la médecine et d'être aussi bon oculiste que dermatologiste, accoucheur ou gynécologiste, etc.

Mais ce ne sont pas seulement les médecins qui reconnaissent qu'un seul individu n'est pas capable d'embrasser toutes les branches des sciences médicales, ce sont aussi les conseils chargés de diriger l'étude de la médecine. En effet, nous voyons tous les jours les diverses universités créer de nouvelles chaires pour chaque spécialité et organiser pour chacune d'elles des services cliniques pour l'enseignement pratique, et toutes les personnes qui ont à cœur l'avancement de notre science seront reconnaissantes de voir prendre de telles mesures.

Parmi ces spécialités l'étude des fonctions physiologiques et pathologiques des organes sexuels de la femme n'occupe pas la dernière place. Excités par l'exemple de médecins français, les accoucheurs de l'Allemagne et de l'Angleterre se sont emparés avec une sorte de prédilection de cette branche de la pathologie, et c'est à leurs efforts que nous devons de voir aujourd'hui la gynécologie arrivée à un degré tel, que, tant au point de vue scientifique qu'à celui de la pratique, elle ne le cède en rien aux autres spécialités.

Les progrès extraordinaires que l'anatomie pathologique (et celle des organes génitaux de la femme en particulier) a faits dans ces dix dernières années eurent une influence notable sur le développement si rapide de la gynécologie. C'est elle qui nous donna une juste explication d'un grand nombre des symptômes les plus importants qui jusqu'alors avaient été mal interprétés, et, d'un autre côté, c'est encore sur elle que repose la juste appréciation des causes qui peuvent influencer le pronostic et le traitement des maladies qui nous occupent, de telle sorte que l'on peut prétendre que l'origine d'une gynécologie scientifique remonte à celle de l'anatomie pathologique et qu'elle est intimement liée à cette dernière science.

Il arriva pour la gynécologie la même chose que pour les autres spécialités, à savoir qu'il n'y eut qu'un petit nombre de médecins qui furent à même d'acquérir une grande expérience dans cette branche. En Allemagne, ce furent surtout les accoucheurs qui s'en occupèrent d'une manière plus ou moins exclusive, et, s'il nous fallait écrire l'histoire de la gynécologie allemande, on verrait au premier rang tous les noms des serviteurs de Lucine. Cela se comprend du reste facilement si l'on réfléchit combien les altérations pathologiques de ces organes dépendent de leurs fonctions physiologiques pendant la grossesse, l'accouchement et les couches, sans la connaissance desquelles une étude réellement utile de la gynécologie est tout à fait impossible, tandis que, d'un autre côté, l'accoucheur qui ne connaitrait pas très-exactement toutes les affections des organes sexuels ne serait plus à même de répondre aux besoins de notre époque.

La gynécologie et l'art des accouchements doivent se compléter réciproquement, et il est impossible de faire une étude sérieuse de l'une sans considérer avec le plus grand soin toutes les ressources qui nous sont offertes par l'autre, et l'on peut vraiment prétendre qu'un accoucheur qui veut être à même de pratiquer avec un vrai succès doit aussi se vouer à l'étude de la gynécologie. — Des circonstances particulières nous permirent d'acquérir une grande expérience tant sur ce qui a trait aux accouchements que sur ce qui se rapporte à la pathologie des organes sexuels de la femme. Après avoir, pendant une longue suite d'années, mis à profit toutes les ressources si considérables que l'hospice de Prague présente pour l'étude des accouchements, nous reçûmes la direction d'un des services du grand hôpital de cette ville, dans lequel il n'entrait que des cas de gynécologie. Nous fûmes ainsi à même, pendant trois ans consécutifs, de profiter pour nos études gynécologistes d'une occasion qui n'est offerte qu'à peu de personnes, et nous devons reconnaître que la perte d'une source aussi riche d'observations, ayant trait aux maladies spéciales des femmes, fut pour nous un grand chagrin lorsque nous quittâmes Prague pour aller habiter Würzbourg. Cependant nous eûmes la satisfaction de voir que nous pourrions, à Würzbourg, continuer une étude que nous avions embrassée avec prédilection, car bientôt de nombreuses malades accoururent de près et de loin pour nous consulter. En outre, le conseil chargé de diriger l'hôpital Saint-Julius mit à notre disposition, pour l'étude clinique, les salles de cet hôpital spécialement destinées aux maladies des femmes, ce dont nous fûmes très-reconnaissant.

D'après ce qui précède on ne nous refusera pas une certaine expérience dans tout ce qui a trait à la gynécologie et les dix ans pendant lesquels nous nous sommes occupé spécialement de cette branche suffisent bien pour que nous puissions tirer des conclusions pratiques de nos observations nombreuses et détaillées. Nous croyons nous être assez familiarisé avec notre sujet pour pouvoir nous mettre au rang des auteurs qui ont traité des maladies des femmes, sans que pour cela on nous accuse de manquer de modestie. Nous aurions cependant retardé encore la publication de ce livre si notre position de professeur de gynécologie ne nous avait forcé de reconnaître que l'Allemagne ne possède, à proprement parler, aucun ouvrage qui, sur ce point, réponde aussi bien aux besoins des étudiants qu'à ceux des médecins praticiens. Les uns et les autres n'ont en général ni le temps ni l'envie d'étudier à fond les immenses ouvrages que nous possédons en fait de gynécologie, et l'étendue même de ces ouvrages nous paraît être la principale raison de ce que les connaissances gynécologiques sont encore si peu répandues parmi les médecins de notre patrie.

C'est pour remédier à cet inconvénient que nous nous sommes décidé à publier une *Pathologie des organes sexuels de la femme*, traitant à fond tous les sujets importants. Cet ouvrage doit en quelque sorte compléter notre *Traité des accouchements*. L'on n'aura pas lieu de s'étonner si nous ne sommes pas entré dans de nombreux détails au sujet des affections des organes sexuels de la femme propres à la grossesse, à l'accouchement et aux couches. Comme elles doivent nécessairement être connues des accoucheurs, nous en avons parlé dans notre *Traité des accouchements*, et, si nous voulions leur assigner une place ici, nous serions forcé de faire des répétitions nombreuses et inutiles.

Dans le présent travail, nous nous reposons avant tout sur nos propres observations. Nous ne voulions point faire une simple compilation, c'est pourquoi, tant que cela fut possible, nous avons évité de citer et de juger les opinions des divers auteurs. Cependant on ne nous accusera point de donner trop peu d'attention aux travaux d'autres gynécologistes, car l'on verra dans le cours de cet ouvrage que nous sommes le premier à rendre justice aux travaux d'autrui. C'est autant pour nous éviter ce reproche, que pour faire connaître, à ceux qui les ignoreraient, les noms et les ouvrages des médecins qui ont rendu à la gynécologie les services les plus éminents et faciliter ainsi la comparaison de leurs idées avec les nôtres, que nous avons ajouté à chaque chapitre important une courte notice bibliographique.

Nous terminons maintenant cette introduction en exprimant le désir que ce livre puisse répondre au but que nous nous sommes proposé, qu'il excite l'étudiant à travailler avec ardeur une branche importante de la médecine, et qu'il soit pour le médecin praticien un guide, partout où l'absence d'expériences personnelles assez nombreuses lui ferait désirer le secours d'autrui! Enfin, nous recommandons à nos collègues de juger ce travail avec bienveillance, et ils le feront sûrement s'ils veulent se rappeler que de nombreuses occupations ont à peine laissé à l'auteur le temps de terminer un ouvrage auquel, pendant les deux dernières années, il a voué les quelques heures libres qui lui restaient.

D^r^ De SCANZONI.

Würzbourg, 20 août 1856.

PRÉFACE DES TRADUCTEURS

Si nous avons entrepris de publier en France un *Traité pratique des maladies des organes sexuels de la femme*, c'est tout d'abord parce que nous croyons que les travaux des gynécologistes allemands et leur manière de voir ne sont pas connus du public médical français comme ils mériteraient de l'être. Le professeur de Scanzoni, auteur du présent Traité et Kiwisch, dont tous ceux qui ont à cœur les progrès des sciences médicales déplorent la mort prématurée, sont, sans contredit, de tous les médecins de l'Allemagne, ceux qui ont le plus contribué à élever la gynécologie à une hauteur qu'elle n'a point encore dépassée, ni en France, ni en Angleterre. En effet, si l'on doit reconnaître que les réformes importantes qui ont eu lieu en Allemagne dans cette branche de la médecine sont dues en grande partie aux travaux assidus de médecins français et anglais, il n'en est pas moins vrai que les gynécologistes allemands ont pu, par un examen consciencieux et sans préventions des recherches faites dans tous les pays, donner la solution définitive de quelques-unes des questions litigieuses les plus importantes. Cet heureux résultat peut en partie s'expliquer, par le fait que, en Allemagne, le traitement des maladies des femmes est presque exclusivement réservé à des accoucheurs, c'est-à-dire à des hommes connaissant à fond la physiologie et la pathologie des organes génitaux de la femme et capables par là même de mieux comprendre, au point de vue scientifique et pratique, tout ce qui a rapport aux fonctions sexuelles de la femme. C'est là une particularité de la gynécologie allemande qui sûrement mérite d'être prise en considération. L'ouvrage de M. le professeur de Scanzoni est celui qui donne le mieux une idée de l'état de cette spécialité en Allemagne. Aussi la première édition en fut-elle épuisée au bout de quelques mois, ce qui du reste se comprend facilement, grâce à la grande expérience de l'auteur et à sa réputation justement méritée, tant comme professeur que comme praticien. En outre, les ouvrages de M. de Scanzoni sont remarquables par une exactitude dans les descriptions, une concision et une clarté qui, en Allemagne, les ont fait beaucoup rechercher, tant par les médecins que par les étudiants. C'est ce qu'on a pu voir pour son *Traité des accouchements* qui, en quelques années, a déjà eu quatre éditions.

D'un autre côté, nous ne voyons pas, dans la littérature médicale française des dernières années, un livre embrassant d'une manière aussi complète l'ensemble de la pathologie des organes sexuels de la femme. C'est un motif d'espérer pour cet ouvrage un accueil aussi favorable en France qu'en Allemagne.

Un long séjour à Würzbourg, la fréquentation assidue de la clinique de M. de Scanzoni, l'honneur d'avoir travaillé plus d'un an sous la direction et avec les conseils de l'illustre professeur, la confiance qu'il a bien voulu nous témoigner en nous demandant de traduire ce livre, enfin l'avantage d'avoir suivi plus tard les principaux services des hôpitaux d'Allemagne, de Suisse et de Paris, telles sont les garanties que nous pouvons offrir en livrant cette œuvre au public médical français.

M. de Scanzoni ayant bien voulu se charger de la révision de cette traduction, nous fûmes forcés, malgré nous, d'en retarder de quelques mois la publication à cause du voyage que ce professeur dut faire à Pétersbourg pour assister dans ses dernières couches Sa Majesté l'impératrice de Russie ; mais le motif même de ce retard est encore une recommandation, inutile à la vérité, mais prouvant néanmoins de quelle grande réputation jouit l'auteur de cet ouvrage.

Dr H. DOR, Dr A. SOCIN,

Juin 1858.

BIBLIOGRAPHIE GÉNÉRALE

DES MALADIES DES ORGANES SEXUELS DE LA FEMME.

Hippocrate, De la nature de la femme, — Des maladies des femmes, — Des maladies des femmes stériles, — Des maladies des jeunes filles (*Œuvres complètes*, trad. par Littré, t. VII et VIII). (Vgl. Ritgen, Die Geburtshilfe des Hippokrates in der gemeins. Ztschr. f. Geburtsk. Bd. IV-VI.) — Soranus, De utero, de vulva et de muliebri pudendo. A. Turnubus ed. Paris, 1554. — Moschion, Gynæcia seu de mulierum affectionibus et morbis. Argent., 1507. — Galenus, De dissectione uteri, — De semine, — De l'usage des parties, — Des lieux affectés (*Œuvres médicales de Galien*, trad. par Ch. Daremberg, t. I et II). — Euch. Rœsslin, Der schwangeren Frauen und Hebammen Rosengarten. Worms, 1513. — Jason a Pratis (van de Meersche), Libri duo de uteris. Amst., 1524. — Bereng. a Carpi, Commentaria cum amplissimis additionibus super anatomiam Mundini, etc. Bonon., 1521. — Carpi, Isagogæ breves et exactissimæ, etc. Argent., 1530. — Casp. Wolfius, Gynæcia. Basil., 1566. — Andr. Vesalii, De humani corporis fabrica libri septem. Basil., 1543. — Faventinus, Gynæciorum sive morborum mulierum liber. Ingolst., 1544. — Nicolai Massæ, Liber introductorius, etc. Venet., 1559. — Thaddæi Duni Locarnensis, Medici muliebrium morborum omnis generis remedia ex Dioscoride, Galeno, Plinio, Barbarisque et Arabis studiose collecta et disposita. Argent., 1565. — Pistorius, Gynæcium. Francof., 1575. — Cappocius. Artis medicæ praxis de morbis mulierum. Vicent., 1586. — Roccheus, De morbis mulierum curandis. Paris, 1542. — Fr. Rousset, Traité nouveau de l'hysterotomotokie, etc. Paris, 1581. — Rodericus a Castro, De universa muliebr. morborum medicina. Hamb., 1603 u. 4. — A. Massarias, Prælectiones de morbis mulierum. Lips., 1600. — Joann. Schenk a Grafenberg, Observationum medicarum rararum, novarum, etc. Tomi II. (Tome II, lib. 4.) Francof., 1600. — Forestus, Observ. Lib. 28. Francof., 1602. — J. G. Schenckius, Gynæcia. Argent., 1606. — J. Guinteri Andernaci, Gynæciorum commentarius, etc. Argent., 1606. — Joh. Heurnius, De morbis mulierum. Lugd., 1607. — Lud. Mercati, Gynæciorum liber. Francof., 1608. — Hier. Mercurialis, De cognoscendis et curandis corporis affectibus, præcipue mulierum. Venet., 1617. — Bald. Rousseus, Opuscula medica (de morbis mulierum). Lugd., 1618. — Joan. Varandæus, De morbis et affect. mulierum. Hanov., 1619. — Herm. Corbeus, Gynæcium. Francof., 1620. — Fr. Joel, De morbis genitalium mulierum et puerorum. Luneb., 1622. — Ph. Gruling, Tractat von Weiberkrankheiten. Frankf., 1625. — Fontani, Syntagma medicum de morbis mulierum. Amst., 1637. — Zacutus, De mulierum morbis. Amstelod., 1642. — Nicol. Fontanus, De morbis mulierum. Amst., 1645. — Guil. Ballonius, De virginum et mulierum morbis. Parisiis, 1643. — Albertus Magnus, De secretis mulierum. Amst., 1643. — Primerosius, De morbis mulierum et symptomatibus Libr. V. Roterod., 1655. — Raymundus Fortis, Consilia de morbis mulierum facile cognoscendis. Patav., 1688. — Regner de Graaf, Tract. de virorum et mulierum organis generationi inservientibus. Lugd., 1668. — F. Mauriceau, Observations sur la grossesse, etc. Paris, 1695-1706. Nouv. édition, 1740. 2 vol. in-4. — Paul de Sorbait, De morbis mulierum et puerorum. Viennæ, 1678. — Varcelloni, De pudendorum morbis. Astæ, 1716. — G. E. Stahl, Abhandlung der Krankheiten des Frauenzimmers. Leipzig, 1724. — C. Musitanus, De morbis mulierum. Leipzig, 1724. — Mart. Schurigh, Parthenologia et gynæcologia seu consideratio virginitatis partium genitalium muliebrium. Dresdæ, 1729. — De la Motte, Traité complet des accouchements, etc. Paris, 1721. Nouv. édition. Paris, 1765, 2 vol. in-8. — Schulz, De morbis mulierum et infantium. Halæ, 1747. — Joh. Storch, Von Weiberkrankheiten. Gotha, 1748-53. — De Bergen, Aphorismi de cognoscendis et curandis mulierum morbis. Francof., 1751. — Gérard Fitzgérald, Tract. pathol. de affectionibus feminarum præternaturalibus. Paris, 1754. — J. Astruc, Traité des maladies des femmes. Paris, 1761. — Brusati, De morbis feminarum. Vindob., 1761. — Jean Raulin, Traité des maladies des femmes en couche, etc. Paris, 1771. — Rich. Manning, Treatise on femal diseases, etc. London, 1771. — John Leake, Medical instructions towards the prevention and cure of chronic or slow diseases peculiar to women. London, 1775. — Gualtherus van Dœveren, Primæ lineæ de cognoscendis mulierum morbis, etc. Grœning, 1775. — Chambon, Des maladies des femmes. Paris, 1784. — Fr. Benj. Osiander, Von den Krankheiten der Frauenzimmer und Kinder. Tübingen, 1787. — Joh. Val. Muller, Med. prakt. Handb. der Frauenzimmerkrankheiten, etc. Frankf. und Leipzig, 1788-1794. — J. G. Essich, Abhandlung von den Krankheiten des weiblichen Geschlechts. Augsb., 1789. — Thom. Denman, An introduction to the practice of midwifery. London, 1789, trad. en français par Kluyskens. Gand, 1802. 2 vol. in-8. — Will Rowley, A treatise on female, nervous, hysterical, etc., diseases, etc. London, 1789. — Alex. Hamilton, A treatise on the menagement of female complaints and of children in early infancy. London, 1792 — Ch. L. Mursinna, Abhandlung von den Krankheiten der Schwangeren, Gebærenden, u. s w. Berlin, 1792. — Boyveau Laffecteur, Essai sur les maladies physiques et morales des femmes. Paris, 1798. — Moreau de la Sarthe, Histoire naturelle de la femme. Paris, 1801. 3 vol. in-8. — Vigaroux, J. M. J., Cours élémentaire des maladies des femmes, etc. Paris, 1801. — S. Walker, Observations of the constitutions and diseases of women. London, 1803. — Plenk, Doctrina de morbis sexus feminei. Viennæ, 1808. — J. A. Schmidtmuller, Die Krankheiten der Schwangeren, Wœchnerinnen, etc. Frankf. und Mainz, 1809. — J. Ch. Jœrg, Handbuch der Krankheiten des Weibes, etc. Leipzig, 1809. — L. J. C. Mende, Die Krankheiten der Weiber, etc. Leipzig, 1810. — A. El. von Siebold, Handbuch zur Erkenntniss und Heilung der Frauenzimmerkrankheiten. Frankf., 1811-26. — Jœrg, Schriften zur Befœrderung der Kenntniss des menschl. Weibes, etc. 1812-1824. — F. K. Nægele's Erfahrungen und Abhandlungen aus dem Gebiete der Krankheiten des weiblichen Gechlechts. Mannheim, 1812. — Gardien, Traité complet d'accouchements et des maladies des filles, des femmes et des enfants. Paris, 1816. — K. Wenzel, Ueber die Krankheiten des Uterus. Mainz, 1816. — Capuron, Traité des maladies des femmes, etc. Paris, 1817. — Ch. Mansfield Clarke, Observations on those diseases of females, etc. London, 1814. — John Burns, The principles of midwifery, including the diseases of women. London, 1824 ou 1843. — C. Gust. Carus, Lehrbuch der Gynækologie, etc. Leipzig, 1820. — L. Mende, Beobachtungen und Bemerkungen aus dem Gebiete der Geburtshilfe, etc. Gœttingen, 1821-1828. — M. Nauche, Des maladies propres aux femmes. Paris, 1820. — Rob. Gooch, An account of some of the most important diseases peculiar to women. London, 1819, in-8. — L. J. C. Mende, Die Geschlechtskrankheiten des Weibes, etc. Gœttingen, 1831-1836. — Boivin et Dugès, Traité pratique de maladies de l'utérus et de ses annexes, etc. Paris, 1833, 2 vol. in-8, et atlas de 41 planches gravées et coloriées représentant les principales altérations morbides des organes génitaux de la femme. — R. Lee, Researches on the pathology and treatment of the most important diseases of women. London, 1833. — Duparcque, Traité théorique et pratique des maladies organiques simples et cancéreuses de l'utérus. Paris, 1832. — Graham Th., On the diseases peculiar to females, etc. London, 1834. — Martin, Mémoires de médecine et de chirurgie pratique sur plusieurs maladies et accidents graves qui peuvent compliquer la grossesse, la parturition et les couches. Lyon, 1835, in-8. — M. Lisfranc, Maladies de l'utérus, d'après ses leçons cliniques, par A. Pauly. Paris, 1836. — Colombat de l'Isère, Traité de maladies des femmes et de l'hygiène spéciale de leur sexe. Paris, 1838. — D. Davis, The principles and practice of obstetric medicine, etc. London, 1837. — S. D. l'Heritier, Traité complet des maladies de la femme, etc. Paris, 1838. — J. Imbert, Traité théorique

TRAITÉ PRATIQUE
DE
GYNÉCOLOGIE

PREMIÈRE PARTIE

PATHOLOGIE ET THÉRAPEUTIQUE DES MALADIES DE L'UTÉRUS.

CHAPITRE PREMIER

Remarques générales sur les symptômes qui accompagnent les maladies de l'utérus.

De tous les organes qui composent le corps humain, l'utérus est sans contredit un de ceux dont les affections présentent les symptômes les plus variés et causent dans les différentes parties de l'organisme les troubles les plus divers, tantôt objectifs, tantôt subjectifs. Autant il est en général facile de donner une explication plausible des phénomènes morbides que présentent l'utérus lui-même et les organes voisins, autant il est quelquefois difficile de comprendre l'influence de ces maladies sur des parties du corps plus éloignées et n'ayant aucune connexion directe et visible avec l'organe primitivement affecté. Aussi, malgré les progrès immenses qu'ont faits de nos jours la physiologie et la pathologie, nous nous voyons encore trop souvent forcés, pour l'explication de beaucoup de ces faits, d'avoir recours aux *sympathies*, expression si vague et susceptible d'interprétations si diverses, qu'elle est de fort peu de valeur pour la solution de la question.

Mais, avant de passer à l'examen des phénomènes que présentent et pratique des maladies des femmes. Paris, 1838. — FRÆ[illegible] [illegible]ndwœrterbuch der Frauenkrankheiten, etc. Berlin, 1839. — FLEETWOOD CHURCHILL, Outlines of the principal diseases of females, etc. Philadelphia, 1839. — WILL. JONES, Pract. observations on the diseases of women. London, 1839. — CH. WALLER, Lectures on the function and diseases of the unimpregnated womb. London, 1840. — LISFRANC, Clinique chirurgicale de l'hôpital de la Pitié. T. II, III. Paris, 1842. — D. W. H. BUSCH, Das Geschlechtsleben des Weibes, etc. Berlin, 1839-1845. — MEISSNER, Die Frauenzimmerkrankheiten, etc. Leipzig, 1843-1845. — FABRE, Bibliothèque du médecin praticien. Paris, 1843, t. I et II, Des maladies des femmes. — TREFURT, Abbandlungen und Erfahrungen aus dem Gebiete der Geburtshilfe und der Weiberkrankheiten. Gœttingen, 1844. — SCHMIDT's Jahrb. für den gesammten medicin. 1845. Bd. III, 194. — CASSIN, Mémoire sur le diagnost. et le traitement des maladies de l'utérus. (Journ. de Montpellier. Juin 1845.) — MENVILLE, Histoire méd. et philos. de la femme, etc. Paris, 1845. — KIWISCH VON ROTTERAU, Klinische Vortræge über specielle Pathologie und Therapie der Krankheiten des weiblichen Geschlechts. Prag, 1845-1849. — ISRAELS, Tentamen historico-medicum, exhibens collectanea gynæcologica, quæ ex Talmude babylonico deprompsit. Groningæ, 1845. — LEVER, Klinische Vorlesungen über die Diagnose der Krankheiten des Uterus. London Gaz. Novbr. 1845. — SCHMIDT's Jahrb. 1846. II, 194. — KIWISCH VON ROTTERAU, Beitræge zur Geburtskunde. Heft 1 und 2. Würzburg, 1846-1847. — MEIGS, Females and their diseases. Philadelphia, 1848. — ASHWELL, A practical treatise on the diseases peculiar to women. London, 1848. — MATHIEU, Études cliniques sur les maladies des femmes, etc. Paris. 1848. — JOHNSON, An essay on the diseases of young women. London, 1849. — R. LEE, Pract. observations on diseases of the uterus. Fasc. I. II. London, 1849. — TH. ST. LEE, On tumors of the uterus and its appendages. London, 1847. — ARNETH, Ueber Geburtshilfe und Gynækologie in Frankreich, Grossbrittanien und Irland. Wien, 1853. — TILT, On diseases of Women and ovarian inflammation. London, 1853, in-8. — CHIARI, BRAUN und SPÆTH, Klinik der Geburtshilfe und Gynækologie. Erlangen, 1855. — SCANZONI, Die Krankheiten der weiblichen Brüste und Harnwerkzeuge, so wie die dem Weibe eigenthümlichen Nerven- und Geisteskrankheiten. Prag, 1855. — SIMPSON, The obstetric memoirs and contributions, edited by Priestley and Storer. Edinburgh, 1855, 2 vol. in-8.

D'entre les diverses publications périodiques, nous devons nommer ici : STARK's neues Archiv für Geburtshilfe, etc. Jena, 1798-1804. — SACOMBE, Lucine française, ou recueil d'observations relatives aux accouchements, etc. Paris, 1802, 3 vol. in-8. — ELIAS VON SIEBOLD's Journal für Geburtshilfe, Frauenzimmer- und Kinderkrankheiten. Frankfurt, 1813-1828. Fortgesetzt von Eduard C. J. von Siebold, 1830-1838. — CUNIER et SCHOENFELD, Annales d'oculistique et de gynécologie. Charleroi, 1838. — Gemeinsame Zeitschrift für Geburtskunde. Berlin, 1827-1832. — Neue Zeitschrift für Geburtskunde. 1834-1852. — Monatschrift für Geburtskunde und Frauenkrankheiten. Berlin, 1853-1858, 12 vol. in-8. — Analecten für Frauenkrankheiten, etc. Tomes I-VII. Leipzig, 1839-1851. — CANSTATT's Jahresbericht über die Fortschritte der gesammten Medicin (Mémoires de Kiwisch, Buchner, Scanzoni). Erlangen und Würzburg, 1841-1858. — ANDRIEUX et LUDANSKI, Annales d'obstétrique, Des maladies des femmes et des enfants. Paris, 1842-1843, 3 vol. in-8. — Verhandlungen der Gesellschaft für Geburtshülfe in Berlin. Tomes I-X. Berlin, 1847-1858. — SCANZONI, Beitræge zur Geburtskunde und Gynækologie. Tomes I et II. Würzburg, 1854-1855.

---

des organes plus ou moins éloignés pendant le cours des maladies utérines, qu'il nous soit permis de dire quelques mots des symptômes locaux, pour la plupart subjectifs, c'est-à-dire appréciables pour la malade seulement.

Qu'il soit ou non à l'état de grossesse, l'utérus représente un muscle creux, sillonné par de nombreux nerfs et vaisseaux, revêtu à sa surface interne d'une membrane muqueuse, et maintenu dans sa position normale entre la vessie et le rectum en partie par des replis du péritoine, qui l'enveloppe presque complètement, en partie par des ligaments spéciaux. Sa partie supérieure est en rapport avec les circonvolutions de l'intestin grêle qui descendent dans le bassin, et sa partie inférieure fait saillie dans le vagin.

Ces dispositions anatomiques sont la cause de plusieurs groupes de symptômes qui se caractérisent, soit par des altérations de la sensibilité et de la mobilité de l'organe, soit par des anomalies de sa sécrétion, soit enfin par des troubles dans les fonctions des organes adjacents. Les nombreuses communications directes et indirectes des nerfs et des vaisseaux de la matrice avec ceux des trompes et des ovaires peuvent aussi donner lieu, pendant le cours des maladies utérines, à une foule d'affections secondaires de ces organes. Nous allons examiner successivement ces différents symptômes : 1° A l'état normal, l'utérus ne possède qu'un très-faible degré de *sensibilité*. A l'appui de cette assertion nous rappellerons que ni les lésions de cet organe ni les plus hauts degrés de contusion (dans les cas où il se trouve incarcéré entre les parois du bassin et des tumeurs compactes et volumineuses) ne donnent lieu à des sensations douloureuses ayant leur siége dans la matrice. Mais, dès que par une cause pathologique quelconque les parois de l'utérus deviennent le siége d'une hypérémie quelque peu considérable, l'irritabilité des filets nerveux est aussitôt augmentée. Elle atteint le plus haut degré lorsque le tissu de l'organe est soumis à une tension continue, soit de la part d'un corps étranger contenu dans sa cavité, soit de la part d'un *néoplasme* quelconque développé dans son parenchyme.

Dans le premier cas, lorsque la matrice est le siége d'une hypérémie ou d'une phlegmasie, la douleur est généralement continue et bornée à la région hypogastrique ; cependant il n'est pas rare de la voir s'étendre aux régions sacrée et inguinales. Les malades se plaignent tantôt d'un sentiment de pesanteur et de chaleur dans le bassin, tantôt d'une douleur brûlante, tensive ou lancinante à l'hypogastre qui s'exaspère ordinairement par une pression un peu considérable exercée au-dessus du pubis. Lorsque, au contraire, une tension, une dilatation trop considérable des parois de la matrice, est la cause de la douleur, celle-ci est passagère, ne dure pas plus d'une demi-minute à une minute, s'irradiant presque toujours vers le sacrum et les aines. Les malades qui ont déjà eu des enfants la comparent ordinairement aux douleurs expulsives de l'accouchement, et, en effet, elle paraît avoir sa cause dans la distension et la pression qu'exercent, en se contractant, les fibres musculaires sur les filets nerveux qui pénètrent dans leurs interstices. Pour nous, nous ne doutons pas qu'une pareille contraction des parois de l'utérus n'ait véritablement lieu, car des douleurs tout à fait semblables accompagnent presque toujours l'expulsion hors de la cavité de la matrice de corps étrangers, tels que des fragments de muqueuse, du sang coagulé, des polypes, etc. Ces douleurs, qu'on appelle généralement *colique utérine*, présentent encore une particularité digne de fixer l'attention : c'est qu'elles ne sont point augmentées par une pression exercée sur l'utérus au travers des parois abdominales. Cependant nous avons observé dans quelques cas qu'une pression semblable peut à elle seule, de même que pendant le travail de l'accouchement, provoquer des contractions de la matrice et avec celles-ci les douleurs que nous venons de décrire, lesquelles, lorsqu'elles atteignent un degré plus élevé, peuvent s'étendre par irradiation à la région lombaire, à l'épigastre, et même quelquefois le long des extrémités inférieures jusqu'à la plante des pieds.

D'après ce que nous venons de voir, il est évident que la nature de la douleur accusée par la malade n'est point sans importance pour le diagnostic. Cependant nous sommes loin de vouloir prétendre que ces différences soient toujours bien tranchées. Au contraire, il arrive souvent que la douleur que nous appellerons *inflammatoire* se combine avec la douleur *expulsive*, ce qui rend naturellement plus difficile pour le médecin un jugement précis sur le cas qui lui est soumis.

2° Quoique la surface interne de l'utérus soit revêtue d'une membrane muqueuse, la *sécrétion* de celle-ci est cependant, à l'état normal, si peu considérable, que l'on peut, au moyen d'un spéculum introduit dans le vagin, examiner longtemps l'orifice utérin sans en voir s'écouler une seule goutte de mucus. On peut de même se convaincre sur le cadavre de la vérité de cette assertion. Lorsqu'on incise l'utérus, on ne trouve dans la cavité du corps qu'une fort petite quantité de liquide, suffisante pour humecter légèrement la surface de la muqueuse. La cavité du col en contient généralement davantage.

Lorsque l'on considère le grand nombre de follicules mucipares que contient la muqueuse du col (que Tyler Smith évalue à plus de dix mille), on ne s'étonnera pas que des causes légères en elles-mêmes puissent augmenter à un tel point la sécrétion de ces glandes, que le liquide sécrété en trop grande quantité s'écoule au dehors par l'orifice vaginal.

Lorsque nous disions tout à l'heure que l'utérus à l'état normal ne laissait apercevoir à l'explorateur même le plus scrupuleux aucun écoulement de mucus, nous n'entendions pas dire que le liquide fourni par les glandes du col soit pour toujours retenu au dedans de la cavité utérine. Au contraire, comme chaque congestion menstruelle amène avec elle une sécrétion plus abondante de la muqueuse cervicale, la cavité du col devient trop étroite pour retenir une si grande quantité de mucus, et celui-ci s'écoule par l'orifice du col, soit avant, soit pendant, soit après la menstruation proprement dite. Plusieurs faits viennent à l'appui de cette assertion. Nous citerons premièrement l'observation assez commune d'un écoulement de mucus par l'orifice peu avant ou peu après l'époque des règles chez des femmes qui, hors de cette période, n'offrent aucun phénomène analogue; secondement, des femmes qui ne montraient aucun des symptômes de la leucorrhée nous ont souvent communiqué qu'elles remarquaient, peu avant l'époque de la menstruation, la perte d'une petite quantité d'un mucus visqueux et transparent; enfin, il est important d'ajouter que, chez une femme morte pendant ou peu après l'époque cataméniale, on trouve ordinairement dans la cavité du col une quantité de matière sécrétée beaucoup moindre que lorsque la mort est survenue entre deux périodes, ou quelques jours avant les règles.

D'après tout ce que nous venons de dire, nous croyons pouvoir conclure que l'écoulement du mucus *cervical* est, lorsque la matrice est dans son état normal, ordinairement lié à la période de la menstruation, et cette observation, si elle trouvait une confirmation plus générale, serait d'une grande importance pour l'appréciation séméiotique des flux de la matrice, car l'on ne pourrait alors baser, sur la présence d'un écoulement du mucus de la cavité du col, un diagnostic certain d'une sécrétion anormale de la muqueuse que lorsque l'exploration aurait eu lieu entre deux périodes menstruelles, et non immédiatement avant ou après les règles.

Le mucus cervical possède encore une propriété qu'il nous reste à mentionner. Nous avons souvent observé ce fait peu après ou peu avant l'évacuation sanguine, et il nous semble devoir être rapporté à la congestion intense et subite dont à cette époque les parois de la matrice sont le siége ; nous voulons parler de la grande liquidité de ce mucus, liquidité que l'on rencontre dans la majeure partie des cas et qui le distingue essentiellement de l'écoulement muqueux provenant d'une inflammation catarrhale du col. Ce dernier est beaucoup plus consistant, grumeleux, et apparaît souvent sous la forme d'un bouchon adhérant au pourtour de l'orifice et faisant saillie dans le vagin, tandis que le mucus normal se présente sous la forme d'une goutte aqueuse transparente ou légèrement jaunâtre qui peut facilement être enlevée au moyen d'un bourdonnet de charpie.

Pour ce qui concerne les propriétés chimiques du mucus cervical, nous avons, par de nombreuses recherches entreprises avec le concours de M. le professeur Kœlliker, entièrement confirmé les observations de Donné, de Tyler Smith et de plusieurs autres savants. Nous avons toujours trouvé que ce liquide présentait une réaction alcaline lorsque nous l'obtenions pur ; mais nous nous hâtons d'ajouter que ces propriétés alcalines sont beaucoup moins prononcées, ou même disparaissent complétement, dès que le liquide dont nous nous occupons se trouve en contact avec le mucus acide sécrété par la muqueuse vaginale. Et comme il a été également constaté que la surface vaginale du museau de tanche, et même les bords de l'orifice externe, livrent une sécrétion acide, et que le bourbillon qui fait saillie hors de cet orifice doit nécessairement être en contact avec ces parties, on ne s'étonnera plus que quelques observateurs aient mis en doute l'alcalescence du mucus fourni par la cavité du col. Du reste, ce liquide subit encore une autre modification sous l'influence des acides du vagin. Le mucus que l'on rencontre dans les parties supérieures de la cavité est toujours, qu'il y ait ou non surabondance de sécrétion, un liquide clair, transparent, incolore, ne montrant nulle part trace d'opacité ; il est visqueux et glutineux à un haut degré, et reste attaché aux doigts. Mais, aussitôt qu'il se mêle au mucus acide du vagin, il perd bientôt de sa consistance ; d'abord transparent, il ne tarde pas à se couvrir à sa surface de stries ou de points blanchâtres ou jaunâtres. La même modification peut être obtenue artificiellement par l'addition d'une petite quantité d'acide acétique, circonstance qui rend encore plus plausible l'hypothèse que cette métamorphose est due à l'action des acides contenus dans le vagin. L'opacité a très-probablement sa cause dans une coagulation de la mucine des couches superficielles du bourbillon, et l'action de l'acide sur l'alcali du mucus cervical explique suffisamment la neutralité des parties du liquide qui ont subi la modification que nous venons de décrire.

A l'examen microscopique, le mucus du col se présente sous forme d'une masse vitrée, homogène, tenant en suspension des globules muqueux arrondis ou allongés par une pression extérieure, quelquefois aussi fusiformes. Ces corpuscules se trouvent en général en très-grande quantité, en partie intacts, en partie déjà dans un commencement de décomposition, gonflés et renfermant un grand nombre de petites bulles gazeuses. Le microscope montre encore des gouttes de graisse et quelques cellules éparses d'épithélium pavimenteux, entraînées sans doute par le bourbillon à son passage par l'orifice externe. Nous n'avons trouvé que dans quelques cas des cellules d'épithélium cylindrique. Il nous reste à ajouter que nous ne sommes jamais parvenu à découvrir dans l'humeur du col aucune trace du trichomonas vaginal, dont nous donnerons la description lorsque nous nous occuperons du mucus du vagin. Cependant nous avons quelquefois trouvé dans des cas d'hypersécrétion abondante de petits champignons semblables à ceux de la levure, formés de cellules articulées cylindriques, ainsi que quelques vibrions.

3° La membrane muqueuse de la matrice est encore la source d'un autre genre de sécrétion, qui cependant, à l'état normal, ne se montre que périodiquement; c'est l'*hémorrhagie menstruelle*. Lorsque les parties génitales ne sont point affectées, elle n'est accompagnée d'aucune douleur.

Le sang qui s'écoule de la vulve est liquide, il ne se coagule point. Peu abondante pendant les premières heures, sa quantité augmente peu après, pour diminuer de nouveau vers la fin de l'écoulement. Elle peut être en moyenne évaluée à deux cents grammes pour toute la durée d'une menstruation. Dans les climats tempérés, la première apparition des règles a lieu entre la treizième et seizième année. Chez la plupart des femmes, leur retour revient vingt-huit jours après la cessation de l'écoulement précédent. Cependant de légères variations ne sont point rares et ne doivent pas être considérées comme pathologiques. La durée de l'hémorrhagie se borne ordinairement à quatre à cinq jours, cependant il est assez commun de la voir se prolonger jusqu'à huit jours, ou, au contraire, n'en durer que deux, chez des personnes jouissant de la meilleure santé. Le nombre d'années pendant lesquelles on observe cette périodicité régulière des menstrues est en moyenne de vingt-cinq à trente-cinq, c'est-à-dire qu'une femme, réglée à quinze ans, continuera de l'être régulièrement jusqu'à sa quarantième ou cinquantième année, sans autre interruption que celle qui a lieu à l'époque de la grossesse et de la lactation. Les modifications qu'apporte la menstruation dans les organes du bassin sont ordinairement accompagnées d'autres symptômes, tels qu'un léger engorgement des mamelles, souvent même un léger appareil fébrile, de la céphalalgie, du délire, des douleurs, des coliques, des éructations suivies de vomissements. Cependant ces derniers symptômes sont plus rares, et très-souvent on ne remarque qu'une certaine inégalité d'humeur et une plus grande impressionabilité; les yeux perdent de leur éclat, sont entourés d'un cercle bleuâtre, et tout le visage est un peu boursouflé.

Les phénomènes de la menstruation que nous venons de décrire en peu de mots peuvent, sous l'influence des différents états pathologiques de la matrice, subir les modifications les plus diverses. La quantité du sang, par exemple, peut augmenter outre mesure. Dans ces cas-là, il se coagule généralement en grumeaux plus ou moins volumineux, aussitôt que les acides gras, contenus dans le mucus vaginal, et qui, à l'état normal, empêchent la coagulation du sang, ne peuvent plus exercer leur influence; ou bien la quantité du sang est diminuée, l'écoulement de quelques gouttes de ce liquide est le seul signe du flux menstruel. Les cas ne sont point non plus très-rares, dans lesquels la sécrétion sanguine est complétement supprimée. Les maladies utérines peuvent aussi être la cause de l'apparition prématurée ou trop tardive de la première menstruation, d'un retour trop fréquent ou trop rare des règles, ou d'une durée par trop prolongée de l'hémorrhagie. Enfin ce sont souvent aussi les mêmes causes qui entretiennent un écoulement sanguin de la matrice à une époque de la vie où, à l'état de santé, les règles auraient cessé depuis longtemps.

Il résulte de cette courte exposition que les diverses anomalies de la menstruation sont un symptôme de la plus haute importance pour les maladies utérines, et que, dans de pareils cas, c'est un devoir pour le médecin de se procurer, par une exploration minutieuse, une connaissance exacte de l'état des parties génitales.

4° Une autre série de symptômes, non moins importants, qui accompagnent fréquemment les maladies utérines, dépend des *troubles fonctionnels des organes voisins.* Les altérations que présente le *rectum* méritent, comme les plus fréquentes, d'être citées en premier lieu. Elles sont de deux ordres. Presque toutes les affections de l'utérus caractérisées par un afflux considérable de sang, par une congestion active et aiguë de cet organe, sont la cause d'une hypérémie semblable et d'une augmentation de sécrétion dans les parties inférieures de l'intestin, et, par là, d'une diarrhée plus ou moins abondante. Les maladies, au contraire, dont la durée est plus chronique et qui sont accompagnées d'une augmentation de volume et d'un déplacement de l'utérus, ont ordinairement l'effet inverse, c'est-à-dire une constipation souvent très-opiniâtre et très-pénible. Ce dernier phénomène est si constant dans le genre d'affections que nous venons de citer, que sa présence seule suffit pour faire soupçonner la possibilité d'une maladie de la matrice. Il en est de même de l'état variqueux des veines hémorrhoïdales qui, dans ces cas-là, accompagne la constipation.

Quoique moins souvent que le rectum, la *vessie* est cependant assez fréquemment gênée dans ses fonctions par les états morbides de l'utérus. La connexion anatomique intime de ces deux organes explique suffisamment ce fait. Les différents états pathologiques de la matrice peuvent, non-seulement empêcher la dilatation régulière de la vessie, mais ils rendent aussi dans bien des cas l'évacuation de l'urine difficile ou impossible. De là, le ténesme, la rétention, l'incontinence, symptômes que l'on observe si souvent pendant le cours des maladies qui nous occupent. L'urine, longtemps retenue dans la vessie, entre facilement en décomposition, agit d'une manière irritante sur la muqueuse vésicale, y provoque une inflammation catarrhale et en augmente la sécrétion; tout autant d'altérations qui deviennent à leur tour la source d'une série de maux et de dangers pour la malade. Les mêmes causes peuvent amener l'accumulation de l'urine dans les uretères, dans les bassinets et les calices des reins, et produire ainsi des désordres qui ne sont rien moins qu'indifférents à l'organisme.

La communication immédiate de la matrice avec les *trompes* fait suffisamment comprendre pourquoi les maladies de la première s'étendent si facilement à ces dernières. Quoique ces affections secondaires ne soient en général pas la cause de perturbations assez graves pour être sensibles aux malades, cependant il est clair que les déviations des oviductes, leurs adhérences avec des organes voisins, l'accumulation de mucus ou d'autres produits pathologiques dans leur cavité, apporteront des obstacles plus ou moins considérables à l'évolution et à la progression de l'ovule, et exerceront par là l'influence la plus fâcheuse sur la fécondation.

Il est tout aussi fréquent de voir certaines maladies de l'utérus être accompagnées d'affections analogues des ovaires. C'est surtout le cas dans les inflammations aiguës de ces organes. Aussi ne s'étonnera-t-on point de rencontrer assez souvent, durant le cours des maladies utérines, des symptômes qui doivent être rapportés à un état pathologique des ovaires. C'est pourquoi l'on voit si souvent les femmes affectées d'une maladie de la matrice se plaindre d'une douleur aiguë et insupportable, douleur fixe, bornée à la région des ovaires, reconnaissant presque toujours pour cause un état de congestion de cet organe, et qui assez souvent est le précurseur d'un mal organique plus grave, qu'il est bientôt impossible de méconnaître.

Enfin le *vagin* peut être affecté de bien des manières à la suite d'une maladie de l'utérus. Ainsi, dès que l'augmentation de volume de cet organe devient quelque peu considérable, il peut facilement mettre obstacle à la circulation dans les vaisseaux du vagin. Cette stase chronique donne elle-même lieu à ces anomalies de sécrétion de la muqueuse qui accompagnent si fréquemment les maladies de la matrice. Les vices de position de cette dernière peuvent aussi être la cause de divers déplacements des parois vaginales, et, quoique l'on ne puisse nier que le prolapsus du vagin précède souvent celui de l'utérus, le rapport inverse est cependant tout aussi fréquent. Il est également constaté que les rétentions d'urine occasionnées par les anomalies de la matrice, dont nous parlions tout à l'heure, peuvent, par la distension toujours croissante du bas-fond de la vessie, être la cause d'une dislocation de la paroi vaginale antérieure.

Enfin nous ajouterons que certaines maladies utérines, accompagnées d'un écoulement de matières ichoreuses et corrosives, peuvent se compliquer d'inflammations et d'ulcérations du vagin, ce qui a presque toujours lieu dans les affections malignes, surtout dans celles de nature cancéreuse.

5° Les *phénomènes sympathiques* que présentent si souvent des organes éloignés pendant le cours des affections utérines sont aussi de la plus haute importance séméiotique.

Il est vrai que jusqu'à ce jour l'on ne s'explique pas trop bien ce privilége des affections utérines de retentir dans des parties souvent fort éloignées du système nerveux.

Une description détaillée de tous ces phénomènes, qui s'effectuent tantôt par une simple irradiation, tantôt par une action réflexe des centres nerveux, nous entraînerait trop loin. N'ayant ici pour but que de montrer leur valeur pour le diagnostic des maladies qui nous occupent, il nous suffira d'énumérer les principaux groupes de symptômes appartenant à cet ordre.

En portant en premier lieu notre attention sur les organes de la digestion, nous observons tout d'abord le fait si généralement constaté, que des affections secondaires de l'estomac accompagnent d'une manière plus ou moins constante les maladies utérines, pour peu que celles-ci présentent des altérations notables dans la texture de l'organe. C'est surtout dans les cas où les parois de la matrice sont soumises à des tiraillements quelque peu considérables ou bien distendues par une cause quelconque que l'on observe le plus fréquemment des douleurs cardialgiques, de violents vomissements se reproduisant souvent périodiquement, une trop grande acidité du suc gastrique donnant lieu à divers troubles de la digestion, ou bien encore une accumulation de gaz qui peut devenir très-considérable.

Cette dernière ne reste pas toujours bornée à l'estomac; elle peut exister aussi dans d'autres parties du tube digestif; de là le météorisme, symptôme si fréquent des maladies de la matrice. Ce météorisme, lorsqu'il est considérable, peut être la cause de la paralysie de la tunique musculaire de l'intestin, laquelle, à son tour, est accompagnée tantôt d'une augmentation dans la sécrétion du suc entérique, tantôt aussi d'un ralentissement dans la progression des matières fécales. C'est ce qui explique les diarrhées alternant avec la constipation que l'on observe si fréquemment dans le cours des affections de l'utérus.

Il est presque inutile d'ajouter que ces divers troubles des fonctions du tube digestif, qui dans le principe ne sont peut-être dus qu'à des anomalies du système nerveux, peuvent, lorsqu'ils persistent, être suivis de désordres dans l'assimilation et la formation du sang. Aussi voyons-nous souvent des femmes affectées de maladies utérines présenter au bout d'un certain temps tous les symptômes de l'anémie ou de l'hydroémie, alors même qu'elles n'ont point été épuisées par de notables pertes de sang.

Si, d'un autre côté, l'on considère l'influence délétère que doit nécessairement exercer un vice de composition du sang sur la nutrition des parties centrales et périphériques du système nerveux, l'on comprendra facilement pourquoi généralement les maladies utérines présentent un si grand nombre de symptômes dits nerveux ou hystériques. Les aliénations mentales les plus diverses, les hypéresthésies et les anesthésies les plus curieuses de certaines parties du corps, les névralgies les plus tenaces, des contractions spasmodiques s'étendant souvent à de nombreux groupes de muscles, reconnaissent, si ce n'est toujours, du moins très-fréquemment, pour cause unique une affection de la matrice. Ce n'est par conséquent que par la guérison de cette dernière qu'il sera possible de diminuer ou de faire complétement disparaître tous ces symptômes.

Cette courte énumération des phénomènes morbides qui accompagnent les maladies de l'utérus et qui, comme on l'a vu, peuvent retentir dans les organes fort éloignés et même dans toutes les parties de l'économie suffira pour démontrer le rôle important que joue la matrice dans l'organisme de la femme, et la nécessité de faire une étude approfondie de ses divers états pathologiques ainsi que des moyens les plus efficaces pour les combattre.

CHAPITRE II

Exploration de l'utérus.

ART. Ier. EXPLORATION EXTERNE.

§ 1. *Palpation.*

Lorsque l'on considère la position normale de l'utérus dans le bassin, on comprend facilement que, si cet organe n'a point subi quelque augmentation de volume, soit physiologique, soit pathologique, il ne pourra point être accessible à la palpation pratiquée au-dessus du pubis. Aussitôt donc que l'on rencontre à l'hypogastre le fond de la matrice, on peut conclure avec certitude que les dimensions de cet organe sont accrues.

En traitant spécialement des maladies utérines, nous exposerons en détail les différences que présente chez chacune d'elles le palper abdominal. Nous montrerons qu'il peut à lui seul, dans bien des cas, faire reconnaître la nature du mal. Pour le moment, nous nous bornerons à relever les points principaux auxquels il importe d'avoir égard pour s'assurer avec certitude que la tumeur sentie est bien due à une augmentation dans les dimensions de la matrice.

La *situation* de la tumeur est de la plus grande importance. Quoiqu'il ne soit point rare que l'utérus, en augmentant de volume, dévie de sa ligne médiane, cependant on peut adopter comme règle que le fond de l'organe se trouve droit au-dessus de la symphyse pubienne. C'est surtout le cas lorsque l'utérus ne dépasse point le volume d'une tête d'enfant.

Un second point à considérer est la *forme* de la tumeur. Hormis les cas où des corps fibreux considérables, faisant saillie à la surface externe de l'organe, se développent dans ses parois, l'utérus conserve toujours sa forme sphérique et peut être facilement embrassé par la main sur les côtés et dans sa partie supérieure. En bas la tumeur n'est point circonscrite et descend au-dessous du détroit supérieur.

En troisième lieu, le degré de *consistance* que présente la matrice lorsqu'il y a augmentation de volume peut aussi éclairer le diagnostic. En général, la consistance est assez considérable. A la pression la main ne reconnaît qu'un faible degré de mollesse ou d'élasticité. Cette fermeté, cette dureté de la tumeur, est due à l'accroissement des parois de l'organe; elle ne manque que lorsque celles-ci sont soumises à une forte distension par une accumulation rapide et très-considérable de liquide dans sa cavité. C'est ce qui a lieu dans les cas rares d'hydromètre et d'hématomètre où les parois de l'organe se trouvent plutôt amincies.

Lorsque l'utérus n'est point forcément fixé en place par des tumeurs voisines ou par des adhérences contractées avec les parois du bassin ou de l'abdomen, il possède toujours un certain degré de *mobilité* qui peut aussi venir en aide au diagnostic. En embrassant le fond de l'organe, la main peut en général faire mouvoir avec facilité la tumeur de droite à gauche, et *vice versa*.

Pour ce qui concerne en dernier lieu la *sensibilité* de l'utérus dans les cas où son volume est augmenté, les données sont moins précises. En général, on peut dire que, lorsque la tuméfaction a pour cause une congestion ou une phlegmasie aiguë, la plus légère pression occasionne de vives douleurs. Les tumeurs qui se développent lentement, comme celles causées par des métrites chroniques ou des tumeurs fibreuses, possèdent aussi ordinairement un plus haut degré de sensibilité que celles qui ont leur point de départ dans d'autres organes, tels que les ovaires, les ligaments larges, etc. Cependant il importe d'ajouter que toutes les parties de la matrice ne réagissent point d'une manière égale contre une pression extérieure : au contraire, celle-ci est à de certains endroits très-bien supportée, tandis que dans d'autres elle provoque les douleurs les plus insupportables.

§ 2. *Inspection et auscultation.*

L'inspection n'a en général dans les maladies qui nous occupent qu'une importance secondaire. En effet, elle ne peut être de quelque utilité pour le diagnostic que lorsque l'affection de la matrice produit une augmentation considérable du volume de l'abdomen, ou bien lorsqu'il y a prolapsus et que l'organe fait saillie en dehors de la vulve et devient ainsi accessible à la vue. Cependant il est clair que dans le premier cas les résultats obtenus par la palpation auront incomparablement plus de valeur. Car, à côté du ballonnement du ventre, l'inspection ne pourra faire reconnaître que les affections secondaires que présentent les parois abdominales à la suite d'une trop grande distension, telles que la coloration de la ligne médiane, l'aplanissement de la dépression ombilicale et les vergetures dues au déchirement des mailles qui forment la couche de Malpighi : tous phénomènes qui n'ont rien de caractéristique pour une affection de l'utérus, et que l'on rencontre dans tous les cas où la paroi antérieure du ventre est soumise à une distension quelque peu considérable.

On sait que les modifications de texture que subissent les parois utérines à la suite d'une conception apportent aussi de notables changements dans la disposition des vaisseaux et dans la circulation du sang. Ce sont ces changements, tout aussi bien que la compression exercée par l'utérus sur les troncs artériels du bassin, qui provoquent la production de certains bruits dans le système vasculaire. On les a appelés *bruit* ou *souffle utérin.* Nous renvoyons le lecteur aux ouvrages qui traitent de l'art des accouchements pour de plus amples détails sur la nature et le mécanisme de ce bruit. Nous remarquerons seulement que, parmi toutes les maladies de l'utérus, nous n'avons entendu le bruit de souffle que dans certains cas de tumeurs fibreuses très-volumineuses, accompagnées d'un épaississement considérable des parois de l'organe. Il résulte de cette observation que, si d'autres symptômes ne viennent appuyer le diagnostic d'une tumeur semblable, la présence du bruit utérin devra faire supposer une grossesse avec beaucoup de vraisemblance. Il est inutile d'ajouter que le doute serait impossible si l'auscultation faisait entendre les bruits du cœur du fœtus à côté du souffle utérin.

Art. II. — Exploration interne.

L'exploration interne peut être faite par le vagin, par le rectum ou enfin par la vessie.

§ 1. *Toucher vaginal.*

De toutes les méthodes d'exploration servant au diagnostic des maladies utérines, le toucher vaginal est sans contredit la plus importante et la plus sûre. Aussi sommes-nous persuadé qu'un médecin qui n'a point acquis sous ce rapport une certaine dextérité ne possédera jamais l'assurance nécessaire pour traiter avec succès les maladies des organes sexuels de la femme en général, et particulièrement celles de l'utérus.

Il nous est impossible de donner, dans ces remarques générales, une exposition détaillée des différents résultats de l'exploration dont il est ici question. Les altérations que présentent les parties accessibles au toucher dans le cours des diverses maladies de la matrice sont si variées, que nous renvoyons le lecteur aux chapitres de cet ouvrage qui traitent de la pathologie spéciale de cet organe. Nous nous contenterons, pour le moment, d'exposer en général la manière dont le toucher vaginal doit être pratiqué, en insistant encore sur l'importance et la nécessité de s'y exercer.

Pour ce qui concerne, en premier lieu, la position que l'on doit faire prendre à la malade, le décubitus dorsal avec une élévation modérée du siége est la meilleure pour la plupart des cas. Cependant on se gardera de faire usage d'un coussin qui éleverait par trop le bassin de la malade, car il en résulterait une trop grande distension de la paroi antérieure de l'abdomen, ce qui rendrait difficile la palpation de l'hypogastre, laquelle doit le plus souvent accompagner le toucher vaginal.

C'est pourquoi nous préférons de n'élever le siége que lorsque nous nous sommes persuadé, par l'introduction préalable du doigt dans le vagin, que cela est nécessaire. Pour la majeure partie des cas, la manière la plus convenable et la plus commode pour l'opérateur est de passer lui-même la main qui lui reste libre sous le bassin de la malade, afin de pouvoir à son gré l'élever ou l'abaisser, ou bien il peut faire exécuter cette manœuvre par un aide, lorsqu'il doit, pendant le toucher, employer sa seconde main à la palpation de l'abdomen.

Quand il s'agit d'acquérir une connaissance exacte d'une position anormale de la matrice, il est bon de toucher la malade, non-seulement couchée, mais aussi debout. Cela est surtout nécessaire dans les cas d'antéversion et de rétroversion, d'abaissement, de prolapsus, de flexions, etc.

Il nous serait difficile de nommer un état pathologique de l'utérus ou de ses annexes pour le diagnostic duquel l'exploration avec un doigt seulement ne soit complétement suffisant. C'est pourquoi le toucher avec plusieurs doigts à la fois est parfaitement inutile, d'autant plus que, lorsque la vulve est étroite, il est souvent fort douloureux pour la malade.

Ici nous devons fixer l'attention de nos lecteurs sur un point qui peut quelquefois empêcher le médecin d'entreprendre l'exploration manuelle du vagin : nous voulons parler de la supposition de la présence de l'hymen chez de jeunes femmes non mariées. Nous sommes loin de vouloir prétendre que, dans tous les cas où l'on présume une affection des parties génitales, on doive exiger des malades qu'elles se soumettent à un examen qui blesse leur pudeur. Cependant, lorsque d'après les symptômes du mal, on arrive à la persuasion qu'un diagnostic exact et complet est une condition indispensable d'un traitement convenable, nous conseillons de ne point s'abstenir de cet examen dans l'idée qu'il est impraticable. Nous avons, dans nombre de cas, reconnu que la laxité de l'hymen ou la grandeur de l'ouverture qui se trouve à son bord supérieur permet même chez des sujets vierges l'introduction du doigt. Très-fréquemment aussi, chez bien des jeunes filles où l'on a tout lieu de présumer l'existence de l'hymen, celui-ci n'existe plus. Nous ne pouvons, par conséquent, nous ranger du côté de ceux qui, en considération des causes que nous venons de mentionner, renoncent dès l'abord à toute exploration exacte, partant, à tout diagnostic précis, et trompent la confiance de leurs malades par l'emploi de médicaments inutiles ou directement nuisibles. Du reste, nous ajouterons qu'il est facile de tirer les malades de l'embarras où les met la demande qu'on leur fait, en leur proposant simplement une exploration par le rectum. On peut de cette manière se persuader si le toucher vaginal est praticable ou non. Celui-ci étant reconnu impossible par la présence de l'hymen, on ne négligera pas d'introduire le doigt dans le rectum, pour se procurer au moins les éclaircissements les plus nécessaires sur le siége et la nature du mal.

Le toucher vaginal doit toujours s'effectuer de la manière suivante. Le bord radial de l'index est appliqué sur le périnée, puis ramené lentement d'arrière en avant, de façon que l'extrémité du doigt pénètre dans la vulve immédiatement au-dessus de la commissure postérieure des petites lèvres. L'état de ces dernières, l'inclinaison plus ou moins grande du bassin et la forme de la main de l'explorateur, décideront s'il est plus commode de fléchir les trois derniers doigts dans la paume de la main, ou de les tenir étendus sous le périnée.

L'index, une fois dans le vagin, explorera en premier lieu par sa face palmaire les parois de cet organe, en ayant égard à la laxité ou à la résistance plus ou moins grande de son tissu, à la situation normale ou anormale de ses parois, à l'accumulation plus ou moins considérable du mucus, à la présence ou à l'absence de tumeurs soit dans le vagin même, soit dans les parties adjacentes, etc. Ce n'est qu'après cet examen que l'extrémité de l'index pénètre plus avant vers le fond de l'organe.

Pour pouvoir juger si l'on a affaire à un état normal ou pathologique de l'utérus, il est avant tout nécessaire d'acquérir, par un fréquent exercice, une connaissance exacte des rapports de position et autres de la matrice à l'état sain. Dans ce but, nous croyons que les indications suivantes ne manqueront pas d'intérêt pratique.

En premier lieu, nous ferons remarquer que la *portion vaginale* de la matrice présente de notables différences chez la femme qui n'a point encore conçu et chez celle qui a déjà eu une ou plusieurs grossesses.

Dans le premier cas, le col de la matrice est d'une consistance presque cartilagineuse, de forme conique, et descend de dix-huit à vingt-quatre millimètres dans le cul-de-sac relativement étroit du vagin. Pour en évaluer la longueur d'une manière exacte, il est nécessaire de soulever un peu, avec l'extrémité du doigt, le museau de tanche du côté de la cavité de l'abdomen, afin de faire disparaître le repli que forment souvent les parois du vagin à leur lieu d'insertion avec l'utérus. Ce dernier, entraîné soit par son propre poids, soit par la pression qu'exercent sur lui les viscères de l'abdomen, descend souvent un peu plus profondément dans la cavité du bassin, en poussant devant lui le fond du vagin, de façon que, dans ce cas-là, la portion sus-vaginale du col devient accessible au doigt. Il est clair que, si l'on ne tient pas compte de cette circonstance, on peut facilement être induit à attribuer au museau de tanche une longueur plus considérable qu'il ne possède en réalité.

Nous avons dit que chez les vierges le col utérin présentait la forme d'un cône, dont la base est tournée en haut et la pointe arrondie en bas. Avec quelque peu d'exercice, il est facile de percevoir à son extrémité la petite fossette formée par l'orifice externe. En appuyant un peu sur celle-ci, le doigt éprouve une sensation analogue à celle que donne la pression exercée sur l'extrémité du lobule du nez. Les deux lèvres de l'orifice sont d'égale longueur. Si l'antérieure paraît descendre un peu plus bas que la postérieure, cela tient uniquement à l'inclinaison de la matrice, dont le fond est dirigé un peu en avant, direction qu'il conserve alors même que la femme est couchée, à cause du peu de longueur des ligaments antérieurs.

A l'état sain, la portion vaginale possède un certain degré de mobilité dans tous les sens. Cela tient en partie à ce que, par une pression un peu considérable, le col peut facilement être fléchi sur lui-même, et en partie à ce qu'il est possible de déplacer, jusqu'à un certain point, l'organe en entier.

La surface du col est lisse; la membrane muqueuse, très-adhérente au tissu musculaire, ne peut être plissée par un mouvement de va-et-vient du doigt, comme cela a lieu dans certains états pathologiques de la matrice. Elle paraît aussi être moins sensible au toucher que la muqueuse du canal vaginal.

Les phénomènes que nous venons de décrire, et qui sont propres à l'utérus d'une femme qui n'a point conçu, subissent quelques modifications par le seul fait de la congestion active dont, à chaque menstruation, cet organe est le siége. A cette époque, la matrice augmente de volume dans toutes ses dimensions; ses parois, au moins dans leurs couches superficielles, perdent de leur consistance et se ramollissent. La fente transversale du museau de tanche prend une forme plus ovale ou même complétement ronde. La cause première de ce dernier phénomène est, sans aucun doute, la tuméfaction que subit la partie de la muqueuse qui revêt les angles de l'ouverture.

Chez une femme qui a déjà eu un ou plusieurs enfants, la portion vaginale du col est toujours plus volumineuse. Ordinairement son diamètre transversal dépasse alors en longueur le diamètre antéro-postérieur. Le cul-de-sac du vagin est plus spacieux, ses parois moins résistantes, les rides et les rugosités de la muqueuse moins prononcées. Cette laxité permet au doigt de s'élever plus haut et d'explorer une plus grande partie de la portion sus-vaginale du col. Celui-ci est lui-même ramolli et pâteux, surtout lorsqu'il y a eu plusieurs grossesses. L'orifice du museau de tanche a conservé sa forme transversale; mais il est assez ouvert pour permettre à l'extrémité de l'index de s'y enfoncer de trois à six millimètres. On remarque alors, dans la plupart des cas, un allongement notable de la lèvre antérieure. Les lèvres et les angles de l'orifice présentent de petites échancrures, plus fréquentes à gauche qu'à droite, ou bien aussi de petites cicatrices que l'on reconnaît à la résistance plus considérable de leur tissu. En général, la surface de toute la muqueuse autour de l'orifice n'est plus lisse et polie. La sensation que l'on perçoit alors ressemble beaucoup à celle que donne le velours.

En ayant égard aux particularités du col utérin que nous venons d'énumérer, il sera, dans la majeure partie des cas, facile de s'assurer si une femme a enfanté ou non. Cependant il importe de savoir que les derniers caractères que nous avons décrits se rencontrent aussi lorsqu'il n'y a eu qu'avortement, ou bien lorsque, par l'expulsion hors de la cavité de la matrice d'une production pathologique quelconque, comme, par exemple, d'une polype, l'orifice a été tiraillé ou déchiré.

Nous ajouterons, en terminant, qu'à l'état normal aucune partie du corps de l'utérus ne peut être perçue par le toucher vaginal, et, lorsque cela est possible, l'on devra toujours supposer un état morbide de l'organe.

§ 2. *Toucher rectal.*

L'exploration par le rectum a pour but de contrôler les résultats donnés par celle du vagin, ou bien aussi d'y suppléer dans les cas où l'oblitération, soit physiologique, soit pathologique, du canal vaginal rend impossible l'introduction de l'index dans ce dernier. A de rares exceptions près, on n'emploie dans ce but qu'un seul doigt. Dans la position normale des organes du bassin, il n'y a guère que le tiers inférieur de la matrice qui soit accessible au toucher. La première partie qui se présente à l'extrémité du doigt, lorsqu'il a pénétré à environ cinq centimètres de profondeur, est la portion vaginale du col. On la sent plus ou moins nettement, selon le degré d'épaisseur des parois antérieure du rectum et postérieure du vagin. Elle paraît en général sous forme d'une tumeur un peu plus grosse qu'un œuf de pigeon, se laissant facilement mouvoir. Lorsqu'on a acquis quelque exercice dans ce genre d'exploration et que l'on a soin de tenir compte de l'épaisseur des membranes qui se trouvent entre le doigt et la matrice, il est facile de juger d'une manière assez précise de l'état dans lequel se trouve la partie inférieure de la matrice. C'est pourquoi on ne devrait jamais négliger d'y avoir recours, lorsqu'il s'agit du diagnostic d'un déplacement de cet organe, d'un vice de conformation ou d'une tumeur quelconque.

A l'appui de notre opinion, nous devons ajouter que, dans un grand nombre de maladies utérines, la partie inférieure du rectum présente une dilatation considérable avec laxité de ses parois, dilatation qui s'étend souvent au sphincter lui-même, de façon que le toucher anal est beaucoup plus facile à pratiquer et qu'il n'est presque pas douloureux.

Art. III. — De l'exploration a l'aide du spéculum.

L'introduction du spéculum dans la pratique gynécologique est un mérite de notre époque ; il a fait faire un grand pas non-seulement au diagnostic, mais aussi à la thérapeutique des affections des organes génitaux. En effet, sans l'emploi de cet instrument, le traitement heureux et rationnel d'un grand nombre de ces maladies serait tout aussi impossible que celui des affections du cœur et des poumons sans la percussion et l'auscultation. Nous n'avons cependant point l'intention de prétendre que le spéculum soit indispensable pour le diagnostic de toutes les affections de l'utérus et du vagin. Cependant il n'est point rare que le praticien qui emploie cet instrument trouve des altérations morbides dont d'abord il n'avait peut-être pas même soupçonné l'existence, et qu'il lui importait cependant de connaître pour traiter sa malade avec succès. Nous ne citerons qu'un exemple des cas nombreux qui rentrent dans cette catégorie : Une femme souffre depuis longtemps d'un abondant écoulement de mucus auquel se mêle de temps en temps une plus ou moins grande quantité de sang. L'exploration manuelle ne fait découvrir qu'un grand relâchement des parois vaginales, avec une légère intumescence du col. Le médecin, qui n'appuie son diagnostic que sur ces faits, ordonne les médicaments les plus divers, préconisés pour le traitement de la leucorrhée : injections, bains de siége, cures de bain, etc., jusqu'à ce que le peu de résultats qu'il en obtient l'engage enfin à recourir à une exploration par le spéculum. Ce n'est qu'alors qu'il découvre la véritable cause de la persistance du mal. Il reconnaît que l'augmentation de sécrétion a son siége dans la cavité utérine, inaccessible aux médicaments employés ; il aperçoit les excoriations des bords de l'orifice, saignant au plus léger attouchement, et la connaissance de ces nouveaux faits lui permet de commencer un traitement qui délivrera la malade de ses maux dans un temps relativement assez court.

Il nous serait bien facile de citer un grand nombre d'exemples semblables; mais nous croyons que celui que nous venons de mentionner sera suffisant pour montrer la haute importance pratique du mode d'exploration qui nous occupe. Cependant, de nos jours encore, beaucoup de praticiens n'en font point le même cas. Il nous arrive encore souvent des malades que leurs médecins ont traitées pendant des mois et des années sans employer une seule fois le spéculum, quoique tout l'ensemble des symptômes eût rendu indispensable l'exploration au moyen de cet instrument.

Qu'on ne nous objecte point que la pudeur des malades est un puissant obstacle à l'introduction générale du spéculum dans la pratique. Nous avons fait l'expérience que la femme même la plus timide ne refuse point l'exploration, lorsqu'on lui en présente la nécessité et l'utilité avec le sérieux convenable, et nous sommes intimement persuadé que, là où le médecin échoue, c'est bien manque de bonne volonté de sa part.

On comprendra encore mieux les immenses résultats pratiques que peut donner l'emploi du spéculum, si l'on réfléchit que lui seul peut nous procurer les connaissances nécessaires sur la couleur, l'état plus ou moins ridé de la muqueuse vaginale, sur la nature de sa sécrétion; lui seul peut nous apprendre s'il y a perte de substance, (excoriation, ulcération) sur les lèvres de l'orifice, si le mucus qui s'écoule de la vulve n'est qu'une sécrétion du vagin, ou bien si celle de l'utérus y est mêlée.

De même, ce n'est souvent que par le spéculum que l'on reconnaît la source d'une hémorrhagie. Nous pourrions grossir à l'infini l'énumération des ressources que donne cet instrument pour le diagnostic. Nous ne le ferons point, pour éviter des répétitions inutiles, car nous reviendrons à plusieurs reprises sur ce sujet, en traitant spécialement des maladies de l'utérus et du vagin. Nous ajouterons seulement que l'emploi du spéculum peut, à côté de l'investigation des parties internes, avoir, encore un autre but : à savoir l'application de certains topiques, tels que les caustiques, les solutions astringentes, les onguents, etc. Nous aurons plus tard aussi l'occasion de revenir avec plus de détails sur ce point de thérapeutique.

Pour ce qui concerne la forme de l'instrument, on a d'abord le choix entre deux systèmes fondamentaux. Les spéculum sont, ou cylindriques, coniques, d'une seule pièce, ou bien ils sont brisés, c'est-à-dire composés de plusieurs pièces ou valves. Ces derniers sont pour la plupart métalliques.

Nous avons, sous ce rapport, expérimenté les instruments les plus divers, et nous sommes convaincu qu'aucun de ceux qui sont connus jusqu'à présent ne répond complétement au but.

Là où il ne s'agit que d'une simple exploration, le spéculum en verre de Fergusson mérite sans contredit la préférence sur tous les autres. Il se compose d'un tube de verre dont l'extrémité externe s'élargit en forme de pavillon de trompette, tandis que l'extrémité utérine présente l'aspect d'un cône tronqué perpendiculairement à son axe, ou bien plus ou moins en biais. La surface extérieure de ce tube est recouverte d'une feuille d'argent très-mince qui est elle-même protégée par une couche d'une substance compacte et solide de l'aspect du papier mâché et vernissée à l'extérieur. Le plus grand avantage de cet instrument est la clarté qu'il donne aux parties que l'on examine. En même temps, le peu de conductibilité pour le calorique des couches extérieures rend son introduction dans le vagin moins désagréable pour la malade. Nous nous sommes convaincu dans un si grand nombre de cas de son excellence, que nous ne saurions le recommander trop chaudement pour l'exploration vaginale. Cependant, comme il se pourrait que chacun ne puisse se procurer cette sorte d'instrument qui ne se fabrique qu'en Angleterre et en France, nous ajouterons que les spéculum en porcelaine de Charles Mayer, de Berlin, peuvent assez bien le remplacer. Il est vrai que la surface brillante et polie de cette espèce de verre ne réfléchit point la lumière aussi puissamment que le miroir de l'instrument de Fergusson, de l'aveu de Mayer lui-même, cependant elle donne assez de clarté pour faire reconnaître avec facilité les affections dont sont atteintes les parties que l'on explore.

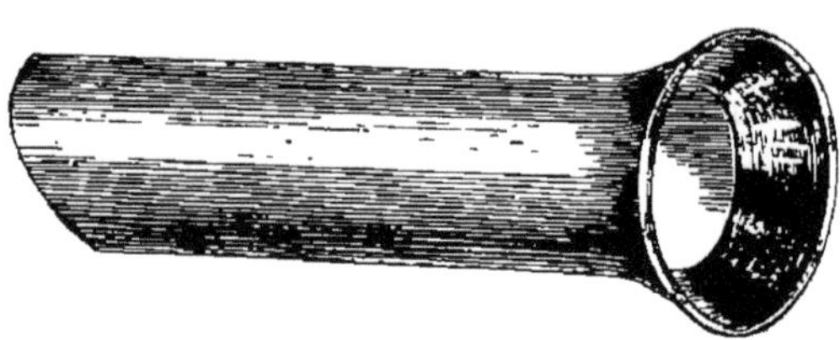

Fig. 1.— Spéculum de Fergusson.

En tout cas, les spéculum en porcelaine doivent être préférés aux instruments métalliques, d'étain, d'acier ou de maillechort. Ils offrent de plus, de même que ceux de Fergusson, le grand avantage de permettre l'emploi de caustiques liquides qui n'attaquent point leur surface intérieure, et d'être aussi plus faciles à nettoyer. Nous croyons donc que bientôt ils obtiendront généralement la préférence sur tous les autres spéculum, d'autant plus que les cas sont bien rares dans lesquels les instruments métalliques présentent de grands avantages. Pour le diagnostic, du moins, ni le spéculum bivalve de Ricord, ni celui à trois valves de Ségalas, ni

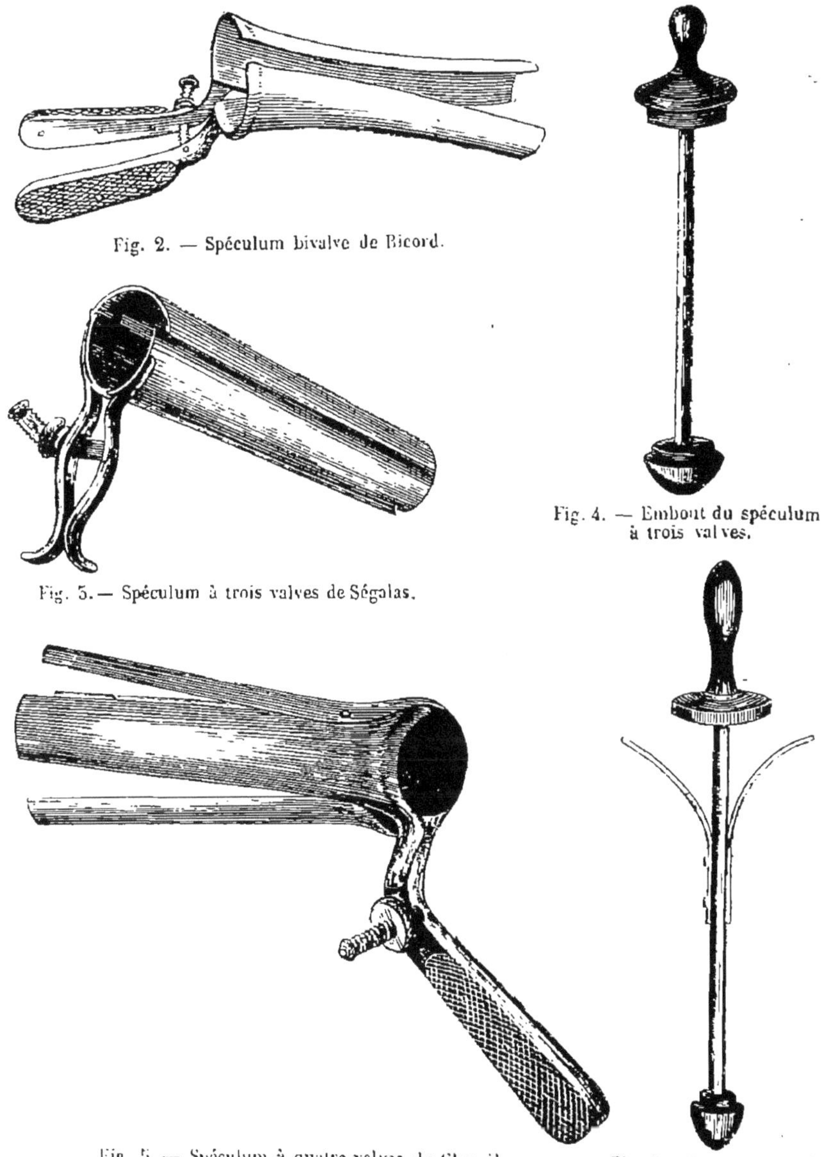

Fig. 2. — Spéculum bivalve de Ricord.

Fig. 3. — Spéculum à trois valves de Ségalas.

Fig. 4. — Embout du spéculum à trois valves.

Fig. 5. — Spéculum à quatre valves de Charrière.

Fig. 6. — Embout du spéculum à quatre valves.

celui à quatre de Charrière, ne rendront d'aussi bons services que ceux en verre, tels que nous venons de les décrire. Ils n'éclairent point aussi bien le vagin et le col, et ne permettent point de reconnaître la coloration de ces parties d'une manière aussi complète. L'écartement de leurs valves est toujours plus ou moins douloureuse pour la malade, et leur rapprochement peut quelquefois blesser le vagin en pinçant quelque repli de la muqueuse. C'est pourquoi, maintenant que nous avons appris à apprécier les spéculum en verre, nous ne nous servons plus des instruments en métal qu'autrefois nous employions exclusivement.

Nous remarquerons, en passant, que, dans les cas où l'application du cautère actuel est nécessaire, nous nous servons d'instruments en corne de très-gros calibre, ceux en verre ne pouvant point convenir par des raisons fort compréhensibles. Enfin, lorsqu'il importe d'embrasser d'un seul coup d'œil une grande partie des parois vaginales, nous recommandons les spéculum à plusieurs branches pouvant être écartées au gré de l'opérateur.

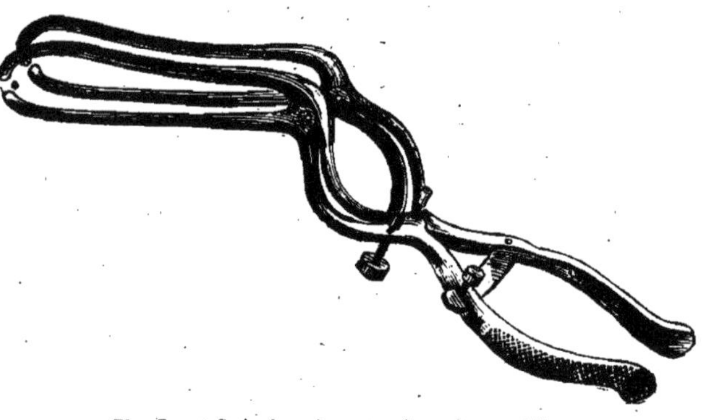

Fig. 7. — Spéculum à quatre branches mobiles.

Pour tirer le plus grand profit possible de l'application du spéculum, un exercice longtemps prolongé dans l'emploi de cet instrument est absolument nécessaire. Nous croyons qu'il ne sera point inutile de décrire ici en quelques mots la méthode qui, selon nous, mènera le plus sûrement au but.

Après avoir fait coucher la femme sur un plan horizontal, la région pelvienne légèrement soulevée, l'opérateur commence par mettre la vulve complétement à découvert en écartant les grandes lèvres avec l'index et le pouce d'une main, puis il place l'extrémité de son instrument bien huilé et muni de son embout à la commissure postérieure des petites lèvres, et l'enfonce par de légers mouvements de rotation dans le vagin, en en tenant l'extrémité dirigée à peu près contre le milieu de la cavité du sacrum. Chez les femmes dont l'entrée de la vulve est étroite, on rencontre à la hauteur du constricteur du vagin un obstacle dû à la contraction de ce muscle. Si l'on veut épargner une douleur assez violente à la malade, il ne faut point brusquement forcer cet obstacle, mais le surmonter lentement par des mouvements de rotation exécutés avec toute la précaution possible. On ne les interrompt que lorsque la main sent la résistance qu'oppose le fond du vagin à la progression de l'instrument, ce qu'un peu d'exercice fait facilement reconnaître.

Aussitôt que l'extrémité du spéculum a passé le muscle constricteur, on peut retirer l'embout, de façon que, en même temps qu'on pousse lentement l'instrument plus avant, on peut déjà prendre connaissance de l'état des parties des parois du vagin qui peu à peu deviennent accessibles à la vue. Cependant, quand l'exploration ne doit point être suivie de l'application de médicaments, cet examen peut tout aussi bien avoir lieu en retirant le spéculum.

A l'état normal, il n'est point difficile d'amener la portion vaginale du col dans l'ouverture utérine du spéculum. Lorsqu'elle ne s'y place pas d'elle-même, on cherche à l'y faire arriver en imprimant à l'instrument des mouvements répétés de rotation, en le retirant un peu et l'enfonçant de nouveau. Il n'en est pas de même lorsqu'une cause quelconque à fait dévier le col en avant ou en arrière, à droite ou à gauche. On est, dans ces cas-là, quelquefois obligé de retirer le spéculum à soi dans une grande partie de sa longueur et à plusieurs reprises, ou bien il est nécessaire de diriger fortement son extrémité d'un côté ou d'un autre jusqu'à ce qu'on ait trouvé le col. Il y a même des cas où la chose est complétement impossible tant que la malade est dans le décubitus dorsal. On se voit alors obligé de lui faire prendre la position quadrupède (sur les genoux et les coudes).

Pour se faciliter dans des cas semblables l'exploration par le spéculum, on peut pratiquer d'abord le toucher, afin de fixer par là d'avance la direction à donner à l'instrument.

La portion vaginale du col se présente à l'état sain sous la forme d'une saillie conique remplissant plus ou moins complétement l'ouverture utérine du spéculum. Elle se distingue des parois du vagin par sa surface parfaitement lisse, par sa couleur plus pâle, rosée ou légèrement jaunâtre, enfin par l'orifice qu'elle présente, et qui, chez les femmes qui n'ont point encore conçu, a la forme d'une fossette ronde ou transversalement ovale, tandis que, chez celles qui ont déjà fait des enfants, le diamètre transversal de l'ouverture est plus allongé, et les bords de celle-ci plus colorés. Souvent aussi on y remarque de petites déchirures ou des cicatrices linéaires ou étoilées. Enfin, nous répéterons qu'à l'état normal on n'aperçoit aucun écoulement de mucus par l'orifice; ce n'est que peu avant ou peu après l'époque de la menstruation qu'il s'écoule tout au plus une gouttelette d'un liquide clair et transparent. Un flux plus considérable fera toujours supposer avec certitude une hypersécrétion de la muqueuse utérine, qui du reste est presque constante chez les multipares.

Après ce que nous venons de dire sur les caractères propres à la portion vaginale du col à l'état sain, il ne sera point difficile d'y constater la présence d'un état morbide. Nous nous réservons de donner la description détaillée des altérations pathologiques que l'on peut reconnaître au moyen du spéculum, lorsque nous traiterons des maladies utérines en particulier.

Bibliographie. — MÉLIER, Considérations pratiques sur le traitement des maladies de la matrice; modifications au spéculum uteri. (Mém. de l'Acad. de médecine. Paris, 1833. T. II, p. 330.) — BALBIRNIE, The speculum, applied to the diagnostic and treatment of the organic diseases of the womb. Diss. Londres, 1836.— HACKER, Uber glaeserne Mutterspiegel. Summarium, 1836. Vol. II, liv. VI. — LAUER, Bemerkungen über die Anwendung des Mutterspiegels, etc. Hamb. Ztschr. 1838. Bd. IX, Heft. 3. — SCHNITZER, Die Metroscopie. Berlin, 1838. — OSIANDER, Prakt. Bemerkungen über den Gebrauch des Mutterspiegels. Hamb. Ztschr. Bd. XI, Heft. 2, 1839. — FENNER, Med. and Surg. Rev. July 1839. — SIMPSON, On the position of the patient for the use of the speculum. Edimb. med. Journ. Jan. 1841. — MITCHELL, Pract. rem. on the use of the speculum, etc. Dublin, 1849. — MALGAIGNE, Appréciation critique des procédés d'exploration, etc. Gaz. des Hôp. 1853, n. 128. — MAYER, Ueber das Milchglasspeculum und über die Anwendung der Mutterspiegel überhaupt. Verh. der Gesells. f. Gbtskd VII. 1853.

ART. IV. — EXPLORATION A L'AIDE DE LA SONDE UTÉRINE.

L'introduction de cathéters, de bougies ou de véritables sondes dans la cavité de la matrice, a déjà été anciennement proposée pour le diagnostic de certains états pathologiques de cet organe et de ses annexes. Cependant c'est surtout grâce aux travaux de Simpson et de Kiwisch que ce procédé d'exploration a dans ces derniers temps trouvé dans la pratique un accès plus général.

Il ne nous vient pas à l'esprit de vouloir contester à la sonde toute espèce d'utilité pour certains points de diagnostic ou de thérapeutique. Néanmoins un long emploi de cet instrument, continué pendant bien des années, nous a convaincu que les avantages qu'il promettait dans le principe ne sont ni si nombreux ni si grands que l'on croyait devoir le supposer. Si, de nos jours encore, quelques praticiens prétendent que l'exploration par la sonde est une condition indispensable pour le diagnostic certain de la plupart des maladies utérines, nous sommes persuadé que cette opinion moderne fera bientôt place, pour de bonnes raisons, à des idées plus justes.

D'abord l'emploi de la sonde utérine n'est point du tout si inoffensif qu'on voulait bien nous le faire croire. On peut avoir toute l'habitude et toute la dextérité possible dans le maniement de cet instrument, cela n'empêchera point que dans certains cas son introduction dans la cavité de la matrice ne rencontre de grandes difficultés et qu'elle ne soit la cause d'une irritation et de lésions plus ou moins profondes de la muqueuse. On connaît bon nombre de cas où la sonde utérine, dans la main même de nos praticiens les plus habiles et les plus célèbres, a provoqué l'avortement, a donné lieu à de violentes coliques utérines, et même à des métrites et des péritonites compromettant sérieusement la vie des malades. En conséquence, lors même que la sonde serait en état de nous fournir les données les plus

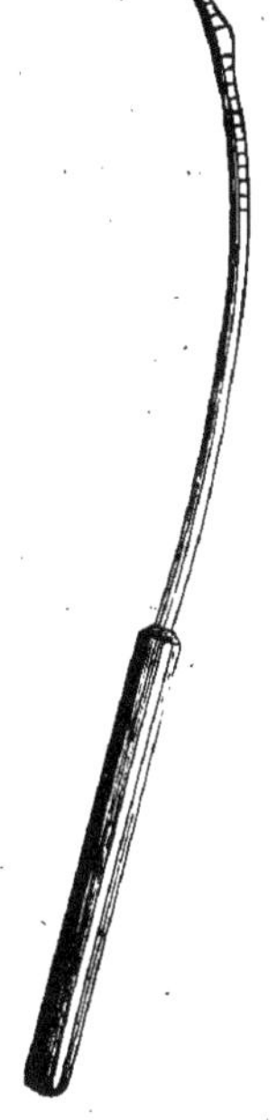

Fig. 8. — Sonde utérine de Kiwisch.

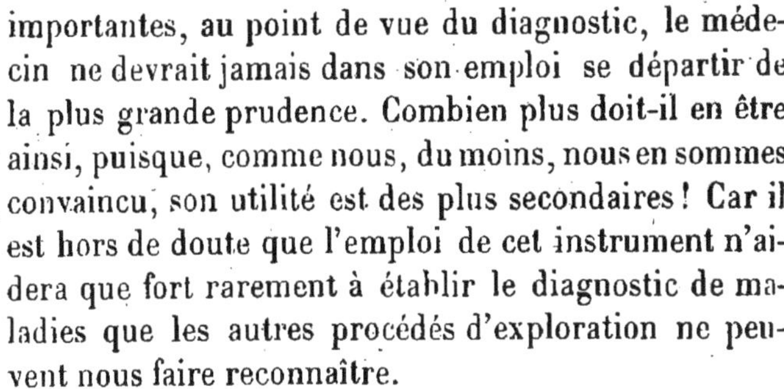

importantes, au point de vue du diagnostic, le médecin ne devrait jamais dans son emploi se départir de la plus grande prudence. Combien plus doit-il en être ainsi, puisque, comme nous, du moins, nous en sommes convaincu, son utilité est des plus secondaires ! Car il est hors de doute que l'emploi de cet instrument n'aidera que fort rarement à établir le diagnostic de maladies que les autres procédés d'exploration ne peuvent nous faire reconnaître.

En traitant des maladies de la matrice, des ovaires, etc., nous discuterons en détail les conditions dans lesquelles le cathétérisme de l'utérus peut être utile. Nous nous contenterons ici d'indiquer la manière de se servir de la sonde. Mais, nous le répétons encore, son application doit être très-restreinte et réservée uniquement pour les cas où les autres méthodes d'exploration ont échoué, et où le cathétérisme seul pourra permettre d'établir un diagnostic précis.

L'instrument de Kiwisch se compose d'une tige métallique d'environ vingt-huit à trente centimètres de longueur, fixée à un manche, légèrement recourbée et se terminant à son sommet par un bouton de la grosseur d'un petit pois. La courbure commence à cinq à six centimètres au-dessous de son extrémité supérieure et correspond à celle de l'axe du bassin. Vers sa partie inférieure, la sonde est plus épaisse. A cinquante-huit millimètres au-dessous du bouton se trouve sur la connexité de la sonde une petite éminence qui indique jusqu'où elle peut pénétrer dans un utérus sain. Au-dessus et au-dessous, des divisions en centimètres permettent de reconnaître exactement dans un cas donné la profondeur à laquelle se trouve l'instrument.

Un second instrument tout aussi recommandable est celui de Valleix. La faculté de pouvoir être à volonté allongé ou raccourci le rend surtout utile pour la pratique en ville.

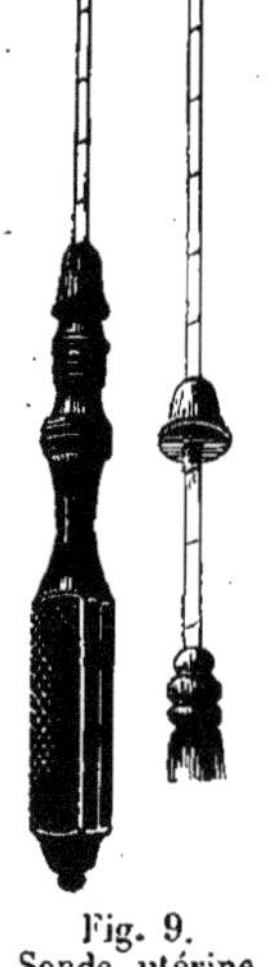

Fig. 9. Sonde utérine de Valleix.

La solidité et l'inflexibilité de ces instruments métalliques rend leur introduction souvent très-difficile dans les cas de déplacement ou d'inflexion de la matrice, ou bien lorsque quelque *néoplasme* (fibroïde, polype, etc.,) en obstrue la cavité. Si l'on veut vaincre de force la résistance qu'ils opposent, il peut s'ensuivre de graves accidents. C'est pourquoi nous employons pour ces cas-là des sondes élastiques de moyenne grosseur, munies d'un mandrin auquel on peut facilement donner la courbure qu'exige la position de l'utérus.

Voici quel doit être le mode d'introduction de la sonde utérine : La position de la malade est la même que pour l'exploration par le spéculum. On introduit l'index d'une main dans le vagin de façon que son extrémité touche de sa face palmaire le col de la matrice. Tandis qu'on le maintient fixé sur la lèvre postérieure de l'orifice, on fait pénétrer la sonde, sa concavité regardant en haut, jusqu'à l'entrée du col, en prenant garde qu'elle reste toujours en contact avec la pulpe du doigt conducteur. Lorsque l'orifice est quelque peu ouvert, la pointe de l'instrument pénètre avec facilité dans la partie inférieure de la cavité du col. Cependant, même chez les femmes vierges, son introduction entre les lèvres du col ne rencontre point, pour une main quelque peu exercée, de sérieuse difficulté. Aussitôt que l'on a constaté que le premier temps de l'opération a réussi, on cherche avec précaution à faire avancer le bec de la sonde. Il faut toujours agir avec beaucoup de ménagements, reculer à la moindre résistance, et lever et abaisser doucement l'instrument pour faire pénétrer son extrémité dans la cavité du corps de l'organe. Les replis transversaux de la muqueuse du col et le rétrécissement du canal à la hauteur de l'orifice interne peuvent opposer dans ce temps de l'opération une certaine résistance. Mais, dès que le bec de la sonde a franchi ce dernier point, rien n'arrête plus sa progression jusque dans le fond de l'organe.

On reconnaît que la sonde touche le fond de l'utérus, d'une part, en constatant qu'elle a bien pénétré jusqu'à la proéminence qui se trouve sur sa convexité ; d'autre part, à ce que, en abaissant un peu fortement le manche, le bec de l'instrument devient plus ou moins distinct au toucher à travers les parois abdominales. Pour percevoir ce dernier phénomène, il est urgent que la matrice soit assez mobile pour pouvoir être élevée au-dessus de la symphyse. Il faut aussi que les parois abdominales possèdent un degré suffisant de ténacité et de souplesse.

L'introduction de la sonde dans une matrice saine est aussi facile qu'elle est souvent difficile dans certaines maladies de cet organe. Ce sont surtout les flexions, les anté et rétroversions, les néoplasmes faisant saillie dans sa cavité, qui opposent de grands obstacles au cathétérisme, et qui même le rendent tout à fait impraticable pour le médecin qui ne veut point, en employant la force, exposer sa malade à de violentes douleurs ou même à de graves dangers.

Nous renonçons à décrire les différentes manœuvres qui peuvent être employées pour surmonter de semblables obstacles, car nous sommes persuadé qu'il n'est pas possible d'établir ici de règles générales. Ce n'est que l'expérience d'une longue pratique qui peut, dans un cas donné, diriger le médecin dans le choix du procédé le plus convenable.

Nous décrirons avec plus de détails les données que fournit au diagnostic l'emploi de la sonde, en traitant de la pathologie spéciale des maladies de l'utérus et des ovaires. Pour le moment, nous mentionnerons seulement que l'on se sert de cet instrument pour reconnaître l'état de perméabilité du canal du col ou de la cavité du corps de la matrice, le degré de mobilité de cet organe, les adhérences qu'il peut avoir contractées avec les organes environnants, ainsi que pour apprécier la longueur et la largeur de la cavité, l'épaisseur et la sensibilité des parois. Enfin le cathétérisme utérin peut aussi aider à établir le diagnostic de certains vices de conformation tant acquis que congénitaux.

Bibliographie. — SIMPSON, Memoir on the uterine sound. (Monthly Journal. June 1843, and Obstretic memoirs and contributions. Edinb., 1855. I, p. 33.) — SCHMIDT's Jahrbücher, 1843. Bd. III, p. 194. — LEVER, Lond. Gaz., Novemb. 1845. — KIWISCH, Klin. Vortræge. Bd. I, p. 36. — HERMANN, La sonde utérine, etc. Gaz. cent.

Suisse, 1850. N° 3. — SCANZONI, Die Gebærmuttersonde; dessen Beitr. zur Geburtsk., etc. Bd. I, p. 173.

ART. V. — DILATATION DE LA CAVITÉ DU COL A L'AIDE DE L'ÉPONGE PRÉPARÉE COMME MOYEN DE DIAGNOSTIC.

L'introduction d'un cône d'éponge préparée dans l'intérieur du col est une opération dont Simpson a le premier fait usage dans la pratique gynécologique pour découvrir certains corps étrangers dans la cavité de l'utérus, tels que de petits polypes ou des corps fibreux arrondis. Nous avons employé ce procédé à plusieurs reprises et nous nous sommes convaincu qu'il peut en effet rendre de précieux services.

Voici en peu de mots son mode d'application : Une tige de métal, fixée à un manche, long d'environ vingt-six centimètres et brisée à angle obtus à trente-huit millimètres au-dessous de son sommet, est enfoncée dans la base d'un petit cône d'éponge préparée de cinq centimètres de longueur. Après avoir préalablement introduit l'index dans le vagin, on fait glisser l'instrument sur la pulpe du doigt, on engage l'éponge dans l'orifice, puis on la pousse lentement dans le col. Celle-ci se gonfle peu à peu et dilate le col. Au bout de vingt-quatre heures, on enlève l'éponge et on en place une seconde plus volumineuse, jusqu'à ce que la dilatation du canal soit assez considérable pour permettre l'introduction de l'index dans la cavité du corps. On peut alors reconnaître directement par le toucher la présence et la nature du corps étranger.

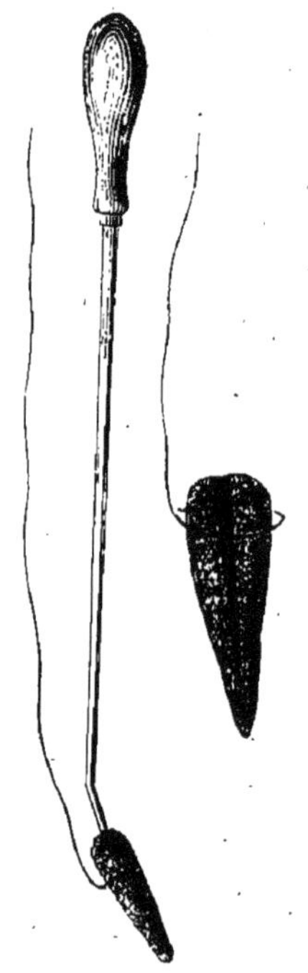

Fig. 10. — Instrument pour l'introduction de l'éponge préparée dans la cavité du col.

Ce procédé, peu usité jusqu'à présent en Allemagne, est d'une grande valeur pour le diagnostic de certaines maladies de l'utérus. Aussi aurons-nous encore plusieurs fois l'occasion d'y revenir dans la suite.

Bibliographie. — SIMPSON, On the detection and treatment of intra-uterine polypi; Monthl. Journ., Jan. 1850. — SCANZONI, Beitræge zur Geburtsk., etc. Bd. II.

CHAPITRE III

Remarques générales sur le traitement des maladies utérines.

Les progrès que notre siècle a fait faire à la gynécologie ont fait reconnaître le peu d'utilité de l'emploi presque exclusif des médicaments internes, préconisés par les auteurs anciens pour la thérapeutique des maladies utérines. Les médecins se sont persuadés qu'il était urgent de recourir à un mode de traitement qui permît d'agir directement sur l'organe affecté.

Peut-être est-on tombé de nos jours dans l'extrême opposé. On a négligé les moyens internes parmi lesquels il s'en trouve sûrement de très-utiles ; on ne s'est plus occupé que des topiques. Cependant l'abus qu'on a fait de ces derniers n'a pu en diminuer la valeur, et l'un des premiers devoirs du médecin qui s'occupe des maladies des femmes est de bien se familiariser avec un mode de traitement si indispensable dans la pratique.

Pour éviter des répétitions inutiles dans les chapitres où nous traiterons de la cure de chaque maladie en particulier, nous donnerons ici une fois pour toutes la description générale des moyens topiques les plus usités dans les affections de l'utérus et des organes environnants.

ART. Ier. — DES ÉMISSIONS SANGUINES.

Les principaux moyens que l'on opposait précédemment aux phlegmasies et aux hypérémies de la matrice étaient les saignées générales, ou bien, plus fréquemment encore, l'application de sangsues à l'hypogastre, à la vulve, à l'anus ou à la surface interne des cuisses. De nos jours, on a reconnu que, tout en faisant perdre une moindre quantité de sang aux malades, on pouvait atteindre le même but d'une manière plus sûre, en soutirant immédiatement le sang à l'organe affecté. Cette émission sanguine peut s'effectuer par deux procédés : par l'application de sangsues à la portion vaginale du col, ou bien par la scarification de cette partie au moyen d'instruments particuliers.

Dans tous les cas où il s'agit d'une déplétion complète et durable de l'organe, les sangsues doivent être préférées à la scarification. Leur application a lieu de la manière suivante : On introduit dans le vagin un spéculum cylindrique, plein, par exemple, celui de Fergusson. Le col, mis à découvert, est soigneusement nettoyé du mucus qui y adhère au moyen d'un bourdonnet de charpie. Après avoir introduit dans le spéculum le nombre voulu de sangsues (six à huit sont presque toujours suffisantes), on les pousse avec un second pinceau de charpie jusqu'au col. Si elles sont avides et si l'on a soigneusement essuyé la partie vaginale, elles auront mordu au bout de quelques minutes. La malade ne ressent point ou presque point de douleur. Au bout d'environ dix minutes, les sangsues tombent l'une après l'autre et se retirent d'elles-mêmes le long des parois du spéculum jusqu'à son ouverture, d'où le médecin les éloigne.[1]

La plus ou moins grande durée de l'hémorrhagie, après la chute des sangsues, dépend du degré d'engorgement de l'organe, de la texture du col et aussi du plus ou moins de profondeur des morsures. Cependant nous ne nous rappelons aucun cas où elle ait duré au delà de vingt-quatre heures, à supposer toutefois que les sangsues aient vraiment mordu sur le col et non sur les parois du vagin. Le plus souvent, au bout de deux à quatre heures, le suintement du sang a complétement cessé. Si l'on veut, au contraire, favoriser l'écoulement, on peut, après la chute des sangsues, faire une injection d'eau tiède ou ordonner un bain de siége.

Lorsqu'on entreprend cette petite opération, il est de toute nécessité que les sangsues mordent bien au col et pas ailleurs. C'est pourquoi nous préférons la faire nous-même et ne pas, comme on l'a conseillé, en charger une sage-femme. Car il peut facilement arriver que le col ne se trouve pas dans l'ouverture du spéculum et que les sangsues s'attachent à un autre point du vagin. Cette faute fait non-seulement manquer le but qu'on se propose, mais encore il peut arriver qu'un vaisseau plus considérable, situé dans les parois du vagin, soit attaqué et détermine ainsi une hémorrhagie quelquefois difficile à arrêter. Nous avons nous-même été témoin de cet accident dans un cas où on avait confié l'application des sangsues à une sage-femme.

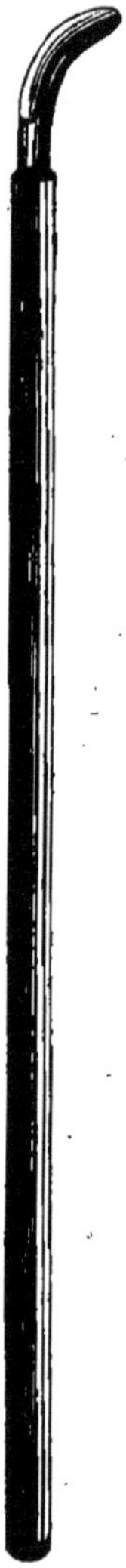

Fig. 11. Scarificateur pour le col.

Les scarifications ne seront préférées au mode de saignée que nous venons d'indiquer que dans les cas où la nature du mal n'exige point une émission sanguine abondante, ou lorsque les malades ne peuvent se procurer des sangsues. Nous nous servons pour la scarification d'un instrument long de manche, convexe sur le tranchant, qui se prolonge jusqu'à son extrémité arrondie. On découvre le col au moyen du spéculum, ce qui donne la plus grande facilité pour pratiquer les incisions avec sûreté.

Bibliographie. — FENNER, Des scarifications du col de l'utérus. Med. Review, 1840. N° 64. — KIWISCH, Klin. Vortræge. Vol I, p. 61. — MAYER, Des scarifications multiples du col, etc. (Gaz. des Hôpitaux, 1852. N° 3.) — PFNOHR, Der mechanische Ersatz der Blutegel, etc. Würzburger Verhdlg. Vol. VI, p. 45.

ART. II. — DE L'EMPLOI DES CAUSTIQUES DANS LES MALADIES UTÉRINES.

On applique le caustique, tantôt sur la portion vaginale, tantôt sur la muqueuse de la cavité même de l'utérus, suivant l'affection que l'on a à traiter.

1. *Pour le col*, on se sert, soit de caustiques solides ou liquides, soit aussi du fer rouge. Avant l'application, on doit toujours introduire un spéculum et mettre à nu la partie sur laquelle on opère. Il est bon d'employer un instrument cylindrique, c'est celui qui protége le mieux les parois du vagin. S'il est en verre, comme ceux dont nous avons donné la description plus haut, il aura de plus l'avantage de ne point être attaqué par les acides qui entrent dans la composition de la plupart des caustiques.

Le nitrate d'argent fondu est le *caustique solide* le plus usité. Après avoir détergé le col des mucosités qui y adhéraient, on introduit au moyen d'un porte-pierre le caustique au fond du vagin, et l'on en touche légèrement, mais à plusieurs reprises, la partie malade.

Le col est quelquefois si vulnérable, que, en agissant le plus prudemment possible, on ne peut empêcher une hémorrhagie qui porte grand préjudice à l'action du caustique. Dans des cas pareils, on fait mieux d'employer des *caustiques liquides*, tels qu'une solution d'azotate d'argent ou le nitrate acide de mercure, la teinture d'iode, l'acide pyroligneux, ou une solution concentrée d'alun ; ce sont ceux dont nous nous servons le plus souvent. A l'exception de l'azotate de mercure, qui agit d'une manière très-intense et doit, par conséquent, toujours être porté sur le col au moyen d'un pinceau de charpie, le meilleur mode d'application des caustiques liquides est de les verser dans le spéculum de verre, de façon que toute la surface du col malade en soit couverte. On les y laisse pendant quelques minutes, au bout desquelles on n'a qu'à abaisser l'extrémité extérieure de l'instrument pour laisser écouler le liquide.

Les *caustiques en poudre* sont plus rarement employés et seulement dans les cas où l'on veut entretenir la cautérisation pendant un certain temps. On se sert dans ce but d'un tampon en coton cardé sur lequel on a dévidé du fil ; on l'introduit dans le spéculum après en avoir enduit avec de la pierre infernale pulvérisée, de l'alun, etc., la surface qui doit être en contact avec le col. Ici c'est le coton qui est le porte-caustique.

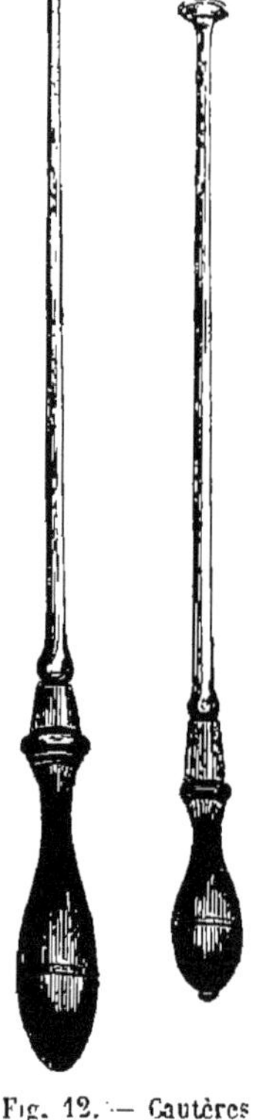

Fig. 12. — Cautères actuels.

Les modes de cautérisation que nous venons de décrire sont surtout employés dans les cas d'excoriations et d'ulcérations superficielles des lèvres de l'orifice telles qu'on les rencontre dans un si grand nombre d'affections de la matrice. On ne se sert du *cautère actuel* que lorsqu'il s'agit de brûler un ulcère cancéreux ou bien une perte de substance large, profonde et résistant opiniâtrément à tous les autres caustiques. Les spéculum en corne et de gros calibre sont ici les plus convenables, ceux en métal, trop bons conducteurs du calorique, le transmettent inutilement aux parois vaginales, et ceux en verre sont dangereux, la chaleur les faisant facilement éclater. Lorsque la cautérisation doit s'étendre plus en surface qu'en profondeur, on se sert d'une tige de métal, terminée par un disque d'environ treize millimètres de diamètre. S'agit-il, au contraire, comme par exemple dans les cas de cancer, de pénétrer dans une cavité, c'est le cautère conique ou olivaire qu'il faut choisir.

La douleur qui accompagne l'application du fer rouge sur le col de la matrice est nulle ou presque nulle. Cependant, comme l'idée seule de ce procédé remplit les malades de terreur, on fait bien de ne point le leur communiquer. On prétexte la nécessité d'une petite opération quelconque et l'on n'apporte le fer que lorsque des inhalations de chloroforme les ont complétement narcotisées. Lorsqu'elles sont revenues à elles et qu'elles se sont persuadées de l'innocuité de ce moyen, on peut alors leur raconter ce qui s'est passé. Cependant nous ajouterons que nous avons souvent déjà employé le cautère actuel à plusieurs reprises sans que la malade, qui chaque fois fut chloroformée, s'en doutât jamais.

Nous devons ici attirer l'attention de nos lecteurs sur un procédé que nous avons dans ces derniers temps employé avec un plein succès dans le traitement d'ulcères opiniâtres : nous voulons parler de la cautérisation de la surface de l'ulcère avec de la cire d'Espagne fondue. Après avoir posé une lumière entre les jambes de la malade, on découvre le col au moyen du spéculum de corne, on fait fondre à la bougie l'extrémité d'un bâton de cire cylindrique et on le porte immédiatement sur la partie malade. Cette méthode est moins effrayante pour la malade que le fer rouge et détermine cependant une cautérisation bien plus intense et bien plus profonde que l'emploi des préparations pharmaceutiques.

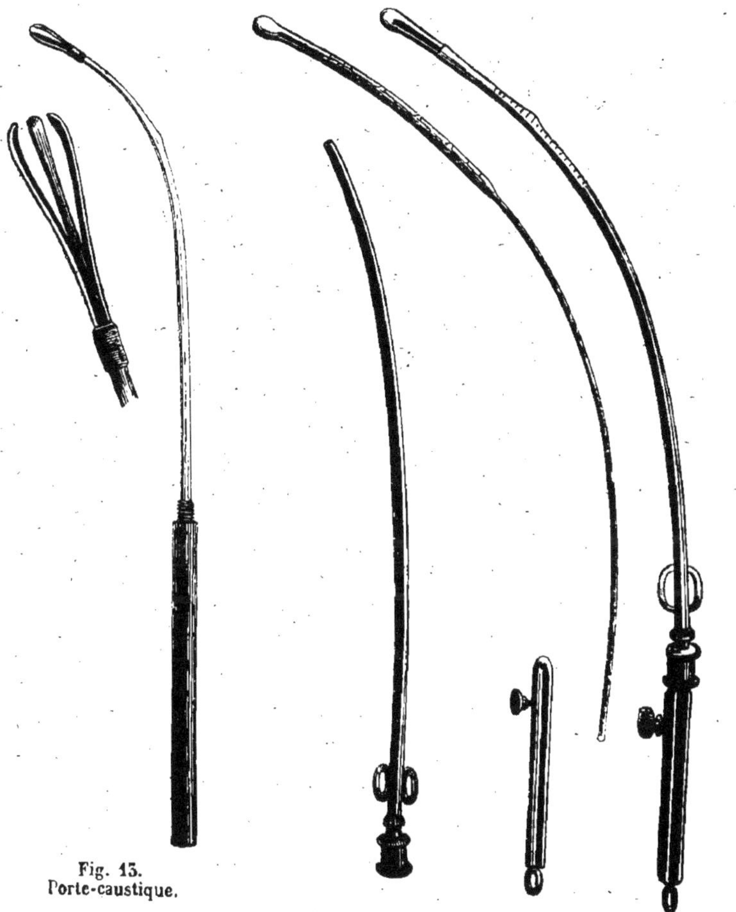

Fig. 13. Porte-caustique.

Fig. 14. — Porte-caustique de Lallemand.

2. Les cautérisations *de la muqueuse de l'utérus* s'étendent ou bien à la partie inférieure de la cavité du col seulement, ou bien jusque sur la muqueuse du corps même de l'organe. Dans le premier cas on se sert d'un crayon de nitrate dont on laisse l'extrémité à découvert dans un espace d'environ quinze millimètres. Après l'introduction d'un spéculum, on l'engage par l'orifice dans la cavité du col où on le laisse séjourner pendant quinze à trente secondes. En introduisant et en retirant le crayon il faut avoir grand soin qu'il ne se casse. Si ce mode d'application était suivi d'une hémorrhagie par trop considérable, on pourrait se servir d'un pinceau de peintre trempé dans une solution concentrée de nitrate (deux grammes sur quatre grammes d'eau), qu'on introduit avec précaution par l'orifice. Lorsqu'on veut obtenir une action un peu intense, il faut répéter l'opération trois à quatre fois de suite.

Pour l'application de caustiques solides sur la muqueuse du corps de l'utérus, on se sert de porte-pierres spéciaux. L'instrument que nous employons ordinairement se compose d'une canule d'argent tout à fait semblable à la sonde utérine et se terminant à son sommet par trois branches faisant ressort et qu'on peut fermer au moyen d'un anneau mobile. Le nitrate est renfermé dans l'espace que circonscrivent ces trois branches. Lorsque l'extrémité de l'instrument se trouve dans la cavité de l'utérus, la pierre est en partie dissoute par les mucosités qui la baignent, et cautérise de cette manière la muqueuse.

Nous préférons cet instrument au porte-caustique urétral de Lallemand que Kiwisch recommande pour l'utérus. Son gros calibre en rend souvent l'introduction difficile et les bords aigus du mandrin peuvent facilement, après qu'on a retiré la canule, blesser la muqueuse et déterminer des hémorrhagies quelquefois assez considérables qui annulent complétement l'effet de la cautérisation.

Bibliographie.— Hourmann, Recherches sur les injections dans la cavité de l'utérus. Bull. de thér. T. XIX, p. 60. — Vidal, Essai sur un traitement méthodique de quelques maladies de la matrice par les injections intra-vaginales et intra-utérines. Paris, 1840. et l'Union médicale, 1850. N° 66. — Duparcque, Gaz. méd. 1840. N° 19. — Oldham, Lond. Gaz. Febr. 1847. — Strohl, Sur le traitement des affections de la matrice par des injections, etc. Gaz. de Strasbourg, VIII, 10. — Oleoli, Un mot sur les injections utérines. Presse méd. belge. 1853. N° 37. — Philipeaux, Traité pratique de la cautérisation. Paris, 1856, p. 542 et suiv.

Un autre mode d'application des caustiques sur la muqueuse intra-utérine consiste à faire des injections de médicaments tenus en dissolution comme par exemple le nitrate d'argent, le perchlorure de fer, la teinture d'iode étendue d'eau, etc. On a reproché à ce procédé de n'être pas sans danger. On a craint qu'une partie du liquide injecté ne pénétrât dans la cavité du péritoine par les trompes de Fallope et ne donnât lieu à une péritonite plus ou moins intense. Quoique nous n'ayons point l'intention de nier formellement la possibilité de cet accident, nous pouvons cependant assurer que dans les cas nombreux où nous avons mis en usage ce mode d'application, il ne nous est jamais rien arrivé de semblable. Nous avons, il est vrai, souvent observé que les injections étaient suivies de violentes douleurs dans les régions de la matrice et du sacrum; mais, ou bien elles offraient évidemment tous les caractères de coliques utérines, et étaient dues à la présence du liquide dans la cavité de la matrice; ou bien elles avaient pour cause une métrite aiguë se communiquant de la muqueuse au parenchyme de l'organe et occasionnée par le choix d'un caustique trop violent.

Mais ces accidents même ont disparu dès que nous avons adopté pour règle de ne faire des injections que lorsque la cavité du col et l'orifice sont assez vastes pour permettre un écoulement rapide du liquide. De plus la quantité de celui-ci ne doit pas dépasser quinze à trente grammes. Nous nous servons de petites seringues de verre dont le bec long et étroit est recourbé à la façon de la sonde utérine. Il doit être poussé jusqu'au fond de l'organe, afin que le jet du liquide lentement injecté s'y brise et revienne le long des parois de la cavité vers l'orifice extérieur.

Pour ce qui concerne le choix du liquide, nous conseillons d'éprouver préalablement la sensibilité de la matrice par une injection d'eau tiède. Si la malade la supporte bien, on peut passer à une solution caustique étendue. Ce n'est que dans la suite que l'on pourra peu à peu la concentrer davantage. Nous avons aussi observé que les coliques utérines, parfois si douloureuses, apparaissaient moins souvent lorsqu'on chauffait un peu le liquide avant son emploi. Malheureusement cela ne peut avoir lieu dans les cas où les injections ont pour but de combattre la disposition de la matrice aux hémorrhagies.

Bibliographie. — Hardy, De l'emploi des caustiques dans le traitement des affections du col et de l'utérus. Thèse. Paris, 1838. — Filhos, Considér. pratiq. sur les affect. du col de la matrice. Rev. méd. chir., 1847. Nov. — Chomel, Ann. de thér. 1846. Avril. — Pichard, Des ulcérations et des ulcères du col, etc. Paris, 1848. — Robert, Des affect. granuleuses, ulcéreuses et carcinomateuses du col, etc. Thèse. Paris, 1848. — Chassaignac, Bull. de thér. 1848. Déc. — Forget, Étud. prat. du col de la matrice. Paris, 1849. — Simpson, Inflamm. eruptions upon the mucous membrane of the cervix uteri. Monthly Journ. April, 1850, p. 386.

ART. III. — DE L'APPLICATION DE DIVERS ONGUENTS DANS LES MALADIES UTÉRINES.

Dans le cours du traitement des maladies qui nous occupent, il est assez souvent nécessaire d'avoir recours à l'application de médicaments sous forme d'onguents. Voici comment on s'y prend.

On introduit un spéculum dans le vagin, puis on glisse dans celui-ci un morceau allongé d'une éponge bien douce, préalablement enduite, à l'une de ses extrémités, de l'onguent que l'on veut employer. L'éponge est poussée jusque sur le col; on l'y retient au moyen d'un pinceau pendant que l'autre main relève le spéculum. Afin de pouvoir plus facilement retirer l'éponge, il est bon de passer à son extrémité inférieure un fil qu'on laisse pendre en dehors de la vulve.

Un autre mode d'application des onguents consiste à mêler le médicament que l'on veut employer avec une certaine quantité d'axonge et de cire, et à en former une boule que l'on introduit dans le vagin au moyen du doigt. On a nommé ces boules *pessaires médicamenteux*[1] : leur poids ne dépasse pas, en général, huit à dix grammes. On mêle à l'axonge environ un cinquième de son poids de cire pour donner à la boule plus de consistance ; cependant elle ne doit point être trop dure, car alors le mucus du vagin et de l'utérus ne la dissolvent pas complétement. C'est pourquoi, lorsque, par une cause quelconque, le mélange est trop consistant, il est bon de renfermer la boule dans un morceau de tulle ou d'une autre étoffe à grosses mailles ; on en forme un petit sac dont on laisse pendre les bouts en dehors, afin de pouvoir l'extraire à volonté.

Une autre méthode, qui nous paraît moins convenable que les deux précédentes, est de donner peu de consistance à l'onguent et de l'étendre sur le col malade au moyen d'un pinceau. Ce procédé répond peu au but que l'on se propose, déjà par la seule raison que la malade ne peut pas faire l'application elle-même, ce qui est pourtant très-désirable lorsque le médecin ne peut la visiter tous les jours.

Les substances que l'on applique sous forme d'onguents sont très-diverses ; le plus souvent, ce sont les narcotiques : l'opium, la belladone; certains astringents, tels que l'alun, le tannin, le sulfate de

[1] SIMPSON, Medicated pessaries. Monthly Journal, 1848. June, p. 886.

zinc, l'acétate de plomb. Enfin on a aussi appliqué de la même manière quelques résolutifs, comme, par exemple, l'iode, les iodures de potassium et de plomb, l'onguent gris, etc. Cependant il est à remarquer que, là où il s'agit d'obtenir un prompt effet, ce procédé ne doit, en général, point être employé, car la résorption de substances médicamenteuses par les parois du vagin est fort lente et très-incertaine. Nous avons également fait l'expérience que ce mode de traitement n'est pas non plus très-convenable dans les cas où l'on cherche à combattre par les narcotiques une violente douleur. Administrés sous la forme de lavements, ces médicaments ont une action bien plus prompte et plus sûre que lorsqu'ils sont appliqués directement sur la muqueuse de l'organe malade.

Art. IV. — De l'application topique des vapeurs de chloroforme.

L'introduction directe de vapeur de chloroforme dans le vagin a été proposée dans ces derniers temps contre les violents paroxysmes douloureux qui accompagnent certaines maladies utérines. Nous avons fait usage à plusieurs reprises de cette méthode, et les bons résultats que nous en avons obtenus nous en ont fait reconnaître l'efficacité.

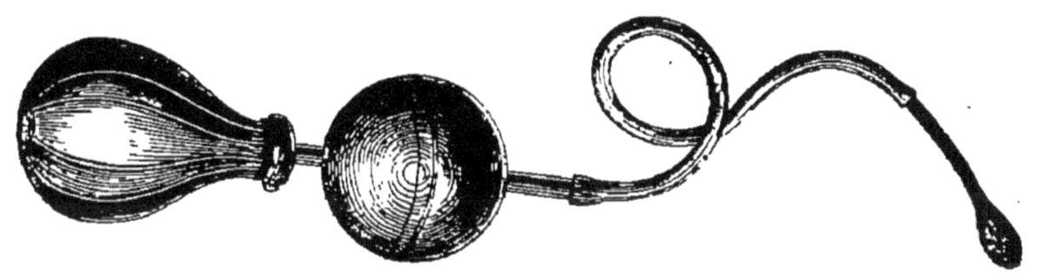

Fig. 15. — Appareil pour l'application locale des vapeurs de chloroforme.

Nous donnons ici la représentation de l'appareil que nous avons fait construire dans ce but. Il se compose d'une vessie en caoutchouc vulcanisé, munie d'une canule en bois qui s'adapte par une vis à l'un des pôles d'une sphère creuse de laiton. Cette sphère a environ cinquante-deux millimètres de diamètre et peut être séparée en deux moitiés. Le pôle opposé est également percé d'une ouverture dans laquelle est fixé un tube du même métal auquel s'adapte un tuyau de caoutchouc vulcanisé d'environ cinquante centimètres de long. Celui-ci se termine par un anneau dans lequel se visse une canule utérine ; l'anneau et la canule sont en corne.

Pour faire fonctionner ce petit appareil, on n'a qu'à mettre dans la capsule de laiton un peu de coton humecté de chloroforme, puis on introduit la canule aussi haut que possible dans le vagin. Par une compression exercée sur la vessie, on fait passer l'air qu'elle renferme dans la sphère de laiton ; il se sature ainsi de vapeur de chloroforme qu'il entraîne avec lui jusque sur le col de la matrice.

C'est surtout dans les coliques utérines, symptômes si douloureux des maladies les plus diverses, que nous avons été à même d'apprécier les bons effets de cette application. Cependant la chose est encore trop nouvelle pour que nous nous hasardions à porter un jugement définitif. Peut-être en obtiendrait-on de tout aussi bons effets contre des douleurs d'un autre genre? Nous avons eu rarement besoin de faire fonctionner l'appareil plus de dix minutes de suite ; ce temps suffisait pour modérer les douleurs ou les calmer complétement. Quelquefois l'application par le vagin resta sans aucun résultat ; dans ces cas-là nous obtînmes un prompt succès en introduisant les vapeurs de chloroforme par l'anus dans le rectum.

Bibliographie. — Hardy, Ueber die örtliche Anwendung der Chloroformdæmpfe, besonders in Krankheiten des Uterus. Dubl. quat. Journ. Novbr 1853. — Cannstatt's Jahresber. 1855. IV, p. 269.

Art. V. — Du tamponnement vaginal.

Le but que l'on se propose en tamponnant le vagin peut être de nature très-diverse. Dans la pratique gynécologique, c'est le plus souvent pour tenir écartées les parois du vagin et pour absorber les matières sécrétées en trop grande quantité par ses parois ou par l'utérus. Le contact prolongé du mucus altéré avec la muqueuse du vagin peut, surtout lorsqu'il est de nature puriforme, donner lieu à des accidents inflammatoires, qui eux-mêmes déterminent encore une augmentation de l'hypersécrétion. Il peut aussi, en s'écoulant par la vulve, occasionner des érythèmes ou des excoriations des lèvres et de la surface interne des cuisses. On comprend combien, dans ces cas-là, le tampon est utile; il s'imbibe du liquide sécrété et l'empêche d'exercer son action nuisible sur les parties voisines. Dans ce but-là on effectue le tamponnement au moyen d'un morceau de ouate que l'on roule plusieurs fois sur lui-même, de manière à former un cylindre de dix centimètres de longueur sur trente-cinq millimètres d'épaisseur; on enroule sur toute sa surface un fil dont les deux bouts pendent à l'une des extrémités.

On introduit ce tampon de coton le plus commodément, au moyen d'un spéculum que l'on retire lentement en ayant soin de retenir le tampon dans le vagin avec un pinceau de charpie, afin que l'instrument ne l'entraîne point avec lui. Lorsque celui-ci est éloigné, les deux bouts du fil seuls doivent être visibles au dehors.

Lorsque le tamponnement, qui n'agit qu'en tenant les parois vaginales écartées et en absorbant du mucus, ne suffit pas, on y joint l'application de topiques solides ou liquides, principalement des astringents ou des caustiques. Nous avons indiqué plus haut en détail la manière dont il faut s'y prendre.

Enfin, le tampon est aussi employé comme hémostatique contre les hémorrhagies du vagin ou de la matrice qu'on ne peut arrêter d'une autre manière. Il est vrai que des cas semblables se rencontrent plus souvent dans la pratique des accouchements que dans celle des maladies qui nous occupent. Cependant certains corps fibreux de la matrice, les altérations cancéreuses du col, les ulcérations profondes de l'orifice, les lésions des parois vaginales, et bien d'autres causes peuvent déterminer une hémorrhagie et fournir par là tout autant d'indications pour l'emploi du tampon.

Ici le mode de tamponnement est différent. Selon nous, le plus simple, et en même temps le plus convenable, est le suivant : on prépare un petit sac cylindrique en toile d'environ quinze centimètres de long sur soixante-quinze millimètres de diamètre, puis on en coiffe un spéculum. (Celui à quatre valves de Charrière est celui qui ici vaut le mieux.) Après avoir enduit la surface extérieure du sac d'un corps gras quelconque, on l'introduit lentement, par de légers mouvements de rotation imprimés au spéculum, jusque dans le fond du vagin ; en pressant sur les branches du manche, on écarte les valves qui ouvrent le sac et distendent en même temps les parois du vagin. Ceci fait, on remplit le sac avec des boulettes de charpie trempées dans de l'eau fraîche ou dans un liquide astringent quelconque. Pour bien les presser au fond du vagin, on peut se servir d'une petite baguette de bois arrondie à l'un de ses bouts. A mesure que le sac se remplit, on retire lentement le spéculum.

On a proposé, dans ces derniers temps, de tamponner le vagin avec des vessies de caoutchouc vulcanisé, fabriquées *ad hoc*, et munies d'un tuyau à robinet. On les introduit vides, puis, au moyen d'une seringue, on les remplit d'air ou d'eau froide. Nous avons fait, à plusieurs reprises, l'expérience que ce mode de tamponnement n'est pas, à beaucoup près, aussi sûr que celui que nous venons de décrire ; de plus, il n'offre pas l'avantage de pouvoir faire agir directement sur les parties un liquide astringent. Aussi n'hésitons-nous pas à donner la préférence au tampon de charpie.

Art. VI. — Des injections intra-vaginales.

Les injections vaginales jouent un rôle important dans le traitement des maladies des organes sexuels de la femme.

Suivant les effets que l'on veut produire, elles se font, ou avec des seringues ordinaires, ou bien au moyen d'appareils particuliers. Le liquide à injecter varie également : tantôt c'est de l'eau pure, tantôt on y mêle certaines substances médicamenteuses. La température à donner à l'injection n'est point non plus indifférente.

Pour ce qui concerne, en premier lieu, les appareils, la considération principale qui doit guider le médecin dans son choix est de savoir si le liquide doit être lancé en un jet continu ou interrompu, s'il doit pénétrer avec force ou bien n'agir que faiblement.

Dans les cas où l'on ne désire obtenir qu'un jet de peu de force, mais cependant continu, où l'on veut simplement déterger le vagin ou appliquer certains médicaments sur la matrice et les parties avoisinantes, nous ne saurions trop recommander l'appareil suivant, dont nous avons reconnu nombre de fois l'utilité pratique.

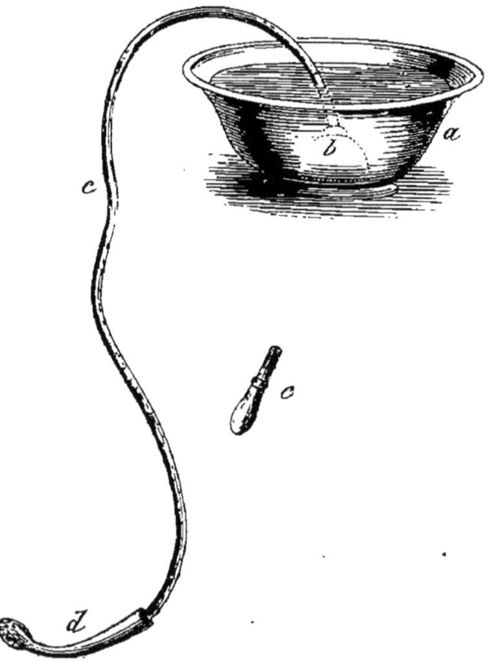

Fig. 16. — Appareil à injection de l'auteur. — *a* bassin contenant le liquide à injection ; *b* hémisphère de plomb; *c* tube élastique ; *d* canule utérine recourbée ; *e* embouchure pour l'aspiration.

Il se compose d'un hémisphère creux en plomb dont le pôle est percé d'une ouverture à laquelle s'adapte un tube élastique long d'environ un mètre et se terminant par un ajutage de corne. Sur le bord inférieur de cette cloche sont pratiquées de petites entailles; on la plonge dans le liquide à injecter contenu dans un vase placé sur une table. La malade, assise sur une chaise devant la table, adapte à l'extrémité du tube le petit ajutage *e* par lequel elle amorce l'appareil comme pour un siphon. Lorsque le liquide aspiré commence à s'écouler, elle remplace l'ajutage par une canule utérine *d* qu'elle s'introduit dans le vagin. Quoique ce soit un fait connu à toute personne familiarisée avec les lois de l'écoulement au moyen des siphons, que l'extrémité de la grande branche doit se trouver, au moment de l'aspiration, plus bas que l'orifice d'entrée, nous croyons cependant qu'il ne faut pas négliger d'attirer l'attention du malade sur cette circonstance.

Ce petit appareil, qui nous a rendu les meilleurs services, est peu coûteux, peu volumineux, très-portatif et peut être employé par la malade sans qu'elle ait besoin d'avoir recours à un aide; de plus, vu sa grande simplicité, il est peu sujet à se déranger et l'on évite les réparations si fréquentes dont ont besoin les appareils plus compliqués, lorsqu'ils se trouvent dans des mains peu adroites. Il offre encore l'avantage de rendre les injections beaucoup plus commodes et moins fatigantes pour la malade que par les seringues ordinaires, avec lesquelles on n'obtient jamais qu'un jet interrompu.

Tous ces avantages nous ont conduit à employer exclusivement cet appareil dans tous les cas où le but que nous nous proposons n'exige pas un grand développement de force. Ce n'est que chez les malades chez lesquelles une irritation mécanique de l'organe nous semble être nécessaire, que nous nous servons de machines plus compliquées donnant un jet d'eau plus vigoureux.

Parmi ces dernières, l'appareil suivant nous paraît mériter la préférence. Il se compose d'un sac en cuir assez résistant, pouvant contenir environ six litres de liquide; son extrémité inférieure est en communication avec un tube élastique, muni d'un robinet. Cet espèce de bassin est fixé par des cordes ou des courroies au plafond de la chambre ou à un crochet planté dans le mur; on le remplit du liquide à injecter. La malade, assise au-dessous de l'appareil, s'introduit dans le vagin l'extrémité inférieure du tube, muni d'une canule vaginale, tourne le robinet et laisse pénétrer le liquide. Il est à peine nécessaire d'ajouter que, par la hauteur que l'on donne au bassin et par l'épaisseur du tuyau, on pourra modifier à volonté la force et la grosseur du jet.

On a fait dernièrement des appareils tout semblables en caoutchouc, mais leur prix élevé en rendra l'usage peu fréquent. Il en est de même de ceux en fer-blanc qui ont de plus l'inconvénient d'être peu portatifs.

Dans les cas où, par une cause quelconque, l'appareil que nous venons de décrire ne pourrait être employé, on aurait recours aux *clysopompes* et aux *irrigateurs* que tout le monde connaît. On a construit aussi des instruments à injection de la forme d'une pompe à feu en miniature, munis d'une caisse à air. Ils donnent un jet d'une grande force : c'est pourquoi leur emploi est plus fréquent dans la pratique des accouchements que dans celle des maladies qui nous occupent.

Comme nous l'avons déjà dit plus haut, le liquide que l'on injecte est tantôt de l'eau pure, tantôt ce sont des solutions ou des décoctions de divers médicaments. Ici encore les astringents sont souvent usités, comme, par exemple, le perchlorure de fer, l'alun, l'écorce de chêne, le ratanhia, etc. Certaines eaux minérales, ainsi que quelques eaux mères naturelles ou artificielles, sont aussi employées de cette manière.

Tous ces liquides peuvent être appliqués froids ou chauds. Cependant nous ne conseillons pas de commencer le traitement par des injections d'une température trop basse. Les malades, qui n'y sont point habituées, sont souvent, après leur emploi, prises de violentes coliques utérines, de diarrhées et de douleurs rhumatismales. C'est pourquoi il est bon de choisir premièrement des liquides tièdes ; tous les trois ou quatre jours, on en abaisse un peu la température et l'on amène ainsi insensiblement la malade à pouvoir supporter l'injection froide. Nous observons maintenant toujours cette mesure de prudence, excepté toutefois dans les cas où la présence d'une hémorrhagie rendrait dangereux l'emploi de la chaleur.

L'énumération de toutes les maladies qui nécessitent l'application des injections intra-vaginales nous mènerait ici beaucoup trop loin. Nous en donnerons les indications spéciales dans les chapitres suivants. Cependant nous croyons utile de dire ici quelques mots sur l'action générale de l'injection, et sur les modifications que font subir à cette action les différents procédés dont nous venons de parler.

En général, plus la température de l'injection est élevée, plus le flux de sang qu'elle détermine vers les organes génitaux est considérable. Cette hypérémie est souvent très-sensible. Lorsqu'on introduit le doigt dans le vagin, il perçoit facilement une augmentation de température, une turgescence des parois, une surabondance de sécrétion, enfin, lorsque l'usage du remède a été souvent répété, un ramollissement et une tuméfaction de la partie de la matrice accessible au toucher. Les malades se plaignent d'une sensation désagréable de pesanteur, de chaleur et de gêne dans le bassin, qui s'irradie souvent vers les lombes. Quelquefois l'organisme tout entier réagit, le pouls est accéléré, la tête prise; il y a des palpitations et des symptômes fébriles assez intenses. L'action irritante de la douche sur le système sexuel s'étend jusqu'aux mamelles. Ces organes se tuméfient, deviennent le siége d'une douleur pongitive passagère et les vaisseaux et les glandes lymphatiques des aisselles s'engorgent. La congestion sanguine qui a lieu dans les organes du bassin se montre encore avec évidence dans l'augmentation du flux menstruel qu'occasionnent les injections chaudes dans le vagin.

La chaleur est, comme on le sait, un résolutif puissant. Aussi ne s'étonnera-t-on pas des bons effets que peut exercer la douche chaude sur certaines augmentations de volume de la matrice, lorsqu'elles ont pour cause une exsudation dans le parenchyme de l'organe.

L'action des injections froides n'est point si étendue. Elle se borne, autant du moins qu'en peut juger l'observateur, aux parties qui sont mises en contact immédiat avec l'eau froide. Lorsqu'on explore tout de suite après l'emploi de la douche, on trouve le vagin rétréci par la contraction de ses parois, la sécrétion de la muqueuse est momentanément diminuée. S'il y avait abaissement de l'utérus ou des parois du vagin, il ne reste souvent pendant la première demi-heure plus aucune trace de ces déplacements, ou bien ils paraissent du moins considérablement diminués. Dans les cas d'augmentation de volume de la matrice, causée par des stases chroniques, conjointement à une relaxation du parenchyme de l'organe, l'action du froid est souvent éclatante, car on voit quelquefois l'utérus, au bout de peu de temps, diminuer sensiblement.

La force avec laquelle le liquide est injecté modifie aussi essentiellement l'action de la douche. En général, la congestion, provoquée par les injections chaudes, est considérablement augmentée lorsque le liquide est projeté avec beaucoup de force et en un jet non interrompu. Dans les mêmes conditions, les injections froides peuvent amener des résultats analogues à ceux obtenus par un jet d'eau chaude moins violent. L'irritation mécanique des parties remplace alors l'action d'une température plus élevée, ce à quoi il importe d'avoir égard, lorsque, par le froid, on se propose de combattre une hypérémie ou d'arrêter une hémorrhagie.

CHAPITRE IV

Pathologie et thérapeutique spéciales des affections de la matrice.

ARTICLE Ier. — ABSENCE ET DIFFORMITÉS DE LA MATRICE.

§ 1. *Absence de la matrice.*

En analysant avec soin les cas d'absence complète de la matrice rapportés par les auteurs, on reconnaît que presque toujours il existait encore quelques rudiments de cet organe, de sorte que les faits constatés et non douteux de cette anomalie sont excessivement rares. Nous sommes d'autant plus porté à cette assertion, que, dans tout le cours d'une pratique assez étendue, il ne nous a pas été possible d'admettre une seule fois avec certitude l'absence complète de l'utérus. Cependant, comme des auteurs dignes de foi prétendent avoir observé ce vice de conformation, et que les descriptions qu'ils nous ont laissées des pièces anatomiques ne permettent aucun doute, nous sommes forcé de faire ici une courte mention de ce qu'ils rapportent à ce sujet.

L'absence de la matrice n'existe presque jamais à elle seule ; elle se lie à des difformités des trompes, des ligaments utérins et du vagin, difformités qui offrent de grandes variétés et ont plus ou moins d'importance ; ces organes peuvent aussi manquer complétement. L'absence partielle ou totale du vagin et les vices de conformation des parties externes, que l'on a aussi quelquefois observés, sont d'une grande valeur pour le diagnostic.

Le développement général des femmes chez lesquelles on trouva plus tard absence complète de la matrice ne présenta pas toujours d'anomalies bien sensibles; chez quelques individus même l'instinct sexuel ne paraissait pas avoir diminué ; cependant, dans tous les cas où le vice de conformation a été constaté par l'autopsie, au moins dans tous ceux qui sont arrivés à notre connaissance, le signe extérieur de l'ovulation, l'hémorrhagie mensuelle, avait toujours manqué. Au reste, il est clair que la satisfaction des besoins vénériens ne pouvait être régulière, après ce que nous avons dit des anomalies que présente la conformation du vagin dans presque tous les cas. Si toutefois, malgré ces difficultés, le coït a été exercé, il se peut qu'il y ait eu *error loci*.

Burggraëve rapporte l'observation d'un fait de cette nature. Une femme, après s'être livrée à plusieurs reprises à l'acte de la copulation, se plaignait d'une incontinence d'urine, qui, à l'examen des parties, trouva bientôt son explication : l'urètre, dont l'ouverture était déchirée, présentait un tel degré de dilatation que le doigt pouvait être facilement introduit jusque dans la vessie. (*Annal. d'ocul*ist., vol. I, liv. XII.) Il peut aussi arriver ce que Kiwisch observa dans un cas : c'est que le vagin, primitivement rétréci, s'élargisse et s'allonge à la suite d'un coït fréquemment répété.

Cependant l'absence de la matrice n'entraîne pas nécessairement la cessation du travail de l'ovulation. La preuve en est que l'on a quelquefois trouvé dans les ovaires des épanchements sanguins et de petits kystes, dont la formation était très-probablement en rapport direct avec les fonctions de ces organes.

Nous ne croyons pas qu'il soit possible de diagnostiquer avec certitude l'absence complète de l'utérus. On ne pourra que la soupçonner, lorsqu'il n'existera que des rudiments du vagin et des parties externes, lorsque aucun des symptômes qui caractérisent la rétention du sang menstruel dans la cavité de la matrice ne pourra être perçu; enfin, lorsqu'une sonde introduite dans la vessie, et le doigt dans le rectum, celui-ci aura la sensation du rapport immédiat de ces deux organes. Nous répétons que tous ces phénomènes n'excluent pas absolument la présence d'un utérus rudimentaire. D'un autre côté, il se pourrait faire que des moliments menstruels, des épanchements sanguins entre les deux feuillets des ligaments larges, des tumeurs ovariques, etc., puissent en imposer pour une accumulation de sang dans la matrice, ou obscurcir les résultats de l'exploration.

Il est inutile d'ajouter que l'anomalie de la matrice dont nous venons de nous occuper ne demande aucun traitement médical. Alors même que le diagnostic est établi avec certitude, notre art reste impuissant ; il ne peut agir que lorsque ce vice de conformation occasionne directement ou indirectement des symptômes incommodes ou dangereux pour la malade.

Nous ne nommerons ici que les perturbations provoquées par les phénomènes de la dysménorrhée, par des accumulations sanguines, des exsudations inflammatoires dans le bassin, par les diverses altérations que peuvent subir les ovaires. Pour le traitement, nous renvoyons le lecteur aux chapitres de cet ouvrage qui traitent spécialement de ces maladies

Bibliographie. — MORGAGNI, Litt. 46. N° 11 et 12. — MECKEL, Hand. d. path.

Anatomie. Leipzig, 1812. — BAUDELOCQUE, L'art des accouchements, 3e éd. T. I, p. 168. — BUSCH, dans Rust's magazin. Bd. X, Heft. 2. — OBERTEUFER, Stark's Arch. Bd. II, p. 627. — STEIN, Hufeland's Journal. Mai 1819. — STEGLEHNER, De hermaphroditorum natura. Bamberg et Leipzig, 1817. — SCHMIDT, Hufel. Journal, 1819. 5e Heft. — DUPUYTREN, Revue méd. franç., etc. Bd. XII. — TROSCHEL, Rust's magazin. Bd. XXXVII, p. 167. — LANGENBECK, Neue Bibl. für Chir. IV, 3. — BOYER, Traité de malad. chirurg. X, p. 423. — I. GEOFFROY-SAINT-HILAIRE, Hist. des Anomalies de l'organisation, 1831, t. I, pag. 529, 554; t. III, p. 478. — BURGGRÆVE, Annal. d'oculist. Bd. XXVIII, p. 187. — CHEW, Americ. Journ. May 1840. — SÉGUIN, Revue méd. Juill. 1840. — BERTAM, Annal univ. Févr. 1841. — CRAMER, Med. Ztg. d. Ver. f. Heilk. in Preussen, 1841. N° 34 et 35. — GRUNDER, Virgo sine utero. Pr. Ver. Ztg. 1848. II, 6.

§ 2. *Développement rudimentaire.*

Il existe, comme on le sait, une période, dans la vie du fœtus, à laquelle la matrice n'est encore, pour ainsi dire, qu'indiquée par le point de jonction des deux conduits de Müller. Ces conduits convergent l'un vers l'autre, et chacun d'eux possède à son extrémité inférieure un renflement connu sous le nom de *corne utérine*. Plus tard ces deux cornes ne forment plus qu'une seule masse, l'angle obtus compris entre elles se comble par la substance utérine qui se développe et prend toujours plus de volume. C'est ainsi que peu à peu se forme d'abord le corps, puis le fond de la matrice.

Ce mode de développement nous explique parfaitement les divers vices de conformation que présente cet organe chez l'adulte. On en distingue plusieurs formes, suivant la période plus ou moins avancée à laquelle la matrice a été arrêtée dans sa croissance.

1. Le degré le plus inférieur de ces arrêts de développement est connu sous le nom d'*utérus double*. Les deux cornes, dont nous parlions tout à l'heure, ont persisté, et l'on trouve deux organes latéraux, cylindriques, creux, de la grosseur d'un pois ou d'une fève, et se continuant avec les trompes. Le tissu propre de la matrice n'a point été formé; une couche plus ou moins épaisse de tissu cellulaire, renfermant quelques fibres musculaires lisses, sont les seules traces qui en existent. Cet organe rudimentaire est, en bas, en communication avec le vagin, qui est lui-même oblitéré dans une partie ou dans la totalité de sa longueur. Le plus souvent, il n'existe non plus que des rudiments des trompes et des ligaments ronds. Quelquefois l'anomalie est plus marquée d'un côté que de l'autre.

On voit, d'après cette description, que de l'utérus double à l'absence complète de cet organe la différence n'est pas grande. Aussi croyons-nous que le premier de ces états a passé fréquemment inaperçu, et que nombre d'observations d'absence complète, dont parlent les auteurs, devraient être rangées dans la catégorie des formations rudimentaires.

2. On a nommé *utérus unicorne* une anomalie de cet organe, consistant en ce que l'une des cornes seulement s'est développée. Elle forme alors un corps creux, oblong, très-souvent un peu convexe en dehors, et représentant assez bien une moitié de matrice plus ou moins complète. L'autre des deux cornes primitives n'existe plus que sous la forme d'un petit rudiment solide ou creux. Il peut aussi avoir complétement disparu. Dans ce dernier cas, d'après les savantes recherches de Rokitansky[1], la trompe correspondante manque toujours; seulement, à l'endroit où devrait être son extrémité abdominale, le ligament large de la matrice forme un petit prolongement frangé; la trompe manque même quelquefois dans les cas où il existe encore quelque rudiment de la corne utérine, tandis qu'il est excessivement rare que l'ovaire du même côté ait complétement disparu.

3. Une troisième anomalie est connue sous le nom d'*utérus bicorne*. Ici les deux cornes utérines primitives se sont développées chacune de son côté. L'organe est donc composé de deux moitiés distinctes, convergeant dans leur partie inférieure. Elles finissent par se rencontrer, puis par se réunir pour ne plus former qu'une seule et même cavité. Le point de rencontre peut se trouver plus ou moins haut; lorsqu'il est situé très-bas, l'angle de convergence des deux cornes est obtus, tandis que, si la réunion a lieu plus haut, cet angle est très-aigu. Il peut même arriver que les deux moitiés utérines soient placées parallèlement l'une à l'autre. M. Rokitansky rapporte plusieurs cas de ce genre; nous avons nous-même eu l'occasion d'en observer un analogue : la division n'est plus indiquée extérieurement que par une rainure plus ou moins profonde.

A l'intérieur, la paroi qui descend du point de réunion des deux cornes peut se continuer jusqu'à l'orifice externe. Les deux moitiés sont alors complétement séparées; il existe dans toute la longueur deux cavités distinctes. Dans d'autres cas cette paroi manque presque complétement, de façon que le fond de l'organe seul est divisé, tandis que le corps et le col sont simples.

4. Lorsque la matrice est divisée à l'intérieur seulement par une paroi membraneuse descendant plus ou moins bas, sans qu'il existe extérieurement, sur le fond de l'organe, aucune trace de cette divi-

[1] *Oesterreich. Med. Jahrb.* Bd. XVII. 1 Heft.

sion ; on a l'anomalie constituant l'*utérus biloculaire*. Dans quelques cas rares, la paroi descend jusqu'à l'orifice externe[1] ; on l'a vue même occuper aussi le vagin, qu'elle partageait en deux moitiés latérales, et s'étendre jusqu'à la partie inférieure de cet organe. Quelquefois, au contraire, la cloison n'existe que dans la cavité du corps de la matrice, sans s'étendre ni vers le fond ni vers le col ; ou bien encore elle n'est plus qu'indiquée par une petite saillie longitudinale située sur la ligne médiane de la paroi antérieure et postérieure, de même que sur le fond de la matrice.

Il va sans dire qu'entre ces quatre groupes principaux d'anomalies il existe un nombre infini de formes intermédiaires ; leur connaissance n'est pas sans importance pratique. Ainsi l'on a observé que les femmes dont la matrice n'existe qu'à l'état de rudiment souffrent d'une aménorrhée opiniâtre contre laquelle naturellement tout traitement est impuissant. C'est moins généralement le cas, lorsqu'au moins l'une des cornes utérines a acquis un certain développement. Nous avons même eu l'occasion d'observer la présence d'un utérus unicorne chez deux femmes dont la menstruation avait toujours été régulière et qui avaient accouché à plusieurs reprises. De toutes les anomalies que nous avons signalées, l'utérus double est la seule qui soit toujours accompagnée de stérilité ; les autres n'excluent point du tout la possibilité de la conception.

Pour de plus amples détails sur l'influence plus ou moins fâcheuse qu'exercent ces divers vices de conformation sur le cours de la grossesse, nous renvoyons le lecteur à notre *Traité sur l'art des accouchements* (3e édition, page 307). Nous ajouterons ici seulement que l'utérus unicorne et bicorne donnent souvent lieu à un accident mortel, c'est-à-dire à la rupture de la portion de la matrice contenant le fœtus. Dans des cas plus heureux, la grossesse est interrompue à temps par des contractions prématurées qui provoquent un avortement.

Nous croyons qu'il est très-rare de pouvoir, sur le vivant, reconnaître avec une pleine certitude les anomalies dont nous parlons. La présence d'une formation rudimentaire des deux cornes utérines ne sera que probable, lorsque les parties génitales externes et le vagin seront défectueux, lorsqu'il y aura absence complète du flux menstruel et des symptômes qui l'accompagnent, ou bien seulement de loin en loin quelques traces d'un travail intérieur ne pouvant se manifester à l'extérieur, lorsqu'enfin les modes d'exploration que nous

[1] Cette variété a été appelée *utérus biforé* par quelques auteurs. A. S.

avons indiqués ne font reconnaître entre le rectum et la vessie aucun organe pouvant être pris pour la matrice. Le diagnostic de l'utérus unicorne nous paraît impossible; Kiwisch croit que l'emploi de la sonde le rend facile. Mais de combien d'interprétations diverses n'est pas susceptible la seule circonstance qui décide ici, à savoir le plus ou moins d'inclinaison à gauche ou à droite que prend l'instrument en pénétrant dans la cavité de l'organe? Le diagnostic de l'utérus bicorne et biloculaire a de moins grandes difficultés à surmonter; cependant il n'est pas toujours possible. Le médecin pourra soupçonner une de ces anomalies lorsqu'il remarquera la présence d'une paroi séparant le vagin en deux moitiés latérales. Si cette paroi s'étend jusqu'à l'orifice utérin, il pourra admettre avec beaucoup de vraisemblance la division de la matrice. Le diagnostic ne sera complétement certain que lorsque l'introduction d'une sonde, dans chacune des deux cavités, fera reconnaître avec évidence qu'une membrane est située entre les extrémités des deux instruments; le diagnostic différentiel des deux anomalies ne sera jamais qu'illusoire. Nous ferons, du reste, remarquer que jusqu'à présent, dans la plupart des cas, les difformités de l'utérus que nous avons signalées n'ont point été reconnues du vivant des femmes qui les portaient, et que ce n'est que par hasard qu'on les a trouvées à l'autopsie.

Bibliographie. — CATTI, Isagoge anatom. Cap. III, 21. — VOIGTEL, Handb. der path. Anat. Halle, 1805. Bd. III, p. 455.— EISENMANN, Tab. Anat. IV. uteri dupl. observat., etc. Argentor., 1752. — CALLISEN, Collect. soc. med. Hafn., p. 146. — OSIANDER, Standb. der Entbindungskunst. Tübing, 1819. Abth. I, p. 327. — TIEDEMANN, Meckel's Archiv. Bd. V. Heft. I. — STEIN, Froriep's Notizen. Bd. VI, p. 329. — CARUS, Zur Lehre von Schwangerschaft, etc. Leipzig, 1824. 2 Abth., p. 28. Bd. XLI, Heft. 1.— CANESTRINI, Hist. de utero dupl. Aug. Vind. 1788.— ROKITANSKY. Œster. Jahrb. Bd. XVII, S. 1. — MONDINI, Uteri humani bicorn. descr. Nov. Comm. Bonon. J. II. — CASSAN, Recherches sur les cas d'utérus double et de superfétation. Paris, 1826. — J. CRUVEILHIER, Anat. pathologique (avec planches), IVe livraison, in-folio, fig. — ARNOLDI, Uterus bifidus. Casp. Wochenschrift, 1839. N° 51. — LENEPVEU, Gaz. des Hôp., 1839. N° 30. — FRICKE, Ztsch. f. d. ges. Mediz. Bd. 1842. Heft. 2. — SCHLÆRSKY, Med. Ztg. Russl., 1844. N° 22. — TRUMET, Gaz. méd., 1851. N° 22. — ROKITANSKY, Pathol. Anat. Bd. III. — KIWISCH, Klin. Vortr. Prag. 1854. Bd. I. — SCANZONI, Beitræge. Bd. I, p. 1. — CHIARI, Klin. f. Geburtskunde. Erlangen, 1855, p. 368.

§ 3. *Rétrécissements et oblitérations de la matrice.*

ANATOMIE PATHOLOGIQUE ET ÉTIOLOGIE. L'utérus est assez souvent le siége de rétrécissements partiels ou d'oblitérations complètes, de *strictures* ou d'*atrésies*. Ces affections peuvent être soit congénitales, soit acquises, et sont, comme on le verra, d'une grande importance pratique.

Les atrésies surtout peuvent avoir les suites les plus funestes pour la santé et même pour la vie de l'individu. Dans la plupart des cas elles sont congénitales. Généralement l'oblitération se trouve à l'orifice externe, plus rarement dans une partie plus élevée de la cavité du col, ou dans le voisinage de l'orifice interne. Dans ces deux derniers cas l'atrésie est ordinairement secondaire, et n'apparaît qu'à un âge avancé à la suite de certaines altérations dans la texture de la matrice.

La matière oblitérante est constituée par un tissu cellulaire, traversé par des fibres musculaires plus ou moins nombreuses, ou bien c'est la muqueuse recouvrant la partie vaginale du col, qui s'étend au delà de l'orifice utérin et en obstrue ainsi l'entrée. Dans ce dernier cas l'oblitération offre moins de résistance que dans le premier où la membrane atteint quelquefois l'épaisseur d'un demi, d'un centimètre ou même davantage.

Nous avons dit que les atrésies de l'orifice interne sont ordinairement acquises. On les rencontre le plus souvent chez de vieilles femmes. L'atrophie sénile du parenchyme de la matrice semble en être la principale cause, et voici pourquoi : à un certain âge la partie supérieure du canal cervical se rétrécit, les parois de la matrice qui circonscrivent l'orifice interne se rapprochent. En outre, l'adhérence de ces parties est souvent favorisée par les nombreuses érosions et granulations de la muqueuse du col, que l'on rencontre à la suite des catarrhes chroniques si fréquents à cette époque de la vie. Cette adhérence devient encore plus facile lorsque les replis qui recouvrent la muqueuse, présentant un développement anormal, font saillie au-dessus du niveau de cette membrane, de façon que leurs sommités, toujours en contact, finissent par se confondre. Ce sont ces mêmes circonstances, à savoir l'hyperthrophie des replis, la formation d'érosions et de granulations, ainsi que le gonflement et l'induration de la muqueuse à la suite du catarrhe, qui expliquent l'atrésie de l'orifice inférieur chez de jeunes femmes qui ont souffert pendant longtemps de leucorrhées de la matrice.

Enfin, nous citerons encore, comme cause de la maladie qui nous occupe, les flexions de l'utérus. Elles peuvent, lorsqu'elles subsistent depuis longtemps et à un haut degré, favoriser une atrésie à l'endroit de la flexion par le contact intime dans lequel elles maintiennent les parois antérieure et postérieure de la matrice. La surface de ces parties étant en outre presque toujours le siége d'une inflammation chronique, qui les dépouille de leur épithélium, l'adhérence en devient d'autant plus facile.

Toute atrésie complète de la matrice, de quelle nature qu'elle soit, finit toujours par amener de notables modifications dans la position, la forme et la texture de l'organe. Cependant le degré et la gravité de ces altérations varient essentiellement suivant que l'oblitération existait déjà avant et pendant la puberté, ou qu'elle ne s'est développée qu'à un âge plus avancé, alors que les organes sexuels de la femme étaient déjà rentrés dans l'inaction.

Dans le premier cas l'atrésie oppose un obstacle insurmontable à l'écoulement du sang menstruel sécrété par la muqueuse de la matrice. Il s'accumule au-dessus de la partie oblitérée, dilate toujours plus les parois de l'organe, et forme ainsi une tumeur qui insensiblement peut atteindre les dimensions de la tête d'un homme adulte, et même celles que présente la matrice dans les derniers temps de la grossesse. Cette augmentation de volume est toujours accompagnée d'une élévation de l'utérus entier et d'une altération de la forme de cet organe. A mesure qu'il se dilate, il perd toujours plus sa forme oblongue, devient sphérique et présente enfin l'aspect d'une boule, complétement ronde lorsque l'atrésie est à l'orifice externe et que la cavité du col est également dilatée, munie au contraire d'un appendice à son extrémité inférieure, lorsque c'est l'orifice interne qui est oblitéré.

Les parois de l'utérus présentent une épaisseur très-variable; dans un cas où la matrice contenait près de quatre kilogrammes de sang, nous les trouvâmes minces comme une feuille de papier, tandis que, dans un autre, où le fond de l'organe s'élevait jusqu'à cinq centimètres au-dessous de l'ombilic, elles avaient à leur partie supérieure de huit à neuf millimètres d'épaisseur. Cette différence, dans les dimensions des parois qui a sa cause dans la formation plus ou moins considérable de fibres musculaires, paraît dépendre du plus ou moins de rapidité avec laquelle a lieu l'accumulation du sang. Lorsqu'elle se développe très-vite, les parois utérines sont dilatées mécaniquement et avec force, les vaisseaux sanguins et les fibres musculaires n'ont pas le temps de se former. Ainsi, dans le premier cas que nous avons cité, la matrice d'une jeune fille de dix-sept ans avait atteint dans l'espace d'environ sept mois la grosseur d'une tête d'homme. Dans notre seconde observation, au contraire, depuis la première apparition des symptômes menstruels jusqu'à l'époque à laquelle la malade vint nous consulter, il s'était écoulé un laps de cinq ans.

Lorsque l'épanchement sanguin a lieu très-rapidement ou lorsque, quoique lent, il atteint un degré très-élevé, l'amincissement des parois peut devenir si considérable, que celles-ci finissent par crever. Le sang s'épanche dans l'abdomen et y provoque une péritonite mortelle. Nous croyons qu'il est excessivement rare que le sang se fraye un chemin au travers de l'une des trompes.

L'atrésie est d'une importance bien moins grande lorsqu'elle a lieu à un âge avancé, alors que les phénomènes menstruels ont disparu. Elle n'attirera même l'attention du médecin que lorsque la sécrétion de la muqueuse est plus abondante qu'à l'état normal et qu'elle s'accumule au-dessus de l'oblitération. Cet état est connu sous le nom d'hydromètre, nous y reviendrons plus tard.

Symptômes et marche. Les atrésies de l'utérus ne provoquent de phénomènes appréciables que lorsqu'elles s'opposent à l'écoulement des matières sécrétées par la surface interne de l'organe, que ce soit du sang ou du mucus. Nous parlerons, à l'article *hydromètre*, des accumulations de mucus ; pour le moment nous ne nous occuperons que des symptômes que présente la rétention du sang menstruel, ou en d'autres termes l'*hématomètre.*

Ordinairement cette anomalie se manifeste déjà à l'approche de la puberté. A l'époque où l'on attend la première invasion des règles, on remarque chez la jeune fille des mouvements de fièvre d'une intensité variable; elle se plaint d'une sensation de pesanteur, de chaleur, de gêne dans le bassin; quelquefois même il y a de violentes douleurs aux lombes et dans l'abdomen, pareilles à celles de l'enfantement, et accompagnées souvent de troubles dans les fonctions du tube digestif, de vomissements, de diarrhées, etc. Cependant on n'aperçoit aucun flux sanguin ; il s'écoule tout au plus par la vulve une plus ou moins grande quantité de mucus. Après cela les accidents se modèrent, disparaissent même pendant quelques semaines, au bout desquelles les mêmes symptômes se renouvellent, puis disparaissent encore. Ces phénomènes se réitèrent ainsi trois, quatre fois et plus jusqu'à ce qu'enfin les parents de la malade, inquiets de ces efforts impuissants de la nature, ont recours au médecin. Celui-ci croit le plus souvent avoir affaire à une menstruation difficile, telle qu'elle se montre si fréquemment à l'époque de la puberté. Il est d'autant plus confirmé dans son opinion, que la plupart du temps les symptômes de la chlorose viennent se joindre aux accidents que nous avons décrits. Le peu de succès des préparations de fer, des divers emménagogues, etc., l'intensité toujours croissante des troubles fonctionnels, le déterminent enfin à exiger un examen plus minutieux des parties sexuelles. Mais, comme la jeune fille est souvent encore vierge, il ne peut pratiquer le toucher vaginal, et l'exploration ne lui donne aucun résultat, car à cette période de la maladie l'accumulation n'est généralement pas encore assez considérable pour laisser percevoir au palper le fond de l'organe au-dessus de la symphyse pubienne. C'est alors qu'il est important, indispensable, d'avoir recours au toucher par le rectum. C'est à lui seul que nous devons d'avoir pu reconnaître dans deux cas analogues la vraie cause de la maladie. On y est d'autant plus porté, que les malades se plaignent déjà à cette époque d'une défécation douloureuse et difficile. Dans les deux cas que nous venons de mentionner, nous sentîmes une tumeur ronde, pâteuse, qui remplissait le petit bassin et rendait difficile l'introduction du doigt dans l'intestin. La moindre pression provoquait de violentes douleurs.

Lorsque le mal est déjà ancien et que l'exploration par le rectum fait présumer une masse considérable de sang accumulé, il ne faut point différer plus longtemps le toucher vaginal qui n'est plus alors préjudiciable à la malade, le traitement exigeant la libre entrée dans le vagin.

On trouve en général la partie supérieure de cet organe dilatée, la muqueuse complétement lisse, ses plis ont disparu; lorsque l'épanchement n'est pas trop considérable, le col de la matrice est plutôt plus bas qu'à l'état normal; généralement aussi on peut encore percevoir la saillie conique qu'il forme dans le vagin. Cette proéminence disparaît toujours davantage à mesure que le sang s'accumule dans la matrice et que la cavité du col participe à la dilatation; de façon qu'à une période avancée de la maladie le museau de tanche a complétement disparu et le doigt rencontre une tumeur sphérique souvent assez considérable. A cette époque-là le fond de l'organe s'est aussi déjà élevé au-dessus de la symphyse pubienne. La percussion le fait reconnaître à l'hypogastre, ainsi que le palper, qui perçoit une tumeur circonscrite, quelquefois mobile et très-douloureuse au toucher.

Lorsque l'atrésie s'est formée chez une femme adulte dans le voisinage de l'orifice interne, le museau de tanche ne présente pas les modifications que nous venons d'indiquer; alors même que l'augmentation de volume de la matrice est énorme, il conserve toujours sa forme normale.

Les phénomènes subjectifs augmentent aussi d'intensité dans le cours de la maladie. La sensation de pression, de pesanteur, de plénitude dans le bassin, devient continue; le rectum et la vessie ne fonctionnent plus qu'imparfaitement, la nutrition et l'assimilation sont gravement compromises, le corps maigrit, les forces s'en vont, les symptômes de l'anémie apparaissent avec un cortége d'accidents nerveux souvent très-pénibles. C'est surtout à l'époque de la menstruation que les malades ont à endurer les souffrances les plus violentes. Les douleurs redoublent d'intensité; ce sont alors de vraies coliques utérines, accompagnées quelquefois de frissons, de vomissements fréquents, de syncopes et de convulsions.

Lorsque l'oblitération de l'orifice externe n'est fermée que par une membrane, le sang amassé dans la matrice, aidé de la contraction des parois de l'organe, se fait quelquefois spontanément jour au dehors; la membrane distendue crève, donne passage au liquide, et instantanément la malade se sent soulagée. Mais, quand l'adhérence est plus solide et qu'on ne donne pas au sang un écoulement artificiel, la maladie finit tôt ou tard par devenir mortelle, soit par la rupture des parois de l'utérus, soit par une inflammation du péritoine continuellement irrité et distendu; soit enfin par le marasme général qui atteint la malade affaiblie par des souffrances si prolongées.

Diagnostic. L'atrésie congénitale de l'utérus, compliquée de la rétention du sang menstruel, pourrait être confondue avec plusieurs autres états morbides.

Nous nommerons ici en premier lieu, à cause de sa fréquence, *le retard dans l'apparition des règles, accompagné des phénomènes de la dysménorrhée*, alors que le système sexuel est déjà parfaitement développé. Les analogies que cet état présente avec l'atrésie pourraient, au premier abord, induire en erreur le médecin; ici aussi les malades souffrent de coliques utérines douloureuses, revenant à des intervalles assez réguliers, accompagnées d'accidents gastriques et des symptômes de la chlorose. Cependant, avec de l'attention, le diagnostic ne pourra rester longtemps douteux; car, lorsque la rétention du sang menstruel a pour cause une oblitération de la matrice, cet organe ne tarde pas à acquérir une augmentation de volume telle, qu'il peut être perçu avec facilité à l'hypogastre. A cette époque l'exploration par le rectum peut aussi toujours faire reconnaître la dilatation de l'utérus. Cependant, dans les cas où ces signes caractéristiques de l'atrésie viendraient à manquer et où la maladie semblerait prendre une marche dangereuse, le toucher vaginal ne pourrait plus être différé, même chez des sujets vierges. Car, outre qu'il est le seul moyen de faire découvrir la présence d'une oblitération du vagin, ce mode d'exploration permet d'apprécier les modifications que fait subir l'atrésie de la matrice au museau de tanche. De plus il est indispensable si l'on veut faire emploi de la sonde pour établir le diagnostic.

D'après les expériences que nous avons faites à ce sujet, cet instrument ne peut avoir ici quelque utilité qu'en tant qu'il prouve avec évidence la perméabilité du canal cervical et de la cavité de la matrice, et par conséquent l'absence d'une atrésie. Pour de plus amples détails nous renvoyons le lecteur au travail que nous avons publié il y a quelques années sur l'utilité de la sonde utérine[1]. Il est hors de doute que, là où il y a atrésie complète, la sonde sera arrêtée, et ne pourra sans violence passer outre. Mais il est tout aussi vrai qu'alors même que l'utérus est perméable l'instrument ne peut pas toujours être introduit, de façon que ce fait n'est d'aucune valeur pour le diagnostic de l'atrésie. De plus, les atrésies de l'orifice externe, qui sont les plus fréquentes et les plus importantes, ne permettent même pas l'emploi de la sonde; car, lorsque le col a pris part à la dilatation et que le museau de tanche est complètement effacé, il est de toute impossibilité de déterminer l'endroit où se trouvait la portion vaginale et où l'on devrait essayer l'introduction de la sonde. — Nous avons déjà dit que les atrésies qui ont leur siége dans la partie supérieure de la cavité du col ou à l'orifice interne ne se forment, à de rares exceptions près, qu'à la période d'involution de la matrice; c'est pourquoi elles ne donnent presque jamais lieu à l'exploration. On ne pourra jamais les reconnaître avec certitude au moyen de la sonde, parce qu'il n'est pas possible de les distinguer des simples rétrécissements du canal cervical.

De ce que nous venons de dire il ressort avec évidence que l'on pourra bien au moyen de la sonde exclure la présence d'une atrésie, mais qu'on ne pourra point la constater.

L'oblitération du vagin pourrait aussi être confondue avec celle de la matrice. En effet, qu'elle reconnaisse pour cause l'imperforation de l'hymen ou l'adhérence des parois, qu'elle soit congénitale ou accidentelle, elle déterminera toujours les symptômes de la rétention du sang que nous avons décrits plus haut. L'inspection seule de la vulve fait reconnaître l'imperforation de l'hymen; l'introduction du doigt amènera sans difficulté au diagnostic de l'atrésie sié-

[1] Beitræge zur Geburtskunde und Gynæcologie. Vol. I, p. 175 et seq.

geant plus haut. On ne négligera point non plus l'exploration par le rectum par laquelle on peut souvent percevoir la dilatation du vagin.

TRAITEMENT. D'après ce que nous avons dit sur l'atrésie congénitale et sur celle qui se forme avant l'âge critique, il est clair que le premier devoir du médecin sera de donner un écoulement au liquide épanché dont la rétention trop prolongée finirait inévitablement par devenir mortelle. L'opération se fait de la manière suivante : On fait coucher la malade sur un lit très-court, dans la même position que pour l'accouchement. Le médecin, placé en face d'elle, commence par introduire un doigt dans le vagin pour explorer s'il ne reste plus aucun vestige du museau de tanche pouvant indiquer la place où doit se faire la ponction. Nous avons déjà dit que, lorsque c'est l'orifice externe qui est oblitéré, la portion vaginale du col a presque toujours complétement disparu dès que la dilatation est considérable ; l'examen le plus minutieux ne peut plus alors faire découvrir trace de l'ancienne ouverture. Dans ces cas-là il ne reste rien autre à faire qu'à choisir pour l'opération le point le plus déclive et le plus accessible de la tumeur que forme dans le vagin la partie inférieure de la matrice. L'instrument le plus convenable pour cette ponction est un gros trocart d'environ vingt centimètres de long et de sept millimètres d'épaisseur, courbé selon l'axe du bassin. On l'enfonce au point d'élection, à travers la paroi de l'utérus, et on le pousse suivant la grosseur de la tumeur de deux à cinq centimètres de profondeur dans la cavité de l'organe.

Lorsque l'oblitération est plus haut, on prend un trocart un peu plus mince, mais également courbe; on l'introduit à travers la partie du canal cervical qui est encore perméable jusqu'à ce que son extrémité touche l'atrésie. Alors on abaisse le manche fortement et l'on cherche par de légers mouvements de rotation à pénétrer dans la direction d'arrière en avant, et de haut en bas. Dès que la main ne sent plus aucune résistance, la pointe du trocart se trouve dans la cavité de la matrice.

Aussitôt que l'on a retiré la tige, le sang accumulé dans l'utérus s'écoule en général avec facilité. C'est un liquide brun foncé, de la consistance du goudron, quelquefois très-fétide par suite de sa décomposition. Lorsque l'écoulement se fait attendre, on peut beaucoup le faciliter au moyen d'une injection d'eau tiède que l'on pousse par la canule du trocart ; en même temps on exerce avec une ou deux mains une compression continue sur l'hypogastre.

Lorsque la maladie n'a pas eu une trop longue durée, et que les parois de la matrice n'ont pas éprouvé un amincissement trop considérable, ces dernières reviennent sur elles-mêmes en se contractant à mesure que s'écoule le liquide. Nous avons même vu le museau de tanche se reformer peu à peu, pendant l'évacuation du sang, par suite des contractions des fibres musculaires. A la fin de l'opération, nous fûmes étonné de sentir au toucher qu'il avait à peu près repris ses proportions normales.

Pour empêcher l'ouverture artificielle de se refermer il est urgent de laisser la canule du trocart à demeure pendant cinq ou six jours. Si, après l'avoir éloigné, l'orifice montrait encore quelque tendance à se rétrécir, on y obvierait en introduisant un morceau d'éponge préparée, ou bien en pratiquant quelques incisions dans les bords de la plaie.

Nous avons jusqu'ici opéré de cette manière trois atrésies de l'utérus. Nous n'avons non-seulement perdu aucune des malades, mais nous n'avons même vu aucun accident de quelque gravité suivre l'opération. Nous ne pouvons donc pas nous ranger de l'avis de ceux qui y voient un si grand danger. Peut-être ont-ils été induits en erreur par des cas d'atrésie de la partie supérieure du vagin? Nous avons en effet nous-même fait l'expérience que l'opération de ce dernier genre d'anomalie est des plus graves et peut être suivie d'accidents très-dangereux.

Bibliographie. — Hippocrate, Œuvres complètes, trad. par Littré. T. VIII. Mal. des femmes, livre II. — Fabricius Hildanus, Opera observ., etc. Francof. 1646, p. 581. — Morgagni, De sedibus et causis morb. Lib. III, Epist. 46, N° 14. — Bœhmer, Observat. anat. rar. Tome II, p. 62. — Portal, La pratique des accouchem. Paris, 1685, p. 305. — Siebold, Handb. d. Frauenzimmer-Krank. Francf., 1821. Aufl. 2. Bd. I, p. 218. — Delpech, in Casper's krit. Repert. Bd. XXIX, p. 412. — F. K. Nægele, Heidelb. Klin. Annal. Bd. III, Heft 4. — Lachapelle, Prat. des accouch. T. III, p. 377. — Sandifort, Obs. anat. pathol. Lib. II, p. 57. — H. F. Nægele, Mogostocia e conglut. orif. uteri, etc. Heidelb., 1835. — Hedenstreit, De uteri concretione morb. Lips. 1801. — Kittel, Die Fehler des Muttermundes. Würzb., 1823. — Hervé, Neue Zeitschrift für Geburtsk. Bd. II, p. 425. — Morlane, Journ. d'accouch. Vol. I, p. 242 et 282. — Kilian, De perf. uteri gravidi atresia. Bonnae, 1831. — Meissner, Forschungen des xixten Jahrh., etc. Bd. IV, p. 187. Ibid. Encycl. der med. Wiss. Bd. V, p. 170. Ibid. Frauenzimmerkrankh. Leipzig, 1842. Bd. I, p. 554. — Kiwisch, Klin. Vortr. 4te Auflage. Prag. 1854. Bd. I, p. 152. — Scanzoni, Beitræge zur Geburtsk. Würzb. 1854. Bd. I, p. 176.

Art. II. — Développement incomplet de la matrice.

Nous désignons sous le nom de *développement incomplet de la matrice* deux genres d'anomalies qu'il importe de distinger; ou bien l'organe a conservé jusqu'après la période de puberté la configuration qu'il présentait dans le fœtus ou plutôt chez le nouveau-né; ou bien, quoique ayant la forme d'un utérus bien développé, il n'en a pas les dimensions; il est resté remarquablement petit.

La forme fœtale de la matrice se caractérise par l'extrême longueur du col relativement au corps. L'organe en entier n'a pas comme chez l'adulte la forme d'une poire, mais celle d'un cylindre. La distance de l'orifice interne au fond de l'organe peut dans certains cas ne pas dépasser la moitié de la longueur du col. On a retrouvé cette anomalie dans tous les âges de la vie. Nous avons vu une pièce anatomique de ce genre provenant d'une femme adulte. La cavité du corps proprement dit n'avait pas plus de dix-huit millimètres de longueur, tandis que celle du col comptait vingt-huit millimètres. Il va sans dire qu'entre ces extrêmes degrés de formation fœtale et la configuration normale il existe un grand nombre de formes intermédiaires.

Le second genre de développement incomplet de la matrice est celui dans lequel l'anomalie ne consiste que dans une diminution de tous les diamètres de l'organe; on ne rencontre le plus souvent que la première forme. Les autres parties du système sexuel peuvent être parfaitement conformées, ou bien les ovaires, le vagin, les mamelles, etc., présentent aussi un développement défectueux. Le plus souvent on rencontre ce vice de conformation chez des femmes d'apparence débile, qui ont souffert pendant la période de leur développement de maladies constitutionnelles, telles que les scrofules, le rachitisme, la chlorose. Cependant ce n'est pas toujours le cas; nous avons nous-même à plusieurs reprises observé l'anomalie en question chez des sujets d'une constitution robuste et parfaitement organisés.

Le développement incomplet de la matrice est pour le praticien d'une assez grande importance, car il est toujours la cause de certains troubles dans les fonctions des organes sexuels. Les suites nécessaires de ce vice de conformation sont une aménorrhée complète, ou tout au moins une menstruation très-faible, insuffisante, et presque toujours la stérilité : perturbations qui ont d'autant plus de gravité, que nous ne possédons aucun moyen certain pour éloigner la cause du mal. Quelques auteurs ont prétendu que cette anomalie donnait assez souvent lieu à des congestions sanguines dans d'autres organes, par exemple, dans le cerveau, les poumons, le foie, la rate, etc. Nous n'avons pu dans aucun cas confirmer ce fait, quoique nous soyons loin d'en nier la possibilité.

Le diagnostic de l'anomalie qui nous occupe s'appuie principalement sur les résultats de l'exploration interne. Très-souvent on trouve le vagin rétréci dans sa longueur et sa largeur. Le museau de tanche se fait remarquer par sa petitesse; il forme une proéminence arrondie quelquefois, à peine de la grosseur d'un pois, ou bien c'est en largeur qu'il a principalement diminué: il a alors la forme d'un petit cône mince et pointu; l'orifice externe est aussi remarquablement petit. Lorsqu'on réussit à introduire une sonde à travers le canal du col, qui est généralement aussi rétréci, cet instrument est alors très-utile au diagnostic. On reconnaît ainsi directement et avec certitude le raccourcissement de l'organe entier, qui est confirmé par la présence des troubles fonctionnels que nous avons énumérés.

Tous les cas de cette anomalie que nous eûmes à traiter résistèrent opiniâtrement aux nombreux efforts que nous tentâmes pour obtenir un flux de sang plus considérable vers les organes du bassin, et amener par là une menstruation plus copieuse. D'autres n'ont pas été plus heureux; Kiwisch, par exemple, dit avoir fait la même expérience; il conseille de plus, avec beaucoup de raison, de se garder d'employer des emménagogues trop violents. Nous croyons donc que dans ces cas le médecin n'a rien d'autre à faire qu'à fortifier, autant que possible, la constitution de la malade par un régime hygiénique convenable. Peut-être réussira-t-il par là à améliorer peu à peu l'état de la matrice?

Bibliographie. — Colombat, Traité des maladies des femmes. Paris, 1838. T. I, p. 80. — Meckel's, Arch. Bd. VI, Heft. 3. — Falati, dans Rœmer, delect. opusc. med. chir. Italic. Vol. I, p. 200. — Burns, Handb. d. Gebtsk. Heidelb. 1827, p. 149. — Rokitansky, Path. Anat. Bd. III, p. 524. — Kiwisch, Klin. Vort. 4 Aufl. Prag. 1854. Bd. I, p. 142.

Art. III. — L'atrophie de la matrice.

L'atrophie de la matrice constitue un état morbide dans lequel cet organe, après s'être régulièrement développé, perd par diverses causes ses dimensions et sa configuration normales, et est réduit à un plus petit volume.

Ici encore nous pouvons distinguer deux formes : l'*atrophie concentrique*, ainsi nommée parce que la diminution de volume des parois de l'utérus se combine avec un rétrécissement de sa cavité, de façon qu'extérieurement l'organe paraît beaucoup plus petit; et l'*atrophie excentrique*, dans laquelle l'amincissement des parois est accompagné d'une dilatation de la cavité; en sorte que la matrice, tout en ayant perdu en volume et en poids, présente cependant une plus grande surface.

La variété la plus fréquente de l'atrophie concentrique est due aux altérations *séniles* de l'organe. On la rencontre à l'autopsie de vieilles femmes ayant dépassé depuis longtemps l'âge critique. On l'observe aussi quelquefois chez des sujets plus jeunes dont l'organisme a souffert à la suite de maladies chroniques, de couches fréquentes et se suivant de près, qui, en d'autres termes, sont tombées dans un marasme prématuré sous l'influence d'une cause débilitante quelconque. Cette atrophie est ou générale, c'est-à-dire s'étend d'une manière générale sur l'organe entier, ou bien elle n'a attaqué que certaines parties de la matrice. Parmi ces *atrophies partielles* il en est une très-importante et très-grave : c'est celle qui ne comprend que l'orifice interne de l'utérus, car elle peut souvent favoriser la formation des rétrécissements et des oblitérations complètes du canal du col; elle dispose aussi aux diverses flexions.

Lorsque l'atrophie sénile est *générale*, l'organe en entier est plus petit, aplati d'avant en arrière; les cavités du corps et du col ont beaucoup perdu de leur capacité; les parois sont amincies en grande partie aux dépens du tissu musculaire; le parenchyme est mol et pâteux au toucher. Sur la surface de section les vaisseaux artériels font saillie plus qu'à l'ordinaire; de plus, ils possèdent fréquemment un haut degré de rigidité qui augmente encore la disposition qu'ont les parois extérieures à se rompre et peut, sous l'influence de certaines circonstances extérieures, être la cause de ruptures et d'extravasations du sang dans le tissu de l'organe, accident connu sous le nom d'apoplexie utérine. Ces épanchements sanguins ont plus souvent leur siége dans le fond de la matrice, moins fréquemment dans la paroi postérieure. Ce sont de petits foyers de la grandeur d'un pois jusqu'à celle d'un œuf de pigeon remplis d'un sang noir, à demi coagulé. Lorsque l'atrophie est plus ancienne, le sang a déjà subi les métamorphoses que chacun connaît; il forme une masse d'un brun de rouille, plus ou moins liquide, provenant d'une part des corpuscules sanguins modifiés, et de l'autre de la fibrine coagulée. Lorsqu'on a l'occasion d'observer une apoplexie toute récente, on trouve quelquefois simultanément un épanchement sanguin dans la cavité même de la matrice.

Une seconde cause de l'atrophie utérine concentrique est la compression qu'exercent sur la matrice certaines tumeurs situées au-dessus d'elle ou sur ses côtés. Nous nous contenterons de nommer ici les tumeurs fibroïdes sous-péritonéales, puis les néoplasmes solides des ovaires qui compriment l'utérus sans le soulever et en allonger le diamètre vertical. On observe aussi les mêmes effets lorsque des exsudations considérables du péritoine se sont organisées et ont entouré la matrice, lorsqu'il existe de grosses tumeurs ayant leur point de départ dans les parois du bassin.

Enfin les troubles dans l'innervation des organes du bassin, tels qu'on les rencontre à la suite de certaines paralysies, semblent aussi porter préjudice au travail de l'assimilation dans la matrice. Nous avons observé quelques faits qui viennent à l'appui de cette assertion. Nous avons vu de jeunes femmes bien portantes et parfaitement réglées être atteintes de paralysie de la moitié inférieure du corps; depuis ce temps-là les règles disparurent, et l'utérus présentait à l'exploration une petitesse remarquable. Dans quelques cas nous avons pu démontrer par l'autopsie qu'une véritable atrophie de l'organe était la cause de ce phénomène.

Nous avons rencontré l'*atrophie excentrique* dans la période de décrépitude, lorsqu'il s'était formé une accumulation considérable de mucus (hydromètre), et, chez de plus jeunes sujets, lorsqu'il y avait eu un épanchement rapide de sang compliqué d'atrésie, ou bien après une affection puerpérale de l'utérus, suivie de la dégénérescence graisseuse du tissu musculaire.

Au point de vue pratique, l'atrophie sénile n'est importante que par ses suites. Nous avons déjà dit qu'elle se compliquait quelquefois d'apoplexie, accompagnée souvent de violentes hémorrhagies externes. Elle peut aussi être la cause de rétrécissements et d'oblitérations du col et amener par là l'accumulation de grandes quantités de mucus dans la cavité de l'utérus. Pour de plus amples détails sur ce dernier point, nous renvoyons à l'article qui traite de l'hydromètre. La forme due à la compression exercée par des tumeurs avoisinantes est d'une importance secondaire, et n'a qu'un intérêt scientifique.

Les troubles de la nutrition que provoque une innervation défectueuse sont en général accompagnés d'une menstruation peu copieuse ou bien d'aménorrhée complète. Il faut en chercher la cause moins dans l'affection de la matrice que dans l'état d'atrophie des ovaires, qui dans ces cas-là est une complication presque constante.

Le *diagnostic* des diverses formes d'atrophie que nous venons de décrire est basé en partie sur leur étiologie, en partie sur la recherche directe des altérations que présente l'utérus. Dans ce dernier but on emploiera le toucher vaginal et l'exploration par la sonde. Cependant il ne sera pas toujours possible de distinguer l'atrophie de la petitesse par suite de développement incomplet. Cela ne pourra se faire que dans les cas où une exploration précédente aura fait connaître les dimensions que présentait l'organe à l'état normal, lorsque l'intégrité de ses fonctions avant la maladie actuelle autorise à admettre un développement régulier, ou bien enfin lorsque les causes de l'atrophie sont connues.

Quant aux résultats d'un traitement médical quelconque, il est clair que l'impossibilité d'éloigner les causes du mal fera échouer tous les efforts de l'art. En effet, abstraction faite du marasme sénile des organes génitaux, les grosses tumeurs de l'utérus, des ovaires, du bassin, les exsudations péritonéales organisées, les troubles d'innervation de ces parties, sont tout autant d'affections qui résistent la plupart du temps à tous nos moyens thérapeutiques. Et alors même qu'il y aurait guérison, celle-ci n'aurait lieu qu'à une époque où l'atrophie de la matrice ne pourrait plus disparaître.

Bibliographie. — MORGAGNI, De sedib. et caus. morb. Lib. III. Epist. 34. N° 11. — SAMUEL LAIR, Nouvelle méthode de traitement des ulcères, ulcérations et engorgements du col de la matrice. Paris, 1828.— JOHN O'BRYEN dans Schmidt's Jahrbücher, 1841, p. 48. — MEISSNER, Frauenzimmer-Krankheit., Leipzig, 1842. Bd. I, p. 172. — KIWISCH, Klin. Vortr. 4te Aufl. Prag. 1854. Bd. I, p. 142.

ART. IV. — L'HYPERTHROPHIE DE LA MATRICE.

§ 1. *Hypertrophie primitive.*

Kiwisch rapporte avoir rencontré quelquefois à l'époque de la puberté une hypertrophie de l'utérus qui serait, pour ainsi dire, un développement prématuré de cet organe. On reconnaît cette anomalie par le manque complet de proportion qui existe entre la forme et le volume de la matrice et l'âge de l'individu. Nous avons depuis longtemps consacré une attention toute spéciale à ce point de pathologie ; mais nous n'avons jusqu'à présent rencontré aucun cas dans lequel nous aurions pu admettre une pareille hypertrophie, primitive et générale. Nous sommes, au contraire, resté convaincu que les augmentations de volume que l'on observe à cette période de la vie sont dues à une congestion ou à une phlegmasie de la matrice, affections qui tantôt ont une marche aiguë et se terminent par une augmentation rapide des dimensions de l'organe, tantôt ont une durée plus longue et constituent alors la *métrite chronique*, connue de tout médecin par son opiniâtreté. Mais, comme nous montrerons plus tard que les changements de texture qui caractérisent la métrite chronique ne sont point du tout identiques à ceux que présente l'hypertrophie, nous croyons que Kiwisch a eu tort de ranger ces cas-là parmi les hypertrophies.

Cependant l'on ne peut nier que la portion vaginale du col ne soit quelquefois le siége d'une hypertrophie partielle. Le professeur Virchow, qui s'est occupé dans ces derniers temps de cette anomalie, l'a nommée *prolongement en forme de trompe ou de polype des lèvres de l'orifice*. Dans certains cas, le museau de tanche peut atteindre une longueur de seize centimètres et plus; il pend alors au dehors de la vulve et pourrait, pour un explorateur peu minutieux, simuler un prolapsus incomplet de l'utérus. Il a la forme d'un cylindre ou d'un cône, quelquefois même d'un coin. Sa surface est lisse, ou bien couverte de nombreux petits enfoncements de la grosseur d'un grain de millet, percés en forme d'entonnoir et pénétrant dans la profondeur du tissu où ils communiquent avec de petites cavités en cul-de-sac, d'une grandeur variable et provenant de la dilatation des glandules. Ces cavités sont en général remplies d'un mucus gélatineux.

D'après les savantes recherches de Virchow, il est hors de doute que la présence de ces dilatations glandulaires n'ait une grande importance dans le développement de la forme d'hypertrophie qui nous occupe. Nous avons observé cette anomalie à plusieurs reprises. Dans deux cas d'amputation de la partie hypertrophiée qui furent suivis d'une hémorrhagie très-copieuse, nous avons pu nous convaincre de l'exactitude des assertions de Virchow, qui dit que les prolongements polypiformes du museau de tanche sont toujours très-riches en vaisseaux artériels.

Très-souvent la maladie reste bornée à l'une des lèvres de l'orifice; d'après nos observations, c'est l'antérieure qui est le plus souvent atteinte isolément. Cette affection ne laisse pas que d'être d'une grande importance pratique; car, outre que la tumeur peut singulièrement gêner le coït, le rendre douloureux ou même impraticable, elle est de plus presque toujours la source d'une sécrétion muqueuse très-considérable et très-désagréable pour la malade. Il n'est pas rare non plus de voir des ulcérations se former à sa surface. Chaque mouvement du corps y provoque des sensations douloureuses qui s'irradient souvent vers les régions sacrée, lombaire et inguinales, et sont accompagnées quelquefois de divers phénomènes nerveux.

L'étiologie de l'hypertrophie du museau de tanche est encore très-obscure. Cependant quelques-unes de nos observations sembleraient prouver que la compression de longue durée, la forte contusion qu'éprouvent ces parties pendant l'acte de l'accouchement, ainsi que les hypérémies qui en sont la suite, ne sont pas sans influence sur le développement du mal. Cependant nous accordons très-volontiers à Virchow qu'il faut qu'il existe préalablement une certaine prédisposition, que, selon ce savant, il faudrait chercher dans la formation de follicules d'une grandeur anormale dans les lèvres du museau de tanche.

Le diagnostic n'offre pas de difficultés sérieuses. Nous rappellerons seulement qu'il serait possible à première vue de confondre la tumeur avec un prolapsus incomplet. Une exploration quelque peu minutieuse préviendra toute méprise; il faudra avoir égard à la forme de la tumeur qui, dans l'hypertrophie, est, de plus, irréductible. Lorsque le mal ne siége que dans l'une des lèvres, on trouvera l'orifice utérin plus ou moins éloigné de l'extrémité inférieure du col.

Pour ce qui concerne le traitement, nous avons si souvent constaté le peu d'efficacité des moyens thérapeutiques tant généraux que locaux, que maintenant nous ne pratiquons plus que l'amputation de la partie hypertrophiée.

Pour le manuel de l'opération, nous renvoyons le lecteur au chapitre traitant des végétations en chou-fleur de l'utérus. Nous ajouterons seulement qu'on doit toujours s'attendre à une hémorrhagie considérable, et, par conséquent, avoir sous la main les hémostatiques nécessaires. Dans un des cas que nous avons opéré, la perte de sang fut si abondante, que, manquant d'un fer rouge, nous fûmes obligé de cautériser la plaie avec de la cire d'Espagne fondue. Le fait suivant, que nous avons observé nous-même, ne manque pas d'intérêt. Une femme, âgée de trente-six ans, était atteinte depuis sept ans du mal qui nous occupe. L'origine de la maladie datait de ses troisièmes couches: plusieurs médecins l'avaient traitée sans succès et par les moyens les plus divers; elle vint à nous; nous pratiquâmes l'amputation de la lèvre postérieure de l'orifice, longue de vingt-trois millimètres. Six semaines plus tard, la femme conçut, de façon que tout porte à faire croire que l'hypertrophie était la cause de la stérilité qui durait depuis plusieurs années, d'autant plus que sept mois après la naissance du quatrième enfant une seconde conception eut lieu.

§ 2. *Hypertrophie secondaire.*

On désigne ordinairement, sous le nom d'*hypertrophies secondaires*, les augmentations de volume de l'utérus qui sont la suite d'autres affections de cet organe. On les rencontre dans tous les cas où les parois de la matrice ont été exposées pendant longtemps à une dilatation ou une distension permanente; c'est ce qui arrive lorsqu'il y a accumulation lente de liquide, de même que dans les cas de fibroïdes ronds, polypiformes, etc. Nous n'admettons l'hypertrophie proprement dite que lorsqu'il y a vraiment une augmentation notable dans la masse des fibres musculaires et dans le système vasculaire des parois utérines, tandis que tous les cas où l'excès de volume n'est dû qu'à la production du tissu cellulaire, à une congestion ou une exsudation, doivent rentrer, selon nous, dans la catégorie des inflammations chroniques dont nous nous occuperons plus tard.

L'hypertrophie secondaire est toujours de peu d'importance, comparée aux altérations primitives qui en sont la cause. Nous en indiquerons l'étiologie et les symptômes en traitant les diverses maladies qu'elle accompagne.

Bibliographie. — Mühlenthal, Diss. de steril. fœm. Dinsburg, 1790. — Wenzel, Die Krankh. des Uterus. Mainz, 1806, p. 65. — Meissner, Forschungen des xixten Jahrh. Th. II, p. 305. — Colombat, Traité des maladies des femmes. Paris, 1838. T. II, p. 565. — Kennedy, dans Foriep's neuen Notizen. Bd. IX, p. 266. — Duparcque, Traité théor. et pratiq. des mal. org. simples et canc. de l'utérus. Paris, 1832. — Meissner, Frauenzimmerkrankheit. Leipzig., 1842. Bd. I, p. 575. — Naumann, Handb. d. med. Klinik. Berlin, 1838. Bd. VIII, p. 150. — Busch, N. D. f. Gebtsk. Bd. V, p. 102. — Kiwisch, Klin. Vortr. Bd. I, p. 147. — Virchow, dans ses Archiv. Bd. VII, p. 164 et dans Verhandl. d. Ges. f. Gbts. Bd. II, p. 205.

Art. V. — Les flexions de la matrice.

Anatomie pathologique. Dans le chapitre qui va suivre, nous avons fait complétement abstraction des *déviations* ou *courbures latérales* de l'utérus. Ce sont des anomalies pour la plupart congénitales et dues au développement incomplet de l'un des ligaments ronds; elles n'offrent aucun intérêt pratique. Aussi n'allons-nous nous occuper que des symptômes anatomiques que présentent l'*antéflexion* et la *rétroflexion*.

Ces déplacements, comme leur nom déjà l'indique, consistent dans une flexion de l'utérus sur lui-même, telle que le corps de l'organe se trouve former un angle avec le col et tombe, selon le degré du mal, plus ou moins profondément dans l'excavation vésico-utérine, ou dans l'espace situé entre la matrice et le rectum. L'angle que forme l'axe du corps avec celui du col est donc ouvert ou en avant ou en arrière.

A l'autopsie, on reconnaît ordinairement cette anomalie à première vue, après avoir éloigné les intestins. L'inspection des organes du bassin fait voir que ce n'est plus le fond de la matrice qui en est la partie la plus supérieure, mais qu'au contraire le détroit du bassin est occupé dans l'antéflexion par la paroi postérieure, dans la rétroflexion par la paroi antérieure du corps de l'organe. En saisissant avec la main la partie déplacée, on parvient en général sans difficulté à lui redonner sa position normale, qu'elle quitte de nouveau pour reprendre l'ancienne aussitôt que la main l'abandonne.

En y regardant de plus près et surtout en explorant par le vagin, on s'aperçoit presque toujours que l'utérus est non-seulement fléchi sur lui-même, mais aussi déplacé en totalité, de façon que l'antéflexion est compliquée d'une antéversion et la rétroflexion d'une rétroversion.

Lorsque la maladie est ancienne et a atteint un haut degré, on remarque fréquemment des adhérences de l'utérus avec les parois du bassin ou les organes adjacents, adhérences formées à la suite de péritonites partielles par des brides de tissu cellulaire plus ou moins compacte et d'un volume très-variable. Lorsque ces brides sont très-courtes et se rendent dans une antéflexion à la paroi antérieure du bassin, dans une rétroflexion à la paroi postérieure, il est clair qu'elles porteront préjudice à la mobilité de l'organe et rendront la réduction impossible.

La fréquence de ces adhérences dans le cadavre porta Virchow à admettre que les flexions de la matrice avaient, dans la plupart des cas, leur cause première dans des péritonites partielles. Les masses exsudées se rétracteraient, se raccourciraient peu à peu pendant leur métamorphose en tissu cellulaire et entraîneraient avec elles le fond de l'organe en avant ou en arrière. Nous n'avons point l'intention de nier que quelquefois les flexions ne puissent se former de cette manière. Cela doit surtout avoir lieu lorsque, pendant la traction exercée sur le fond de l'organe, le col est fixé par des parois vaginales courtes et résistantes. Cependant nous prétendons que les adhérences péritonéales sont loin d'être non-seulement la cause unique des flexions, mais même la plus fréquente et la plus importante. D'abord il y a une foule de femmes qui sont atteintes de cette infirmité et qui n'ont cependant offert, pendant tout le cours de leur maladie, aucun symptôme de péritonite partielle. Mais, même en faisant abstraction de ce fait qui n'a pas pour nous beaucoup d'importance, nous ferons remarquer que les cas ne sont pas rares où l'on trouve à l'autopsie une flexion sans trace d'adhérences. De plus, nous n'avons pas besoin d'ajouter que toute bride, liant l'utérus à un organe adjacent, ne peut être considérée sans restriction comme la cause de la flexion. Ce ne serait le cas que lorsqu'à la réduction du fond de la matrice, on remarquerait une forte tension de la bride. On en pourrait conclure que, pendant l'organisation des matières exsudées, il y a eu rétraction et raccourcissement du tissu et par là déplacement de l'utérus.

L'inspection et la palpation de l'organe malade, retiré du corps, fera reconnaître qu'à l'endroit et dans le voisinage de la flexion le col est considérablement aplati d'avant en arrière, que le tissu y est moins résistant, plus mou et plus relâché, surtout du côté de la concavité de la courbure. Nous avons aussi observé sur plusieurs pièces anatomiques que ce même endroit contrastait souvent, par sa couleur jaunâtre, avec les parties environnantes qui sont d'un rouge clair ou d'un bleu livide. Nous n'avons qu'une seule fois pu en faire l'examen microscopique. Quoiqu'il ne nous soit pas permis de tirer d'un seul fait une conclusion générale, cependant nous croyons que cette couleur jaunâtre, ainsi que la relaxation et le manque d'élasticité dont nous venons de parler, sont dus en grande partie à une dégénérescence graisseuse du tissu utérin. C'est aux anatomistes de profession à décider de l'exactitude de cette assertion. Peut-être cette métamorphose est-elle la cause de l'atrophie du parenchyme que d'autres observateurs ont trouvée? Virchow dit que, dans ces derniers cas, les fibres musculaires sont remplacées par un tissu conjonctif flétri et d'apparence tendineuse.

La plupart des auteurs désignent la partie avoisinant l'orifice interne comme celle où se trouve le plus souvent l'angle d'inflexion. C'est aussi ce que nous avons observé dans tous les cas que nous avons étudiés. La raison nous en paraît assez simple : c'est à cet endroit que se trouve le point d'insertion du vagin sur le col de la matrice, ce dernier est par là même plus ou moins fixé dans sa position, tandis que le corps, plus volumineux et plus pesant, est plus mobile et peut facilement être déplacé, soit par son propre poids, soit par une force extérieure. Lorsque cela a lieu, il est clair que l'endroit désigné sera celui qui cédera le moins.

Le degré de la flexion est très-variable. Il peut n'y avoir qu'une légère courbure de l'organe, l'angle est alors très-obtus; dans l'autre extrême la matrice est complétement pliée en deux, l'angle est très-aigu, et la partie la plus convexe du fond est quelquefois sur le même plan que l'extrémité inférieure du museau de tanche. Nous n'avons jamais rencontré ces degrés extrêmes de flexion que chez des femmes qui n'avaient pas eu d'enfants. Nous croyons qu'il en faut chercher la cause dans ce que, à la suite de grossesses et d'accouchements nombreux, la partie supérieure du vagin perd sa rigidité et son élasticité; en effet, plus les parois de ce dernier sont résistantes, et mieux elles fixent le col de l'utérus dans sa position normale. Alors quand par une cause quelconque le corps de l'organe est renversé, soit en avant, soit en arrière, l'angle de la flexion, pour peu que celle-ci soit considérable, doit être très-aigu. Si au contraire les parois vaginales sont relâchées et cèdent facilement, la même cause qui force le fond de la matrice à se courber en avant fera que le col mal fixé se portera en arrière. L'antéflexion se combinera avec une antéversion plus ou moins marquée, et l'angle d'inflexion sera naturellement beaucoup plus ouvert. Il en sera de même pour les rétroflexions.

Enfin, la texture générale des parois utérines présente dans les flexions des altérations assez constantes. Très-souvent on est frappé au premier abord de leur couleur d'un rouge livide, quelquefois d'un gris ardoisé. On en pourra toujours conclure qu'il y a une stase chronique du sang dans les parois de la matrice. Dans ces cas-là il y a toujours aussi une augmentation plus ou moins considérable dans le volume et le poids du fond de l'organe. Suivant la durée plus ou moins longue de l'affection, on trouve les parois plus dures, plus rigides, épaissies et moins humides; ou bien elles sont au contraire lâches, molles, macérées; les vaisseaux sont dilatés, pleins de sang; en d'autres termes l'on rencontre ici les diverses altérations propres à la métrite chronique. La cavité de la matrice est aussi dilatée, renfermant une quantité souvent considérable d'un mucus aqueux, transparent et très-liquide, ou bien visqueux, jaunâtre et quelquefois sanguinolent. Cette accumulation anormale de mucus provient en partie de l'hypersécrétion catarrhale de la muqueuse utérine qui accompagne toujours l'inflammation chronique, et en partie de ce qu'à l'endroit de l'inflexion il s'est formé par le contact des parois antérieure et postérieure du col, un rétrécissement qui empêche le libre écoulement du liquide dans le vagin.

A cette occasion nous ajouterons qu'à l'autopsie de deux vieilles femmes atteintes d'une flexion très-prononcée de la matrice nous trouvâmes à l'endroit de la courbure une atrésie complète. Il est probable qu'elle était due en partie à l'atrophie sénile du tissu utérin, en partie à ce qu'à la suite du catarrhe chronique l'épithélium de la muqueuse du col était tombé, les parois s'étaient collées l'une à l'autre, et peu à peu il s'était formé entre les deux surfaces excoriées une adhérence solide. Dans l'un des cas, le corps de la matrice présentait, à la suite de la rétention des matières sécrétées, la grosseur d'un œuf d'oie, et ses parois étaient beaucoup plus minces qu'à l'état normal. Il y avait donc une véritable *hydromètre*. Dans le second cas (la femme avait plus de soixante-dix ans), la quantité de mucus accumulé dans la matrice était d'environ vingt grammes.

Nous ne connaissons aucun cas où chez une femme jeune et encore réglée, il se serait formé une atrésie à la suite d'une flexion. Une seule fois nous découvrîmes un rétrécissement qui resserrait tellement l'orifice interne, qu'il fallut employer une certaine force pour faire pénétrer une sonde d'argent ordinaire et d'un petit calibre. Une autre de nos malades, affectée de rétroflexion, âgée de trente ans, mourut deux jours après le retour de ses règles. Nous trouvâmes la matrice très-dilatée, elle contenait environ quatre-vingts grammes d'un sang à demi liquide et à demi coagulé en petits caillots.

Lorsque la flexion est très-prononcée, le museau de tanche est au toucher plus mou, moins résistant; presque toujours aussi, même chez les femmes qui n'ont point enfanté, l'orifice externe est un peu ouvert. Nous croyons que ce dernier phénomène est dû à ce que, le fond de l'organe étant, comme nous l'avons déjà dit, ordinairement plus volumineux et plus pesant qu'à l'état normal, il exerce par cela même, puis par la position nouvelle qu'il a prise, une tension considérable sur les parois du corps et du col de l'utérus. Dans l'antéflexion c'est la paroi postérieure, dans la rétroflexion l'antérieure qui est ainsi distendue. Cette traction s'étend jusqu'au museau de tanche et en déplace nécessairement l'une des deux lèvres; c'est pour cela que l'orifice est toujours béant. Nous croyons avoir démontré ailleurs[1] avec évidence que la portion vaginale du col est souvent aussi dans la flexion le siége d'érosions superficielles et même d'ulcérations plus profondes.

[1] Beitræge zur Geburtskunde und Gynæcologie. Vol. I, p. 49.

Les organes situés dans le voisinage d'une matrice fléchie présentent aussi presque toujours quelque changement, soit dans leur position, soit dans leur texture. Les affections secondaires du rectum et de la vessie sont les plus fréquentes. Ce sont surtout des altérations du système vasculaire; ainsi l'on rencontre souvent à l'autopsie une dilatation variqueuse des veines hémorrhoïdales et vésicales; la muqueuse de l'urètre, de la vessie et du rectum, présente les caractères anatomiques du catarrhe chronique. Les parties du péritoine qui touchent à la matrice portent les traces de fréquentes inflammations : elles sont couvertes d'exsudations plus ou moins organisées, d'autres fois il n'y a qu'une coloration livide ou grisâtre des parties malades. Enfin, nous avons à peine besoin d'ajouter que le catarrhe utérin, qui accompagne toujours la flexion, s'étend aussi, dans la plupart des cas, à la muqueuse des trompes et du vagin, et que dans le cadavre ces organes présentent les altérations anatomiques propres à cette affection.

Étiologie. D'après nos observations, c'est chez des femmes adultes que l'on a le plus souvent à traiter les flexions de la matrice. Le plus grand nombre de nos malades avaient de trente à trente-cinq ans. Nous croyons avoir trouvé l'explication de ce fait en ce que c'est à cette période de la vie que l'appareil sexuel de la femme, par la fréquence des grossesses et des accouchements, est le plus exposé à des dangers de toute espèce, à une foule de causes de maladies qui ne sauraient être indifférentes au développement des flexions.

Du reste, il ne faut point non plus oublier que c'est à cette époque que la présence de la flexion se fait nécessairement sentir aux malades et peut être constatée par le médecin. L'affection est peut-être plus ancienne, mais la personne qui en est atteinte ne vient réclamer le secours de l'art que lorsque des symptômes inquiétants lui font reconnaître son mal.

Nous savons que l'on a quelquefois rencontré des flexions à l'autopsie de petites filles très-jeunes, ou qui du moins n'avaient point encore atteint l'âge de puberté. D'un autre côté, nous avons souvent été présent à l'ouverture du corps de femmes de soixante ans et au delà, chez lesquelles l'on a trouvé des flexions que l'on ne soupçonnait pas, et pour lesquelles il fut impossible de savoir si elles s'étaient développées dans la vieillesse ou dans un âge moins avancé.

Cependant nous croyons pouvoir prétendre que les flexions de l'utérus ne sont, dans l'enfance et dans la vieillesse, que des anomalies d'une importance très-secondaire. Car, pendant la première période de la vie, la congestion menstruelle des organes du bassin n'ayant pas lieu, il manque par cela même l'une des causes essentielles de la plupart des symptômes qui accompagnent cette maladie. D'un autre côté, le peu de développement du corps de la matrice fera que son déplacement ne gênera pas les fonctions des organes adjacents. Il en est à peu près de même dans la vieillesse. A la suite de la rétraction sénile de la matrice, cet organe diminue considérablement de volume; puis, comme les règles ont cessé, on ne remarque plus les hémorrhagies abondantes, les violentes coliques, en un mot, la série de phénomènes graves qui, chez la femme adulte, accompagnent chaque retour de la menstruation lorsqu'il existe une flexion de l'utérus. Ces mêmes circonstances expliquent aussi un fait curieux et que l'on observe souvent; c'est que les femmes atteintes d'une flexion de la matrice éprouvent une amélioration sensible dans leur état, une fois qu'elles ont passé l'âge critique; les symptômes du mal disparaissent l'un après l'autre, et l'on voit d'elle-même revenir la santé qu'auparavant tous les efforts du médecin ne pouvaient rétablir.

Le plus grand nombre des malades que nous avons traitées étaient des femmes mariées, et ceci est assez naturel, car c'est dans cette classe de femmes que l'on rencontre le nombre le plus considérable de grossesses et d'enfantements. Elles sont donc plus souvent exposées à contracter cette maladie que les femmes non mariées.

L'époque du mariage cependant ne nous semble pas être sans importance pour l'étiologie de la maladie. Une foule d'observations nous autorisent à émettre l'opinion qu'un mariage prématuré, ayant lieu avant que les organes sexuels aient acquis leur complet développement, a une part notable dans la production des flexions de l'utérus. Il est vrai qu'il faut encore ici avoir égard à d'autres circonstances. Ainsi les femmes qui, dans un laps de temps relativement court, ont eu un grand nombre de couches, présenteraient plus souvent l'anomalie dont nous nous occupons, que d'autres qui ont enfanté moins souvent et à de plus longs intervalles. Comme les femmes qui se marient très-jeunes appartiennent en général à la première catégorie, il vient se joindre chez elles, à la cause prédisposante dont nous venons de parler, une cause occasionnelle d'un grand poids, ce qui suffit bien pour expliquer la fréquence des flexions chez les femmes mariées à un âge très-tendre.

En ayant égard à l'époque de l'accouchement, nous avons établi, dans un tableau statistique déjà publié, un fait curieux : c'est que sur deux cent cinquante-deux accouchements, chez quarante-trois de nos malades, il y avait eu douze accouchements prématurés et quarante-quatre avortements, de façon que, dans plus de 22 pour 100 des cas, la grossesse avait été interrompue avant le terme. Nous croyons que ce fait est loin d'être insignifiant pour l'étiologie des flexions ; car il est généralement reconnu qu'après un accouchement prématuré et surtout après l'avortement l'utérus ne revient que très-lentement sur lui-même ; de plus, les femmes qui ont eu une fausse couche, surtout celles qui appartiennent à la classe pauvre, se soignent peu, se lèvent trop tôt et n'observent pas un régime très-sévère ; elles reprennent, par exemple, des travaux qui demandent de grands efforts de la part des muscles abdominaux. Il n'est pas étonnant dès lors qu'à la suite d'une pression extérieure le fond de la matrice, qui est encore très-pesant et volumineux, ne se déplace et ne se fléchisse en avant ou en arrière.

La marche de l'accouchement, alors même qu'il a lieu au terme normal de la grossesse, doit aussi attirer notre attention, car, dans les cent quatre-vingt-seize cas où nos malades avaient accouché à terme, nous avons pu constater qu'il y en avait eu trente-quatre dans lesquels l'intervention de l'art avait été nécessaire ; quatorze avaient été délivrées au moyen du forceps, seize par la version ; chez les quatre autres nous n'avons pu découvrir quel avait été le mode des secours qu'on leur avait prêtés. Dans treize cas, la version était exigée par une présentation de l'épaule, anomalie due, sans aucun doute, au relâchement plus ou moins considérable des parois utérines pendant le cours de la grossesse ; il est aussi très-vraisemblable que, dans la majeure partie des cas où l'on eut recours au forceps, ce fut l'insuffisance des contractions qui indiqua l'emploi de cet instrument. Mais, comme il est constant que le défaut de contractilité du tissu utérin, pendant l'acte de la parturition, prolonge très-souvent l'état puerpéral de cet organe et retarde son retour à l'état normal, il nous est bien permis de conclure que l'on rencontre plus souvent la flexion chez des femmes qui ont été délivrées artificiellement une ou plusieurs fois que chez celles qui ont toujours mis au monde naturellement.

Nous n'osons décider si la distension excessive de l'utérus, que produit une grossesse multiple, et le retrait plus lent qui en est la suite, exercent quelque influence sur le développement des flexions.

Cependant nous noterons que, parmi les quarante-trois malades dont nous parlions tout à l'heure, il y en eut seize qui mirent au monde des jumeaux. Ce fait mérite d'autant plus notre attention, que nous croyons avoir démontré avec évidence par nos recherches statistiques que les accidents de toute espèce, qui sont capables de ralentir, pendant les couches, le retrait de l'utérus, se rencontrent fréquemment chez des femmes qui, dans la suite, présentent des flexions de cet organe. A l'appui de cette assertion, nous mentionnerons encore que, chez les malades que nous citions, la période de la délivrance avait été troublée soixante-quatre fois par des hémorrhagies; vingt-quatre fois il y avait eu, à la suite de l'enfantement, des accidents inflammatoires, onze fois des douleurs consécutives très-violentes, huit fois des hémorrhagies abondantes pendant les couches; dans neuf autres cas, il ne nous fut pas possible de découvrir quelle avait été la nature des accidents.

Nous avons déjà dit plus haut que des causes extérieures, agissant sur l'utérus à l'état puerpéral, étaient loin d'être sans importance pour le développement des flexions, et que les femmes qui se levaient très-tôt après l'accouchement, surtout celles qui se livraient tout de suite à un travail pénible, étaient très-exposées à la maladie qui nous occupe. Nos recherches numériques viennent également à l'appui de cette assertion. Nous avons trouvé que, dans soixante-douze cas d'accouchement, nos malades avaient trente-deux fois quitté le lit avant le huitième jour.

Un point tout aussi important pour l'étiologie des flexions est de savoir si la femme a allaité elle-même ses enfants ou non. Voici, à ce sujet, le résultat de nos recherches : Cinquante-quatre femmes, atteintes d'une flexion de la matrice, avaient mis au monde à terme cent quatre-vingt-seize enfants. Sur ce nombre, il n'y en eut que cinquante-sept qui jouirent de l'allaitement maternel. Nous croyons que ce fait, si extraordinaire qu'il paraisse au premier abord, n'est pas l'effet d'un pur hasard. Personne ne nous contestera que l'irritation des nerfs mammaires, produite, dans les premiers temps, par les mouvements de succion du nouveau-né, ne provoque d'énergiques contractions dans le tissu musculaire de l'utérus, et non-seulement concoure ainsi à la diminution du volume de l'organe, mais encore active le travail puerpéral en général. Lorsque cette condition favorable manque, il va de soi que l'organe, plus volumineux, plus pesant et en même temps plus relâché, sera plus disposé à se déplacer et s'infléchira volontiers soit en avant, soit en arrière, aussitôt qu'une cause occasionnelle externe quelconque viendra agir sur lui.

Enfin nous rappellerons encore ce que nous avons dit plus haut, à savoir que les femmes chez qui les grossesses se suivent de très-près fournissent un contingent considérable de malades atteintes de flexions. En résumant tous les faits que nous venons de citer, on arrive nécessairement à la conclusion que les altérations des organes sexuels, dues à la grossesse, à l'accouchement et à l'état puerpéral, occupent la première place dans la série des causes qui produisent les flexions de l'utérus.

Les conditions hygiéniques nous paraissent être de peu d'importance. De nos cinquante-quatre malades, trente-quatre appartenaient à la classe riche. Cette différence, qui en elle-même déjà est assez insignifiante, est facile à expliquer. Les vingt malades, qui appartenaient à la classe ouvrière, habitaient Wurzbourg ou la banlieue, tandis que la majeure partie des autres venaient d'assez loin vers nous se faire traiter. Le séjour de la ville ou de la campagne a tout aussi peu d'influence sur l'étiologie de la maladie en question.

Enfin, pour ce qui concerne la constitution des malades, nous devons avouer que le plus grand nombre étaient, au commencement du traitement, débiles et languissantes ; mais, sans aucun doute, cet état devait être mis sur le compte de la durée, et non de la nature de la maladie.

Symptômes et pathogénie. Coliques utérines plus ou moins violentes, ménorrhagies et métrorrhagies, écoulements leucorrhéiques, difficulté dans la miction et la défécation ; tels sont les principaux symptômes que fait naître la présence d'une flexion de l'utérus. Ils sont en outre accompagnés, lorsque le mal est ancien, des accidents propres à l'hystérie et à la chlorose.

Voici, d'après ce que nous avons observé ordinairement, quelle est la suite de ces divers symptômes :

Dans la plupart des cas, c'est le dérangement des règles qui frappe en premier lieu la malade et la rend attentive à une affection des organes de la génération. Leur retour devient très-irrégulier ; généralement l'hémorrhagie se produit à des intervalles plus rapprochés qu'à l'état normal. La période d'invasion est accompagnée de douleurs à l'hypogastre et à la région sacrée qui ne s'étaient auparavant jamais manifestées. Quelquefois déjà, à cette époque, la malade les compare aux douleurs de l'enfantement. Chez la plupart des femmes, l'écoulement est, dès le début, plus abondant ; au sang liquide sont mêlés de petits caillots d'un volume variable dont la sortie est précédée d'une douleur expulsive de plus ou moins de durée.

A ces accidents vient bientôt se joindre, dans l'antéflexion comme dans la rétroflexion, un ténesme vésical qui, d'abord peu intense, augmente rapidement et devient en peu de temps très-violent. C'est aussi ordinairement à cette époque que les malades remarquent un écoulement muqueux plus abondant. Bientôt après les symptômes d'une affection sympathique de l'estomac se manifestent ; il y a de la cardialgie, des éructations fréquentes, du pyrosis, bref les troubles digestifs les plus variés. Ceux-ci, de concert avec les hémorrhagies abondantes et réitérées, finissent par amener de graves altérations dans l'assimilation et la formation du sang, et, avec celles-ci, nécessairement tout le cortége des phénomènes propres à la chlorose et à l'hystérie. Si la malade reste dans cet état abandonnée à elle-même, elle finit par tomber dans un marasme prématuré qui non-seulement la prive de tous les agréments de la vie sociale, mais peut encore compromettre son existence, en sollicitant les affections internes les plus graves, comme, par exemple, la phthisie pulmonaire.

Voilà la marche de la maladie telle que la plupart des auteurs l'ont décrite et que nous-même nous l'avons observée. Mais nous croyons que l'on a été trop loin en considérant toute la série des symptômes que nous venons d'énumérer comme la conséquence *immédiate* des flexions de l'utérus. Nous ne disconvenons pas que cette affection ne soit de la plus haute importance pour toute l'économie de la femme ; cependant, qu'on nous passe l'expression, elle est devenue dans ces derniers temps un peu un *article de mode*, la *marotte* des médecins qui s'occupent des maladies de la femme ; nous sommes persuadé qu'ils en ont beaucoup exagéré la valeur et lui ont attribué une influence sur tout l'organisme que, selon nous, elle ne peut exercer que médiatement.

Au commencement de notre pratique nous étions nous-même du nombre de ceux qui, comme Kiwisch, Mayer, Simpson, Valleix et d'autres, ne pouvaient évaluer trop haut l'influence nuisible des flexions sur toute la constitution de la malade. Nous avouons même qu'il nous en a coûté de renoncer à une opinion qui, jusqu'à ce jour, a été considérée par un grand nombre de nos plus illustres confrères comme l'un des plus grands progrès de notre science. Cependant, en face d'un si grand nombre de faits prouvant le contraire, il nous a été impossible de ne pas changer d'avis. Aussi sommes-nous aujourd'hui convaincu que *les flexions de la matrice n'acquièrent quelque importance, ne sont suivies de dangers sérieux que lorsqu'elles se compliquent d'une autre altération dans la texture de cet organe.*

Nous savons parfaitement que jusqu'à présent nous sommes à peu près le seul représentant de cette opinion. C'est pourquoi nous croyons de notre devoir d'expliquer ici en détail les raisons qui nous ont porté à l'émettre.

L'un des premiers faits qui nous donna quelque doute sur les dangers de la flexion pure et simple fut que nous eûmes souvent l'occasion de trouver des cas très-prononcés de cette anomalie à l'autopsie de femmes qui, durant leur vie, ne s'étaient jamais plaintes de la moindre incommodité ayant son siége dans les organes génitaux. On nous objectera peut-être que le médecin, trop préoccupé de la gravité de la maladie qui a amené la mort, lui a voué toute son attention, et que les troubles existant dans l'appareil sexuel ont par là même échappé à son examen. Nous ne nierons pas que cette objection ne puisse être fondée dans bien des cas. Pour notre justification nous n'en appellerons ici qu'à trois faits qui sont encore parfaitement présents à notre mémoire. Voici le premier : Nous traitions depuis plus de deux ans une femme atteinte de phthisie pulmonaire, lorsqu'une aménorrhée, qui s'était manifestée à la suite de l'affection des poumons, nous engagea à pratiquer le toucher vaginal. Celui-ci nous fit reconnaître avec certitude la présence d'une antéflexion de l'utérus que plus tard nous constatâmes à l'autopsie. Cette découverte nous amena à interroger minutieusement la malade sur ses antécédents ; elle ne put nous fournir aucun signe anamnestique qui pût être rapporté à la maladie de la matrice. Cet organe n'avait jamais offert aucun des symptômes propres aux flexions, hormis l'aménorrhée due aux progrès rapides de la cachexie tuberculeuse et de l'appauvrissement consécutif du sang. La seconde observation est celle d'une demoiselle âgée de trente-deux ans qui mourut assez subitement d'un typhus épidémique. Elle avait toujours joui de la santé la plus parfaite, n'avait jamais souffert d'anomalies de la menstruation, ni de leucorrhée, ni d'aucune altération des fonctions urinaires, etc. A l'autopsie l'on trouva une antéflexion assez prononcée. La troisième de nos malades avait été précédemment traitée par Kiwisch ; elle mourut de marasme à la suite de la suppuration des reins et de la vessie. Nous lui donnâmes nos soins pendant six mois. Les fréquentes explorations qu'exigeait la maladie de la vessie nous firent découvrir la présence d'une antéflexion que Kiwisch avait également reconnue. Jusque peu avant sa mort la malade fut réglée d'une manière très-régulière; seulement l'écoulement était de temps en temps peu abondant; elle n'avait jamais eu à se plaindre ni de coliques utérines, ni de leucorrhée, ni d'aucun symptôme qui eût pu faire soupçonner une flexion. Cependant l'autopsie faite par Virchow en constata la présence. Elle n'était pas très-prononcée.

Les malades dont nous venons de parler n'avaient point encore atteint l'âge critique. On ne peut, par conséquent, point nous objecter que l'atrophie sénile des organes sexuels avait amoindri chez elles la gravité de la maladie utérine. Ces trois faits viennent donc bien à l'appui de l'opinion que nous émettions tout à l'heure. Nous ajouterons que dans aucun de ces trois cas, sauf une tuméfaction à peine sensible du corps de l'utérus, la flexion n'était compliquée d'une autre anomalie de cet organe.

A côté de ces trois cas qui furent suivis de mort, nous avons encore à notre disposition plusieurs observations faites du vivant des malades, mais qui ne démontrent pas avec moins d'évidence la justesse de nos assertions.

C'est ainsi que nous avons traité trois femmes atteintes de flexions simples de l'utérus, deux d'antéflexion et une de rétroflexion. Une exploration minutieuse ne put nous faire reconnaître aucune complication, aucune autre altération dans la texture de l'organe. L'une des antéflexions était même très-prononcée. Cependant, à part une hypersécrétion de la muqueuse du col, il n'existait chez ces malades aucun des symptômes que nous avons énumérés plus haut et qu'on attribue ordinairement aux flexions. Chez deux de ces femmes nous réussîmes bientôt à guérir assez complétement la leucorrhée, et nous n'eûmes plus l'occasion de les revoir. La troisième revint à nous environ deux ans plus tard pour nous consulter au sujet de symptômes alarmants qu'elle attribuait à une suppression subite des règles. Voici ce qu'elle nous raconta. A la suite d'un refroidissement les menstrues avaient été supprimées pendant assez longtemps; une violente émotion, à ce qu'elle croyait, les avait fait subitement revenir, mais en telle abondance, qu'elle dut garder le lit pendant plusieurs jours. L'hémorrhagie fut précédée durant plusieurs heures de douleurs intenses, analogues à celles de l'enfantement, et siégeant à l'hypogastre et à la région sacrée. Après la perte de sang, il s'écoula par la vulve une quantité considérable de mucus. Pendant les six mois qui suivirent, la malade souffrit de ménorrhagies, de leucorrhée et de coliques utérines très-douloureuses, auxquelles se joignirent bientôt une constipation opiniâtre et une envie très-fréquente d'uriner. Ce fut alors que la malade vint nous consulter. Nous trouvâmes le museau de tanche considérablement tuméfié, ramolli et relâché, l'orifice externe était assez ouvert pour permettre à l'extrémité de l'index de pénétrer avec facilité. Le fond de l'utérus était notablement agrandi, très-douloureux au moindre contact, et infléchi en avant au même degré que précédemment. Ces accidents étaient évidemment de nature inflammatoire. Nous les fîmes cesser en ordonnant des émissions sanguines locales, des bains et des injections tièdes et l'emploi interne prolongé de l'eau ferrugineuse de Brueckenau[1] mêlée avec celle de Ragotzi[2]. Lorsque l'utérus eut diminué de volume, que la leucorrhée eut presque complétement disparu et que la menstruation fut redevenue normale, la malade ne fut plus en aucune façon incommodée. Depuis ce temps-là deux années se sont écoulées et elle a toujours joui d'une santé florissante. Cependant la flexion existe toujours et n'a subi aucun changement.

Ce fait est bien une preuve éclatante de ce que nous avancions. La flexion pure et simple, sans complication, peut exister, si ce n'est toujours, du moins souvent, sans suite fâcheuse pour la santé. Une foule d'autres observations nous ont appris qu'elle ne provoque de phénomènes notables, soit locaux, soit généraux, que lorsqu'il vient s'y joindre une tuméfaction inflammatoire du corps de l'utérus, un relâchement et un ramollissement très-prononcé, avec hypersécrétion de la muqueuse, des ulcérations profondes du museau de tanche et des péritonites partielles réitérées.

Du reste, la fréquence de ces complications de la flexion doit d'emblée faire présumer que cette dernière favorise ces altérations secondaires. En effet, nous sommes persuadé que toute flexion, dès qu'elle a atteint un certain degré et une certaine durée, doit nécessairement occasionner certains changements dans la texture du parenchyme et de la muqueuse de l'utérus. Ce n'est qu'ainsi que cette anomalie de l'utérus acquiert, au point de vue pratique, une grande

[1] Petite ville de la Franconie (Bavière).

[2] L'une des nombreuses sources minérales gazeuses de Kissingen, en Bavière. Cette eau est très-riche en chlorures, sulfate de soude, fer et acide carbonique. Elle contient aussi une très-petite quantité d'iode. A. S.

importance. La plupart des auteurs nous semblent n'avoir pas apprécié ce fait à sa juste valeur.

Maintenant il s'agit de savoir comment et pourquoi *la flexion amène avec le temps presque nécessairement des altérations dans la structure de la matrice.*

Si l'on se rappelle ce que nous avons dit sur l'étiologie de la maladie, on se souviendra que la plupart des circonstances qui la provoquent sont en même temps la cause d'un relâchement du tissu utérin. Ce relâchement est même une condition nécessaire à la formation de la flexion; car un utérus qui possède son élasticité et sa tonicité normales ne s'infléchira pas sous l'influence d'une force extérieure, même considérable. Ce n'est que lorsque le tissu est relâché, au moins en partie, dans le voisinage de l'orifice interne, qu'une pression même faible pourra courber le fond de l'organe soit en avant, soit en arrière, suivant les circonstances.

Ce relâchement, qui permet la flexion, est aussi la cause première des altérations de texture qui se manifestent plus tard. Car il ne reste pas borné au tissu musculaire qui constitue la majeure partie des parois utérines; il s'étend aussi à la tunique des vaisseaux de ces dernières. Ceux-ci perdent leur élasticité, n'offrent plus qu'une faible résistance à la pression du sang; ils s'élargissent et se dilatent. Une préparation anatomique exacte fait voir que cette altération du système vasculaire n'est ordinairement que partielle; on ne la rencontre pas dans toutes les parties de l'organe au même degré, de là une répartition inégale du sang dans les parois utérines, puis enfin une stase chronique plus ou moins prononcée. Les vaisseaux de la muqueuse étant en communication directe avec ceux du parenchyme, il n'est pas étonnant qu'ils prennent aussi part à l'affection de ces derniers. Les altérations de circulation amènent tôt ou tard un catarrhe chronique de la muqueuse avec toutes ses conséquences. Cette membrane se ramollit, les parois de ses vaisseaux perdent leur élasticité et deviennent friables. Aussi un afflux de sang un peu considérable vers la matrice les rompt facilement. De là les hémorrhagies. On sait depuis longtemps que le ramollissement de la muqueuse, lorsqu'il atteint un certain degré, amène nécessairement avec lui la chute de l'épithélium, qui elle-même est la cause prédisposante d'érosions, d'excoriations et d'ulcérations au pourtour de l'orifice.

Mais le tissu utérin proprement dit éprouve aussi peu à peu de notables modifications à la suite des troubles de circulation que nous venons de décrire. Le ralentissement de la marche du sang dans les vaisseaux dilatés produit une exsudation trop abondante entre les éléments anatomiques du parenchyme. Le liquide transsudé se coagule et s'organise; lorsqu'il est en grande quantité, il y a augmentation du volume de tout l'organe. C'est ce que l'on a appelé *engorgement chronique* de l'utérus. Dans certains cas, ces accidents sont si violents, qu'ils portent tous les caractères d'une véritable inflammation; ils peuvent alors s'étendre à l'enveloppe péritonéale de la matrice, puis aux parties environnantes de cette membrane et être accompagnés d'exsudations plus ou moins abondantes dans la cavité du péritoine.

Voilà, selon nous, comment il peut se faire qu'à une flexion viennent se joindre des altérations dans la texture de l'utérus. Si notre explication est juste, on reconnaîtra qu'il doit nécessairement exister des rapports de causalité entre ces états pathologiques.

Si nous nous sommes efforcé de montrer de quelle manière avaient lieu les modifications du tissu et de la muqueuse, nous sommes cependant loin de prétendre que la série des phénomènes ne se produise quelquefois dans un ordre inverse. Au contraire, nous sommes persuadé qu'il n'est pas rare que la flexion soit consécutive à l'altération du parenchyme. A l'appui de cette opinion, nous rappellerons la fréquence des flexions peu après l'accouchement à terme ou prématuré. Quiconque a eu l'occasion d'assister à un grand nombre d'autopsies de femmes mortes en couches aura fait l'observation qu'à cette époque de faibles degrés d'antéflexions ne sont pas rares du tout. Si l'*involution*, le retrait de l'utérus se fait attendre, si cet organe garde un volume relativement trop grand, l'épaississement de ses parois, le poids de sa partie supérieure constituent une prédisposition à la flexion, et celle-ci se produit facilement dès qu'une cause externe agit sur l'utérus. Un état pathologique quelconque, qui occasionne une augmentation de volume et de poids de la matrice, peut avoir les mêmes résultats que l'état puerpéral. Ainsi des engorgements chroniques de longue durée et d'une certaine intensité, bornés au fond et à l'extrémité supérieure du corps, des tumeurs fibreuses siégeant dans la paroi postérieure ou antérieure de l'utérus, disposeront à la flexion : tout autant de cas où l'altération de texture est le mal primitif, et la flexion secondaire.

Diagnostic. A côté des symptômes que nous avons mentionnés, tels que les ménorrhagies et les métrorrhagies, la leucorrhée, les troubles fonctionnels de la vessie et du rectum, ce sont les résultats de l'exploration interne qui forment la base du diagnostic. On en est même réduit uniquement à ce dernier mode d'investigation dans les cas où la flexion est exempte de complications et où, par conséquent, les phénomènes que nous avons rapportés à celles-ci manquent complétement.

Nous avons dit que toute antéflexion bien prononcée se combinait avec une antéversion, de même que toute rétroflexion d'un certain degré se liait à une rétroversion. On trouvera donc, dans la plupart des cas, le museau de tanche déplacé; dans l'antéflexion, il sera plus ou moins en arrière, son extrémité tournée vers la concavité du sacrum, tandis que dans la rétroflexion, on le rencontrera dans la moitié antérieure du bassin, son orifice tourné du côté des os pubiens. Lorsque la maladie est ancienne, le museau de tanche est ordinairement engorgé; il est alors épaissi et dur au toucher. Lorsqu'il n'y a pas eu d'engorgement, il est, au contraire, peu consistant, ramolli et friable. L'orifice vaginal est en général assez ouvert pour permettre facilement l'introduction de l'extrémité de l'index dans le canal du col. Dans le voisinage immédiat de la portion vaginale de a matrice, le fond du vagin est ordinairement très-relâché et cède si facilement à la pression, que l'on peut sentir à travers ses parois la partie du col utérin, située au-dessus de leur insertion. Suivant qu'il y a antéflexion ou rétroflexion, le doigt pénètre, par cette manœuvre, dans une excavation, située en avant ou en arrière du museau de tanche et bornée, d'un côté, par la portion du col qui se trouve au-dessous du siége de l'inflexion, de l'autre, par le fond de l'organe, situé soit en avant, soit en arrière. Suivant le degré de développement de l'anomalie, celui-ci est plus ou moins bas, plus ou moins accessible au doigt. Il forme, en avant ou en arrière du museau de tanche, une tumeur sphérique ballotable, souvent douloureuse à la pression. Son volume plus ou moins considérable fera reconnaître jusqu'à quel point le corps de la matrice a subi les altérations de texture que nous avons décrites. Lorsqu'on joint le palper abdominal au toucher vaginal et que les parois du ventre sont minces et élastiques, on parvient quelquefois, dans l'antéflexion, à saisir le fond de l'organe entre les deux mains, ce qui naturellement n'est pas possible dans la rétroflexion. Dans cette dernière, lorsque l'anomalie est peu prononcée et le fond de la matrice difficile à atteindre par le vagin, le toucher rectal est très-précieux pour le diagnostic. On devrait même toujours le pratiquer pour s'assurer de l'état des parois utérines.

Dans ces derniers temps, on a cru que l'emploi de la sonde était à peu près indispensable pour le diagnostic des flexions. Nous nous sommes déjà expliqué à ce sujet dans un de nos précédents travaux [1]. La sonde, disions-nous, peut rendre de bons services dans certains cas rares. Mais nous sommes toujours d'avis que, dans plus des deux tiers des cas, on peut parfaitement bien s'en passer. On ne devrait y avoir recours que lorsque l'exploration manuelle ne peut faire reconnaître si la tumeur, située en avant ou en arrière du museau de tanche, est le fond de l'utérus infléchi ou non. Nous reviendrons plus tard sur les inconvénients et les dangers de l'introduction de la sonde dans un utérus infléchi. Contentons-nous pour le moment de dire que ce sont les nombreuses expériences que nous avons faites de la fâcheuse influence de cet instrument qui nous ont engagé à en restreindre l'emploi le plus possible, et à ne le recommander que lorsqu'il est de toute impossibilité d'établir d'une autre manière un diagnostic certain.

En examinant de plus près les divers états pathologiques qui pourraient simuler une flexion, nous verrons que bien certainement il est très-rare que l'on soit obligé d'avoir recours à la sonde.

On nous objectera peut-être que l'emploi de cet instrument facilite beaucoup le diagnostic aux médecins qui ne sont pas spécialistes, qu'une grande habitude peut bien le rendre inutile, mais que pour eux il est indispensable. Nous répondrons que la sonde est justement dans leurs mains un instrument excessivement dangereux, et que, s'ils n'arrivent pas à la connaissance de la maladie d'une autre manière, ils le pourront encore moins au moyen de cet instrument, par la simple raison que celui qui n'est pas capable de reconnaître une flexion de l'utérus par l'exploration manuelle ne parviendra jamais non plus ou presque jamais à faire passer l'extrémité d'une sonde au-dessus de la partie infléchie.

Maintenant quelles sont les affections que l'on pourrait confondre avec la maladie qui nous occupe?

Ici nous rencontrons en premier lieu l'augmentation de volume, due à des exsudations organisées et connue sous le nom d'*engorgement chronique*. Elle est souvent accompagnée d'un certain degré d'antéversion ou de rétroversion. Il arrive alors que le doigt sent au travers des parois vaginales, devant ou derrière le museau de tanche, la partie inférieure du corps de la matrice, et l'on est tenté de prendre cette tumeur pour le fond infléchi de l'organe. En ayant égard aux circonstances suivantes on pourra prévenir l'erreur sans le se-

[1] Beitræge zur Geburtskunde. Vol. I, p. 190.

cours de la sonde. D'abord, dans l'engorgement, le fond de la matrice est ordinairement accessible au palper au-dessus de la symphyse pubienne. Puis l'épaississement des parois utérines reste rarement borné au corps, il s'étend aussi au col et jusqu'aux lèvres de l'orifice vaginal. Dans ces cas-là, le doigt ne trouvera pas au toucher d'excavation entre le museau de tanche et le corps de l'organe, il pourra monter assez haut sans percevoir d'interruption dans la tumeur. Enfin, un corps engorgé et accessible au toucher à travers le fond du vagin ne cédera jamais à la pression de l'index; on ne pourra jamais le ballotter comme cela est possible pour le fond infléchi de l'utérus. Il n'y a, selon nous, qu'un cas dans lequel la sonde pourrait devenir nécessaire. C'est lorsque l'engorgement serait borné à la partie supérieure du corps, que le volume du museau de tanche n'aurait pas augmenté et que le doigt ne pourrait pas arriver le long du col à la partie engorgée, mais on percevrait seulement une portion au travers du fond du vagin. Il pourrait alors se faire que l'intervalle compris entre la tumeur et le museau de tanche soit pris pour l'angle d'une inflexion. Nous ne nous souvenons que d'un très-petit nombre de cas semblables, et nous avouons que dans ces circonstances la sonde nous tira quelquefois d'embarras.

Certaines tumeurs fibreuses peuvent aussi en imposer pour une flexion. C'est lorsque ces productions sont de peu de volume, de la grosseur d'un œuf de pigeon ou d'une petite pomme, et siégent dans la paroi antérieure ou postérieure de l'utérus, de manière à pouvoir être senties par le vagin au-devant ou en arrière du museau de tanche. Cependant la distinction sera rarement difficile. On reconnaît les fibroïdes à leur immobilité, puis, à ce que le doigt pourra suivre le parenchyme utérin du museau de tanche jusqu'à la tumeur, sans rencontrer un endroit moins résistant et formant un enfoncement, comme cela a lieu dans la flexion. Il ne nous est jamais arrivé d'avoir dû recourir à la sonde dans des cas de cette nature. Cependant nous avons traité un nombre considérable de femmes atteintes de fibroïdes de la matrice. Aussi, nous croyons-nous autorisé à conseiller ici encore de restreindre extrêmement l'emploi de la sonde utérine. Si l'on s'en sert, ce ne sera que lorsqu'une tumeur située devant ou derrière le museau de tanche ne pourrait être atteinte facilement par l'index, et que par conséquent le toucher serait insuffisant pour établir un diagnostic précis. Cela n'arrivera, du reste, d'une part que lorsque la flexion est peu prononcée, n'est qu'une courbure en arc de cercle de la matrice dont le fond n'est pas descendu assez bas pour être accessible au toucher, d'autre part, lorsqu'une tumeur fibroïde est située dans les parties *supérieures* de la paroi antérieure ou postérieure. Il y a alors ordinairement une augmentation du volume de l'utérus qui le rend accessible au palper abdominal et facilite le diagnostic.

Enfin l'on a prétendu que l'introduction de la sonde était d'un grand secours pour distinguer des flexions les tumeurs formées devant ou derrière l'utérus, par des exsudations dans le péritoine, à la suite de phlegmasies partielles de cette membrane. Ici on peut d'emblée faire abstraction des cas où l'épanchement a lieu peu de temps avant l'exploration, car les phénomènes inflammatoires qui ont précédé suffiront pour prévenir toute erreur. Il n'en est pas de même lorsque la tumeur est ancienne, lorsque les matières exsudées se sont organisées et forment une masse solide. Cependant nous pensons que même dans ces cas-là on aura bien rarement besoin de recourir à la sonde. On se rappellera que ces concrétions ne forment jamais une tumeur aussi circonscrite et aussi arrondie que le fond infléchi de la matrice; elles s'étendent beaucoup plus en surface, et, de plus, la pression du doigt ne les déplace pas, et le toucher provoque généralement de violentes douleurs.

Ajoutons encore en terminant que la sonde devait, dans tous les cas, faire reconnaître la flexion de la manière suivante. Au moment où l'extrémité de l'instrument franchit le siége de la flexion, l'organe se redresse et reprend sa position normale, de façon qu'il échappe au contact du doigt, et que la tumeur que celui-ci sentait à travers les parois vaginales disparaît tout à coup.

Marche et terminaisons. Les flexions sont au nombre des maladies les plus longues et les plus opiniâtres de l'utérus. Malgré ce qu'en ont dit plusieurs auteurs modernes, nous sommes persuadé que, si ce qu'on a appelé les forces de la nature ne la guérissent pas, cette affection résiste complétement à tous les modes de traitement tant médicamenteux que mécaniques. Quant à nous, nous n'avons jamais guéri une flexion; lorsque nous en avons vu disparaître une, ce n'est pas à nos efforts que nous aurions pu attribuer cette heureuse terminaison. Et cela ne nous semble pas étonnant en considérant attentivement les causes et le mode de développement de cette affection. Précédée et favorisée par un relâchement du parenchyme utérin, elle fait des progrès si lents et si insensibles, que ce n'est que lorsqu'elle a atteint un degré très-considérable qu'elle provoque des accidents assez prononcés pour la faire reconnaître. C'est alors que le mal s'aggrave sans cesse par les altérations de texture qui viennent le compliquer. A mesure que la flexion augmente, le tissu utérin de la concavité de la flexion s'amincit et se ramollit au niveau. Par quel moyen le médecin pourrait-il faire disparaître les anomalies de texture que nous avons décrites?

Cependant nous n'entendons point par là que la malade doive être abandonnée à son sort. Un traitement éclairé peut beaucoup améliorer son état et prévenir au moins en partie les suites funestes du mal. Le médecin qui, après avoir reconnu une flexion, ne s'en inquiéterait pas se rendrait coupable d'une grossière négligence, dont la malade serait en droit de le rendre responsable, en voyant son état empirer de jour en jour à la suite des hémorrhagies continuelles, des progrès de la leucorrhée et des douleurs toujours croissantes qu'amènent avec elles les altérations de texture de l'utérus. Car il est clair que ces conséquences immédiates de la maladie locale provoqueront tôt ou tard un épuisement général, l'appauvrissement du sang et avec lui les symptômes si nombreux et si graves de l'anémie; bientôt viendront s'y joindre des troubles dans la nutrition du système nerveux, phénomènes que l'on a appelés *hystériques*, et que malheureusement beaucoup de médecins n'apprécient pas toujours de la manière dont, au point de vue des malades, ils mériteraient de l'être.

Nous avons à peine besoin d'ajouter que, dans la flexion bien prononcée, le canal du col est toujours plus ou moins complétement imperméable, ce qui peut opposer à la conception un obstacle insurmontable. Cependant il y a des exceptions, puisque nous avons déjà dit que la flexion était une des causes les plus importantes de l'avortement multiple. Malgré cela, nous avons connu trois femmes atteintes toutes trois d'une antéflexion très-prononcée, qui cependant conçurent et accouchèrent à terme. Chez deux d'entre elles la grossesse amena même la guérison complète et durable de l'affection utérine; chez la troisième, au contraire, elle fit, peu après les couches, de très-rapides progrès.

D'après tout ce que nous venons de dire, le lecteur aura vu que, si sur bien des points nous ne pouvons nous ranger de l'avis de la plupart des auteurs modernes, nous n'en diminuons point pour cela l'importance pathologique des flexions utérines.

Traitement. L'on peut dire que ce n'est que tout dernièrement que l'on a commencé à s'occuper sérieusement du traitement de l'anomalie dont nous parlons. Depuis que les travaux de médecins français, anglais et allemands ont jeté plus de lumière sur la nature de cette maladie, les procédés les plus divers ont été proposés, de façon que le nombre des modes de traitement est déjà considérable.

L'idée fondamentale, qui sert de base à toutes ces méthodes, est qu'il faut, par un traitement médicamenteux convenable, tant général que local, tâcher de faire disparaître le ramollissement des parois utérines, puis en second lieu redresser l'organe infléchi et lui redonner sa direction normale par des moyens mécaniques.

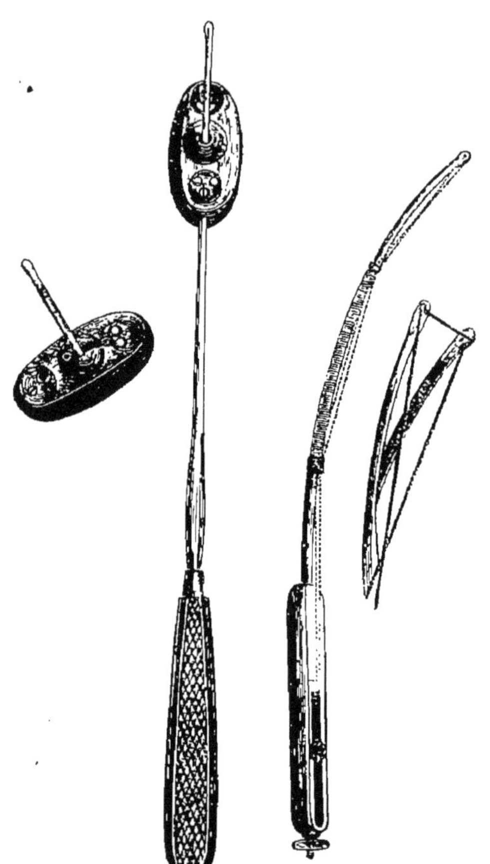

Fig. 17. — Pessaire utérin de Simpson.

Fig. 18. — Redresseur de Kiwisch.

Les auteurs sont assez généralement d'accord sur la première partie du traitement, sur la partie médicamenteuse. Il n'en est pas de même de la seconde, qui a subi les modifications les plus diverses. Simpson, Kiwisch, Valleix, Mayer, Detschy, et plusieurs autres savants, ont proposé des appareils qui, introduits dans la cavité de la matrice, doivent avoir pour but de redresser et de soutenir l'organe infléchi. Comme ces instruments ne sont étrangers à aucun de nos confrères, nous ne donnerons pas ici une description détaillée de leur construction. Nous nous bornerons à faire connaître sur leur valeur pratique notre opinion, basée sur un grand nombre d'observations. Il nous faut cependant avouer d'abord que nous n'avons expérimenté qu'avec les instruments qu'ont inventés Valleix, Kiwisch et Detschy. (Fig. 18, 19, 20 et 21.) Cependant nous croyons prouver par ce qui suit qu'il nous est aussi permis de porter un jugement sur d'autres appareils plus ou moins analogues à ceux-ci.

D'après tout ce que nous avons observé sous ce rapport, nous ne saurions leur donner notre approbation. Leur emploi est, selon nous, dangereux, sans résultat aucun, et, de plus, dans bien des cas, et dans certaines circonstances, impraticable et tout à fait impossible.

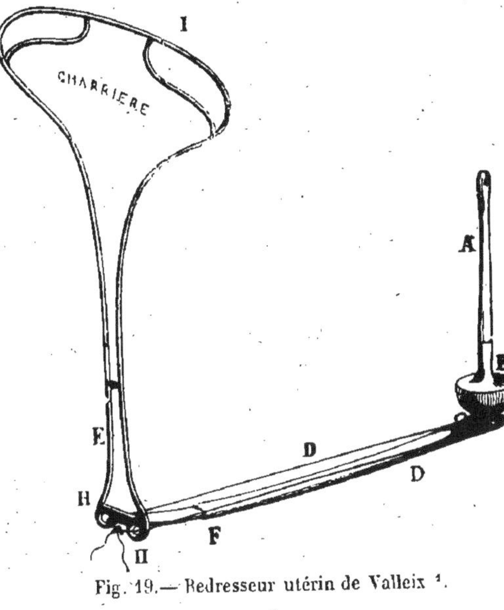

Fig. 19. — Redresseur utérin de Valleix [1].

Bien des cas publiés dans les journaux de ces dernières années ont prouvé que ces instruments ne sont pas sans danger; nous en avons nous-même souvent fait l'expérience, lorsqu'à chaque flexion qui nous arrivait nous nous servions de ces instruments. Leur emploi peut être suivi de violentes inflammations du tissu utérin et des parties adjacentes du péritoine; dans un cas que nous avons traité en 1851, la première introduction de l'appareil de Kiwisch provoqua une péritonite si intense, que durant plusieurs jours nous avons craint pour la vie de la malade. Nous avons aussi observé à plusieurs reprises des coliques utérines excessives et très-douloureuses, et des violentes

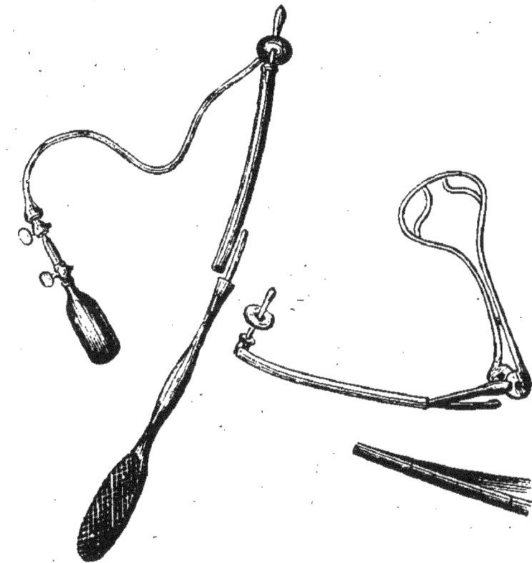
Fig. 20. — Pessaire intra-utérin de Valleix modifié.

[1] Le redresseur utérin de Valleix est constitué par une tige A destinée à pénétrer dans la cavité utérine. Elle surmonte un disque de métal de deux centimètres de diamètre et se termine en bas par deux saillies circulaires, entre lesquelles doit se placer le disque creux de caoutchouc B. Cette première partie de l'appareil est unie par une articulation à ressort avec une autre tige de métal qui, devant rester dans le vagin, a reçu le nom de *tige vaginale*, D. Le ressort C, situé à l'articulation du disque avec la tige vaginale,

hémorrhagies de la muqueuse ramollie et rendue friable par le séjour de l'instrument. Cependant tous ces accidents ne nous auraient point effrayé, et ne nous auraient point déterminé à abandonner ces appareils, si nous avions pu nous convaincre que leur emploi est vraiment d'une utilité durable et favorise la guérison de la maladie.

Malheureusement ce n'est pas le cas. Lorsqu'on a vu des femmes s'assujettir pendant des mois avec la plus grande patience et la plus grande persévérance à un traitement aussi pénible, lorsqu'on les a vues renoncer pendant tout ce temps à presque tous les plaisirs de la société pour obéir à la prescription et porter journellement pendant plusieurs heures l'instrument qui devait les délivrer de tous leurs maux, lorsqu'on a été témoin de tout cela et qu'après tant de sacrifices de la part de la malade on n'a pu dans aucun cas se convaincre d'avoir obtenu une guérison durable, il est bien permis de douter de l'efficacité de toute cette méthode. Qu'on ne nous dise pas que d'autres ont été plus habiles ou plus heureux que nous! Favorisé par le hasard, nous vivons dans une ville où avant nous Kiwisch, que toute l'Allemagne reconnaît pour l'un de ses premiers gynécologistes, a longtemps pratiqué. Il est naturel qu'il nous arrive souvent des malades traitées précédemment par lui. Dans ce nombre il s'en trouve douze, affectées de flexions de l'utérus; Kiwisch leur fit porter pendant plus ou moins de temps un de ces instruments. Lors-

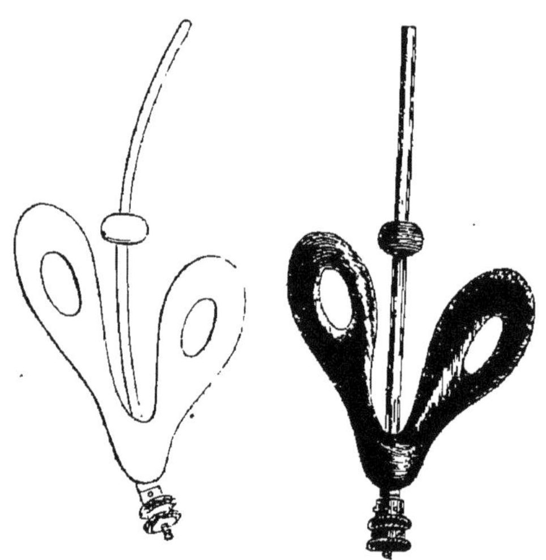

Fig. 21. — Histérophore de Detschy.

est disposé de telle sorte, qu'il sert à maintenir ces deux parties fléchies à angle droit l'une sur l'autre. La tige vaginale est creusée pour recevoir une tige pleine qui s'unit à angle droit, sans articulation, avec un plastron destiné à se fixer sur l'abdomen. Les deux parties distinctes dont se compose l'appareil sont maintenues réunies à l'aide d'un fil passé dans un trou F pratiqué à la tige vaginale, près de l'articulation; ce fil CC est noué sur le plastron E. Le plastron est fixé le long de l'abdomen, à l'aide de deux liens situés à sa partie supérieure et formant ceinture; deux autres liens, devant servir de sous-cuisses, sont attachés à sa partie inférieure, près du point sur lequel doit être noué le fil qui unit les deux portions de l'instrument HH.

que nous vînmes à les explorer, l'anomalie de la matrice était encore si prononcée, que le peu d'efficacité du traitement nous fut clairement démontré. D'autres praticiens tout aussi éclairés ne paraissent pas, malgré leurs assertions, avoir obtenu de meilleurs résultats : car nous avons eu jusqu'à présent à traiter bon nombre de femmes atteintes de flexions, qui précédemment avaient eu recours à d'autres médecins et avaient porté longtemps l'un ou l'autre des instruments que nous avons nommés.

Les résultats ne parlent donc pas en faveur des moyens mécaniques. Mais nous croyons que théoriquement déjà ce procédé ne peut guère être défendu. En effet, l'on ne comprend pas trop comment par l'introduction et le séjour plus ou moins prolongé d'une sonde ou de tout autre redresseur on pourra faire disparaître l'amincissement de la paroi, l'atrophie du tissu musculaire qui existe toujours à l'endroit de l'inflexion, lorsque cette anomalie est quelque peu prononcée. Si l'on nous objectait que c'est au traitement interne à obtenir ce résultat-là, nous répondrions que, sans être par trop sceptique, il est permis de mettre en doute la possibilité d'une action pharmaceutique pareille. On a cru pouvoir combattre efficacement le ramollissement partiel ou général, cause première de la flexion, par l'emploi prolongé de la douche froide, par l'administration du seigle ergoté et de ses diverses préparations ; on en a cru pouvoir obtenir aussi la guérison au moyen d'injections intra-vaginales astringentes et de la cautérisation de la surface interne de l'utérus avec le nitrate d'argent, espérant par là provoquer des contractions de l'utérus qui, en se répétant, feraient disparaître la laxité du tissu.

Nous sommes loin de vouloir complétement mettre en doute l'action de ces divers moyens ; mais c'est certainement trop en exiger que de croire qu'ils pourront faire cesser le haut degré de ramollissement de tissu qui accompagne toujours une flexion ancienne. Ce résultat est encore bien moins probable si à l'emploi de ces moyens on ajoute un procédé qui, par l'irritation presque continue qu'il produit, doit nécessairement provoquer un afflux de sang plus considérable vers l'utérus, une hypérémie de cet organe, une imbibition plus grande de ses éléments qui ne fait qu'augmenter le ramollissement et paralyse ainsi l'action bienfaisante des moyens pharmaceutiques. Ces accidents sont à craindre lorsque pendant longtemps on fait usage des redresseurs ; nous nous sommes déjà efforcé de le démontrer plus haut. A l'appui de cette opinion nous mentionnerons encore que nous nous souvenons de bien des cas dans lesquels l'emploi du redresseur augmenta sensiblement l'engorgement chronique de l'utérus, et l'excès de volume et de poids du fond de l'organe qui en fut le résultat ne fit qu'aggraver la flexion.

Enfin, pour bien juger cette question importante, il faut encore avoir égard à une circonstance dont nous avons déjà parlé plus haut. Nous avons dit que le fond de la matrice infléchi est souvent retenu et fixé à l'une des parois du bassin par des fausses membranes de tissu cellulaire plus ou moins dense dues à des exsudations péritonéales. Dans ces cas-là, il est complétement impossible de redresser l'organe sans déchirer violemment ces adhérences ou au moins sans tirailler le péritoine d'une manière dangereuse : et ce serait, selon nous, une faute grave et très-répréhensible que d'appliquer un instrument redresseur quelconque, lorsqu'on a connaissance de ces adhérences.

Nous savons très-bien que les défenseurs du traitement mécanique des flexions opposeront simplement à toutes nos objections les résultats heureux qu'ils veulent en avoir obtenus. Nous ne nous flattons pas d'en convertir beaucoup par ce que nous venons de dire. Mais, de notre côté, jusqu'à ce que nous nous soyons par l'autopsie persuadé du contraire, nous persistons dans une opinion que nous croyons basée sur un nombre suffisant d'observations. Il est inutile d'ajouter que l'emploi des redresseurs, qui doit durer plusieurs mois, est souvent rendu impraticable par la position de la malade. En tous cas, il est toujours excessivement pénible et demande des soins minutieux.

Contrairement donc à la plupart des auteurs modernes, nous nous bornons, dans le traitement des flexions, à faire disparaître, autant que possible, les altérations de texture qui la compliquent et à combattre simultanément les accidents consécutifs qui se montrent dans le reste de l'organisme.

Lorsque le mal n'est pas très-ancien et accompagné simplement d'une tuméfaction avec imbibition du parenchyme utérin, on dirigera le traitement contre cette dernière ; la douche froide, les bains de siége froids, les injections intra-vaginales, les lavements de seigle ergoté, donnés deux à trois fois par semaine, seront utiles dans ces cas-là. Ce ne sera qu'exceptionnellement, lorsque la blennorrhée de la muqueuse cervicale sera très-intense, que l'on aura recours aux cautérisations, au moyen d'un crayon de nitrate introduit dans la cavité du col. De cette manière, au bout de six à huit semaines, on parviendra généralement à beaucoup améliorer l'état du parenchyme utérin, de façon que les abondantes ménorrhagies et la leucorrhée auront, sinon complétement disparu, du moins beaucoup diminué. Si ce n'est pas le cas, nous conseillons d'avoir recours à un procédé que l'on trouvera peut-être au premier abord absurde, mais qui cependant nous a déjà, à plusieurs reprises, rendu les meilleurs services contre les ménorrhagies; ce sont les émissions sanguines locales. Tous les huit ou quinze jours, on applique trois à quatre sangsues sur le museau de tanche. On modère par là la stase du sang veineux qui est la cause de la friabilité de l'utérus; la circulation se régularise, l'imbibition séreuse des éléments du tissu diminue, et celui-ci reprend en peu de temps plus de tonicité. Nous ne pouvons trop recommander ce moyen, qui, nombre de fois, nous a servi à combattre avec succès le penchant de l'utérus à des hémorrhagies qui avaient résisté opiniâtrément à tout autre mode de traitement.

Ces émissions sanguines ont aussi les meilleurs résultats lorsque, à côté d'une flexion déjà ancienne, l'utérus est plus ou moins engorgé et induré. Leur action est secondée par l'emploi de bains de siége et d'injections d'eaux mères salines, naturelles ou artificielles. On les fait prendre deux fois par jour, tièdes si la flexion n'est pas accompagnée d'hémorrhagies abondantes, ce qui, dans ces circonstances, n'est pas rare, froides dans le cas contraire. Si l'état de fortune de la malade le permet, on l'enverra, pendant les mois d'été, prendre les bains dans les établissements de Kissingen, Kreuznach, Reichenhall, Ischl, etc[1]. On fera bien, avant la cure de bains, de faire prendre, pendant un certain temps, une eau minérale légèrement purgative. Ce traitement convient également très-bien lorsque les altérations de texture s'étendent aussi à la muqueuse, et qu'il y a hypersécrétion de cette membrane. Seulement on y ajoutera des cautérisations souvent répétées de la cavité du col, au moyen du crayon

[1] Nous croyons être agréable à nos lecteurs en donnant ici un tableau comparatif des différents établissements de bains mentionnés par M. Scanzoni dans le cours de son ouvrage et des sources minérales françaises correspondantes. — Les eaux de Kreuznach, Manheim, Wiesbaden, Hombourg, Kissingen, Baden-Baden, Wildbad, Gastein et Selters sont des eaux *chlorurées sodiques*, comme celles de Néris, Balaruc, Luxeuil, Niederbronn, Salins, etc. Ems, Schlangenbad et Teplitz sont des eaux *bicarbonatées sodiques*, comme Vichy, Mont-Dore, Saint-Alban, Montbrison, Châteauneuf. Le *sulfate de soude* forme la base des eaux de Carlsbad, Marienbad, Eger et Franzensbad, de même qu'à Plombières et Saint-Gervais (Savoie). Le *sulfate de magnésie*, que l'on rencontre à Sedlitz, Pullna et Seidschütz, se trouve aussi à Montmirail (Vaucluse). Enfin les *eaux ferrugineuses* de Schwalbach, Pyrmont, Spa, Brückenau et Bocklet sont analogues à celles de Neyrac (Ardèche), Rennes, Passy, Auteuil, Versailles, Rouen, Luxeuil, etc. H. D.

de nitrate. On a proposé aussi la cautérisation de la muqueuse du corps de l'organe, de même que les injections astringentes dans sa cavité. Nous ne les conseillons que lorsque l'introduction des instruments nécessaires sera facile, ne provoquera ni douleur ni hémorrhagie trop violente. En général, nous n'y avons recours que lorsque certains symptômes font présumer qu'il y a de temps en temps accumulation des matières sécrétées au-dessus de l'endroit infléchi. On reconnaîtra cet accident à ce que, après des coliques utérines très-douloureuses et d'une durée variable, il s'écoulera tout à coup une quantité considérable d'un mucus aqueux et très-liquide. Après l'évacuation, le fond de l'utérus, que l'on sent à travers le cul-de-sac du vagin, paraîtra ordinairement moins volumineux qu'avant.

Lorsqu'il y a augmentation considérable de la sécrétion de la muqueuse du col, on rencontre fréquemment des érosions et des ulcérations à l'orifice externe. L'irritation continue que subissent ces parties et le ramollissement congestif du tissu de l'organe font que ces affections sont souvent la cause de sensations douloureuses et même d'hémorrhagies abondantes. Dans ces cas-là, les cautérisations avec le crayon sont insuffisantes. La surface ulcérée saignant facilement, le nitrate ne peut rester assez longtemps en contact avec elle, et le sang qui s'écoule ne lui permet pas d'agir assez énergiquement. C'est pourquoi nous préférons cautériser avec un pinceau de peintre, trempé dans une solution astringente concentrée, ou bien nous mettons à découvert le museau de tanche, au moyen d'un spéculum en verre, puis nous y versons environ quarante grammes du liquide que l'on peut ainsi laisser longtemps en contact avec les parties malades. Nous employons le plus souvent des solutions de nitrate d'argent de concentration variable, plus rarement le sulfate de zinc ou de cuivre, le perchlorure de fer, la teinture d'iode étendue d'eau, les acides pyroligneux et acétique. Nous fîmes souvent la remarque que, dans certains cas, l'emploi prolongé de plusieurs de ces solutions reste sans résultat, tandis que, lorsqu'on en choisit une autre, l'on arrive relativement en peu de temps au but que l'on se propose.

Lorsque la flexion se complique d'une péritonite aiguë, ce qui n'est pas rare, on dirigera le traitement en conséquence. L'état d'anémie des malades défend souvent les évacuations sanguines trop abondantes.

Il nous reste à examiner deux symptômes locaux qui sont la source de toutes sortes de tourments pour les femmes affectées d'une flexion de la matrice; ce sont les coliques utérines et le ténesme vésical. De tous les moyens que nous avons essayés contre les premières, les lavements opiacés nous ont paru les plus utiles. S'il n'y a pas de tendance à l'hémorrhagie, on pourra aussi faire prendre des bains tièdes partiels ou généraux.

Les accidents que provoque la compression de la vessie diminuent en général beaucoup ainsi que le volume et le poids de l'utérus sous l'influence du traitement que nous avons indiqué. Les narcotiques, pris à l'intérieur, les cataplasmes et les fomentations sur l'hypogastre, l'application sur cette région d'onguents avec l'opium, la belladone ou le chloroforme, et, s'il n'y a pas contre-indication, les bains de siége ou les injections tièdes, modéreront les douleurs et seront très-agréables à la malade.

Quant à l'emploi de médicaments internes, nous croyons qu'il n'est d'aucune efficacité contre la maladie utérine elle-même. Cependant on ne les négligera pas pour combattre les effets secondaires du mal, en tant qu'ils se manifestent dans l'organisme tout entier, par les symptômes de l'anémie et de l'hystérie. A côté d'un régime convenable, le fer joue ici le premier rôle. On connaît les indications et les contre-indications qui doivent diriger le médecin dans le choix de la préparation ferrugineuse. Nous ajouterons seulement que l'on secondera puissamment l'action de ce médicament, en faisant prendre à la malade, simultanément ou consécutivement à ce traitement, les eaux de Schwalbach, de Pyrmont, de Franzensbad, de Brückenau ou d'autres, tant sous forme de bains qu'en boisson.

Le médecin devra apporter une attention toute particulière aux fonctions du rectum, la défécation devra toujours être régulière et facile. La constipation opiniâtre qui accompagne si souvent la flexion peut, si on la laisse persister, non-seulement aggraver beaucoup le mal lui-même, mais encore amener divers accidents hémorrhoïdaux. L'on comprend que les pertes de sang, qui en sont la suite, peuvent exercer l'influence la plus fâcheuse sur l'état de la malade.

Enfin il nous reste encore à mentionner un appareil qui nous a été nombre de fois de la plus grande utilité pour diminuer les douleurs que provoquent les flexions de la matrice, c'est la *ceinture hypogastrique*. Elle entoure fortement les hanches, est munie d'une pelotte qui presse sur l'abdomen, immédiatement au-dessus de la symphyse pubienne et repousse ainsi en arrière les intestins remplissant l'hypogastre. Nous pûmes apprécier les bons effets de ce bandage sur quelques-unes de nos malades qui, sans le conseil d'un médecin, se serraient la partie inférieure du tronc au moyen de bandes ou d'une simple alèze et prétendaient en éprouver un grand soulagement.

Il n'est pas difficile de se rendre compte de cet effet si salutaire de la ceinture. Il est clair que l'utérus, dont la sensibilité est augmentée par les altérations de texture de son tissu, sera surtout alors le siége de vives douleurs lorsqu'il sera forcé de changer de position, qu'il sera pressé et tiraillé de tous côtés, et c'est ce qui a lieu à chaque mouvement des organes abdominaux. Les femmes qui ont une flexion éprouvent ordinairement de violentes douleurs à chaque effort des muscles du ventre, par exemple en éternuant, en toussant, en soulevant un fardeau, ou en accomplissant l'acte de la défécation. Quelquefois une profonde inspiration est déjà sensible. La ceinture, en modérant ces mouvements, préserve la matrice de chocs trop violents; de là son action salutaire.

La pelotte, qui refoule en arrière les intestins que contient l'hypogastre, remplit dans l'antéflexion un double but. D'un côté, elle diminue la pression qu'exercent les organes abdominaux sur le fond de la matrice et élimine ainsi, en partie du moins, l'une des causes qui aggravent le plus le mal. D'un autre côté, les circonvolutions de l'intestin grêle, comprimées dans l'espace situé entre la matrice et le rectum, repoussent le col et la partie inférieure du corps en bas et en avant, et agissent ainsi contre l'antéversion qui complique si souvent l'antéflexion. En même temps, elles fixent l'utérus et lui permettent de résister aux mouvements des organes qui l'entourent. Cependant on ne négligera pas non plus la ceinture dans la rétroflexion. Il est vrai qu'ici son action n'est pas si favorable, la pression qu'elle exerce pourrait même, si elle était trop forte, augmenter la rétroversion consécutive. Malgré cela, nous avons obtenu dans deux cas de rétroflexion, de très-bons effets de la ceinture hypogastrique; elle soulage la malade en fixant l'organe affecté. Il faut seulement avoir soin de ne pas trop la serrer.

En tous cas, ce mode de traitement mécanique est facile et peu violent. Aussi espérons-nous que, lorsque d'autres l'auront expérimenté, on en reconnaîtra tous les avantages et que son emploi deviendra plus général.

Bibliographie. — Saxtorph, Collectanea. Havn. 1775. Vol. II, p. 120 — Jahn, Diss. de utero retroflexo, 1787. — Schweighæuser, Aufsætze über einige phys. und prakt. Gegenstænde d. Geburtsk. 1817. — Boivin et Dugès, Maladies de l'utérus, 1833, t. I, p. 195. — Tiedemann, Von den Duverney'schen, Bartholin'schen oder Cowper'schen Drüsen des Weibes und der schiefen Gestaltung und Lage der Gebærmutter. Heidelb. u. Leipzig, 1840. — FLAMM, Volkommene Pronation und Supination der nicht schwangeren Gebærmutter. Hamb. Ztschr. 1847. XXXV, 2. — KIWISCH, Beitræge zur Gebtsk. Würzburg, 1847. 2 Heft. — HENSBY, Retroflexion of the uterus. Journ. prov. 1848. 1-2. — LEE, Retroflexion of the uterus. Lond. Gazette Juni 1848. — SIMPSON, On retroversion of the unimpregnated uterus. Dubl. quart. Journ. May 1848. — DEVILLE, Sur la fréquence des anté et rétroflexions de l'utérus. Rev. méd. chir. 1849. — Bull. de l'Académie de médecine, 1849, t. XV, 58 et suiv. (Discussion sur les déviations et les engorgements de la matrice.) — SOMMER, Beitræge zur Lehre der Infractionen und Flexionen der Gebærmutter. Deutsche Klinik, 1850. N° 19, 25, 26. — KIWISCH, Neues Instrument zur Behandlung der Inflexionen des Uterus. Verh. d. Ges. f. Gbtskde. Bd. IV, p. 185. — MAYER, Erfahrungen über dasselbe, ibid, p. 190. — VIRCHOW, Ueber die Knickungen der Gebærmutter, ibid. p. 80. — HOHL, Bemerk. über 4 Inflexionen d. Uterus. Deut. Klinik. Novb. 1851. — ROCKWITZ, Ueber Anteflexionen und Retroflexionen der nicht schwangeren Gebærmutter. Verh. d. Ges. f. Gbtskd. V, p. 82. — RIESE, Ibid. p. 22. — DECHAMBRE, Des anté et rétroflexions de la matrice. Gaz. méd. de Paris. N° 11. 1852. — VALLEIX, Leçons cliniques sur les déviations utérines. Gaz. des Hôp. 1852. N° 54-125 et 1854. N°s 47, 50, 67. — VALLEIX, Guide du médecin praticien. Paris, 1853, t. IV, p. 181 et suiv. — BOULARD, De l'antéflexion, etc. Revue médic. chirurg. Juin 1855. — FRIES, Ueber Flexionen des Uterus. Meddedel's Hosp. V, 2. Schmidt's Jahrb. Bd. LXXX, p. 521. — BENNETT, On inflammation of the uterus. London, 1853, p. 403. — BAUR, Zur Kenntniss des Grundleidens und einer diesem entsprechenden Behandlung der Lage Abweichungen der Gebærmutter. Deutsche Klinik, 1854. N° 3. — AVRARD, Sur le traitement des déviations de l'utérus. Gaz. méd. 1854. N° 14. — DETSCHY, Die Uterindislocation, etc. Wien. Wochenschrift, 1854. N° 9 et 12. — LATOUR, Des déviations de l'utérus, etc. L'Union, 1854. N° 18. — DEPAUL, Rapport sur le Traitement des déviations utérines par les pessaires intra-utérins, et Résumé de la discussion à l'Académie de médecine (Bulletin de l'Académie de médecine, 1854, t. XIX, p. 628, 778, 972). — GAUSSAIL, Docum. cliniques sur les déviations de la matrice, etc. Journ. de Toulouse. Juill., août 1854. — SCANZONI, Zwei Beitræge zur Pathologie der Gebærmutterknickungen dans ses Beitræge zur Gebtskd. und Gynæcolog. 1854 et 1855. Bd. I et II.

ART. VI. — DÉPRESSION ET INVERSION DE LA MATRICE.

ANATOMIE PATHOLOGIQUE. On distingue sous le nom de *dépression de l'utérus* une difformité telle, que le fond de cet organe perd sa convexité supérieure et présente un enfoncement en forme de gobelet plus ou moins profond. L'on a une *inversion incomplète* lorsque le fond de l'utérus est déprimé jusqu'à l'orifice, ou même lorsqu'il paraît au dehors de l'orifice externe, tant qu'il est encore entouré du col qui a gardé sa position normale. L'*inversion* est *complète* lorsque tout le corps de l'utérus, la membrane muqueuse tournée en dehors, franchit l'orifice et pend dans le vagin ou même en grande partie au dehors de la vulve.

En jetant un simple coup d'œil sur les altérations de la forme et de la texture de l'utérus, il est clair que les anomalies dont il est ici question ne peuvent exister que lorsque d'un côté les parois de la matrice sont assez minces et assez relâchées pour permettre l'inversion, et que, d'un autre côté, la cavité de cet organe est assez spacieuse pour que la partie déprimée ou renversée puisse y trouver une place suffisante. On rencontrera surtout ces conditions indispensables pour le développement des difformités qui nous occupent lorsque après l'accouchement l'utérus ne possède pas sa contractilité normale; c'est pourquoi la plupart des inversions de l'utérus ont lieu dans les premières heures qui suivent l'accouchement ou pendant les couches. Les ligaments et les replis du péritoine qui fixent le fond de l'utérus acquièrent pendant la grossesse une telle élasticité et un tel développement, qu'ils ne sont pas capables d'opposer une résistance suffisante à la dépression ou à l'inversion qui se forme pendant le retrait de l'utérus. Il arrive même, lorsque l'inversion est portée à un haut degré, que l'on rencontre dans le sac formé par le renversement de la surface externe de l'utérus, non-seulement les annexes de la matrice, les trompes et les ovaires, mais encore les parties les plus rapprochées des ligaments utérins, ronds et larges, les ligaments vésico-utérins, le repli de Douglas et même quelquefois une partie des intestins grêles et du péritoine, la paroi postérieure de la vessie et la paroi antérieure du rectum. La cause de la rareté relative de l'inversion de la partie inférieure du corps de l'utérus par rapport à celle du fond de cet organe est sûrement avant tout la dilatation moins considérable que subissent pendant la grossesse les replis du péritoine qui viennent s'y attacher, et qui sont déjà par eux-mêmes moins élastiques et plus intimement liés aux organes avoisinants.

A côté des altérations que nous venons de décrire, l'on ne rencontre ordinairement, dans les cas où la mort suivit de près l'inversion, que les signes d'une anémie générale, tandis que, lorsque la marche a été plus lente, l'on voit encore les symptômes plus ou moins marqués d'une inflammation du péritoine, de l'utérus, de la vessie, etc. Si l'inversion est encore plus ancienne, si elle a duré des mois ou peut-être même des années, les parois de l'utérus présentent alors les altérations anatomiques de l'engorgement chronique, la muqueuse tournée à l'extérieur est recouverte d'une couche épaisse d'un épithélium pavimenteux, elle est souvent couverte d'érosions et d'ulcérations considérables, et adhère même quelquefois dans une assez grande étendue avec les parois du vagin. Dans la cavité formée par la surface externe de l'utérus on trouve les matières résultant de l'exsudation déjà transformées en tissu conjonctif (cellulaire), et intimement liées par des adhérences membraneuses avec les parois de l'utérus et les organes avoisinants. L'on rencontre en général aussi, dans de pareils cas, les dislocations de la vessie et du rectum que nous avons mentionnées plus haut.

Étiologie. Lorsque l'on trouve après l'accouchement le relâchement des parois de l'utérus nécessaire pour qu'il puisse y avoir inversion et que l'on observe en même temps une adhérence trop ferme du placenta sur la surface interne de l'utérus, une traction trop violente du cordon ombilical ou une tentative imprévoyante de détacher artificiellement le placenta avec une main introduite dans l'utérus, peut donner lieu à une inversion. La même chose pourrait arriver dans un accouchement précipité lorsque la femme resterait debout et que l'enfant tomberait violemment hors des organes génitaux; la traction exercée par le cordon ombilical sur le placenta l'attire alors avec force dans la cavité de l'utérus, surtout si les contractions des muscles de l'abdomen exercent en même temps une pression sur la surface externe de la matrice. Nous ne croyons pas pouvoir admettre que, même dans les suites de couches ou dans les premières heures après l'accouchement, l'action instantanée de la pression abdominale qui accompagne un éternument, un accès de toux, des mouvements très-vifs, etc., puisse suffire à elle seule pour produire une inversion, quoique plusieurs auteurs aient soutenu cette opinion; mais nous avons observé deux cas où une inversion complète se développa petit à petit, indépendamment de l'accouchement, à la suite des tractions exercées sur le fond de l'utérus par un polype franchissant l'orifice utérin et le vagin, et faisant saillie au dehors de la vulve, jusqu'à ce que le fond de l'utérus lui-même apparut au-devant des organes génitaux externes.

Symptômes. Tandis que dans les simples dépressions du fond de l'utérus les symptômes maladifs se bornent à une hémorrhagie quelquefois assez violente, les malades éprouvent, lorsque l'inversion est complète, surtout si elle s'est formée rapidement, une douleur violente s'irradiant de l'utérus vers le sacrum et vers les aines. Souvent l'on observe en même temps tous les symptômes d'un profond épuisement des fonctions des nerfs et des vaisseaux, tels que des vomissements répétés, des lipothymies, de violents frissons, des mouvements convulsifs dans différents muscles, une expression particulière de douleur et d'angoisse dans les traits du visage, etc. Les vaisseaux aboutissant au point où le placenta était adhérent restent béants, il s'écoule une quantité considérable de sang, et, si l'on n'y remédie promptement, les malades succombent avec tous les signes caractéristiques de l'anémie.

Les symptômes sont tout différents lorsque l'inversion se forme petit à petit à la suite d'une dépression antérieure de l'utérus, les phénomènes résultant de l'ébranlement du système nerveux manquent ici complétement et la sortie du fond de l'utérus hors du museau de tanche ou de la vulve est accompagnée d'hémorrhagies plus ou moins abondantes, se répétant à des intervalles inégaux, de douleurs continuelles en urinant ou en allant à la selle, de contractions douloureuses de l'utérus s'irradiant vers le sacrum et vers les aines, de gastralgie et des troubles nombreux qui se développent à la suite de l'anémie.

Diagnostic. L'on peut souvent par la palpation reconnaître quelques symptômes importants de la maladie qui nous occupe. Après l'expulsion du fœtus, l'utérus forme une tumeur sphérique, de la grosseur d'une tête d'enfant, remontant environ quinze à vingt centimètres au-dessus de la symphyse du pubis, et dont l'on peut facilement reconnaître les contours au travers des parois abdominales. Si le sommet de l'utérus présente la dépression en forme de godet dont nous avons donné la description plus haut, l'on pourra ordinairement la sentir facilement par la palpation; mais, s'il y a véritable inversion, la tumeur formée par l'utérus, et que l'on rencontre à l'état normal au-dessus de la symphyse, aura complétement disparu, tandis que par le toucher l'on pourra se persuader qu'un corps sphéroïde, plus ou moins volumineux, fait saillie au travers du museau de tanche.

Il n'est presque pas possible, peu de temps après l'accouchement, de se tromper dans le diagnostic, pour peu que l'examinateur ait quelque expérience. L'adhérence du placenta à la partie renversée de l'utérus pourrait faire croire qu'on n'a pas sous les yeux autre chose que l'arrière-faix descendu dans le vagin, et l'on pourrait commettre une erreur. Un examen attentif de l'hypogastre dans lequel on constatera l'absence complète de l'utérus, ou du moins l'irrégularité des contours de cet organe, empêchera le médecin de se laisser tromper de la sorte.

Il n'est pas non plus facile de confondre immédiatement après l'accouchement une inversion avec un polype fibreux sortant du museau de tanche, car l'absence de l'utérus dans l'hypogastre, la sensibilité de la tumeur sortant de l'orifice utérin, la présence du placenta ou du moins des traces de son insertion, de même que la possibilité d'une réduction, ne permettront pas longtemps de croire à la présence d'un polype. La distinction est quelquefois plus difficile lorsque l'inversion est déjà ancienne, et nous-même nous connaissons un cas où un gynécologiste très-habile prit pour un polype fibreux un utérus renversé depuis longtemps jusqu'au devant de la vulve, appliqua une ligature et extirpa la tumeur au moyen du bistouri. Ce ne fut qu'en examinant plus exactement la partie amputée que l'on reconnut l'erreur du diagnostic. Mais, comme nous reviendrons, en parlant des polypes sur la manière dont on peut se garder de pareilles erreurs, nous croyons pouvoir renvoyer à la page correspondante de cet ouvrage, de même que pour les confusions qui peuvent avoir lieu entre les inversions de l'utérus et les chutes de matrice.

Pronostic. Quoique l'inversion de l'utérus soit par elle-même un accident assez grave, elle se termine cependant en général d'une manière favorable lorsque la réduction a lieu à temps et avec les précautions nécessaires, et l'on peut vraiment considérer comme des exceptions les cas où la mort arriva immédiatement après un renversement subit de l'utérus, pendant les tentatives de réduction ou peu de temps après cette opération. Mais, si on ne l'exécute pas ou qu'elle ne réussisse pas, la partie renversée se tuméfie souvent considérablement, elle devient le siége d'une vive inflammation, et l'on a même observé des cas où elle tomba complétement à la suite d'une mortification.

Quelquefois l'enflure causée par l'incarcération disparaît au bout de quelques jours, et la réduction, d'abord impossible, réussit alors sans difficultés. Dans quelques cas malheureux, le péritoine participe à l'inflammation de l'utérus, et la péritonite qui en résulte est la cause de divers accidents pendant les couches ou même d'une terminaison mortelle, tandis que, dans d'autres cas également exceptionnels, il faut attribuer la mort à l'étranglement des anses des intestins qui ont pénétré dans l'utérus renversé. Une dernière cause de mort peut enfin être l'hémorrhagie, si fréquente dans les inversions de matrice.

D'après ce qui vient d'être dit, l'on comprend que les inversions, suites d'accouchements, peuvent subsister assez longtemps; il n'est même pas rare de rencontrer des renversements invétérés qui n'incommodent presque pas les personnes qui en sont affectées. En général, il est plus difficile de réduire une inversion ancienne que lorsqu'elle est encore récente, et cela tant à cause de la plus grande fermeté des parois de l'utérus et des altérations organiques qu'elles subissent qu'à cause des adhérences pseudo-membraneuses qui se forment entre les organes voisins déplacés. Cependant l'opération réussit encore quelquefois après un traitement préparatoire destiné à diminuer le volume de la matrice, ou, du moins, l'on parvient à repousser jusque dans le vagin la portion renversée et à l'y maintenir au moyen d'appareils convenables. L'on peut facilement conclure de ce que nous avons dit sur l'anatomie pathologique de ces renversements que les inversions irréductibles peuvent souvent être la cause d'une leucorrhée et d'hémorrhagies opiniâtres, des désordres les plus variés dans les fonctions de la vessie et des intestins, et des différents symptômes de l'hystérie.

Traitement. Une prompte réduction de la partie déprimée ou renversée est pour le médecin la première indication, car l'expérience a démontré que moins il s'est écoulé de temps après l'accident, plus cette réduction est rapide et sûre. Dans ce but, après avoir vidé la vessie et le rectum, l'on fait tenir à la malade un décubitus dorsal, le bassin élevé et les cuisses fléchies contre le corps pour empêcher que la contraction des parois abdominales n'oppose quelque obstacle à l'opération; on fera usage du chloroforme, à moins qu'un haut degré d'anémie n'en défende l'emploi.

Dans les cas de simple dépression du fond de la matrice, il suffit, pour obtenir la réduction, d'exercer sur la partie déprimée une légère pression avec la main introduite d'abord comme à l'ordinaire, puis fermée dans l'intérieur même de l'utérus. On laisse alors la main pendant quelques minutes dans l'utérus pour provoquer une contraction plus forte des parois de cet organe, ou bien, si cela ne suffit pas, on donnera intérieurement l'ergot de seigle.

Si, au moment où l'on veut opérer la réduction, le placenta adhère encore en totalité ou en partie à la place de la dépression, il faudra toujours essayer de le détacher avant de tenter la réduction, car, sans cela, avec une pareille laxité des parois de l'utérus, l'enlèvement de l'arrière-faix pourrait augmenter le renversement.

Les difficultés sont ordinairement beaucoup plus grandes lorsque l'inversion est complète, et elles sont d'autant plus considérables que le rétrécissement formé par le segment inférieur de l'utérus est plus fort, que l'organe lui-même est plus volumineux et que le temps écoulé depuis l'accident est plus long. Les particularités de l'accident décideront si, dans un cas donné, il vaut mieux opérer la réduction en exerçant une pression continue sur la partie la plus basse de la tumeur, ou bien si l'on doit plutôt saisir la tumeur entière avec la main, et la repousser au travers de l'orifice utérin en la comprimant légèrement et en réduisant naturellement en premier lieu la dernière partie renversée.

Lorsque le resserrement spasmodique du col autour de la partie renversée empêche la réduction (ce qui sera rarement le cas si l'on emploie largement le chloroforme), il faudra avant de faire de nouvelles tentatives de réduction, chercher à le surmonter au moyen de fortes doses d'opium, ou d'injections tièdes dans le vagin, si toutefois l'on n'a pas à craindre d'hémorrhagie. Si l'étranglement est formé par l'orifice externe et qu'on puisse l'atteindre par le toucher, il faudra en opérer la dilatation au moyen de quelques incisions dans les bords de l'orifice, et, si l'inflammation, la tuméfaction de la partie renversée rend la réduction difficile, on cherchera à modérer ces symptômes en appliquant de la glace sur la tumeur, en scarifiant cette dernière ou même en faisant une saignée générale. Dans les cas où malgré de nombreux essais la réduction ne réussirait pas, l'on pourrait essayer d'employer une compression progressive et continue au moyen d'un suspensoir que l'on resserrerait toujours davantage. Dans un cas pareil Borggreve se servit d'un *pistil*, long de vingt-deux centimètres et terminé par un bouton ovale, qu'il enfonça légèrement dans la partie renversée de l'utérus, puis il attacha le tout avec un bandage en T avec lequel il exerça une compression progressive, et le troisième jour après l'application de l'appareil l'utérus avait repris sa position normale.

Dans les cas d'inversion chronique de l'utérus, il faudra ordinairement faire précéder les tentatives de réduction d'un traitement destiné à écarter d'abord les altérations pathologiques que pourrait présenter la matrice. Nous renvoyons pour ce traitement au chapitre relatif à l'engorgement chronique. Lorsqu'un polype volumineux est la cause de l'inversion, il faudra toujours l'éloigner avant de tenter la réduction. Mais, si les tentatives sont infructueuses, si la réduction est impossible, l'on devra toujours tâcher de repousser jusque dans le vagin la partie de l'utérus paraissant au devant de la vulve et de l'y maintenir au moyen d'appareils convenables (bandages en T, pessaires, hystérophores, etc.), afin de le protéger contre l'influence des corps étrangers.

Quelques auteurs ont proposé et même exécuté quelquefois l'extirpation de l'utérus renversé, soit avec le bistouri, soit au moyen de la ligature, mais c'est là sûrement une des opérations les plus hasardeuses et les plus dangereuses, et qui ne pourrait être justifiée que lorsque l'utérus renversé serait le siége de continuelles hémorrhagies mettant immédiatement en danger la vie des malades, ou d'une infiltration cancéreuse, comme cela arrive quelquefois.

Enfin, nous devons mentionner que l'on a inventé divers instruments que l'on introduit dans l'utérus pour empêcher une dépression nouvelle lorsque la réduction a une fois réussi. Persuadé que de fortes contractions de l'utérus sont le seul préservatif contre des récidives partant du principe que le médecin doit toujours, par des remèdes appropriés, chercher à soutenir les efforts de la nature, nous croyons que dans quelques cas l'on obtiendrait des résultats satisfaisants de l'introduction d'une vessie de caoutchouc vulcanisé que l'on remplirait d'eau froide et dont on pourrait, au moyen d'un robinet, vider le contenu à mesure que l'utérus diminuerait de volume à la suite de vives contractions. Dans tous les cas, un appareil de ce genre serait toujours préférable à une vessie animale, munie d'un tube de caoutchouc, telle que la recommande Wellenbergh.

Bibliographie. — Pour les auteurs anciens, voyez MEISSNER, Maladies des Femmes, T. 1, p. 732. — Parmi les nouveaux ouvrages, nous citerons : MARTIN, Mémoires de médecine et de chirurgie pratique, etc. Paris, 1835. — KILIAN, Die rein chirurgischen Operationen des Geburtshelfers. Bonn, 1835. — KIWISCH, Die Krankheiten der Wœchnerinnen. Prag. 1841. — KIWISCH, Klin. Vortræge. Prag. 1854. Bd. I. — Enfin tous les nouveaux traités d'obstétrique, comme, par exemple, ceux de KILIAN, NÆGELE, SCANZONI, ROSSHIRT, HOHL, CAZEAUX, CHAILLY, JACQUEMIER, CHURCHILL, MEIGS.

ART. VII. — DÉPLACEMENTS DE LA MATRICE.

§ 1. *Abaissement et chute.*

Dans le simple *abaissement*, l'utérus occupe, dans l'intérieur de la cavité du bassin, une position plus basse qu'à l'état normal, sans toutefois arriver jusqu'à la vulve, tandis que, dans les *chutes de matrice*, cet organe dépasse la vulve en totalité ou en partie ; dans le premier cas on dit la chute *complète*, dans le second, elle est *incomplète*.

ANATOMIE PATHOLOGIQUE. Une chute de matrice subsistant depuis longtemps se reconnaît toujours à l'autopsie à diverses altérations anatomiques de l'utérus et de ses annexes. Déjà, à la simple inspection des organes génitaux, l'on découvre, entre les lèvres de la vulve, une tumeur d'un rouge bleuâtre, plus ou moins facilement réductible, à la partie inférieure de laquelle on rencontre sous forme d'une fente transversale l'orifice béant de l'utérus ; ou bien, si, au moment de l'inspection, l'utérus ne dépasse pas la vulve, la distance extraordinaire qui sépare les deux lèvres de la vulve et la possibilité de voir les parois tuméfiées et livides du vagin trahissent le déplacement qui existait pendant la vie. Souvent même l'on peut, en exerçant une pression sur l'hypogastre, repousser hors de la vulve l'utérus situé dans la cavité du bassin, ce qui réussit toujours lorsque la cavité abdominale est ouverte et que la pression agit directement sur le sommet de l'utérus.

Après l'ouverture de l'abdomen l'on est frappé de la profondeur extraordinaire de la cavité pelvienne, résultant de la descente de l'utérus, des ligaments larges et du repli de Douglas, et l'on peut ordinairement se convaincre en même temps de la tension extraordinaire de quelques-uns ou de tous les ligaments qui fixaient l'utérus. Comme une chute complète de l'utérus donne toujours lieu à des troubles circulatoires dans l'utérus et ses annexes, l'on reconnaîtra encore à la nécropsie l'hypérémie de ces parties aux veines encore dilatées et gonflées de sang et souvent à la couleur livide, ou même d'un gris ardoisé de quelques-uns ou de tous les organes du bassin.

On fait immédiatement cesser la tension extraordinaire des ligaments de l'utérus, que nous venons de mentionner, en essayant de réduire depuis la vulve l'organe descendu, et les ligaments de la matrice ont petit à petit subi une telle dilatation, que l'on peut repousser l'utérus de la cavité pelvienne dans l'abdomen jusqu'à trois à six centimètres au delà de sa position normale. Cette mobilité de l'utérus ne disparaît ou ne diminue que lorsque, à la suite de l'hypérémie continuelle et de l'exsudation qui en résulte, il s'est formé des adhérences membraneuses plus ou moins fortes qui retiennent l'organe dans une position fixe.

Si l'on sort de la cavité du bassin tout ensemble l'utérus, le vagin, les ligaments ronds et les larges, la vessie et le rectum, l'on est d'abord frappé de la grosseur de la matrice et de la largeur, du relâchement et du peu d'élasticité du vagin. Si l'on ouvre ce dernier organe dans le sens de sa longueur, l'on s'aperçoit que les rides et les sillons de la membrane muqueuse que l'on rencontre à l'état normal ont presque complétement disparu ; la surface du vagin est ordinairement lisse, souvent livide, et, si le prolapsus a subsisté pendant longtemps à un haut degré, elle est très-desséchée, couverte d'une couche épaisse d'un épithélium pavimenteux, qui donne à la muqueuse l'aspect de l'épiderme. — La portion vaginale, ordinairement hypertrophiée, souvent durcie, mais quelquefois aussi très-tuméfiée et ramollie, présente une coloration d'un rouge bleuâtre ou d'un gris ardoisé, elle est, à l'entour de l'orifice, privée de son épithélium et couverte d'érosions et d'ulcérations plus ou moins profondes. Souvent, après une longue durée de la maladie, il se forme une vraie inversion du col; l'orifice commence par se dilater sensiblement, ses bords forment un cercle de trois à quatre centimètres de diamètre, au travers duquel le col est renversé, de manière que sa membrane muqueuse, couverte de la mucosité vitrée particulière au col, forme, après la mort, un anneau d'un rouge bleuâtre autour de l'orifice qui conduit dans la cavité de la matrice. Il est facile de réduire cette inversion du col lorsque l'on tient d'une main le corps de l'utérus et que de l'autre l'on cherche à rapprocher les bords renversés du museau de tanche.

Si l'on ouvre alors la cavité de l'utérus avec des ciseaux, l'on reconnaît l'hypertrophie considérable du parenchyme de cet organe, et un examen attentif démontre ici les mêmes altérations pathologiques que nous décrirons plus bas en parlant de l'engorgement chronique de la matrice. La cavité elle-même est toujours considérablement dilatée surtout dans le sens de sa longueur et sa muqueuse présente tous les caractères de catarrhe chronique.

La vessie et le rectum sont, d'entre les organes du voisinage, ceux qui sont le plus déformés et déplacés dans les chutes de la matrice. Mais, comme ces déformations sont plus faciles à démontrer pendant la vie qu'à l'autopsie, nous renvoyons nos lecteurs à la description que nous en donnerons en traitant des symptômes, et nous ajouterons seulement ici que les troubles de la circulation causés par les déviations de l'utérus s'étendent aussi à la vessie et au rectum où l'on rencontre souvent une hypérémie et une hypersécrétion de la membrane muqueuse, et il n'est point rare d'observer la dilatation variqueuse des veines hémorrhoïdales.

Symptômes. La chute de la matrice se développe peu à peu à la suite d'une dépression antérieure de cet organe, ou bien elle a lieu tout d'un coup par une cause violente tant intérieure qu'extérieure. Dans le premier cas, les malades se plaignent pendant longtemps, quelquefois des mois et même des années, d'un sentiment pénible de tension vers le sacrum et les aines et d'une pression continuelle ou rémittente dans l'abdomen, comme s'ils devaient presser hors de la vulve un corps volumineux. Elles sont souvent tourmentées de ténesme vésical, de dysurie et d'une constipation opiniâtre, symptômes qui tous augmentent en intensité et atteignent quelquefois un degré insupportable pour la malade, lorsque l'utérus devient plus gros, plus renflé et plus pesant à la suite de la congestion menstruelle. Chez la plupart des malades, l'on rencontre aussi des symptômes sympathiques du côté des organes digestifs, des tiraillements dans l'épigastre, des douleurs cardialgiques, un gonflement météoristique des intestins, etc.; l'alimentation n'est plus suffisante et il en résulte des désordres dans les fonctions du système nerveux qui s'expriment par tous les différents symptômes de l'hystérie.

La maladie continue pendant un certain temps de la même manière, puis, avec ou sans cause extérieure, l'on voit apparaître dans la vulve une tumeur ronde ou ovale, formée ordinairement par la paroi antérieure du vagin; d'abord douloureuse et de la grosseur d'une noix, elle grossit souvent assez rapidement, c'est-à-dire en quelques semaines, et, à mesure qu'elle grossit, elle devient ordinairement plus compacte et plus ferme. A cette époque, le col de l'utérus a déjà dépassé la vulve, et, si l'on n'a pas de suite recours à un traitement convenable, ou bien si la malade est forcée d'exécuter des travaux pénibles, mettant souvent en activité la pression abdominale, l'utérus et le vagin descendent toujours plus hors de la vulve, et, lorsque leurs parois ont subi une hypertrophie considérable, ils peuvent y former une tumeur de la grosseur du poing.

Elle présente ordinairement au toucher une consistance pâteuse, et ce n'est qu'en exerçant une pression plus forte que l'on découvre le tissu compacte de l'utérus renfermé au centre de la tumeur. Souvent cette tumeur augmente plusieurs fois de volume dans le courant d'une journée; elle est alors plus distendue, surtout à sa partie antérieure, où l'on reconnaît même quelquefois des pulsations. De pareils symptômes permettent de conclure d'une manière assez sûre que le fond et la paroi postérieure de la vessie ont, à cause de leurs rapports intimes avec l'utérus, subi un déplacement en arrière et en bas, de telle sorte qu'une partie de la vessie se trouve renfermée dans la poche formée au-devant de la vulve par la paroi antérieure du vagin, accident que l'on désigne communément sous le nom de *cystocèle vaginale*. Dans de pareilles circonstances, l'émission de l'urine est souvent douloureuse et quelquefois même elle n'est possible que lorsque la malade a, avec les doigts, repoussé dans le bassin et maintenu dans cette position la tumeur située au-devant de la vulve. Petit à petit la portion de la paroi de la vessie située immédiatement derrière le col de cet organe subit une dépression; il se forme ainsi un enfoncement dans lequel, en raison de sa position déclive, l'urine s'amasse et se décompose; elle irrite la membrane muqueuse et donne souvent lieu à un catarrhe ou même à une inflammation croupeuse qui s'étend sur toute la surface de la muqueuse de la vessie et de l'urètre. On reconnaît avec certitude ce déplacement de la vessie en opérant le cathétérisme avec un cathéter d'homme fortement recourbé; en effet, lorsqu'on veut l'introduire la concavité regardant en haut, on rencontre ordinairement un obstacle, tandis que le cathéter entre très-facilement lorsque l'on tourne la concavité en bas et en arrière. L'on peut même alors sentir la pointe de l'instrument sur un point quelconque de la partie antérieure de la tumeur située au-devant de la vulve.

Lorsque le prolapsus du vagin est très-considérable, il entraîne souvent assez avant la paroi antérieure du rectum et donne ainsi lieu à une dilatation de la partie de cet intestin, située au-dessus du sphincter de l'anus, dilatation que l'on constate facilement en introduisant un doigt dans le rectum. Quelquefois même le toucher du vagin démontre déjà la présence de cette dilatation lorsque, après avoir préalablement provoqué l'évacuation des fèces, l'on rencontre pourtant encore dans la partie inférieure du rectum des matières fécales durcies, globuleuses, repoussant en avant la paroi postérieure du vagin. Il n'est pas rare qu'un prolapsus du rectum accompagne la chute de la matrice; c'est surtout le cas chez des femmes âgées, chez lesquelles la disparition, constante dans un âge avancé, de la graisse remplissant la cavité du bassin, le relâchement des aponévroses et particulièrement du sphincter de l'anus, favorisent la descente du rectum.

La tumeur située au-devant de la vulve est ordinairement rose ou livide; lorsque la maladie dure depuis longtemps et que la tumeur a pendant longtemps été exposée à l'influence de l'air, elle est tout à fait sèche et la membrane muqueuse amincie ressemble à du parchemin. La partie inférieure de la tumeur est formée par le col de l'utérus, dont la surface interne est souvent renversée, comme nous l'avons indiqué plus haut, de telle sorte que l'on rencontre autour de l'orifice de l'utérus un cercle dont le diamètre atteint quelquefois trois à six centimètres, remarquable par une coloration d'un rouge vif et par une surface humide et visqueuse.

Si l'utérus reste longtemps hors de la vulve, exposé à l'influence nuisible de l'air atmosphérique, au frottement des cuisses et des habillements et surtout à l'écoulement de l'urine qui humecte continuellement la tumeur, l'on rencontre très-souvent sur toute la surface de la tumeur et particulièrement sur la muqueuse renversée du col des ulcérations et une inflammation croupeuse qui, si on néglige de les combattre par un traitement convenable, peuvent amener la mortification de quelques parties du vagin et de l'utérus. Nous-même nous avons observé un cas dans lequel un ulcère gangréneux, de la largeur d'une pièce de deux francs, situé à la partie antérieure du prolapsus du vagin, perfora la vessie renfermée dans la tumeur et fut ainsi la cause d'une fistule vésico-vaginale incurable. Dans le prolapsus de l'utérus, la muqueuse de cet organe est presque toujours le siége d'une hypersécrétion considérable que l'on reconnaît à un écoulement muqueux, puriforme, quelquefois fétide et corrosif. Ordinairement la chute de la matrice est la cause de diverses anomalies de la menstruation; lorsque les parois de l'utérus sont très-engorgées, la menstruation est en général peu abondante, ou bien il y a même aménorrhée complète, tandis que, lorsque le tissu et la muqueuse de l'utérus sont ramollis et relâchés et que la circulation est gênée dans les vaisseaux du bassin, la menstruation est très-abondante, plus fréquente que de coutume et l'on rencontre même quelquefois une véritable ménorrhagie.

Les altérations du tissu, le catarrhe chronique de la muqueuse de l'utérus, qui s'étend souvent sur celle des trompes, le déplacement de ces derniers organes et celui des ovaires qui accompagnent souvent la chute de la matrice, sont cause qu'un grand nombre des femmes atteintes de cette maladie ne peuvent plus concevoir. D'un autre côté, l'expérience a démontré que, en l'absence de ces anomalies de l'utérus et de ses annexes, la position plus basse de la matrice et la dilatation extraordinaire de la cavité du col favorisent l'introduction du liquide séminal et par là même la conception.

Lorsque la chute de l'utérus a lieu tout d'un coup, comme cela arrive quelquefois en soulevant un lourd fardeau, dans un violent accès de toux, en poussant fortement en allant à la selle, etc., le déplacement subit de la matrice est ordinairement accompagné d'une douleur intense vers le sacrum et les deux régions inguinales, et de symptômes nerveux plus ou moins prononcés, comme, par exemple, des lipothymies, de violents vomissements, des douleurs cardialgiques intenses, etc. Quelquefois même il arrive que la tension subite des replis du péritoine, servant à fixer l'utérus aux parois du bassin, donne lieu à des péritonites qui, par la fièvre violente et l'épanchement considérable qui les accompagnent quelquefois, peuvent mettre en danger la vie des malades.

Marche et pronostic. La descente de matrice n'est pas précisément une maladie mortelle, mais elle est pourtant généralement incurable, très-pénible pour les malades qui en sont affectées, et, si on la néglige ou si l'on ne suit pas un traitement convenable, elle augmente toujours plus et finit par miner complétement la santé en dérangeant les fonctions d'organes plus ou moins éloignés.

Dans de pareilles circonstances, la tumeur, située au-devant de la vulve, d'abord environ de la grosseur d'une noix, augmente constamment de volume et elle peut même atteindre les dimensions du poing d'un homme. Petit à petit l'on voit apparaître, à côté de la maladie primitive, les déplacements de la paroi postérieure de la vessie et de l'antérieure du rectum que nous avons décrits plus haut, et il n'est pas rare que le sphincter de l'anus présente un relâchement semblable à celui de la tunique musculaire de la partie inférieure du rectum, ce qui facilite singulièrement la formation d'un prolapsus de cet intestin. La tension que l'utérus exerce sur les ligaments ronds est souvent là cause d'une dilatation du canal inguinal à la suite de laquelle il se développe une hernie inguinale d'un seul côté ou quelquefois même des deux, tout comme l'on a aussi reconnu universellement que le relâchement général des tissus qui, chez bien des femmes, semble être la cause prédisposante de la chute de l'utérus, favorise aussi la formation de hernies abdominales et ombilicales. C'est ainsi que nous avons, en 1850, traité une juive, âgée de soixante-cinq ans, qui, avec une chute complète de l'utérus et du vagin, présentait encore dans la ligne blanche une éventration plus grosse que le poing, et était en outre affectée d'une hernie inguinale du côté droit, d'une hernie crurale du côté gauche et d'un prolapsus du rectum environ de la grosseur d'un poing.

Nous avons déjà décrit, dans la symptomatologie, l'influence pernicieuse que la maladie en question exerce sur tout l'organisme.

L'on a vu quelquefois la nature amener une *guérison* complète et durable du mal qui nous occupe; mais ces cas sont tout à fait exceptionnels. Nous ne l'avons jusqu'ici jamais observé que lorsque, à la suite d'une péritonite survenue pendant les couches, il s'est formé des adhérences péritonéales entre l'utérus et différents points élevés des parois abdominales ou pelviennes, ou bien lorsqu'une vaginite, également puerpérale, a amené à la suite d'une cicatrisation un rétrécissement, une coarctation de la cavité du vagin. L'on ne peut pas considérer comme des guérisons naturelles les cas où la chute de l'utérus a été réduite d'une manière durable, en faisant porter aux malades pendant longtemps des pessaires irritants; la réduction n'a lieu ici qu'après une inflammation ulcérative des parois du vagin se terminant par un travail de cicatrisation.

Les résultats que l'on peut attendre des moyens pharmaceutiques et des opérations préconisées contre cette maladie seront très-rarement satisfaisants, et l'on devra en général se contenter de supporter l'utérus au moyen d'un pessaire peu incommode pour la malade, d'empêcher les altérations consécutives du tissu de la matrice et de combattre l'influence fâcheuse que les descentes de matrice exercent sur la constitution des malades.

ÉTIOLOGIE. La cause la plus fréquente de la chute de l'utérus est le relâchement des ligaments destinés à fixer cet organe, relâchement qui est tout particulièrement favorisé par les déplacements et les altérations pathologiques que les organes du bassin subissent pendant la grossesse. L'allongement des ligaments ronds, des culs-de-sac péritonéaux antérieur, postérieur et latéraux, de même que la dilatation du vagin, qui, commençant déjà pendant la grossesse, atteint son plus haut degré pendant l'accouchement, sont souvent telles qu'il est, dans bien des cas, impossible que ces organes rentrent pendant les couches dans leur position normale. Il arrive alors que, lorsque après la période puerpérale, le retrait de l'utérus est terminé, cet organe ne trouve pas dans les ligaments allongés, et par conséquent relâchés ainsi que dans les parois du vagin privées de leur tonicité habituelle, un point d'appui suffisant pour le maintenir dans sa position normale. Si une cause quelconque pousse l'utérus de haut en bas, celui-ci repousse à son tour les parois peu résistantes du vagin et descend toujours plus bas vers le détroit inférieur du bassin. Une pareille chute de l'utérus peut arriver après un seul accouchement, mais il va sans dire qu'elles seront beaucoup plus à craindre après des accouchements répetés, surtout lorsqu'ils ont eu lieu à peu de distance les uns des autres. Mais le danger est encore beaucoup plus grand lorsqu'une femme en couches, chez laquelle l'utérus est encore plus volumineux et plus pesant qu'à l'état normal, entreprend des travaux domestiques qui exigent une contraction continue et énergique des muscles abdominaux, lorsqu'elle se serre fortement la taille, repoussant ainsi les intestins dans la cavité pelvienne, ou bien lorsqu'elle néglige les précautions nécessaires et qu'elle s'expose à une cause quelconque favorisant le développement de la chute de l'utérus. L'on comprendra, d'après ce que nous venons de dire, pourquoi cet accident est beaucoup plus fréquent chez des femmes pauvres, incapables de se soigner convenablement pendant les couches, que chez des personnes appartenant aux classes riches de la société.

Une autre cause des chutes de matrice sont les ruptures du périnée produites par l'accouchement lorsqu'elles n'ont pas été complétement guéries; si la rupture est considérable, la paroi postérieure du vagin n'a plus de point d'appui, elle descend au devant de la vulve, entraîne la paroi supérieure du vagin, et avec elle l'utérus dont le col se dirige bientôt en arrière tandis que le corps se penche en avant, de manière que la surface postérieure de l'utérus tournée maintenant contre la cavité abdominale donne une prise convenable à toute pression agissant de haut en bas. Le sommet de l'utérus descend toujours plus bas, et il résulte de cette antéversion une dilatation progressive du cul-de-sac péritonéal postérieur. L'antéversion augmente toujours; et le fond de l'utérus finit par déprimer la paroi antérieure du vagin et la postérieure de la vessie; enfin, la matrice n'est plus en aucun point fixée dans le bassin et il n'est pas étonnant de la voir franchir la vulve au bout d'un temps plus ou moins long, après la formation de la déchirure du périnée. Nous avons traité 114 malades affectées de chute de matrice; 99 étaient mères, et chez les 15 autres seulement, nous pûmes obtenir la certitude qu'elles n'avaient jamais accouché. Parmi ces dernières était une jeune fille âgée de seize ans, déjà privée de sa virginité, chez laquelle la rupture du périnée était arrivée tout d'un coup en soulevant une lourde corbeille remplie de linge mouillé. L'étroitesse de la vulve, la tonicité considérable des parois du vagin, firent supposer dans ce cas, une longueur ou une élasticité extraordinaire des ligaments utérins. Dans les autres cas, où les femmes n'avaient pas non plus accouché, la cause de la maladie était toujours un relâchement considérable des parois du vagin à la suite d'une leucorrhée de longue durée ou d'excès de coït, ou bien l'utérus était déplacé à la suite d'une pression prolongée agissant de haut en bas. La cause de cette pression était tantôt un amas considérable de liquide dans la cavité abdominale, ou une tumeur ovarique volumineuse remplissant presque complétement l'abdomen et descendant jusque dans le bassin où elle était comme enclavée. Il peut aussi arriver, lorsque, à la suite du relâchement du vagin, il y a prédisposition à une chute de matrice, que la vessie, trop longtemps remplie à l'excès, donne lieu à cet accident, et cela lorsque d'un côté la vessie distendue déprime la paroi antérieure du vagin, et que, de l'autre, le vagin lui-même et l'utérus, qui cède à la même pression, abaissent la vessie de telle sorte, que dans un cas pareil une dépression plus ou moins considérable de la paroi antérieure du vagin précède ordinairement la chute de la matrice.

D'après ce qui vient d'être dit, l'on peut conclure que les causes prédisposantes suffisent en elles-mêmes pour amener petit à petit la chute de la matrice, mais que souvent diverses causes extérieures secondent leur action. Ce sont avant tout diverses causes traumatiques, des coups sur le ventre, une secousse violente après une chute sur le siége, des efforts subits des muscles abdominaux pour soulever ou porter de lourds fardeaux, dans un violent accès de toux, ou en voulant à toute force aller à la selle après une constipation prolongée; l'on pourrait encore citer un grand nombre de pareilles causes occasionnelles qui toutes ont un même résultat, c'est-à-dire de pousser, avec plus ou moins de force et de vitesse, l'utérus vers le détroit inférieur du bassin.

Diagnostic. La chute de la matrice est une maladie si nettement caractérisée, qu'il serait difficile de la confondre avec une autre maladie pour peu que l'examen soit fait avec quelque attention. Cela pourrait pourtant arriver dans un cas d'*hypertrophie de la portion vaginale*, où, si elle est considérable, la partie inférieure du col dépasse également la vulve. Renvoyant pour la descrition détaillée de cette dernière maladie à la page correspondante de cet ouvrage, nous voulons seulement mentionner ici que, dans une hypertrophie du col de la matrice, la tumeur située au-devant de la vulve ne peut jamais être réduite, qu'elle possède ordinairement un tissu très-compacte et qu'elle n'est pas accompagnée d'un déplacement des parois du vagin, de telle sorte que le doigt indicateur peut pénétrer très-profondément, à côté de la portion vaginale hypertrophiée, sans atteindre le fond du vagin. Par le toucher rectal l'on reconnaîtra l'utérus dans sa position normale, et, comme une hypertrophie considérable du col est ordinairement accompagnée d'une dilatation du corps de l'utérus résultant d'un engorgement chronique, il sera possible de sentir au travers des parois abdominales cet organe au-dessus de la symphyse du pubis.

Pour distinguer une chute de matrice d'une *inversion* complète, il suffit de se rappeler que dans la première de ces maladies l'on rencontre toujours le museau de tanche à la partie inférieure de la tumeur, tandis que dans l'inversion les bords de l'orifice entourent le pédicule de la tumeur et sont encore situés dans le bassin.

Un *polype fibreux* volumineux dépassant la vulve se distingue d'une chute de matrice par sa consistance plus compacte, par l'absence d'un orifice utérin à sa partie inférieure, par la possibilité presque constante de découvrir plus ou moins haut dans le bassin le véritable museau de tanche entourant le pédicule, par l'absence d'un déplacement des parois du vagin et par l'hypertrophie du corps de l'utérus que l'on reconnaît ordinairement à la palpation de l'abdomen.

Traitement. Le cadre de cet ouvrage ne nous permet pas de décrire toutes les méthodes proposées pour le traitement des chutes de matrice. Nous nous contenterons de mentionner les procédés qui ont rendu les meilleurs services dans le traitement de cette maladie malheureusement si fréquente, de prononcer notre jugement sur quelques méthodes préconisées dans les derniers temps et dont quelques-unes trouvèrent de nombreux partisans.

La première condition d'un traitement, si ce n'est complétement heureux, du moins quelque peu satisfaisant, est de réduire et de maintenir à l'intérieur du bassin l'organe déplacé. La réduction est en général facile lorsque le déplacement ne résulte pas d'une tumeur immobile pressant sur l'utérus et lorsque le volume de cet organe n'est pas considérablement augmenté par une inflammation consécutive. Il arrive même quelquefois, lorsque la chute n'a pas atteint un haut degré, que la réduction a lieu spontanément par les contractions des parois du vagin, surtout lorsque la malade reste couchée sur le dos. C'est ainsi qu'une fois nous vîmes rentrer sous nos yeux dans la cavité pelvienne une tumeur grosse comme le poing, sur laquelle nous avions par hasard versé de l'eau froide.

Pour la réduction artificielle, on saisit avec trois ou quatre doigts la partie inférieure de la tumeur, on la repousse lentement dans le bassin, tandis qu'avec l'autre main on écarte les bords de la vulve, et on la suit avec un ou deux doigts jusqu'à ce que l'organe ait repris à peu près sa position normale. Il est toujours bon, pendant les tentatives de réduction, de maintenir les malades dans le décubitus dorsal, le bassin légèrement élevé.

Si l'inflammation et l'engorgement de l'utérus rendaient la réduction trop douloureuse ou même impossible, il faudrait préalablement employer des remèdes capables de diminuer la sensibilité et la tuméfaction de la matrice, entre autres des applications répétées de sangsues, de compresses d'abord tièdes, puis froides, et des bains de siége.

Nous ne faisons une exception à la règle exposée plus haut, de commencer le traitement par la réduction, que lorsque des érosions ou des ulcérations de la surface de la portion vaginale ou du vagin nécessitent l'application de remèdes topiques ; car, d'un côté, il est plus facile d'avoir les soins de propreté indispensables pour la guérison lorsque la surface ulcérée est à découvert, et, d'un autre côté, nous avons fait l'expérience que les cautérisations, dont on peut ici rarement se passer, mènent plus vite au but que l'on se propose.

Dès que l'on a exécuté la réduction de l'utérus, il s'agit de le maintenir dans sa nouvelle position ; l'on a, dans ce but, inventé divers appareils connus sous les noms de pessaires et d'hystérophores ; mais de nombreuses expériences, à ce sujet, nous ont convaincu qu'aucun de ces instruments n'est également applicable dans tous les cas, et que jamais on n'en inventera pouvant remplir toutes les conditions nécessaires. Une des premières raisons est la sensibilité différente des parties affectées chez les différents individus. En effet, tandis que les uns supportent, sans aucune incommodité, des instruments extrêmement durs, comprimant et dilatant considérablement les parois du vagin, l'introduction d'une éponge douce et trempée dans de l'huile est pour d'autres insupportable. Une autre raison est que, en construisant de pareils instruments, l'on ne pense ordinairement qu'à une des causes occasionnant les chutes de matrice, de telle sorte que l'appareil ne convient plus lorsque la maladie provient d'une autre cause. Nous nous sommes pour cela posé en principe de ne jamais perdre de vue ces deux considérations, en choisissant un appareil pour la contention de l'utérus, et de ne jamais en employer un qui rendît difficile ou même impossible l'application des remèdes topiques si nécessaires pour obtenir une guérison durable.

Lorsque le déplacement n'est pas considérable, que l'hypertrophie de l'utérus ne rend pas cet organe trop pesant, et que la vulve ne présente pas de trop grandes dimensions, comme cela a lieu, par exemple, dans les ruptures du périnée, il suffit, pour contenir l'utérus, d'introduire dans le vagin une éponge douce, longue d'environ sept centimètres, taillée en forme de cône, préalablement trempée dans de l'huile ; l'extrémité large, présentant un diamètre d'environ quatre centimètres, regarde vers le fond du vagin, tandis qu'à l'extrémité inférieure l'on attache un ruban pour en faciliter l'extraction. Lorsque les organes génitaux sont très-sensibles, une pareille éponge peut être très-incommode, si son extrémité inférieure est, petit à petit, repoussée au dehors de la vulve et cause un froissement douloureux de la surface interne des lèvres. Pour remédier à cet inconvénient, il serait bon de faire porter aux malades un bandage en T, dont le chef inférieur, passant entre les jambes, porterait, à la place où il est en contact avec la vulve, un coussinet souple, mou (recouvert de toile cirée), de onze centimètres de long sur sept de large.

Lorsque la malade a ainsi porté l'éponge pendant huit à quinze jours, l'on peut essayer de la charger d'un astringent quelconque, comme, par exemple, d'une solution d'alun, de tannin, de perchlorure de fer, etc.

Si la chute de la matrice est considérable, si cet organe est pesant et volumineux et qu'il existe peut-être en même temps une rupture du périnée, l'éponge ne suffit plus pour maintenir l'utérus, et l'on se voit forcé d'avoir recours à des moyens de contention plus solides. L'appareil de Roser, avec la modification que nous y

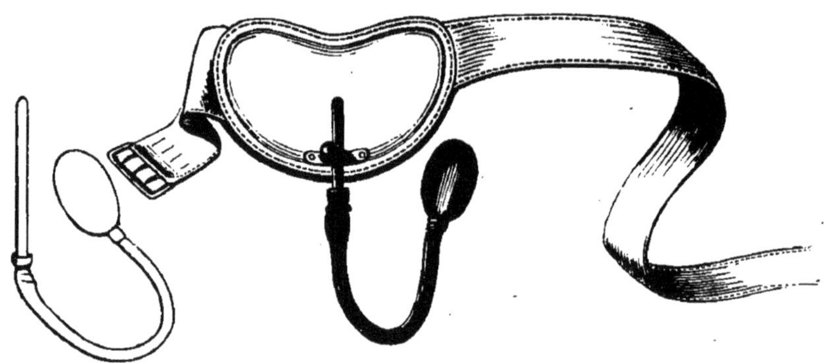

Fig. 22. — Hystérophore de Roser modifié par Scanzoni.

avons apportée, convient parfaitement lorsque la chute de la matrice était précédée d'un prolapsus de la paroi antérieure du vagin, lorsque cette dernière est au moment de l'application plus relâchée que la paroi postérieure, ou enfin lorsqu'une cystocèle vaginale complique la chute de matrice. Il consiste en une plaque de fer-blanc recouverte de cuir, de la forme d'un rein, et de quatorze centimètres de long sur huit et demi de large, portant sur sa surface antérieure une agrafe d'acier dans laquelle s'adapte, au moyen d'une vis, l'extrémité d'une branche recourbée destinée à être introduite dans le vagin. Cette branche, également d'acier, possède, cinq centimètres et demi au-dessous de l'extrémité s'adaptant dans l'agrafe, une charnière qui lui permet un mouvement libre à droite et à gauche. De là la branche descend encore environ cinq centimètres et demi, puis elle se recourbe, décrivant, d'abord en arrière, puis de nouveau en haut et en avant, un segment de cercle tel, que la partie remontante, également longue de cinq centimètres et demi, se trouve à cinq centimètres et demi de la branche descendante à l'endroit où les deux parties sont le plus éloignées l'une de l'autre. Toute la branche elle-même consiste en un ressort d'acier large de cinq millimètres et passablement fort, renfermé dans toute sa longueur dans un tube de caoutchouc vulcanisé et terminé par un bouton d'ébène, de quatre centimètres de long sur trois de large et un et demi d'épaisseur, assujetti au moyen d'une vis pour pouvoir être monté ou baissé à volonté. A droite et à gauche de la plaque destinée à reposer sur le pénil se trouve un large ruban de fil que l'on applique autour des hanches et que l'on serre au moyen d'une boucle. Pour empêcher cette plaque de remonter vers l'abdomen, on peut ajouter deux rubans étroits passant entre les jambes des deux côtés de la vulve et que l'on attache en arrière à la ceinture entourant les hanches. Chez quelques malades où ces rubans étaient incommodes, nous les avons remplacés par une large bande partant de la plaque, recouvrant la branche descendante et attachée à la même place que les rubans.

Le but de cet appareil est de presser la paroi antérieure du vagin relâchée et descendue et de la retenir contre la symphyse par l'élasticité de la branche d'acier, elle et l'utérus également déplacé, dans une position aussi normale que possible. Cet appareil remplit ordinairement parfaitement son but lorsque son application n'est pas empêchée par une sensibilité excessive des organes génitaux.

Mais cet hystérophore est parfaitement inutile lorsque le relâchement du vagin est général ou lorsque c'est surtout la paroi postérieure de cet organe qui participe à la descente de l'utérus. Dans un pareil cas il vaut mieux chercher à soutenir l'utérus et à opposer un obstacle à sa descente en éloignant l'une de l'autre les parois latérales du vagin et en étendant ainsi de droite à gauche le fond de cette cavité. Les pessaires ordinaires ronds ou ovales qui remplissent en partie ce but ont l'inconvénient de dilater en même temps ces parois postérieure et antérieure du vagin, d'être difficiles à enlever et d'exercer souvent une compression désagréable sur la vessie et le rectum.

Il faudra en conséquence dans de pareilles circonstances préférer les pessaires qui exercent principalement une pression sur les côtés du vagin, comme, par exemple, ceux de Zwanck, Schilling, Breslau, etc.

Nous avons plusieurs fois eu l'occasion de faire usage de l'hystérophore de Zwanck et nous pouvons le recommander pour les cas

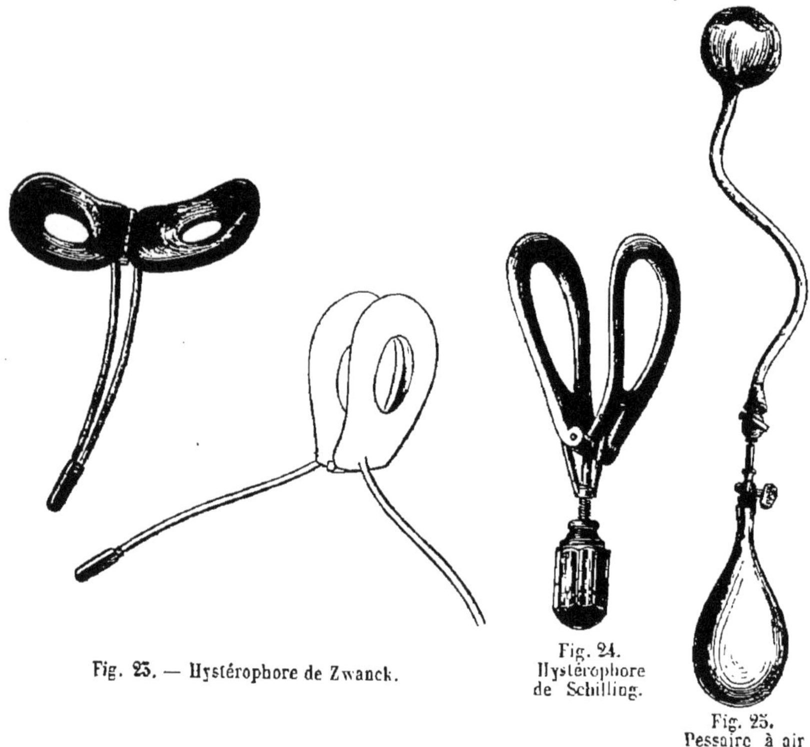

Fig. 23. — Hystérophore de Zwanck.

Fig. 24. Hystérophore de Schilling.

Fig. 25. Pessaire à air de Gariel.

rentrant dans la catégorie précédente. Il consiste en deux plaques de fer-blanc, ovales, percées dans le milieu, réunies à une extrémité par une charnière, et recouvertes d'une couche épaisse de laque. Sur la surface extérieure des plaques, de chaque côté de la charnière, se trouve une tige métallique d'environ cinq centimètres et demi de longueur, adaptée de manière que, lorsque l'on rapproche l'une de l'autre les extrémités de ces deux tiges, les extrémités libres des deux plaques s'éloignent l'une de l'autre. On les maintient dans cette position au moyen d'une gaîne assujettie par un pas de vis au bout d'une des tiges, de manière à pouvoir se rapprocher de la plaque, saisir l'extrémité de l'autre tige et la retenir immobile. Cet appareil que les malades supportent ordinairement facilement a aussi l'avantage de pouvoir sans difficulté être éloigné et replacé par les malades elles-mêmes ; et, d'après nos expériences, il ne refusera ses services que lorsque, à cause d'une profonde rupture du périnée, il n'a pas de point d'appui suffisant, ou lorsque l'utérus a atteint un volume et un poids trop considérables et qu'ainsi il exerce de haut en bas une pression par trop forte, car dans ce cas les parois du vagin sont violemment attirées de dehors en dedans, et courbent petit à petit dans la même direction les plaques de l'appareil dont elles facilitent ainsi la chute. Enfin, il ne convient pas pour les malades chez lesquelles la dilatation et le relâchement des parois du vagin ont atteint un trop haut degré ; car, dans un pareil cas, même les plus volumineux de ces instruments n'amèneraient pas la tension transversale du vagin nécessaire pour fixer l'utérus.

Nous préférerions alors nous servir d'une grosse éponge maintenue par un bandage en T muni d'un coussinet, un des pessaires à air de Gariel ou l'hystérophore de Roser, légèrement modifié. Cette modification consiste à remplacer le ressort élastique par une tige de maillechort, dont la courbure correspond à l'axe du bassin et dont la pointe est terminée par un bouton d'ébène d'environ trois centimètres de diamètre. Pour permettre à cette tige de se mouvoir suffisamment à droite et à gauche elle doit, comme dans l'appareil que nous avons décrit précédemment, être munie d'une charnière environ cinq à six centimètres au-dessous de son extrémité extérieure.

Ce sont là les appareils que, après bien des expériences quelquefois infructueuses, nous avons reconnu être les plus utiles, et, quoique nous soyons forcé d'avouer qu'il est des cas où ils sont insuffisants, nous osons prétendre que dans ces cas aucun des instruments connus jusqu'à ce jour ne pourra atteindre le but désiré.

Il n'est pas rare, après avoir porté pendant longtemps, quelquefois même des années, un pessaire convenable, de voir la déviation disparaître, ou du moins diminuer considérablement, sans qu'on ait eu recours à d'autres moyens pour la combattre. Mais, comme cette heureuse issue est pourtant toujours exceptionnelle, nous donnons, à bonne intention, le conseil d'employer toujours à côté des instruments en question un des procédés recommandés pour la cure radicale des descentes de matrice. Pour cela, il faut avant tout tenir compte des altérations pathologiques de l'utérus et tout particulièrement de l'engorgement chronique et de l'hypersécrétion de la muqueuse, qui manquent rarement ; l'on combattra en outre le relâchement des parois du vagin et des ligaments de l'utérus au moyen de bains de siége, d'injections froides et de remèdes astringents que l'on applique avec une éponge ou en injections. Nous citerons, comme astringents, les solutions d'alun, de perchlorure de fer, de tannin, les décoctions d'écorce de chêne, de racines de ratanhia, etc. L'usage de bains ferrugineux rend aussi de bons services; mais avec cela il ne faudra jamais négliger d'avoir recours à un traitement hygiénique et pharmaceutique correspondant à l'état de l'organisme, et de le continuer avec la persévérance nécessaire.

Nous devons enfin mentionner encore quelques procédés opératoires préconisés pour la *cure radicale* de la maladie en question. Nous voyons ici en premier lieu le rétrécissement du vagin par l'ablation de lambeaux plus ou moins grands de la membrane muqueuse avec réunion consécutive des bords de la plaie par la suture à points séparés (*élytroraphie*) et le rétrécissement de la vulve (ou *épisioraphie*) consistant à aviver les deux côtés de la vulve par l'excision des bords des grandes lèvres que l'on réunit ensuite par trois ou quatre points de suture simple. Nous avons jusqu'ici fait treize fois la première de ces opérations et la seconde seulement cinq fois; mais les résultats ne nous ont nullement satisfait. Le rétrécissement obtenu par l'élytroraphie céda toujours pendant les premières semaines après l'opération à la pression exercée par l'utérus descendant dans le vagin, et, dans nos cas d'épisioraphie, le point formé par la réunion des lèvres de la vulve n'avait pas la largeur suffisante pour maintenir l'utérus, ou bien les lèvres elles-mêmes s'allongèrent toujours davantage à la suite de la pression de l'utérus et atteignirent enfin une telle longueur, que l'ouverture qu'elles entouraient, se dilatant de plus en plus, finit par laisser passer l'utérus, comme avant l'opération.

D'après nos propres résultats nous ne pouvons nullement nous prononcer en faveur de ces opérations.

Dans les derniers temps, Pauli a proposé d'obtenir le rétrécissement du vagin en introduisant et maintenant pendant longtemps dans cet organe deux pessaires ronds, voulant par là exciter une inflammation violente des parois vaginales accompagnée d'un travail de cicatrisation. Quoique les cas qu'il a fait connaître parlent en faveur de son procédé, toutes les malades ne voudront pas s'y soumettre, car il force à garder le lit pendant plusieurs semaines, la réussite n'est jamais certaine, et l'on ne peut pas nier que l'inflammation provoquée artificiellement ne puisse se transmettre, depuis le vagin, à la vessie, l'utérus et au péritoine. Du reste, le procédé est encore trop récent pour pouvoir se permettre de prononcer un jugement sur sa valeur et son utilité pratiques. Il en est de même de celui que Desgranges a proposé il y a quelques années pour le pincement du vagin et que nous n'avons essayé qu'une seule fois. Les instruments qu'il emploie pour cela sont des pincettes longues de soixante-dix à soixante-quinze millimètres, recourbées sur le plat, à branches croisées et dont l'extrémité est garnie de dents ou de pointes, de véritables serre-fines, et un autre instrument, représenté dans la figure 27, pour porter et introduire les pincettes. On introduit d'abord dans le vagin un spéculum trivalve, puis on place avec le porte-pince ces grandes serres-fines dans les endroits du vagin où on veut les appliquer, de telle sorte qu'il y en ait deux ou trois dans chaque intervalle entre les valves du spéculum. On commence toujours par la paroi postérieure du vagin et toujours par la serre-fine la plus rapprochée de la vulve; sur la paroi antérieure, au contraire, l'on place d'abord

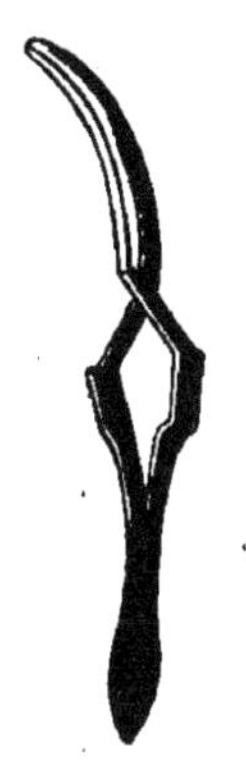
Fig. 26. Serre-fine de Desgranges.

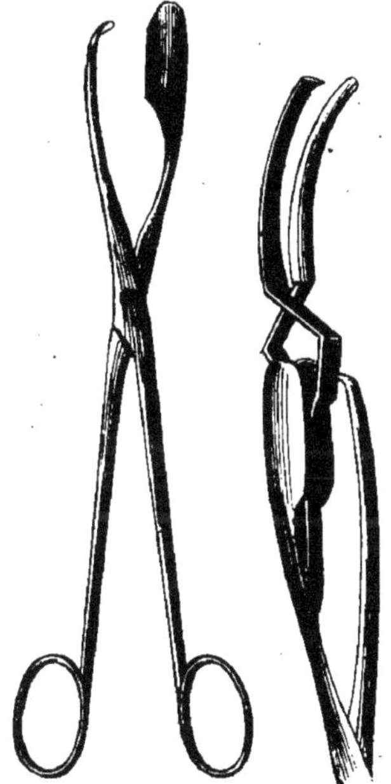
Fig. 27. — Appareil de Desgranges pour le pincement du vagin.

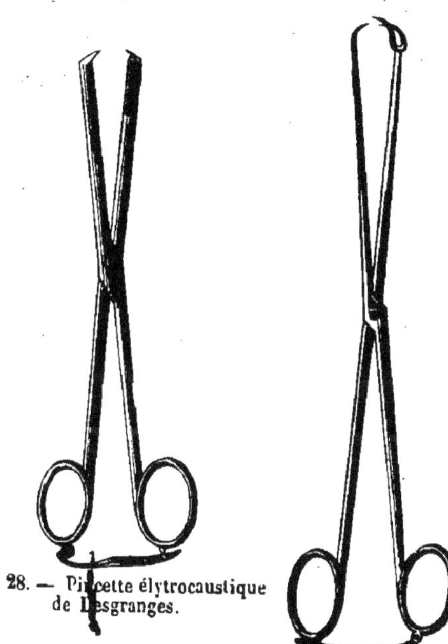
Fig. 28. — Pincette élytrocaustique de Desgranges.

Fig. 29. — Pince érigne de Muzeux.

la pince la plus élevée. Ayant éloigné le spéculum, on introduit dans le vagin un *pistil*, muni d'un bouton en forme d'olive, repoussant de bas en haut le fond du vagin et fixé extérieurement au moyen d'un bandage. La malade reste alors tranquille dans une position horizontale, couchée sur le dos. Les petites pinces tombent d'elles-mêmes du cinquième au dixième jour, et on les retire au moyen de fils attachés préalablement à leurs extrémités. Lorsque l'on renouvelle l'application de ces pincettes, il faut avoir soin de choisir pour cela de nouvelles places, et, si le vagin est devenu trop étroit pour introduire le spéculum, on dirigera les pincettes avec un doigt. Il ne sera pas souvent nécessaire de répéter plus de dix fois ce procédé. Le vagin perd petit à petit sa grosseur et son relâchement; plus tard l'on voit à diverses places des cicatrices, et enfin il devient si étroit, que l'on peut à peine y introduire un doigt. Desgranges propose en même temps un autre procédé, une combinaison de la compression mécanique et de la cautérisation. Dans ce but, il emploie des pincettes longues de douze à treize centimètres, ayant à peu près la forme d'une pince à pansement, et dont les anneaux sont fixés au moyen d'une crémaillère. Le bout que l'on introduit dans le vagin possède sur chaque mors un sillon de quinze millimètres de longueur, cinq de largeur et trois de profondeur, et les extrémités elles-mêmes se terminent par une dent acérée; dans ce sillon l'on place un caustique composé de chlorure de zinc. Desgranges nomme l'instrument complet une *pincette élytrocaustique*. L'opération elle-même a lieu comme il suit : Après avoir huilé et introduit aussi haut que possible dans le vagin le doigt indicateur, l'on saisit avec une pince érigne de Muzeux un repli de la muqueuse près de la portion vaginale, puis l'on introduit le long du doigt resté en place la pincette décrite plus haut, on saisit le repli dans une étendue aussi grande que possible et on le comprime en serrant les branches de la pincette. Desgranges croit que cinq ou six applications de cet instrument suffisent pour produire une cicatrisation ferme et durable. Comme nous l'avons déjà dit, nous n'avons encore jusqu'ici fait qu'une seule fois usage de ce procédé, et, comme la malade est encore en traitement, nous ne nous permettons pas de prononcer un jugement définitif.

Addition [1]. Nous devons encore mentionner au nombre des opérations radicales l'*amputation du col utérin* que nous ne saurions passer sous silence vu l'importance que cette opération a acquise dans le courant des dernières années. — Pratiquée autrefois par d'Outrepont et Textor contre le cancer, elle était tombée en défaveur plutôt

[1] Cette note aurait pu être mieux placée à la suite du chapitre traitant de l'hypertrophie de la matrice; nous avons toutefois préféré la laisser ici, car c'est contre le prolapsus que MM. Huguier et Chassaignac ont préconisé l'opération en question.

à cause de la nature de cette dernière maladie si sujette aux récidives que par suite des dangers de l'opération elle-même, car ceux-ci ne sont point si grands que quelques chirurgiens, peut-être un peu craintifs, ont bien voulu le dire. Une récidive n'étant pas à craindre pour le prolapsus comme pour le cancer, il n'y avait pas contre-indication à l'opération.

C'est M. Huguier, je crois, qui le premier a pratiqué l'amputation du col dans un cas de prolapsus. Partant d'un point de vue d'anatomie pathologique dont nous ne discuterons point la justesse, à savoir que le prolapsus n'est que bien rarement une vraie descente de matrice, mais consiste presque toujours en une hypertrophie ou un engorgement de l'utérus qui, tout en restant en place, augmente de volume, et, ne pouvant s'étendre dans tous les sens à cause des organes avoisinants, s'allonge peu à peu du côté du vagin et finit par faire saillie à la vulve[1], partant, dis-je, de ce point de vue, il eut l'idée d'enlever la portion du col que l'on peut atteindre en écartant simplement les grandes lèvres. — L'opération est des plus simples ; il faut seulement avoir grand soin de ne blesser ni la vessie ni le rectum et de les décoller avant de pratiquer l'amputation, en outre, lorsque l'hémorrhagie est abondante, et c'est ordinairement le cas, il faudra faire quelques ligatures. M. Huguier se servait dans le principe du bistouri pour retrancher la partie du col qu'il voulait enlever ; mais l'hémorrhagie abondante qui accompagnait presque toujours l'opération l'engagea à avoir recours à l'écraseur linéaire de Chassaignac, et maintenant il pratique toujours ce dernier mode d'ablation après avoir mis le col à nu au moyen du bistouri et l'avoir séparé avec soin des organes voisins.

Les faits connus jusques à aujourd'hui ne sont point assez nombreux pour permettre de porter un jugement définitif sur la valeur de cette méthode. Toutefois M. Huguier ne connaît pas de cas dont la terminaison ait été funeste ou qui ait présenté des accidents graves.

Ce fut en 1848 que M. Huguier fit la première amputation du col dans un cas de prolapsus. Le résultat fut tel, qu'il n'hésita pas dans la suite à avoir recours à la même opération, et aujourd'hui il a rassemblé les observations de huit ou neuf cas semblables. Toutes les malades quittèrent l'hôpital guéries, ou du moins avec une amé-

[1] M. Huguier assure avoir rencontré à l'autopsie un état pareil vingt-quatre fois sur trente (*sic*).

lioration sensible. Malheureusement il ne fut pas possible de les suivre toutes; mais chez celles dont le domicile est connu on n'a pas pu constater un seul cas de récidive. Nous vîmes nous-même une malade revenir à l'hôpital Beaujon deux ans après l'opération à cause d'une légère cystocèle compliquée de rectocèle; mais cette affection était si peu grave, que la malade préféra la garder que d'entendre parler d'une opération; le vagin avait sa longueur normale. Une autre malade, opérée en 1849, fut transportée en 1857 dans le même hôpital, dans le service de M. Robert, à cause d'une gangrène spontanée à laquelle elle succomba. L'autopsie permit ici de vérifier les résultats de l'opération et les pièces anatomiques sont encore conservées à l'hôpital Beaujon. Le vagin présente une longueur de sept centimètres, l'utérus a les dimensions normales, il est dans une légère rétroversion. Sur la muqueuse du vagin, au niveau de son insertion avec le col de l'utérus, se trouve une petite cicatrice en forme de demi-lune d'environ deux centimètres de longueur sur un de haut; il n'existe pas d'autre trace de l'opération pratiquée huit ans auparavant. Pour obtenir un pareil résultat il avait suffi d'enlever la portion du col qui faisait saillie au dehors de la vulve et de maintenir la malade pendant quelques semaines (quatre à six) dans un décubitus dorsal. L'hypertrophie, l'engorgement de l'utérus, disparurent peu à peu, et la malade fut, on peut le dire, radicalement guérie.

Il serait important ici de noter chaque fois très-exactement l'état de la malade avant l'opération. Nous n'avons pas pu dans un nombre assez considérable de cas obtenir tous les détails nécessaires pour cela, et, du reste, nos lecteurs ne feront que gagner d'attendre, car M. Huguier nous promet un travail complet sur ce sujet, et les observations qu'il communiquera seront d'autant plus précises, qu'il a eu l'heureuse idée de faire dessiner et peindre les malades avant et après l'opération par M. Lackerbauer, un des premiers peintres anatomiques de Paris.

En attendant nous sommes heureux de pouvoir ici publiquement lui exprimer nos remercîments sincères, ainsi qu'à M. Chassaignac, pour tous les détails qu'il a bien voulu nous communiquer.

Mais M. Huguier n'est pas le seul qui ait pratiqué cette opération : M. Chassaignac la répéta après lui, mais toujours avec l'écraseur linéaire. Il a à ma connaissance pratiqué six fois cette opération, et jamais il n'eut d'accidents. L'une des malades est opérée depuis trois ans et se trouve très-bien; une seconde s'est soustraite à l'observation de M. Chassaignac; deux autres, opérées, l'une le 30 novembre, et l'autre le 16 décembre 1857, que toutes deux nous avons pu voir à plusieurs reprises, sont très-satisfaites de l'opération; deux autres enfin, opérées le 15 mars 1858, sont encore en traitement. Chez l'une des malades on avait autrefois appliqué sans succès les serres-fines de Desgranges. Un des cols amputés pesait trente-sept grammes.

L'on n'a jusqu'ici pas vu de conception après l'opération, mais elle doit être possible, car les règles ne souffrent aucune interruption et reviennent très-régulièrement. Chez une des malades de M. Chassaignac nous les vîmes apparaître trois semaines après l'opération. Une des malades de M. Huguier, ayant eu des rapports sexuels trop tôt après l'opération, fut prise d'une métrite; mais celle-ci céda bientôt à un traitement antiphlogistique.

Tels sont les faits que nous pouvons rapporter. Ils ne sont pas assez nombreux et il ne s'est pas, dans plusieurs cas, écoulé après l'opération un temps suffisamment long pour nous permettre d'en tirer des conclusions définitives; cependant nous osons espérer que ce nouveau mode d'opération rendra de véritables services. Toutefois ce n'est point là une opération sans gravité, et nous croyons qu'en tous les cas il faudra la réserver pour des malades affectées d'un prolapsus considérable, très-incommode et chez lesquelles on ne pourrait pas maintenir l'utérus en place au moyen d'un pessaire. Une simple descente de matrice ne serait point une indication suffisante. — *Note des traducteurs.*

Bibliographie. — Pour les anciens ouvrages sur ce sujet, voyez Busch, Geschlechtsleben des Weibes, Bd. III, p. 468, et Meissner, Frauenzimmerkrankheiten, Bd. I, p. 593. — D'entre les ouvrages plus récents, nous citerons : Rondet, Sur le traitement de la chute du vagin et de la matrice. Paris, 1828 — Hager, Die Brüche und Vorfælle. Wien, 1834. — Cruveilhier, Anat. pathologique, avec planches. Livr. XXVI, pl. 4.— Malgaigne, Mémoire sur un prolapsus particulier du rectum dans le vagin et à travers la vulve ou rectocèle vaginal (*Mém. de l'Acad. de Médecine*. Paris, 1838, t. VII, p. 485). — Kennedy, Ueber den Gebrauch der Aetzmittel zur Behandlung des Prolapsus uteri. Lond. Lancet. 1839. N° 12. — Schmidt's Jahrb., 1842. Bd. III, p. 74. — Dommes, Der Ring als Retentionsmittel beim Vorfalle der Gebærmutter. Hannover Ann. Bd. V, Heft 1. — Mourmans, Sur les chutes de matrice. Arch. de la méd. belg. 1843. N° 1. — Bellini, Filiatre-Sebez. Mai 1845. — Blasius, Neues Verfahren bei Gebærmuttervorfællen. Preuss. Ver. Ztg. 1844. N° 41. — Retzius, Einige Worte über Gebærmuttervorfælle. Hygiæa. 1845. Oktob. — Rigby, Med. Times. Aug. Novbr. 1845. — Kiwisch, Klin. Vortræge. Bd. I. — Carl Mayer, Beitrag zur Kentniss und Behandlung des Prolapsus uteri. Verh. der Ges. f. Gebtsk. Bd. III, p. 123. — Chomel, Gaz. des Hôpitaux, 1848. N° 11-35. — Lionet, De l'origine des hernies et de quelques affections de la matrice. Paris, 1847. — Hoffmann, Neue Ztschr. für Gebtsk. Bd. XVII, 1849. 1 et 2. — Lœwe, Die Operation des Gebærmutter- und Scheidenvorfalls. Deutsche Chirurg. Ver Ztg. 1850. Bd. IV, 1. — Credé, Bemerkungen über den Vorfall der Gebærmutter und die Episioraphie. Casp. Wochenschr. 1851. N° 14 u. ff. — Desgranges, Nouveau procédé de cure radicale pour les chutes de l'utérus. Rev. méd. chir. Juin 1851; et Gazette médicale, 1853, n° 5-25. — Roser, Ein Bruchband für vordere Scheiden und Gebærmuttervorfælle Arch. f. physiol. Hlk. Bd. X, p. 80. — Gariel, Des pessaires en général, etc. Gaz. des Hôp. 1852. N°° 55, 61, 74. — Nélaton, De l'emploi des serres-fines, etc. Gaz. des hôp. 1852. N° 22. — Seyfert, Prolapsus uteri, geheilt durch Retroflexion. Prager Vierteljahrschr. 1853. Bd. I, p. 156. — Scanzoni, Roser's Bruchband, etc. Würzburger Verhdl. 1852. Heft 2. — Chiari, Klinik für Gebtsk. u. Gynæk. Erlangen, 1855, p. 374. — Pauli, Henle u. Pfeufer's Ztschr. III. — Zwanck, Hysteropher. Monatschr. für Gebtsk. Mærz 1853. — Chiari, Wien. Ztsch. 1854. X, 6. — Schilling, Neues Verfahren zur Heilung des Gebærmuttervorfalls. München, 1855.

§ 2. *Élévation de la matrice.*

L'élévation de la matrice est toujours un état consécutif. La cause la plus fréquente est l'augmentation pathologique du volume de l'organe lorsqu'elle a atteint un si haut degré, que la partie supérieure du bassin est trop étroite pour le contenir, comme c'est par exemple le cas pour des tumeurs volumineuses de l'utérus, un amas considérable de liquide dans sa cavité, etc. Le segment inférieur de l'utérus se dilate peu à peu, il remplit bientôt complétement l'entrée du bassin, s'applique d'un côté ou même des deux sur l'arcade du pubis et s'étend même quelquefois jusque dans les fosses iliaques. L'on rencontre aussi l'élévation de l'utérus avec déviation latérale de cet organe lors de la présence de tumeurs considérables des ovaires ou des ligaments larges, qui, en croissant toujours dans la direction de l'abdomen, produisent le déplacement en question. La même déviation se présente encore lorsqu'il se développe au-dessous de l'utérus, dans la cavité pelvienne, des tumeurs qui, à mesure qu'elles augmentent de volume, repoussent la matrice toujours plus haut, comme, par exemple, de petites tumeurs ovariques, un épanchement péritonéal organisé, une grossesse extra-utérine, ou même une dégénérescence fibreuse ou cancéreuse des parois mêmes du bassin. Enfin, il n'est pas rare de voir des adhérences péritonéales, formées pendant les couches entre le sommet de l'utérus et les parois antérieure ou latérale du bassin, produire l'anomalie en question.

Plus l'utérus est élevé, plus son déplacement a été violent et rapide, et plus aussi le vagin sera allongé; la partie ordinairement la plus large, le fond de sa cavité, est alors généralement rétrécie en forme d'entonnoir, et ses parois perdent leurs rides et leurs sillons et deviennent parfaitement lisses. Si l'utérus n'est pas en même temps dans un état d'engorgement chronique, l'on est frappé du raccourcissement de la portion vaginale formant au fond du vagin une petite tubérosité, que l'on a souvent de la peine à découvrir.

Lorsque l'élévation de la matrice résulte d'adhérences péritonéales, l'on trouvera toujours, à côté de l'allongement forcé du vagin, à la suite de la tension longitudinale exercée sur le tissu de l'utérus, un agrandissement plus ou moins considérable de sa cavité.

L'élévation de l'utérus ne produit pas en elle-même de symptômes particuliers, et, lorsque les malades se plaignent de douleurs de diverse nature, elles sont ordinairement causées par la maladie qui a donné lieu à l'élévation. Cette anomalie a par conséquent peu d'importance pratique, surtout parce que le traitement doit tendre exclusivement à combattre la maladie primitive. Nous pouvons donc considérer comme superflus de plus amples détails sur cette déviation toujours secondaire.

Bibliographie. — COLOMBAT, Traité des maladies des femmes. T. I, p. 339. — BUSCH, Gechlechtsleben des Weibes. Bd. III, p. 472. — MEISSNER, Frauenzimmerkrankheiten. Bd. III, p. 648. — KIWISCH, Klinische Vortræge. Bd. I, p. 210.

§ 3. *Antéversion de la matrice.*

La position normale de l'utérus est, comme on le sait, telle, que son sommet est légèrement dirigé en avant, sa face postérieure en haut et sa face antérieure en bas. Son axe longitudinal n'est donc pas perpendiculaire, et cet organe présente même, dans des circonstances parfaitement normales, un certain degré d'antéversion, qui devient pathologique lorsqu'il est considérablement augmenté par l'action de diverses causes prédisposantes ou accidentelles, et qui peut alors donner lieu aux désordres les plus variés dans les fonctions de l'utérus ou des organes avoisinants.

Cette déviation de la matrice est fréquente chez de jeunes femmes dont le bassin est fortement incliné, et où, par conséquent, la face postérieure de l'utérus, regardant en haut plus qu'à l'ordinaire, subit la pression des intestins, ce qui ne manquera jamais d'arriver lorsque en même temps l'utérus lui-même, par une altération quelconque, présente une augmentation de poids et de volume telle, que la propre pesanteur du corps de cet organe dispose au déplacement en question. Elle résulte aussi souvent de la pression exercée sur l'utérus par les organes du voisinage : en effet, on la rencontre souvent à la suite de tumeurs ovariques volumineuses se développant d'un côté à l'autre, d'épanchements péritonéaux considérables au-dessus ou en arrière de l'utérus, d'une accumulation de liquide dans le péritoine, etc. L'antéversion est en outre souvent un prodrome d'une dépression ou d'une chute de matrice, surtout lorsque la vessie a une position très-basse à la suite d'un relâchement considérable et d'un prolapsus de la paroi antérieure du vagin, car ici l'accumulation prolongée de l'urine repousse en arrière le col de l'utérus et amène ainsi l'antéversion. Enfin de courtes adhérences membraneuses du fond de l'utérus avec les parois antérieures du bassin et de l'abdomen peuvent occasionner le déplacement en question.

Si la malade n'est pas enceinte, l'antéversion de la matrice ne sera accompagnée de douleurs sensibles que lorsqu'elle résulte d'une altération de l'utérus lui-même, d'une tension considérable des replis du péritoine qui le fixent à la paroi postérieure du bassin, ou enfin lorsque les organes avoisinants, et particulièrement la vessie et le rectum, subissent une compression prolongée. Les symptômes occasionnés par l'antéversion de l'utérus se bornent en conséquence à une tension douloureuse vers le sacrum, un fréquent besoin d'uriner et une constipation ordinairement opiniâtre, symptômes qui tous augmentent sensiblement à l'époque de la menstruation lorsque l'utérus augmente de poids et de volume.

Le diagnostic n'est possible qu'après avoir pratiqué le toucher. L'on est d'abord frappé de la position élevée de la portion vaginale dont la pointe est tournée du côté du sacrum. En pénétrant plus avant avec le doigt, l'on trouve le fond du vagin dilaté et uni, surtout à la partie antérieure, au travers de laquelle l'on peut souvent poursuivre assez loin, et même jusqu'à la symphyse, le corps de l'utérus situé plus ou moins horizontalement. Lorsque les parois de l'abdomen sont minces et relâchées, l'on réussit souvent, en exerçant au-dessus du pubis une pression de haut en bas et d'avant en arrière contre l'utérus, à presser cet organe contre le doigt explorateur situé dans le vagin, manœuvre qui permet en même temps d'obtenir une idée approximative du volume de l'utérus.

Les résultats de l'exploration, tels que nous venons de les décrire, ne permettent pas de confondre cette déviation avec une antéflexion de l'utérus. Dans cette dernière affection, la portion vaginale est plus dans la direction de l'axe du bassin, elle est molle, peu tendue, l'orifice utérin plus ou moins ouvert, et, au travers de la paroi supérieure du vagin, l'on ne sent pas le corps de l'utérus, mais le fond de cet organe formant une tumeur arrondie ordinairement mobile. Entre cette tumeur et la portion vaginale se trouve un intervalle d'environ quinze millimètres, mou et souple, correspondant à l'angle de l'inflexion, dans lequel l'on ne sent pas le tissu compact de l'utérus, que, dans l'antéversion, l'on poursuit sans interruption depuis le col de l'utérus jusqu'à la symphyse. Enfin nous devons ajouter que les flexions de l'utérus sont ordinairement accompagnées de ménorrhagies et de métrorrhagies, d'une leucorrhée abondante et de violentes coliques utérines, symptômes qui tous manquent à la maladie qui nous occupe.

D'après ce qui précède sur la manière dont se forme l'antéversion, l'on comprend qu'il sera rarement dans la puissance du médecin de guérir complétement cette maladie. Néanmoins l'on ne doit jamais abandonner à son sort une malade qui en serait affectée, parce qu'il arrive alors facilement que le mal augmente continuellement, et que, d'un autre côté, il est souvent possible de modérer les douleurs. On peut surtout attendre une guérison complète et durable lorsque l'utérus fut, à la suite d'une conception, déplacé pendant un temps considérable de sa situation anormale; mais il faut ajouter que l'antéversion est alors souvent une cause de stérilité par suite de la déviation de l'orifice par rapport à l'axe du bassin.

Quant au traitement, nous mentionnerons tout d'abord la méthode, proposée dernièrement, d'élever l'utérus par des moyens mécaniques, et de le maintenir dans une position aussi normale que possible, méthode qui a trouvé de nombreuses applications dans la pratique. On a employé dans ce but la sonde utérine et les pessaires intra-utérins, dont nous donnons une description détaillée à propos du traitement des flexions de la matrice. Nous avons aussi nous-même tenté ces moyens dans plusieurs cas; mais, sans vouloir parler de la douleur qu'ils causent et du danger d'occasionner par ce moyen une métrite ou une péritonite, nous avons acquis la persuasion qu'ils ne répondent nullement à ce que l'on en attendait. En effet, l'utérus ne reste dans sa nouvelle position qu'aussi longtemps qu'il y est maintenu par l'instrument, et il redescend ordinairement en peu de temps à la place qu'il occupait auparavant, dès que son soutien a été éloigné. Nous avons fait subir ce traitement à plusieurs malades pendant des mois entiers, et nous avons maintenant assez d'expérience pour pouvoir prétendre que les moyens mécaniques dont il est ici question ne méritent nullement les louanges qu'on leur a prodiguées de plusieurs côtés.

Persuadé que, dans bien des cas, l'antéversion de l'utérus ne persistait que par suite de la pression constante exercée sur cet organe par les intestins, nous avons essayé de modérer cette pression par une ceinture appliquée très-exactement à la région hypogastrique, relevant les intestins de bas en haut et d'avant en arrière, et nous obtînmes ainsi quelquefois des résultats tout à fait satisfaisants. Nous ne prétendons pas avoir, par ce moyen, fait cesser la déviation de l'utérus; mais il n'en a pas moins été utile en diminuant la pression exercée de haut en bas sur l'organe, et avec elle la tension continuelle des replis de Douglas, ainsi que la compression du bas-fond et du col de la vessie, de même que celle du rectum. Chez quelques malades, chez lesquelles l'antéversion de la matrice était compliquée d'une descente considérable de la partie antérieure du cul-de-sac vaginal et quelquefois même d'une légère cystocèle vaginale, nous avons obtenu d'heureux résultats de l'application prolongée de l'hystérophore de Roser, dont nous avons donné la description plus haut. Mais dans de pareils cas nous l'avons modifié de manière que le bouton de bois, long de cinq centimètres et demi, qui termine le ressort, ne s'applique pas contre le pubis après avoir été introduit dans le vagin, mais qu'il reste dirigé en arrière et en haut, et exerce ainsi une légère pression sur le corps de l'utérus, maintenu en avant par l'antéversion. Pour faire agir la pression sur une surface plus étendue, l'extrémité de l'olive est aplatie de manière à présenter un diamètre d'environ deux centimètres et demi, et, pour modérer cette pression, on peut diminuer un peu la grosseur de l'olive et la recouvrir d'une mince couche d'une éponge douce. Plusieurs de nos malades, qui portèrent cet appareil pendant six à huit mois, furent complétement délivrées de leurs souffrances précédentes, et chez deux d'entre elles il ne nous fut pas possible, malgré un examen répété plusieurs fois et à de longs intervalles, de reconnaître la déviation de l'utérus, qui pourtant avait été diagnostiquée d'une manière certaine.

Il n'y a sûrement pas besoin d'ajouter que, lorsque l'antéversion est accompagnée d'une altération du tissu de la matrice, celle-ci réclame un traitement particulier qui suffit souvent à lui seul pour faire cesser les douleurs des malades, ou tout au moins pour les diminuer considérablement, car souvent la déviation n'a qu'une importance secondaire. Il suffira aussi de rappeler que les antéversions de la matrice, qui sont causées par de grosses tumeurs ovariques, par des épanchements de liquide dans la cavité abdominale, etc., etc., n'ont qu'une importance bien petite et ne réclameront de traitement que lorsqu'il aurait été possible d'écarter la maladie primitive, ce qui sûrement ne réussira pas souvent.

Bibliographie. — Schreiner, Inauguralabhandlung über die Vor- und Rückwærtsbeugung der Gebærmutter bei Nichtschwangeren. Würzburg, 1826. — Ameline, Diss. sur l'antéversion, etc. Paris, 1827. — KILL, Beobachtungen über Anteversio uteri. Siebold's Journal. Bd. XVII, Heft 1. — KIWISCH, Klinische Vortræge. Bd. I, p. 235. — Discussion sur les maladies utérines (Bull. de l'Académie nationale de médecine. Tome XV, 2-10, et tome XIX, p. 628, 778, 972).

§ 4. *Rétroversion de la matrice.*

On désigne sous ce nom une affection de l'utérus dans laquelle le corps de cet organe descend en arrière dans l'espace compris entre les replis de Douglas, tandis que le col et la portion vaginale se rapprochent de la paroi abdominale antérieure, et remontent même jusqu'à la hauteur de la symphyse pubienne.

Hors de la grossesse, la rétroversion de l'utérus est une affection secondaire, causée par diverses maladies de l'utérus ou des organes avoisinants. Les causes en sont ordinairement des adhérences péritonéales du corps de la matrice avec la paroi pelvienne postérieure, des épanchements considérables entre la vessie et la portion antérieure de l'utérus, des tumeurs fibreuses qui, se développant dans la paroi postérieure de la matrice, la tirent en arrière, etc., etc.; il est plus rare de l'observer à la suite de tumeurs des ovaires ou des ligaments larges qui, par un développement latéral, auraient pénétré entre l'utérus et la paroi abdominale antérieure. D'après ce qui précède, l'on voit que cette déviation de la matrice est une affection d'une importance tout à fait secondaire par rapport aux maladies qui la produisent et nous croyons pouvoir nous passer ici d'une description détaillée de cette anomalie, d'autant plus que les symptômes accusés par les malades sont presque les mêmes que dans l'antéversion. Ici aussi les malades se plaignent d'une pression douloureuse à la région sacrée, de douleurs dysménorrhéiques, d'une difficulté dans l'émission des fèces et de l'urine, et enfin l'affection est aussi suivie de stérilité. Quant au pronostic, nous renvoyons à ce que nous avons dit au sujet de l'antéversion et il est inutile d'ajouter que le traitement lui-même ne différera de celui de cette dernière maladie qu'en tant que dans la rétroversion les moyens mécaniques devront tendre à repousser en haut et en avant le corps de l'utérus dévié en arrière et à le maintenir autant que possible dans cette position artificielle. Malheureusement nous ne connaissons aucun appareil qui réponde à ce but, car le relèvement de l'utérus au moyen d'une sonde introduite dans sa cavité ou d'un redresseur quelconque réussit tout aussi peu que dans l'antéversion. L'introduction d'une éponge, recommandée par quelques auteurs, a été dans nos expériences complétement infructueuse, et le conseil donné dernièrement par Favrot de relever le fond de l'utérus au moyen d'une vessie de caoutchouc remplie d'air ou de liquide et introduite dans le rectum, n'est pas susceptible d'être utilisé dans la pratique, parce que l'utérus est ordinairement retenu dans sa position par des tumeurs qui exercent une pression sur lui, ou par des adhérences avec la paroi pelvienne postérieure, et que cet organe ne présente pas la mobilité nécessaire. Du reste, la présence dans le rectum des vessies en question a pour la malade de très-grands inconvénients. Si l'on vient nous dire que la même cause rendra aussi impossible le traitement de l'antéversion par le moyen des appareils mécaniques décrits plus haut, nous répondrons que, vu la position normale de l'utérus, l'antéversion résulte bien plus souvent d'un relâchement des ligaments de l'utérus et de la partie antérieure du cul-de-sac vaginal que la rétroversion, car il faut ici une tension ou une compression beaucoup plus énergique de la part des organes avoisinants, pour amener l'utérus dans une position tout à fait contraire à celle qu'il occupe à l'état normal. En conséquence, dans le traitement de la maladie en question, nous renonçons entièrement à tous les moyens mécaniques et nous nous bornons à employer les remèdes qui sont à même d'écarter complétement ou de diminuer la congestion de l'utérus qui dans ces circonstances manque rarement et est déjà à elle seule la cause de douleurs notables. En effet, nous sommes persuadé qu'en remplissant ce but on rend à la malade le seul service qu'il soit en notre pouvoir de lui rendre.

La rétroversion de la matrice est beaucoup plus importante lorsqu'elle apparaît pendant la grossesse ; mais, comme il ne rentre pas dans le plan de cet ouvrage de donner des considérations détaillées sur les maladies de la femme ayant rapport à l'acte de la reproduction, nous renvoyons pour cette complication de la grossesse aux traités et aux manuels d'accouchements.

Bibliographie. — SAXTORPH, in Soc. med. Havn. collect. Vol. II, p. 127 et 145. — P. FRANK, Opusc. posth., etc. Viennæ, 1824, p. 78. — OSIANDER, Handbuch d. Entbindungskst. Tübing, 1810. Bd. I, p. 228. — SCHWEIGHÆUSER, Aufsætze, etc. Nürnberg, 1817, p. 257. — D'OUTREPONT, Gem. Ztsch. f. Geburtsh. Bd. I, p. 331. — SCHREINER, Inauguralabhandl. über die Vor- und Rückwærtsbeugung der Gebærmutter bei Nichtschwangeren. Würzburg, 1828. — W. J. SCHMITT, Bemerk. und Erfahr. über die Zurückbeugung d. Gebærmutter bei Nichtschwangeren, etc. Wien, 1820. — HERVEZ DE CHÉGOUIN, De quelques déplacements de la matrice et des pessaires les plus convenables pour y remédier. (Mém. de l'Acad. de méd. T. II, p. 319. 1833.) — BUSCH, Geschlechtsleben des Weibes. Leipzig, 1841. Bd. III, p. 560. — MEISSNER, Frauenzimmerkrankheiten. Leipzig, 1842. Bd. II, p. 662. — KIWISCH, Klin. Vortræge. Bd. I. — Bull. de l'Acad. nat. de médec. 1849. T. XV, 2-10. — FAVROT, Note sur un nouveau mode de réduction des déviations de la matrice par le réducteur à air. Rev. méd. chir. Novbr 1851. — GARIN, De la rétroversion de la matrice. Gaz. méd. de Lyon. Août et Sept. 1854. — DEPAUL, Traitement des déviations utérines (Bulletin de l'Acad. de médecine. 1854, t. XIX, p. 628). — VALLEIX, Guide du médecin praticien, t. IV, p. 181.

§ 5. *Hernie de l'utérus.*

Il est très-rare de voir l'utérus dans l'état de vacuité faire saillie par une ouverture naturelle ou artificielle des parois abdominales ou pelviennes, cependant la littérature médicale renferme des observations sur la présence de cet organe dans des hernies inguinales, crurales, ischiatiques ou même du trou sous-pubien. Enfin l'on a vu l'utérus sortir au travers d'un éraillement de la paroi abdominale antérieure, comme l'on en rencontre souvent après des grossesses fréquentes, ou par la cicatrice d'une opération césarienne heureusement terminée.

Nous devons, nous fondant sur l'observation de deux préparations anatomiques, nous joindre à l'opinion de ceux qui prétendent que la hernie de l'utérus résulte de la pression continue exercée sur les parois du canal herniaire par divers organes renfermés dans le sac de la hernie et adhérant fermement avec la matrice, comme les trompes, les ovaires ou des portions de l'intestin ou du grand épiploon.

N'ayant jamais observé de cas pareil, nous ne pouvons, vu l'absence de données suffisantes au sujet des symptômes qui accompagnent la hernie de l'utérus à l'état de vacuité, que supposer que cette forme de déviation de l'utérus sera comme toutes les autres, dans lesquelles l'organe subit une tension pareille, suivie de douleurs dysménorrhéiques intenses, de coliques utérines, de désordres dans la sécrétion de la mucosité, etc. Quant au diagnostic, nous croyons, avec Kiwisch, qu'il ne sera possible que lorsque l'on pourra sentir à travers le sac herniaire la pointe d'une sonde introduite dans la cavité utérine.

Il va sans dire que le premier devoir du médecin sera de remettre en place l'organe déplacé. Quant aux règles du taxis elles dépendront du lieu où la hernie se sera produite.

Quelques observations démontrent que l'utérus, quoique situé dans un sac herniaire, peut également renfermer un fœtus, mais qu'alors la grossesse est ordinairement interrompue par une apparition trop prompte des douleurs expulsives. Il résulte de ce fait qu'il faudra se hâter d'autant plus d'opérer le taxis lorsque l'on soupçonnera une grossesse.

Bibliographie. — Dœring, De herniæ uterinæ atque hanc justo tempore subsequentis partus cæsarii historia. Vitemb., 1612. — Œlhafen, Diss. de partibus abdomine contentis. Gedan., 1613. — Oneides, Diss. de hernia uteri. Lugduni Bat. 1680. — Ruysch, Advers. anatom. Amstelm. 1717. Dec. II, Obs. 9, p. 22. — Morgagni, De sedibus et causis morbor. edit. J. Radii, Lib. XLIII, art. 14. — Meissner, Forschungen des XIX. Jahrh. Bd. I, p. 49. — Boyer, Maladies chirurg. T. VIII, p. 381. — Cloquet, Patholog. chirurg., etc. Paris, 1831. Pl. IV, fig. 5. — Meissner, Die Dislocationen der Gebærmutter und der Mutterscheide. Leipzig, 1822. — Ulsamer, Encyclop. Wœrterbuch d. mediz. Wissenschaften. Berlin, Bd. XIII, p. 595. — Boivin et Dugès, Traité prat. des malad. de l'utérus, etc. T. I, p. 168.

Art. VIII. — Inflammations de la matrice.

§ 1er. *Inflammation parenchymateuse aiguë de la matrice.*

Anatomie pathologique. Comme hors de la grossesse l'inflammation de l'utérus est rarement mortelle, on n'a pas souvent l'occasion d'examiner sur le cadavre les altérations pathologiques qu'elle présente pendant la période aiguë, mais il est d'autant plus fréquent de rencontrer dans les cadavres les altérations des tissus résultant de l'organisation des matières épanchées et que l'on désigne tantôt sous le nom de métrite chronique, tantôt sous celui d'hypertrophie ou d'engorgement chronique de l'utérus.

Dans les quelques cas où nous avons eu l'occasion d'étudier la métrite aiguë sur le cadavre, l'utérus présentait les altérations suivantes : L'organe avait augmenté de volume surtout dans sa partie supérieure et dans la direction d'avant en arrière ; il était d'un rouge livide, toutefois cette coloration n'était point égale, mais sur plusieurs points la couleur était plus foncée et dans d'autres plus claire. Au travers de l'enveloppe péritonéale, sur laquelle reposaient dans quelques cas des caillots minces, membraneux ou fibrineux, et dont le tissu cellulaire sous-séreux était en plusieurs points légèrement infiltré de sérosité, l'on voyait, au moins dans quelques endroits des vaisseaux veineux dilatés et gorgés de sang. En faisant une incision dans les parois de l'utérus, on les trouvait considérablement hypertrophiées, colorées en rouge vif et les veines divisées laissaient écouler une quantité considérable de sang liquide ; le tissu entier était fortement humecté, et l'on pouvait par la pression en faire sortir une quantité notable d'un blastème jaunâtre. La cavité de l'utérus ne présentait pas d'anomalie sous le rapport de ses dimensions. La muqueuse de la cavité utérine proprement dite était fortement épaissie, ramollie et tuméfiée dans plusieurs endroits, elle présentait aussi une coloration d'un rouge intense et elle était recouverte d'une légère couche d'un liquide visqueux, incolore, parfaitement transparent ou d'un jaune rougeâtre. La membrane muqueuse du canal du col avait sa coloration normale et ne différait en général pas d'une manière notable de ce qu'elle est à l'état sain. La portion vaginale était toujours d'un rouge livide et fortement épaissie. Chez deux femmes encore vierges, dont nous pûmes après la mort examiner les organes génitaux, l'orifice utérin était transformé en une petite fosse arrondie. Ici, comme dans les autres cas que nous eûmes l'occasion d'observer, le tissu cellulaire sous-muqueux de la portion vaginale était infiltré de sérosité et ramolli, et la couche épithéliale était enlevée sur plusieurs points des lèvres du museau de tanche (érosions); enfin nous devons encore mentionner un développement plus considérable des papilles de la portion vaginale.

Les *complications* de la métrite aiguë, que nous avons rencontrées, sont des vaginites aiguës, des catarrhes aigus de l'urètre et de la muqueuse vésicale, des ovarites parenchymateuses ou péritonéales, des épanchements plus ou moins considérables sur le péritoine dans le voisinage de l'utérus et des affections catarrhales et dyssentériques de la muqueuse intestinale. Nous décrirons plus bas les altérations du tissu utérin qui sont la suite de la métrite aiguë.

Symptômes. Les symptômes causés par la métrite aiguë sont locaux et généraux; les uns sont accessibles aux moyens d'exploration qu'emploient les médecins; pour d'autres, il faut s'en rapporter aux malades. La maladie commence ordinairement par une sensation très-désagréable de plénitude, de pesanteur et de chaleur dans la région pelvienne, sensation qui, au bout de douze à vingt-quatre heures, se change en une douleur intense siégeant à la région hypogastrique ou vers le sacrum, douleur accompagnée d'un violent ténesme du rectum et de la vessie. Ordinairement, la maladie commence par un frisson suivi de chaleur avec grande fréquence du pouls, et il n'est pas rare d'observer alors des vomissements répétés et une diarrhée assez forte, mais elle cesse bientôt et fait place à une constipation plus ou moins opiniâtre. — Lorsque la maladie commence pendant la menstruation, celle-ci est ordinairement subitement arrêtée; si au contraire cette dernière arrive pendant le cours de la métrite, il n'y a pas d'écoulement sanguin du tout, ou bien, ce qui est plus rare, la menstruation est extrêmement abondante, elle devient une vraie ménorrhagie. Ce sont de pareils cas que l'on a tout dernièrement désignés sous le nom de métrite hémorrhagique.

• Le moindre attouchement de la région de l'utérus et de celle des aines cause aux malades les plus vives douleurs ; il en est de même lorsqu'au moyen du doigt introduit dans le vagin on exerce une pression quelque peu forte sur la portion vaginale et le cul-de-sac du vagin.

Il est très-rare que l'hypertrophie de l'utérus soit assez considérable pour que l'on puisse sentir le corps de cet organe au-dessus de la symphyse pubienne, au travers de la paroi abdominale antérieure. Quand cela est possible l'on peut sûrement en conclure qu'il existait déjà, avant le développement de la métrite, une hypertrophie notable (causée par un engorgement chronique, des tumeurs fibreuses, etc., etc.). Lorsqu'une péritonite quelque peu étendue accompagne la métrite, l'on peut quelquefois par la percussion et la palpation constater la présence d'un épanchement.

Au toucher vaginal l'on trouve ordinairement une élévation de la température des parties génitales externes ainsi que du canal vaginal et les parois de ce dernier sont ou très-sèches, comme cela a lieu au commencement de la maladie, ou recouvertes d'une petite quantité d'un mucus ordinairement visqueux.

La portion vaginale, dont l'attouchement est très-douloureux pour les malades est un peu plus courte, mais d'autant plus épaisse. L'orifice utérin est transformé, chez les femmes qui n'ont pas encore eu d'enfants, en une fossette ronde à peine sensible dans le voisinage immédiat de laquelle l'œdème du tissu cellulaire sous-muqueux est souvent assez considérable pour diminuer notablement l'adhérence de la membrane muqueuse avec le parenchyme utérin. Chez des femmes qui ont déjà eu des enfants la tuméfaction de la portion vaginale est ordinairement encore plus considérable, mais l'orifice utérin présente toujours la forme d'une fente transversale. Au travers du cul-de-sac du vagin et surtout de sa portion antérieure, l'on reconnaît au toucher une tumeur qui tantôt cède, tantôt résiste à la pression, tumeur toujours très-douloureuse, dont les dimensions dépendent de la violence et de la durée de la maladie et que jamais l'on ne rencontre lorsque les organes génitaux sont dans leur état normal.

Lorsque l'on peut examiner la malade au moyen du spéculum, ce qui souvent n'est pas possible, au moins dans le commencement de la maladie, à cause des douleurs occasionnées par son introduction, la tuméfaction et la rougeur des organes génitaux externes, surtout des petites lèvres et de l'orifice de l'urètre, permettront en général de conclure qu'il existe une hypérémie de l'utérus et de ses annexes.

On trouve aussi la muqueuse vaginale d'un rouge écarlate ou violacé, ses replis très-développés, les papilles saillantes, de la grosseur d'un grain de millet, surtout vers le cul-de-sac vaginal; la portion vaginale est, elle aussi, d'un rouge vif et recouverte quelquefois de papilles très-développées. L'orifice utérin présente les altérations que l'on a déjà reconnues par le toucher, et l'on y rencontre en outre quelquefois des érosions, surtout à la lèvre postérieure. L'orifice de la matrice livre ordinairement passage à un liquide transparent à réaction alcaline, complétement limpide ou légèrement sanguinolent, liquide qui, surtout chez les femmes qui ont déjà eu des enfants ou qui ont souffert de catarrhes chroniques de l'utérus, se mêle souvent avec la mucosité vitrée de la cavité du col. L'épithélium de la portion vaginale se détache souvent si facilement, que l'introduction du spéculum ou même un attouchement répété avec un bourdonnet de charpie suffit pour donner lieu à une petite hémorrhagie.

MARCHE. La marche de la métrite aiguë peut être considérée comme assez rapide, car les symptômes les plus douloureux disparaissent ordinairement après six ou huit jours. Les douleurs dans le bassin et vers le sacrum diminuent, ainsi que le ténesme du rectum et de la vessie; la fièvre cesse; la vive chaleur des organes génitaux externes et du vagin diminue, et avec elle la sensibilité excessive de la portion vaginale et du cul-de-sac du vagin; la sécrétion de l'utérus et du vagin devient plus abondante, plus dense et prend une consistance semblable à celle de la crème par suite de la quantité de corpuscules muqueux et de cellules épithéliales qui s'y trouvent mélangés; la rougeur intense de la muqueuse des organes génitaux disparaît. L'urine est riche en ammoniaque et dépose un sédiment abondant, et, avec cette sécrétion, le bien-être des malades revient petit à petit; mais ce bien-être n'est que relatif. En effet, dans la plupart des cas, les malades accusent encore dans cette période une sensation vague de plénitude et de pesanteur dans le bassin, ainsi qu'une difficulté dans la défécation et l'émission de l'urine, et ces symptômes, lors même que la malade n'y attache que peu d'importance, nécessitent la plus grande prudence de la part du médecin, car ils sont souvent les prodromes de la maladie connue sous le nom d'engorgement chronique de l'utérus, ou bien, lorsqu'il n'en est pas ainsi, ils trahissent du moins une grande disposition à la récidive.

TERMINAISONS. Lorsque la maladie est diagnostiquée à temps et que l'on a employé les remèdes nécessaires, l'on obtient ordinairement une guérison complète. Mais, lorsque ce n'est pas le cas, la métrite peut être la cause de maladies consécutives difficiles à guérir ou tout à fait incurables, ou bien les malades dépérissent lentement et quelques-unes finissent même par succomber. Parmi ces affections consécutives, nous voyons l'engorgement chronique de l'utérus et les diverses déviations de cet organe, les troubles variés dans la menstruation et la sécrétion de la mucosité utérine, la stérilité et enfin la formation d'abcès dans le parenchyme de l'utérus et l'extension de l'inflammation à son enveloppe péritonéale et à ses annexes. Celles de ces affections qui n'ont pas encore été traitées trouveront leur place dans une autre partie de cet ouvrage.

Étiologie. La cause la plus fréquente de la métrite aiguë est la rétention ou la suppression subite de l'écoulement du sang amassé en trop grande quantité dans les parois de la matrice, lorsque cet organe est le siége d'une congestion secondaire à la suite des phénomènes produits dans les ovaires par la menstruation. C'est pourquoi l'on rencontre si fréquemment cette maladie chez des femmes qui se sont exposées à un refroidissement pendant leur écoulement mensuel, ou chez celles qui, à la même époque, ont eu à supporter une affection morale vive, etc. L'abus des plaisirs vénériens, surtout lorsqu'ils sont accompagnés d'une excitation immodérée, peut être la cause de la maladie, et cela nous explique pourquoi elle est relativement plus fréquente chez les filles publiques. L'action de certains emménagogues, soit médicaments, soit agents extérieurs, comme, par exemple, les injections d'eau froide dans le vagin, mérite d'être mentionnée. Enfin il ne faut pas se dissimuler que quelques moyens mécaniques, employés dans le traitement des maladies des organes sexuels, peuvent être la cause d'inflammations de l'utérus; de ce nombre sont, par exemple, l'introduction d'instruments redresseurs dans la matrice, ou l'emploi de pessaires solides qui exercent une pression sur cet organe. Il est bien rare que la maladie soit la conséquence de violences extérieures comme un coup ou une chute sur l'abdomen.

Traitement. La métrite aiguë est rarement assez violente pour forcer le médecin à avoir recours à la saignée, du moins nous ne nous rappelons aucun cas où nous ayons été forcé d'en venir jusque-là. En effet, nous croyons que ce moyen ne trouverait d'indication que dans la présence simultanée d'une péritonite étendue, accompagnée d'une vive réaction fébrile et chez une personne jeune, robuste, qui ne soit pas anémique. En général, les vives douleurs qui accompagnent la maladie céderont à des émissions sanguines locales, et pour cela nous préférons, partout où cela est possible, appliquer cinq ou six sangsues sur la portion vaginale. En effet, la déplétion immédiate de l'organe qui est le siége de l'inflammation a une action beaucoup plus prompte que l'application à l'hypogastre ou sur les régions inguinales d'un nombre de sangsues beaucoup plus considérable. Cette dernière méthode d'application n'est préférable que lorsque l'on a affaire à une affection concomitante du péritoine, ou que des raisons particulières, telles que l'état virginal, une trop grande sensibilité du vagin, etc., empêchent l'introduction du spéculum.

Le nombre de ces saignées locales variera suivant la violence et l'opiniâtreté plus ou moins grande de la maladie, mais l'on sera rarement forcé d'y recourir plus de trois ou quatre fois. Les scarifications de la portion vaginale, vantées de plusieurs côtés, remplaceront difficilement les sangsues dans une maladie où, comme ici, l'hémorrhagie quelque peu prolongée, telle qu'on l'obtient par les sangsues, est nécessaire pour favoriser la déplétion de l'organe.

Si la sensibilité excessive de l'abdomen n'a pas cédé en peu de temps aux émissions sanguines, l'on ordonnera un bain tiède de dix à quinze minutes, puis l'on couvrira la partie inférieure de l'abdomen de cataplasmes émollients. Des injections de lait tiède ou d'un mélange d'huile et d'eau, répétées deux à trois fois par jour, sont le meilleur moyen de combattre la sensation de chaleur et de sécheresse que les malades éprouvent quelquefois dans le vagin et les organes génitaux externes, sensation qui souvent est un vrai tourment.

Nous recommanderons encore comme un palliatif momentané un lavement avec quelques gouttes de teinture d'opium.

La médication interne se borne à l'emploi de légers purgatifs, comme, par exemple, les sels neutres, l'huile de ricin, etc., et de quelques sédatifs comme l'opium, la morphine, etc. L'emploi si fréquent que l'on faisait autrefois des mercuriaux, et particulièrement du calomel, nous paraît inutile et même nuisible à cause de l'action secondaire désagréable qu'ont souvent ces médicaments.

Lors même qu'une suppression subite des règles a été la cause de la maladie, il faudra se garder d'employer les emménagogues énergiques, recommandés par plusieurs auteurs, car ils augmentent la congestion de l'utérus et par là l'inflammation elle-même.

Dans ces cas-là, comme dans les autres, la meilleure médication est encore celle que nous avons indiquée, à savoir les émissions sangaînes locales, les bains chauds et les injections de liquides tièdes dans le vagin.

§ 2. *Inflammation parenchymateuse chronique de la matrice. — Engorgement chronique.*

Anatomie pathologique. L'engorgement chronique de l'utérus est la terminaison la plus fréquente de la métrite aiguë que nous venons de décrire. La matrice sortie du cadavre est toujours hypertrophiée et l'augmentation de volume est souvent telle, que cet organe atteint la grosseur du poing d'un homme. Ce volume est le résultat de l'épaississement des parois utérines, qui, vers le fond de l'organe, présentent quelquefois un diamètre de deux à trois centimètres lorsque l'affection de la matrice a atteint un haut degré. Tout l'organe est dur et résistant, tantôt il a conservé sa coloration naturelle, tantôt l'on voit à sa surface, dans quelques points, une couleur rouge livide. C'est surtout lorsque l'on coupe la matrice que l'on reconnaît la résistance du parenchyme qui souvent crie sous le couteau. Le tissu utérin est ordinairement sec, anémique dans la plus grande partie de l'organe, tandis que, dans quelques endroits qui se font souvent reconnaître par la coloration livide de la surface, l'on trouve les veines dilatées, gorgées d'un sang liquide. Lorsque la maladie ne date pas de si longtemps ou qu'une autre altération du tissu, comme, par exemple, un corps fibreux, un polype, etc., occasionne une congestion permanente, l'on trouve à l'autopsie une hypérémie plus ou moins étendue des parois de la matrice. Il en est de même lorsque des tumeurs quelconques, la pression d'organes avoisinants ou des maladies du poumon et du cœur, etc., occasionnent des troubles dans la circulation générale et une stase dans les ramifications de la veine cave inférieure.

A l'examen microscopique du tissu de la matrice l'on reconnaît dans cette affection une augmentation du tissu cellulaire provenant de l'organisation du liquide épanché entre les fibres musculaires; la nature de cette maladie serait donc, au point de vue anatomique, une *hypertrophie du tissu cellulaire*. Lorsque cette hypertrophie est uniforme dans tout l'organe, elle produit nécessairement une compression ou peut-être même une oblitération partielle des vaisseaux; mais, lorsqu'elle est plus développée dans quelques points, plus faible ou complétement nulle dans d'autres, il arrive que dans ces derniers points les vaisseaux et surtout les veines se dilatent par suite de la durée des troubles circulatoires et donnent lieu aux hypérémies partielles dont nous avons parlé. Il arrive aussi quelquefois que, la pression du sang augmentant, les vaisseaux dilatés se rompent et il en résulte des épanchements sanguins plus ou moins étendus que l'on rencontre surtout dans les couches les plus internes et les plus externes du tissu de la matrice. Les mêmes causes qui donnent lieu aux troubles circulatoires et aux hypérémies dans les parois de l'organe amènent ordinairement aussi une stase chronique dans les vaisseaux de la muqueuse utérine, stase qui produit les altérations pathologiques que nous décrirons plus bas en parlant du catarrhe chronique de l'utérus, altérations qui s'étendent ordinairement sur la totalité de la muqueuse utérine, jusqu'à la muqueuse de la portion vaginale où elle se caractérise par de simples érosions ou par une ulcération plus profonde.

L'hypertrophie des parois utérines dont il vient d'être question, semblable en cela à l'hypertrophie excentrique du cœur, est accompagnée d'une dilatation de la cavité de l'organe, sensible dans toutes les dimensions, mais surtout dans le sens du diamètre longitudinal qui présente quelquefois une augmentation de deux à cinq centimètres lorsque l'affection a atteint un haut degré. La cavité utérine laisse écouler un liquide muqueux souvent puriforme, auquel se trouvent ordinairement mêlés quelques caillots de la sécrétion vitrée de la muqueuse du col, et dont la quantité varie avec la violence du catarrhe utérin. Les *complications* de l'engorgement chronique de l'utérus sont la dilatation variqueuse des veines des organes voisins, principalement des ligaments larges, du vagin, de la vessie et du rectum, le catarrhe chronique du vagin et de la muqueuse des trompes et de la vessie, des adhérences entre l'enveloppe péritonéale de l'utérus et les parois du bassin, des hypérémies chroniques et des kystes de l'ovaire.

SYMPTÔMES. Souvent, mais pas toujours, l'engorgement chronique est la suite d'une métrite aiguë; dans un pareil cas, l'on voit disparaître peu à peu les symptômes aigus qui caractérisent l'inflammation de la matrice. De la vive douleur, de la fièvre intense et des divers symptômes concomitants, il ne reste rien qu'une sensation désagréable de plénitude et de pesanteur dans le bassin, accompagnée d'une émission difficile de l'urine, d'une défécation pénible et d'un écoulement muqueux des organes génitaux quelquefois peu abondant, mais qui d'autres fois est déjà alors fort copieux. Pendant l'organisation progressive du liquide épanché dans le parenchyme de l'utérus, et tant que l'organe malade augmente encore de poids et de volume, il y a exacerbation des douleurs. La malade accuse des douleurs à l'hypogastre et dans les régions sacrée et inguinales, douleurs vagues, mais néanmoins très-pénibles, durant presque sans interruption, mais s'exaspérant de temps en temps; ordinairement augmentées par la position verticale, la marche ou tout autre ébranlement du corps, la position horizontale les dissipe souvent, mais cependant pas toujours. Tout effort de la pression abdominale pour éternuer, pour tousser, pour expulser les matières fécales, etc., est accompagnée d'une sensation extraordinaire et douloureuse comme si un corps pesant devait tomber hors du bassin, et la malade éprouve en même temps dans bien des cas un besoin surnaturel, très-fréquent et très-douloureux d'uriner et d'aller à la selle. Une cuisson très-désagréable accompagne l'émission de l'urine, et l'urine elle-même est très-saturée, elle dépose au bout de peu de temps un riche sédiment d'urates ou plus rarement de phosphates, et dans ce cas il s'y trouve ordinairement mélangé une quantité considérable de mucus. Sauf quelques rares exceptions, la maladie est toujours accompagnée d'une constipation opiniâtre, et les malades se plaignent souvent d'une sensation pénible de cuisson, d'un prurit dans le vagin et les organes génitaux externes, un symptôme dont la violence croît ou diminue suivant l'abondance de la sécrétion de la muqueuse des organes génitaux et qui souvent paraît aussi dépendre de la congestion qui accompagne les règles.

Pendant la durée de l'engorgement chronique l'écoulement mensuel est sujet à de nombreuses irrégularités. Ordinairement peu abondant et de peu de durée, il est souvent accompagné de symptômes dysménorrhéiques très-douloureux; quelquefois même il cesse pendant des mois et même des années, tandis que dans de rares exceptions il peut devenir très-copieux. Souvent, à la suite de l'hypérémie continuelle de la muqueuse utérine, il se forme un exsudat à la surface interne de la matrice, exsudat qui, à l'époque de la menstruation, est expulsé avec les morceaux détachés de la membrane muqueuse, sous forme de plaques membraneuses plus ou moins grandes, et cette expulsion est toujours accompagnée de vives coliques utérines.

La menstruation insuffisante qui accompagne ordinairement l'engorgement chronique donne souvent lieu à un gonflement, une congestion des ovaires que l'on reconnaît par la présence d'une douleur cuisante ou pongitive dans les régions inguinales, tantôt continue, tantôt existant seulement à l'époque menstruelle.

Des troubles divers dans les fonctions de la digestion et de l'assimilation sont la conséquence ordinaire de la maladie; tels sont la cardialgie, quelquefois des vomissements, des selles trop rares, l'amas de gaz dans le canal intestinal et tous les symptômes si connus de la chlorose. Après un temps plus ou moins long, la pauvreté du sang exerce une influence nuisible sur la nutrition du système nerveux, et, quoique anatomiquement ou chimiquement l'on ne trouve aucune altération, l'on ne tarde pas à voir apparaître les troubles les plus divers dans les fonctions du cerveau et des nerfs périphériques, en un mot, tous les symptômes qui caractérisent l'hystérie.

Au travers des parois abdominales comme par le vagin, l'on reconnaît facilement l'hypertrophie de l'organe malade. Le fond de l'utérus remonte jusqu'à deux, à cinq centimètres, et même davantage au-dessus du pubis sous forme d'une tumeur arrondie, légèrement mobile et peu sensible à la pression; souvent même il n'est pas difficile de suivre les contours latéraux de l'organe. Au toucher vaginal l'on trouve fréquemment l'utérus plus bas que dans l'état normal, le corps renversé en avant, tandis que le col se trouve en arrière dans la cavité du sacrum. La portion vaginale est ordinairement dure et résistante, le plus souvent hypertrophiée et l'orifice est complétement fermé chez des femmes qui n'ont jamais accouché, tandis que chez celles qui ont eu des enfants il est ordinairement béant avec des lèvres renversées en dehors, tuméfiées et indurées; quelquefois même l'on reconnaît par le toucher tout autour de l'orifice une perte de substance plus ou moins considérable, suite d'ulcérations.

Au travers du cul-de-sac du vagin l'on rencontre immédiatement au devant de la portion vaginale et sans limite marquée, le segment inférieur de l'utérus, tuméfié, dur et peu sensible au toucher; il change peu ou point sa position par la pression, tandis qu'il suit sensiblement les mouvements imprimés au corps de l'utérus au travers de la paroi antérieure de l'abdomen.

L'exploration au moyen de la sonde, qui quelquefois n'est pas sans difficulté à cause du rétrécissement de la portion supérieure du canal cervical à la suite de l'hypertrophie des parois de la matrice, permet ordinairement de constater une augmentation plus ou moins considérable du diamètre longitudinal de l'utérus. Au moyen du spéculum l'on reconnaît l'hypertrophie de la portion vaginale, la coloration quelquefois plus foncée de sa surface, la présence de la sécrétion utérine telle que nous l'avons décrite plus haut, ainsi que des érosions et des ulcérations qui manquent rarement sur le pourtour de l'orifice utérin. L'épithélium de la portion vaginale est souvent si peu adhérent, que l'introduction du spéculum suffit pour causer de légères hémorrhagies, mais qui cessent bientôt spontanément.

Marche. Comme son nom l'indique, la maladie est chronique, et, lorsqu'elle a été négligée au début, elle est d'une très-longue durée et résiste opiniâtrément à tous les moyens que l'on emploie contre elle. Tantôt quelques-uns des symptômes que nous avons décrits disparaissent momentanément, tantôt au contraire ils affectent de nouveau la malade à un très-haut degré, ce que l'on observe surtout à chaque nouvelle apparition des règles. Souvent même, lorsque l'écoulement sanguin est insuffisant, l'on remarque alors tous les symptômes d'une nouvelle inflammation aiguë ; le volume de l'utérus augmente considérablement en très-peu de temps et cet état persiste souvent pendant un temps très-long et est toujours accompagné d'une exacerbation de tous les symptômes.

Mais l'engorgement chronique n'est pas toujours la suite d'une métrite aiguë ; souvent il se développe après une simple hypérémie de l'utérus résultant de troubles circulatoires dans les vaisseaux du bassin. On le rencontre de même après des maladies du cœur, du foie, de la rate, des ovaires, etc. Souvent aussi il accompagne d'autres affections de l'utérus, surtout lorsque cet organe est soumis à une tension et une irritation, par des néoplasmes (corps fibreux, cancers) se développant dans son propre parenchyme, par des polypes volumineux croissant dans sa cavité ou enfin par l'amas d'une quantité considérable de sang ou de mucus. Mais, dans tous les cas dont nous venons de parler, l'affection primitive est toujours plus grave que la maladie consécutive et les symptômes de l'engorgement perdent de leur importance. Lorsque l'engorgement est la suite de troubles circulatoires dans le système de la veine cave inférieure, son développement est lent et progressif, les symptômes d'une métrite aiguë manquent dans le début et il est rare aussi d'observer dans le cours de la maladie les exacerbations que nous avons mentionnées plus haut.

Terminaisons et pronostic. Lorsque l'affection est déjà invétérée et que l'organisation des matières épanchées dans le parenchyme utérin est déjà très-avancée, il faut renoncer à l'espoir d'obtenir une guérison complète. Le seul cas où elle serait possible serait lorsque, après une grossesse, l'épanchement déjà organisé subirait une résorption pareille à celle que l'on observe dans tous les divers éléments de l'organe pendant le retrait puerpéral. Si une guérison naturelle pareille n'a pas lieu, l'art sera tout au plus capable de diminuer les souffrances de la malade, mais, à la moindre cause qui exercerait une influence nuisible sur l'organe affecté, elles apparaîtront de nouveau. Le pronostic est plus favorable chez les malades qui ont déjà atteint l'âge critique, car la congestion menstruelle n'existe plus et ainsi disparaît une des principales causes de douleurs. Il faut cependant ajouter que l'imbibition du tissu de l'utérus favorise la résorption de l'exsudat lorsqu'il n'est pas encore organisé, ce qui fait que l'on ne peut attendre de résultat favorable que chez des femmes jeunes et ayant encore leurs règles. L'engorgement chronique de l'utérus ne cause jamais la mort à moins que l'exsudat fibrineux ou albumineux ne subisse une dégénérescence cancéreuse, mais nous n'en connaissons pas d'exemple bien constaté.

Étiologie. Comme nous l'avons déjà répété plusieurs fois l'engorgement chronique se développe fréquemment à la suite d'une métrite aiguë, il peut donc résulter de toutes les causes que nous avons indiquées en parlant de cette dernière maladie. Il faut en outre mentionner toutes les circonstances qui peuvent occasionner une irritation continue, une congestion ou une hypérémie de l'utérus, comme les néoplasmes et les amas de liquide déjà indiqués, ainsi que presque toutes les déviations et les difformités non congénitales de la matrice. Souvent l'affection est la suite de couches, surtout lorsque le retrait de l'utérus n'a pas eu son cours normal, soit suite de l'inertie des parois de l'utérus, soit à cause d'une inflammation survenue pendant les couches. L'avortement et surtout des avortements répétés sont une cause fréquente d'engorgement. Enfin il suffira d'indiquer qu'un coït immodéré, accompagné d'une excitation libidineuse extraordinaire, peut être une des causes de la maladie, et la stérilité que l'on observe chez les filles publiques est probablement souvent la conséquence de l'affection utérine en question. En effet, lors même qu'il existe des faits prouvant que la conception est encore possible, même lorsque la maladie est très-développée, ce ne sont que de rares exceptions, et la plupart des femmes affectées de cette maladie sont stériles.

Diagnostic. Après la description que nous avons donnée des symptômes de l'engorgement chronique de l'utérus, le diagnostic de cette affection ne présentera dans la plupart des cas aucune difficulté. L'on ne pourrait le confondre qu'avec une métrite aiguë, des tumeurs fibreuses et des polypes utérins, l'induration squirrheuse du segment inférieur de l'utérus ou le commencement d'une grossesse. Les symptômes qui le distinguent d'une *métrite aiguë* sont la durée de l'affection, le peu d'intensité des symptômes, l'absence des accidents fébriles, l'augmentation souvent très-considérable du volume de l'organe, l'allongement de sa cavité, une leucorrhée opiniâtre, des ulcérations profondes de la portion vaginale et un empêchement mécanique des fonctions des organes avoisinants.

Il est dans bien des cas très-difficile de distinguer avec une complète certitude d'un simple engorgement des *polypes* et des *corps fibreux* encore petits et faisant saillie dans la cavité utérine. Il faudra, dans un pareil cas, examiner avec une attention toute particulière l'état de la menstruation, qui, dans la maladie qui nous occupe, est ordinairement peu abondante, tandis qu'elle est presque toujours très-copieuse est très-fréquente lors de la présence de corps fibreux et de polypes sous-muqueux. Des corps fibreux sous-péritonéaux d'une dimension plus considérable sont faciles à reconnaître par la palpation sous forme de tumeurs arrondies, mamelonnées, plus ou moins nettement limitées ; et, quant aux polypes intra-utérins et aux corps fibreux sous-muqueux, ils causent toujours, lorsqu'ils ont atteint un volume considérable, une telle dilatation de la cavité cervicale, que la portion vaginale se raccourcit notablement et disparaît même quelquefois complétement, tandis que dans l'engorgement simple elle est toujours hypertrophiée et grossie.

Le diagnostic sera dans bien des cas plus difficile lorsqu'il s'agira de distinguer l'engorgement du segment inférieur de l'utérus de l'*induration squirrheuse* de la même partie, et nous avouerons franchement que nous ne connaissons aucun symptôme parfaitement sûr. Il faudra tenir compte de l'âge de la malade, de la cause de la maladie, s'il est possible d'en découvrir une, de sa marche et de son influence sur l'ensemble de l'organisme. La dureté extraordinaire de la portion vaginale et du segment inférieur de l'utérus, qui a été indiquée par plusieurs auteurs comme un signe certain de l'infiltration cancéreuse de ces parties, ne l'est pas à nos yeux, car nous l'avons rencontrée dans bien des cas où la marche de la maladie est venue dans la suite démontrer que l'on n'avait à faire qu'à un simple engorgement. Quant à la différence qui existe entre les ulcérations de l'orifice utérin si fréquentes dans cette dernière maladie et les ulcérations cancéreuses de la portion vaginale, nous renvoyons aux chapitres spéciaux. Pour le diagnostic différentiel de l'engorgement et d'une *grossesse* au début, il est important, outre tous les signes ordinaires de la grossesse que l'on trouvera décrits dans les traités et les manuels d'accouchements, d'examiner avec soin l'état de la portion vaginale, qui, dans le cours d'une gravidité, se raccourcit et se ramollit toujours, tandis que dans l'engorgement elle est constamment agrandie dans toutes les dimensions et extraordinairement dure et résistante. Du reste, nous devons convenir qu'un seul examen n'est souvent pas suffisant pour assurer le diagnostic et qu'il faut pour cela observer longtemps la marche de la maladie et faire à réitérées fois un examen attentif des parties malades.

Traitement. Dans le traitement d'une malade affectée d'engorgement chronique de l'utérus la tâche du médecin est tout d'abord de faire que l'épanchement déjà solidifié et organisé dans les parois de la matrice soit susceptible d'être résorbé, puis d'écarter les hyperémies continuelles afin d'empêcher par là une nouvelle infiltration du tissu de l'organe. Lorsque de nombreux essais ne laisseront plus espérer de résultat satisfaisant à la suite de cette méthode, il faudra au moins s'appliquer à combattre les symptômes les plus pénibles.

Entre toutes les méthodes de traitement préconisées par divers auteurs nous recommandons la suivante, comme la plus certaine.

Nous commençons le traitement par l'application de cinq à six sangsues sur la portion vaginale, qu'il faut renouveler quelquefois jusqu'à dix ou douze fois à des intervalles de cinq à six jours. Nous favorisons en outre la liquéfaction de l'exsudat par l'application méthodique de la chaleur sous forme de bains de siége tièdes répétés deux fois par jour, d'injections vaginales et de compresses sur l'abdomen. De nombreuses observations nous ont convaincu que l'action bienfaisante de la chaleur est encore augmentée lorsque l'on ajoute à l'eau que l'on emploie pour les bains et les injections une solution iodée ou bromée, telle qu'on la rencontre par exemple dans quelques sources naturelles, mais que l'on peut toutefois très-bien remplacer par une préparation artificielle analogue. Nous chauffons ce même liquide, que l'on concentre à volonté plus ou moins, jusqu'à une température de trente à trente-cinq degrés centigrade, puis nous y plongeons un drap de lit plié en plusieurs doubles qui sert à l'application de la chaleur sur l'abdomen, où on le laisse d'une demi-heure à une heure. Si le fond de l'utérus remonte jusqu'au-dessus du pubis, nous enduisons alors l'hypogastre avec de la teinture d'iode ou nous y faisons des frictions avec un onguent renfermant de l'iodure ou du bromure de potassium. A l'intérieur nous recommandons l'emploi prolongé de légers laxatifs, surtout les eaux minérales alcalines de Marienbad, Kissingen, Karlsbad, etc. Nous n'avons jamais obtenu de bons résultats des autres remèdes préconisés dans des cas semblables, comme, par exemple, les mercuriaux, la calendule, la ciguë, etc. Nous nous sommes par contre très-bien trouvé, même quant à l'affection locale, de l'emploi prolongé des martiaux et surtout de l'iodure de fer, toutes les fois qu'un nombre plus ou moins grand de symptômes indiquaient une hématogénèse insuffisante. Après avoir pris pendant trois ou quatre semaines les eaux minérales laxatives que nous venons d'indiquer (ce qui peut se faire simultanément avec l'emploi thérapeutique du fer), l'on passera aux eaux ferrugineuses de Brückenau, Bocklett, Schwalbach, Franzensbad, etc., et, pour faire la transition, l'on commencera par prendre pendant quelque temps un mélange d'un tiers de l'eau ferrugineuse avec deux tiers de l'eau alcaline. Lorsque les malades sont en position de le faire, on leur ordonnera un séjour de quelques mois dans un des bains en question, où ils devront se baigner et boire l'eau. Kreuznach et Kissingen sont les sources minérales que nous recommanderons de préférence dans toutes les affections utérines semblables.

En traitant cette maladie de la manière indiquée et avec la persévérance et la prévoyance nécessaires l'on obtiendra du moins une amélioration sensible dans l'état des malades si l'on ne réussit pas à procurer une guérison complète et durable. Lorsque l'on n'aura obtenu qu'une amélioration et que l'on n'aura que peu ou point d'espoir de guérison, il faudra encore chercher à modérer les symptômes douloureux qui auront persisté, au moyen d'un traitement symptomatique bien dirigé.

Bibliographie générale sur l'inflammation. — KIESSLING, De utero post mortem inflammato. Lips., 1754. — CIGNA, Uteri inflammatio. Diss. Turin, 1756. — BŒTTGER, De inflammatione uteri. Rintel., 1760. — BROTHERSON, Diss. de utero et inflammatione ejusdem. Edinb., 1776. — GEBHARD, De inflamm. uteri. Marb., 1786. — W. G. PLOUQUET, Diss. observ. hepatitidis et metritidis, etc. Tübing., 1794. — ESCHENBACH, De metritidis diagnosi et cura. Lips., 1797. — WENZEL, Ueber die Krankheiten des Uterus. Mainz, 1816. — STREHLER, Ueber Entzündung der Gebærmutter. Würzburg, 1826. — GUILBERT, Considérat. prat. sur cert. aff. de l'utérus, etc. Paris, 1826. — KENNEDY, Die Hypertrophie und andere Affectionen des Gebærmuttergrundes. Dubl. Journ. Novb. 1838. — SCHMIDT's Jahrb., 1839. Bd. V, p. 58. — CH. WALLER, Lectures on the functions and diseases of the womb. London, 1840. — JÆSCHE, Erfahrungen über die chronische Gebærmutterentzündung. Med. Ztg. Russl. 1846. Nos 26 et 27. — KENNEDY, Dubl. Journ.

Febr. 1847. — OLDHAM, Guy's hosp. rep., 1848. VI, 1. — BENNETT, Traité pratique de l'inflammation de l'uterus. Paris, 1850. — HUGUIER, Mém. sur les engorgements de la matrice. (Disc. sur les déviations et les engorgements de la matrice.) Bull. de l'Acad. nat. de méd., t. XV, pag. 101, 351, 453. — CHIARI, BRAUN et SPÆTH, Klinik f. Geburtsh. und Gynæk., p. 372. — O. PRIEGER, Ueber Hypertrophie und die harten Geschwülste des Uterus, etc. Monatschr. f. Gebtsk. Mærz., 1853.

§ 3. *Abcès du parenchyme de l'utérus.*

On observe très-rarement la formation d'abcès à la suite d'une métrite aiguë, à moins que l'utérus ne soit dans l'état puerpéral. Nous ne nous rappelons qu'un seul cas appartenant à cette catégorie ; c'était chez une jeune femme, chez laquelle, après une suppression subite des règles, il s'était déclaré une métrite violente, que nous traitâmes pendant environ huit jours de la manière indiquée plus haut, sans obtenir une diminution des douleurs très-intenses ; bien au contraire, la sensibilité de la région utérine augmenta de plus en plus, des frissons se répétèrent plusieurs fois, et il se développa au-dessus de la portion horizontale du pubis droit une tumeur environ de la grosseur d'un œuf de poule, passablement résistante et nettement limitée. Le vingt-deuxième jour de la maladie apparurent tout à coup les symptômes d'une péritonite violente et très-étendue, à laquelle la malade succomba le trente et unième jour. — La nécroscopie démontra que la cause de la mort était la rupture d'un abcès de la dimension d'un œuf d'oie, situé à la partie droite et supérieure du corps de l'utérus, dont le pus s'était frayé un chemin à travers des couches externes de la substance de l'utérus et de son enveloppe péritonéale.

On a plus souvent eu l'occasion d'observer la formation d'abcès dans les parois de l'utérus pendant la gravidité et l'état puerpéral ; mais ici nous ne pouvons nous empêcher de douter que plusieurs des collections de pus ou de matières putréfiées rangées dans cette catégorie se soient vraiment formées à la suite d'une inflammation du parenchyme de la matrice ; nous croyons plutôt qu'elles ont été causées par la décomposition purulente ou putride d'un caillot d'une veine ou d'un vaisseau lymphatique.

Les abcès de l'utérus ont, dans les différents cas, vidé leur contenu par des voies diverses ; c'est ainsi que nous possédons des observations où l'abcès s'ouvrit spontanément, d'autres où on lui fraya artificiellement un chemin dans la cavité utérine, dans le rectum et dans le vagin, tandis que dans d'autres cas la perforation eut lieu dans la cavité abdominale, dans la vessie ou même au travers des parois abdominales, quand préalablement elles avaient été réunies à l'utérus par le moyen d'adhérences.

Nous ne considérons le diagnostic des abcès de l'utérus comme possible que quand, après avoir observé les symptômes d'une métrite aiguë, l'on pourra démontrer avec sûreté, au travers de la paroi supérieure du vagin ou de la paroi antérieure de l'abdomen, la présence d'une tumeur augmentant rapidement de volume, d'abord dure, puis présentant plus tard une fluctuation. Mais, même dans de pareils cas, nous devons convenir que, par suite de diverses circonstances atténuantes, le diagnostic peut rester douteux, et que les doutes ne pourront être levés que lorsque le pus se sera spontanément frayé une issue, ou bien lorsque sa présence aura été démontrée par une ponction explorative, que, dans tous les cas, l'on ne fera jamais sans la plus grande précaution.

A-t-on reconnu la maladie ? il faudra toujours poser le pronostic avec la plus grande réserve, car l'on ne peut jamais, avec assurance, dire d'avance si et dans quelle direction le pus se frayera une issue, et quelle influence la sécrétion purulente, quelquefois de longue durée, exercera sur l'organisme général des malades. Le traitement des abcès de l'utérus consiste à appliquer méthodiquement la chaleur sous forme de bains chauds, d'injections dans le vagin et de cataplasmes sur l'abdomen ; à combattre par des émissions sanguines locales les symptômes d'une inflammation aiguë qui ordinairement n'a pas encore cessé, etc.; et si l'abcès est situé à une place accessible au bistouri, à se servir de ce moyen pour ouvrir le foyer purulent.

Bibliographie. — BARTHOLIN, Hist. anat. rar., cent. I, hist. 97, t. I, p. 156. — VOIGTL, Handb. der pathologischen Anatomie. Halle, 1805. Bd. III, p. 474. — JACOBI, Arch. génér. de Strassb. 1835. Juillet. — GENDRIN, Hist. nat. de l'inflammation, t. II, p. 165. — KIWISCH, Klin. Vortræge, Bd. II, p. 504.

§ 4. *Inflammation de la membrane muqueuse de l'utérus.*

Comme tout organe recouvert d'une membrane muqueuse, l'utérus est, à sa face interne, exposé aux inflammations catarrhales et croupeuses qui affectent généralement les muqueuses. Les premières s'observent ordinairement hors de la grossesse, tandis que les dernières sont plus souvent particulières à l'état puerpéral.

A. Catarrhe aigu de la muqueuse utérine.

Anatomie pathologique. Les principales altérations se trouvent à la face interne de l'organe. La muqueuse présente, principalement dans la portion qui revêt la cavité utérine proprement dite, une rougeur intense, souvent ponctuée, et les places rougies correspondent alors aux ouvertures des glandes utriculaires, lesquelles sont entourées d'un réseau capillaire fin très-fortement injecté. En outre, la muqueuse est très-œdématiée, ramollie, épaissie et faisant sur quelques points saillie dans la cavité utérine. Il est plus facile qu'à l'état normal d'en séparer du tissu sous-jacent des lambeaux plus ou moins grands, et, outre cela, on la trouve dans différents endroits de plus ou moins grande étendue, privée de son épithélium.

L'utérus, dont les parois ne sont, à l'état normal, recouvertes que d'une légère couche d'un mucus limpide et visqueux, renferme, lorsque la maladie a atteint son point culminant, une quantité extraordinaire d'un liquide tantôt jaunâtre et transparent, tantôt davantage rougi par le sang, tantôt enfin semblable à de la crème. Lorsque la sécrétion présente cette dernière qualité, cela résulte du mélange d'une quantité de corpuscules du mucus et d'épithélium séparé de la muqueuse.

Ordinairement le catarrhe aigu de la membrane muqueuse de l'utérus est accompagné d'un gonflement congestif de la substance musculaire de la matrice, et le plus souvent l'on parvient, particulièrement dans les couches les plus internes de l'organe, à reconnaître à l'œil nu que ses vaisseaux sont gorgés de sang. Il en résulte ordinairement une infiltration et un ramollissement plus forts dans les couches du parenchyme de l'utérus les plus rapprochées de la muqueuse, de telle sorte que les altérations du tissu, caractéristiques pour la métrite aiguë parenchymateuse, accompagnent ordinairement le catarrhe de la muqueuse, lorsque celui-ci a atteint un haut degré d'intensité.

Dans la période aiguë du catarrhe, la membrane muqueuse de la cavité du col présente généralement la rougeur, le ramollissement et le gonflement à un plus faible degré, et, le plus souvent, les altérations dans le tissu du parenchyme utérin, indiquées plus haut, sont de même moins prononcées, quoique une légère tuméfaction du col et de la portion vaginale manque rarement. Dans le plus grand nombre des cas, la mucosité visqueuse, vitrée, sécrétée par les follicules de la cavité cervicale, perd sa consistance; elle devient plus liquide et se mêle plus facilement et plus intimement avec la sécrétion provenant de la cavité utérine proprement dite.

La portion vaginale, dont la muqueuse est ordinairement colorée en rouge foncé et participe en général à l'inflammation de la muqueuse utérine, est le plus souvent légèrement tuméfiée et ses papilles ressortent davantage. L'orifice utérin, ordinairement rétréci chez des personnes vierges, transformé en une fossette étroite et ronde, est dans tout son pourtour dépourvu de son épithélium.

Comme *complications* du catarrhe aigu de la muqueuse utérine, on rencontre l'inflammation catarrhale des membranes muqueuses du canal vaginal, de l'urèthre, de la vessie et du rectum.

Symptômes. Les symptômes d'une congestion des organes du bassin précèdent ordinairement l'inflammation catarrhale aiguë de la membrane muqueuse de l'utérus. Les malades accusent à cette époque une sensation désagréable de tension vers le sacrum et les deux régions inguinales, une chaleur et une plénitude dans le bassin et un besoin fréquent d'uriner; l'urine est alors ordinairement d'un rouge intense et elle dépose un sédiment muqueux ou formé d'acide urique. Ces symptômes sont souvent accompagnés d'une diarrhée abondante. Petit à petit les douleurs se concentrent vers la région utérine qui se montre particulièrement sensible à la pression, sans que pourtant l'on puisse, à l'examen, constater au travers de la paroi abdominale une augmentation du volume de l'utérus. Environ vers le quatrième ou le sixième jour de la maladie, quelquefois déjà plus tôt, l'on reconnaît, à un écoulement plus ou moins copieux des parties génitales, l'hypersécrétion de la membrane muqueuse de l'utérus. Le liquide sécrété est d'abord très-peu dense, presque limpide, peu visqueux, et il laisse sur le linge des taches roides et nettement limitées. Dans la suite, il devient ordinairement jaunâtre; il présente quelquefois quelques légères stries sanguines, et, vers le dixième ou le douzième jour de la maladie, il prend la consistance crémeuse mentionnée plus haut, puis il reste tel, jusqu'à ce que, spontanément ou après l'application de remèdes convenables, l'hyperémie et le ramollissement de la muqueuse utérine, qui étaient la cause de l'augmentation de sécrétion, aient diminué et avec eux la chute de l'épithélium.

Ici nous devons pourtant rappeler que le liquide s'écoulant des parties génitales externes ne présentera les propriétés sus-mentionnées caractéristiques pour la sécrétion utérine que lorsqu'il n'aura pas subi de modification par le mélange d'une quantité considérable de mucosité vaginale.

Pour reconnaître si la mucosité s'écoulant des parties génitales est sécrétée en plus grande partie dans l'utérus ou dans le vagin, on peut examiner sa réaction chimique. Le liquide est-il alcalin? la sécrétion provient alors de l'utérus, tandis que la sécrétion du vagin est ordinairement acide. Lors même que ce caractère n'est pas tout à fait constant, on peut pourtant en général s'en servir dans la pratique. Mais, si l'on veut examiner plus exactement le produit de la sécrétion utérine, il est indispensable de mettre à nu le museau de tanche au moyen du spéculum. Par la même occasion, après avoir préalablement nettoyé la portion vaginale, on peut observer la rougeur foncée de sa membrane muqueuse, le bourrelet que celle-ci forme autour du museau de tanche, la perte de l'épithélium et le développement excessif des papilles de la muqueuse.

Marche. La marche et la durée de la maladie sont assez variables. Dans beaucoup de cas, lorsque l'affection passe à l'état chronique, la fin de la période aiguë ne se laisse point déterminer avec sûreté. Mais, quand cette issue malheureuse n'a pas lieu, l'inflammation catarrhale aiguë de l'utérus se termine presque toujours en deux ou trois semaines. Petit à petit, les douleurs causées par la congestion de l'utérus et de ses annexes diminuent et disparaissent enfin complétement. La quantité de l'écoulement muqueux diminue aussi, peu à peu il perd la consistance crémeuse indiquée plus haut; il devient liquide, transparent, et souvent, à cette époque, on le trouve mélangé avec une quantité considérable de la mucosité vitrée, elle-même plus consistante, de la muqueuse du col. Vers la fin de la maladie, les écoulements ont lieu en très-petite quantité et à des intervalles toujours plus grands, quelquefois même à plusieurs heures de distance. Souvent la maladie se termine à l'apparition d'une menstruation, mais souvent aussi la congestion qui l'a provoquée cause une nouvelle exacerbation ou le passage de l'état aigu à l'état chronique que nous allons décrire plus bas avec plus de détails.

Diagnostic. Les symptômes causés par le catarrhe aigu de l'utérus sont si caractéristiques, que l'on ne peut pas facilement le confondre avec une autre maladie de l'utérus. Ce ne serait que dans les cas où une congestion extraordinaire des organes du bassin précéderait l'inflammation de la muqueuse, ou lorsque celle-ci se communiquerait plus profondément à la substance de l'utérus, que l'on pourrait rencontrer des difficultés pour décider si l'on a affaire à un simple catarrhe ou à une inflammation parenchymateuse aiguë. Dans un pareil cas, du reste, les doutes sur le diagnostic seraient de peu d'importance, car, dans les circonstances mentionnées, le traitement de ces deux maladies si rapprochées l'une de l'autre est passablement le même dans les deux cas.

Étiologie. Le catarrhe aigu est la suite d'une cause externe agissant directement sur la matrice en y produisant une hyperémie, comme, par exemple, l'influence du froid, un coït violent exercé avec une forte excitation morale, le contact de la muqueuse vaginale avec la sécrétion blennorhéique de l'urèthre de l'homme, etc., ou bien il accompagne certaines maladies générales dans lesquelles on observe une fièvre violente. C'est ainsi qu'il n'est pas rare dans le cours des exanthèmes aigus, de la rougeole, la scarlatine, la variole; et nous-même nous avons eu plusieurs fois l'occasion d'observer la maladie, dans sa forme la plus marquée, sur des cadavres de jeunes filles de six à huit ans, mortes à la suite de variole ou de scarlatine. On le vit en outre chez des malades qui avaient succombé au typhus, au choléra, à des inflammations catarrhales et dysentériques des intestins, de même aussi il n'est point rare qu'un catarrhe aigu de la muqueuse uréthrale se transmette à l'utérus par le vagin. Si quelques auteurs ont prétendu que la maladie en question apparaît aussi par suite de la suppression de certaines sécrétions habituelles, comme, par exemple, des sueurs des pieds, etc., ou bien après la guérison subite d'exanthèmes chroniques, nous devons avouer que nous n'avons jusqu'à aujourd'hui observé aucun cas qui pourrait confirmer cette opinion. L'apparition de la maladie dans les circonstances mentionnées était sûrement toujours susceptible d'une autre explication, en conséquence nous croyons qu'admettre un catarrhe aigu *métastatique*, c'est adhérer à une opinion erronée et que l'on ne peut justifier. Nous devons aussi faire observer que, dans le cours de certaines maladies générales chroniques, par exemple les scrofules, la tuberculose, etc., l'on ne rencontre le catarrhe aigu de l'utérus que lorsque la maladie générale s'est localisée dans cet organe ou lorsqu'elle occasionne un trouble dans la circulation qui a pour suite une violente hyperémie de la matrice. Enfin il nous faut mentionner qu'il n'est pas très-rare d'observer, chez des femmes aménorrhéiques ou dont les règles sont peu abondantes, le catarrhe aigu pour ainsi dire en remplacement des hémorrhagies menstruelles. C'est un fait connu que les altérations du tissu que l'on observe sur la muqueuse utérine avant l'écoulement menstruel sont très-semblables, si ce n'est identiques, avec celles qui accompagnent l'inflammation catarrhale aiguë. Lorsque la congestion menstruelle de l'utérus n'atteint pas le degré que l'on observe dans les circonstances normales, elle n'occasionne point la rupture des vaisseaux, mais une hyperémie qui, si elle se prolonge quelque temps, produit tous les phénomènes que l'on observe dans le catarrhe aigu.

TRAITEMENT. Très-souvent le catarrhe aigu de l'utérus guérit sans l'intervention de l'art, ce qui cependant n'autorise nullement à négliger cette maladie. Si on l'eût fait moins souvent, on rencontrerait aussi moins souvent de ces leucorrhées utérines si pénibles qui épuisent la patience des malades et du médecin, et qui laissent si souvent après elles de graves perturbations.

Que l'on ne manque jamais, dans le traitement de la maladie qui nous occupe, de régulariser le régime des malades. Repos complet corporel et moral, abstinence sévère de jouissances sexuelles, une nourriture facile à digérer, des boissons diluentes et acidulées, et avant tout la plus grande propreté dans les parties génitales, sont tout à fait indispensables; il faut pour cela ordonner journellement un ou deux bains de siége et, si cela est possible, des injections tièdes dans le vagin. La maladie est-elle accompagnée d'une plus grande sensibilité de l'utérus et d'une tuméfaction de la matrice, ou bien y a-t-il des doutes si l'on n'a peut-être pas à faire à une métrite parenchymateuse à un faible degré, il faut avoir recours à des émissions sanguines locales, et cela de préférence par l'application de quelques sangsues à la portion vaginale. Dans des cas pareils, des cataplasmes tièdes appliqués sur la région utérine et de légers purgatifs salins rendent aussi de bons services. Si la marche de la maladie devient plus lente, si après la diminution des phénomènes inflammatoires la sécrétion devient plus abondante, crémeuse et purulente, il faut alors ajouter quelque léger astringent à l'eau des injections, comme par exemple une solution peu concentrée de nitrate d'argent, de perchlorure de fer, de sulfate de zinc, d'alun, de tannin, etc. Les érosions que l'on observe quelquefois à la surface de la muqueuse guérissent ordinairement en peu de jours par le moyen de légères cautérisations de ces parties avec une solution de nitrate d'argent, que l'on applique avec un fin pinceau, ou que l'on verse dans un spéculum de verre et qu'on laisse environ cinq minutes en contact avec les parties malades. Il n'y a pas besoin de rappeler que dans le cas où une anomalie de la menstruation serait la cause du catarrhe ou l'accompagnerait, elle ne devrait jamais être négligée. Il va de même sans dire qu'il faudra employer les remèdes convenables contre le catarrhe des muqueuses vaginale et uréthrale, que l'on observe souvent en même temps et qu'il faudrait toujours tenir compte d'une maladie constitutionnelle qui serait la cause de l'affection utérine. Quant à l'inflammation catarrhale produite par la *contagion blennorrhéique*, on est maintenant d'accord que, tant que la maladie est à l'état aigu, son traitement ne diffère pas de celui que nous venons d'indiquer en général. On le comprendra d'autant mieux si l'on considère que, dans bien des cas, un diagnostic certain du catarrhe blennorrhéique de la membrane muqueuse des organes génitaux de la femme est encore impossible. Du reste, nous renvoyons pour ce sujet à notre description de la blennorrhée des membranes muqueuses du vagin et de l'urèthre.

B. Catarrhe chronique de la muqueuse utérine.

Anatomie pathologique. Vu la fréquence de cette maladie, on ne s'étonnera pas qu'on ait aussi souvent l'occasion d'étudier les altérations anatomiques qui la caractérisent. Laissant de côté les cas où le catarrhe chronique accompagne d'autres maladies de l'utérus, et ne considérant que ceux où il constitue une maladie à part et indépendante, nous devons d'abord envisager les altérations anatomiques que l'on observe à la surface de la muqueuse. A l'ouverture de la cavité d'un utérus pareil on est d'abord frappé par ses grandes dimensions aussi bien dans le diamètre longitudinal que dans le transversal, et ensuite de cela par la grande surface de la muqueuse. Celle-ci apparaît dans la cavité de l'utérus proprement dit, ou lisse ou rude comme du velours; dans le premier cas elle est d'un jaune pâle ou livide, présentant par places une coloration d'un gris ardoisé, tandis que dans le dernier cas elle présente ordinairement une coloration d'un rouge bleuâtre beaucoup plus intense; souvent dans toute son étendue, mais souvent aussi seulement sur quelques points de sa surface. Fréquemment la muqueuse a dans plusieurs places perdu son épithélium, et là où il est resté on le trouve souvent *pavimenteux* au lieu de l'épithélium cylindrique normal. Ordinairement la cavité agrandie de l'utérus est remplie d'une quantité considérable de mucosité crémeuse ou puriforme, mais qui après un séjour prolongé dans la matrice devient plus liquide, légèrement colorée en jaune et transparente. D'abord, avant et après la menstruation, cette mucosité, qui, à l'examen microscopique, ne présente ordinairement que des corpuscules du mucus et les cellules épithéliales qui lui sont mélangées, est légèrement colorée en rouge, et à un examen attentif l'on reconnaît facilement les corpuscules du sang qui s'y trouvent en plus ou moins grande quantité.

La muqueuse de la cavité du col présente de notables différences avec celle du corps de l'utérus. Elle est ordinairement, mais nullement toujours, plus pâle, plus fortement tuméfiée, ses plis transversaux ressortent beaucoup, et dans les enfoncements formés de la sorte on découvre de nombreux follicules de la grosseur d'un grain de millet à celle d'un pois, renfermant un contenu translucide et connus sous le nom d'*œufs de Naboth*. La sécrétion de la cavité du col est aussi notablement différente de celle de la muqueuse du corps de l'utérus. En effet, elle est vitrée, transparente, très-consistante, et remplit la cavité cervicale sous la forme d'un bouchon qui adhère fortement à ses parois.

Les altérations de la muqueuse utérine que nous venons de décrire s'étendent ordinairement jusqu'à la muqueuse de la portion vaginale, où, à côté d'une rougeur, d'un ramollissement et d'un gonflement généralement plus marqués, des pertes de substances, telles que des érosions, des excoriations et des ulcérations, exigent l'attention du médecin.

Si dans le cours du catarrhe chronique il ne se développe pas d'engorgement des parois de l'utérus, on les rencontre à l'autopsie plus minces, plus friables, contenant quelquefois davantage de sang; les veines surtout sont très-distendues et restent largement ouvertes lorsqu'on les coupe. Le catarrhe chronique de l'utérus s'étend ordinairement aux organes voisins; il affecte particulièrement la muqueuse du vagin, des ovaires, plus rarement de l'urèthre et de la vessie. Il accompagne presque constamment toutes les altérations profondes de l'utérus, comme, par exemple, l'engorgement chronique, les corps fibreux, les dépôts cancéreux, et on le voit aussi accompagner les maladies des autres organes sexuels ou en être la suite.

Symptômes. Le symptôme le plus important et le plus frappant du catarrhe chronique de la matrice est l'écoulement muqueux plus ou moins copieux que l'on observe dans les parties génitales. Nous avons déjà décrit plus haut les propriétés physiques et chimiques de cette mucosité, et nous voulons ici seulement rappeler qu'un mucus visqueux, filant, vitré, indique toujours une affection de la muqueuse du col, tandis que, lorsque la sécrétion puriforme est crémeuse, l'application du spéculum est toujours nécessaire pour savoir si elle provient véritablement de l'utérus ou si elle est causée par une leucorrhée du vagin. Du reste, dans les cas où l'écoulement est très-copieux, de nature corrosive, où il produit des érythèmes et des excoriations sur la surface interne des cuisses, on se trompera rarement en admettant que la plus grande partie de la mucosité est le produit d'une hypersécrétion de la muqueuse du vagin.

Dans un grand nombre de cas les symptômes d'un catarrhe aigu de l'utérus précèdent la leucorrhée proprement dite, mais souvent la maladie se développe peu à peu, sans ces prodromes, et l'hypersécrétion de la mucosité utérine, augmentant de mois en mois, sans être accompagnée d'aucun autre symptôme pénible pour la malade, en est la première indication; mais, quand la maladie dure plus longtemps, quand la sécrétion muqueuse est très-abondante et que par suite d'un obstacle apporté à son écoulement, elle s'assemble en plus grande quantité dans l'utérus, les parois de cet organe sont fortement distendues et les malades se plaignent de temps en temps de douleurs irradiant du sacrum vers les aines et le pubis, et qui, d'abord avant le commencement des règles, présentent une grande intensité. L'irritation des nerfs de l'utérus que l'on observe dans de pareilles circonstances donne tôt ou tard naissance à des phénomènes sympathiques dans des organes plus éloignés. Les plus importants sont des douleurs cardialgiques, des troubles dans la digestion, particulièrement un météorisme opiniâtre, de la constipation et souvent aussi des vomissements répétés. Ces troubles des fonctions digestives et la perte de substances protéiques, occasionnée par le copieux écoulement muqueux, amènent tôt ou tard d'autres altérations dans les fonctions de l'assimilation et dans l'hématogénèse. Celles-ci se font reconnaître par les phénomènes bien connus de l'anémie et de l'hystérie et dans les cas graves, après une longue durée de la maladie, par une disparition prématurée des forces, un amaigrissement sensible, en un mot, par un affaissement et un marasme de tout l'organisme.

Lorsque la maladie suit cette marche, la menstruation présente aussi généralement de notables altérations. Le retour de l'écoulement mensuel devient irrégulier, la sécrétion sanguine est très-faible, ou au contraire très-abondante, et, en outre, comme nous l'avons dit, souvent accompagnée de douleurs très-intenses. Si une grande quantité de mucosité s'assemble dans la cavité utérine, ou si au catarrhe chronique se joint un épaississement des parois de l'utérus, suite d'une hyperémie de longue durée, l'on peut quelquefois reconnaître, par le palper au-dessus du pubis, la matrice grossie, mais peu sensible; ce symptôme manquera cependant dans un grand nombre de cas. Le doigt introduit dans le vagin rencontre la portion vaginale ordinairement épaissie, sa muqueuse ramollie, glissant facilement sur le parenchyme sous-jacent, et souvent cette méthode d'exploration fait diagnostiquer les ulcérations qui siégent au pourtour de l'orifice utérin.

L'introduction de la sonde dans le canal cervical est souvent difficile, par suite du gonflement de la muqueuse et de la forte saillie de ses plis transversaux; mais, quand on a pu l'introduire jusqu'au fond de l'utérus, on reconnaît presque toujours que sa cavité présente un agrandissement de deux à cinq centimètres et même au delà.

Le ramollissement et la vulnérabilité de la muqueuse utérine expliquent le fait que dans de pareilles circonstances l'emploi de la sonde est quelquefois suivi de légères hémorrhagies.

A l'examen, au moyen du spéculum, on trouve la portion vaginale très-fortement colorée et même d'un rouge livide, si la maladie dure depuis longtemps. Chez des femmes qui ont accouché plusieurs fois, les bords de l'orifice utérin sont ordinairement tuméfiés, l'antérieur surtout descend davantage, et c'est rare que l'on ne trouve pas les excoriations et les ulcérations que nous avons déjà mentionnées plusieurs fois. Dans le museau de tanche, l'on voit ordinairement sortir un bourbillon muqueux d'un gris perlé ou d'un blanc jaunâtre, adhérant fermement à la portion vaginale et résistant au frottement répété d'un bourdonnet de charpie. A côté de lui, la mucosité utérine crémeuse ou puriforme, décrite plus haut, s'écoule souvent goutte à goutte de l'orifice.

Dans la plupart des cas, à l'examen avec le spéculum, on pourra reconnaître la présence de l'hypersécrétion de la muqueuse vaginale.

Marche, terminaison et pronostic. Le catarrhe chronique de l'utérus est une maladie qui peut durer des années sans présenter le moindre danger pour les malades. C'est là aussi un motif qui fait que, dans les premières périodes, la maladie est souvent méconnue par les malades elles-mêmes, ce qui arrive surtout lorsque l'écoulement est peu copieux, lorsqu'il n'a pas de mauvaise odeur, qu'il n'est pas de nature corrosive, ou lorsque sa quantité, comme c'est souvent le cas, diminue pendant quelque temps, ce qui fait que les malades croient à une guérison spontanée. Ce n'est que lorsque la maladie a étendu sur des organes plus éloignés ou sur tout l'organisme son influence pernicieuse, comme nous l'avons indiqué plus haut, ou lorsque les symptômes locaux, comme les douleurs, les troubles de la menstruation, ont atteint un degré insupportable, que la malade a recours au médecin. Elle vient alors le consulter pour un symptôme quelquefois tout différent, et ce n'est souvent que par hasard, ou en se rappelant des faits analogues, que le médecin reconnaît dans la leucorrhée utérine la source de tous les symptômes indiqués par la malade. Malheureusement l'époque favorable pour une guérison radicale est ordinairement passée, et l'on devra s'estimer heureux si l'on réussit à modérer quelque peu l'hypersécrétion de la muqueuse utérine, et à en atténuer les conséquences. Quant à nous, nous ne nous souvenons d'aucun cas où nous ayons pu guérir complétement une leucorrhée utérine abondante et durant depuis plusieurs années. Nous avons déjà dit que, après une longue durée, les cas graves peuvent devenir dangereux pour l'ensemble de l'organisme, et plusieurs des femmes que nous fûmes appelé à traiter durent attribuer à une négligence de la maladie en question un affaissement corporel et moral qu'elles gardèrent tout le reste de leur vie ou des accès hystériques qui les privèrent de toute jouissance de la vie.

Étiologie. Comme nous l'avons fait observer plus haut, le catarrhe chronique de l'utérus se développe souvent à la suite des inflammations aiguës de cet organe, tout premièrement des inflammations catarrhales aiguës de la muqueuse, puis aussi quelquefois à la suite d'une métrite parenchymateuse. L'état puerpéral et les inflammations de l'utérus qui se déclarent souvent pendant les couches sont aussi une des causes les plus importantes de la maladie en question. C'est ainsi qu'il arrive quelquefois que la sécrétion des lochies passe à l'état d'une hypersécrétion permanente de la muqueuse utérine, ce qui arrive surtout facilement lorsque dans les premiers temps après l'accouchement la malade commet des écarts de régime.

Très-souvent l'abus de l'acte vénérien et la congestion des parties génitales qui en résulte sont la cause de la maladie. C'est ainsi qu'on l'observe souvent chez les jeunes mariées, et la maladie connue sous le nom de *fluor meretricalis*, que l'on observe si souvent chez les filles publiques, s'explique de la même manière.

Dans bien des cas, le catarrhe chronique de l'utérus est la suite d'une autre altération dans la texture de la matrice ou de ses annexes; c'est ainsi qu'il ne manque presque jamais dans les fibroïdes sous-muqueux, les polypes, les infiltrations cancéreuses, l'engorgement chronique de la matrice, les diverses espèces de tumeurs des ovaires, etc. On l'observe aussi fréquemment à la suite de maladies chroniques du sang ou d'affections d'organes éloignés occasionnant une congestion continue dans les organes du bassin. On le voit ainsi accompagner souvent la chlorose, les scrofules, la tuberculose, les maladies chroniques des poumons, particulièrement l'emphysème, les maladies organiques du cœur, principalement la sténose et l'insuffisance de la valvule mitrale, l'infiltration graisseuse du foie et les tumeurs chroniques de la rate. Certaines causes extérieures, comme par exemple des demeures malsaines et humides, une vie sédentaire, etc., paraissent avoir quelque influence sur la production de la maladie qui nous occupe.

Traitement. Les différents gynécologistes ont, dans les derniers temps, émis des opinions très-divergentes sur le traitement du catarrhe chronique de l'utérus. Tandis que les uns se sont prononcés pour des remèdes internes destinés surtout à combattre les suites du catarrhe, il en est un nombre considérable qui ne veulent attendre de résultat satisfaisant que d'un traitement local. L'expérience nous a appris que ni l'une ni l'autre de ces opinions extrêmes n'est complétement juste et que l'on peut surtout obtenir d'heureux résultats si on unit les deux méthodes. Cela nous entraînerait trop loin si nous voulions examiner ici en détail tous les remèdes et toutes les méthodes qui ont été recommandés jusqu'ici, et nous nous contenterons de faire connaître à nos lecteurs le procédé qui, dans le cours de notre pratique, nous a toujours paru le plus sûr et nous a mené le plus vite à notre but. Dès que les symptômes objectifs et subjectifs démontrent encore la présence d'une congestion et d'une hyperémie de la matrice, si toutefois la santé générale de la malade n'est pas une contre-indication, nous commençons la cure par l'application de quelques sangsues à la portion vaginale de l'utérus. Selon les circonstances nous répétons cette application deux à trois fois. En même temps, par des purgatifs doux, mais longtemps répétés, par exemple en faisant boire, pendant plusieurs semaines, les eaux minérales salines de Karlsbad, Marienbad, Kissingen, Friedrichshall, etc., auxquelles nous donnons la préférence, nous tâchons d'obtenir une dérivation sur le canal digestif. A côté de cela, nous combattons, par des injections astringentes dans le vagin et des bains de siége, l'hyperémie et l'hypersécrétion de la muqueuse des organes génitaux. Pour les malades très-sensibles, disposées à des refroidissements, nous employons d'abord dans ce but de l'eau tiède, dont on diminue tous les deux à trois jours la température de quelques degrés, de telle sorte qu'enfin l'eau dont on se sert est parfaitement froide. Alors nous ajoutons un astringent quelconque, comme, par exemple, une solution de perchlorure de fer ou une décoction d'écorce de chêne, de ratanhia, etc.; nous préférons toutefois le premier de ces remèdes. Les globules martiaux (tartrate de fer et de potasse) ou le protoxyde de fer, ajoutés aux bains de siége, rendent aussi souvent de bons services.

Si la cavité du col est la partie principalement affectée, ce que l'on reconnaît avec sûreté à la qualité de la sécrétion, comme nous l'avons indiqué plus haut, nous avons de suite recours à la cautérisation de cette cavité. La maladie ne date-t-elle que de peu de temps et ne présente-t-elle qu'une faible intensité? nous nous servons alors, pour la cautérisation, d'un pinceau de blaireau trempé dans une solution concentrée de nitrate d'argent; dans le cas contraire, nous introduisons dans la cavité cervicale un morceau de pierre infernale, que nous y laissons pendant deux ou trois minutes. Nous répétons ces cautérisations tous les cinq à six jours jusqu'à ce qu'une diminution notable dans la sécrétion nous autorise à admettre qu'il y a amélioration dans l'état de la malade; alors il suffit de faire une cautérisation tous les douze à quinze jours. Si les symptômes indiquent une affection catarrhale de la muqueuse du corps de l'utérus, et si, comme cela est souvent le cas, le procédé que nous venons de décrire n'est pas suffisant pour la guérir, nous recommandons alors la cautérisation de la cavité utérine au moyen d'un porte-pierre armé que l'on introduit jusque dans la cavité de la matrice, ou bien au moyen d'injections astringentes (une solution de nitrate d'argent, de perchlorure de fer, de sulfate de zinc, etc.). En général, nous préférons le premier procédé, parce qu'il n'est pas si souvent que le dernier accompagné de coliques utérines douloureuses ou même de légères métrites.

Si la maladie n'a pas encore atteint un très-haut degré et si aucune complication ne s'oppose à sa guérison, l'emploi, pendant six à huit semaines, des remèdes indiqués suffira ordinairement, si ce n'est pour la guérir complétement, du moins pour obtenir une amélioration sensible et durable. La curette recommandée par Récamier[1] pour enlever les granulations qui se développent dans l'utérus est un instrument basé sur des théories tout à fait erronées, ce qui lui ôte aussi toute utilité pratique.

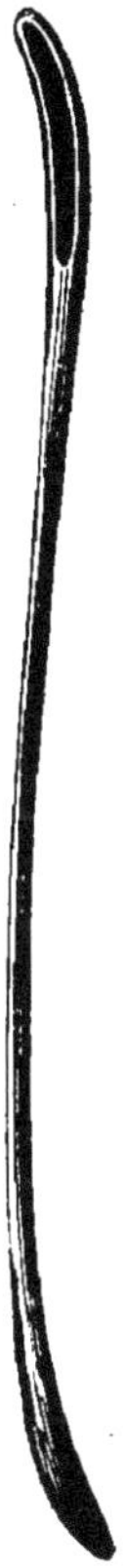

Entre les complications accessibles au traitement, l'engorgement chronique des parois de l'utérus, les ulcérations de la portion vaginale et la leucorrhée du vagin, méritent surtout d'attirer l'attention. Quant au traitement, nous renvoyons aux chapitres correspondants de ce livre, en faisant seulement observer que ces complications entretiennent souvent la leucorrhée de l'utérus et que leur guérison produit dans bien des cas une amélioration de la maladie qu'elles accompagnent.

Fig. 50. Curette de Récamier.

Nous avons déjà mentionné plus haut que souvent le traitement local ne fournit d'heureux résultats que lorsqu'il est accompagné d'un traitement général, choisi d'après l'état de l'ensemble de l'organisme de la malade. Sous ce rapport, c'est sur l'observation de certaines règles hygiéniques que le médecin doit fonder ses plus grandes espérances. Un séjour à la campagne, un mouvement modéré, peu fatigant, dans un air libre et pur, de petits voyages, une nourriture légère et nourrissante, l'abstinence de liqueurs spiritueuses et excitantes, enfin la régularisation des fonctions génitales de la malade (et ici nous n'entendons nullement une continence complète), contribueront sûrement pour beaucoup à la guérison ou à l'amélioration d'une maladie si pénible. Quand les symptômes de l'anémie ou de l'hystérie accompagnent le catarrhe chronique de l'utérus, on cherchera à les combattre par l'emploi prolongé de préparations ferrugineuses, ou en se servant comme bains et comme boisson des eaux minérales de Franzensbad, Brückenau, Schwalbach, etc.; les bains de protoxyde de fer rendent aussi souvent les meilleurs services. Au contraire, les malades chez lesquelles l'hyperémie de l'utérus et de

[1] M. Nélaton s'en sert cependant encore pour guérir les *fongosités utérines*, et, dans sa nombreuse pratique, il s'en est toujours bien trouvé, car l'abrasion d'une partie presque insignifiante de ces fongosités suffit ordinairement pour faire cesser des hémorrhagies abondantes et qui, pendant des mois entiers, s'étaient répétées à de courts intervalles. C'est, dit M. Nélaton, un fait que l'on ne peut expliquer, mais qui est si frappant, que personne ne pourra le nier. Nous avons nous-même vu dans le service de M. Nélaton une malade à laquelle ce chirurgien fit l'abrasion de fongosités utérines avec la curette de Récamier, et le résultat fut tel que M. Nélaton nous l'avait annoncé d'avance. Voir en particulier la thèse de M. Ferrier citée dans la bibliographie. — *Note des traducteurs.*

ses annexes est accompagnée de troubles circulatoires dans l'abdomen, causés par l'engorgement du foie ou de la rate, et celles chez lesquelles une mauvaise digestion, suite de l'irritation catarrhale de la muqueuse intestinale, est un des symptômes les plus frappants, pourront attendre d'heureux résultats de l'emploi des eaux de Karlsbad, Marienbad, Kissingen, Hombourg, etc.

Lorsque les fonctions de la peau sont sensiblement altérées, ou que les symptômes les plus importants sont des troubles du côté du système nerveux, sous les différentes formes de l'hystérie, nous recommandons un séjour prolongé dans des bains de mer ou des établissements hydrothérapiques.

Enfin nous devons encore mentionner que nous n'avons jamais obtenu aucun résultat de l'emploi de quelques remèdes vivement recommandés pour le traitement du catarrhe chronique de l'utérus, comme, par exemple, l'iode et ses diverses préparations, le baume de copahu, le ratanhia, le catechu, le kino, etc., et nous sommes intimement persuadé que l'on peut parfaitement renoncer à l'emploi de ces derniers remèdes dans les cas où le traitement que nous avons indiqué plus haut n'aurait conduit à aucun résultat satisfaisant.

Bibliographie. — BUREAUD, Essai sur la leucorrhée, Paris, 1834. — DELVINCOURT, De la mucosité génito-sexuelle. Paris, 1834. — MARC D'ESPINE, Rech. anal. sur quelques points de l'histoire de la leucorrhée. Arch. gén. de méd. de Paris. Février 1836. — DONNÉ, Rech. microscopiques sur la nature du mucus, etc., Paris, 1837, et Cours de microscopie, Paris, 1844, pag. 141. — STEINBERGER, Ueber den weissen Fluss, etc. Siebold's Journ. XVI, 1. — SCHŒNFELD, De la leucorrhée des jeunes filles avant l'âge de la puberté. Gand, 1839. — PAULI, Der weisse Fluss. Neue Zeitschrift f. Geburtskunde. VII, Heft 2. — DURAND-FARDEL, Mém. sur les blennorrhagies des femmes, etc. Journ. des conn. méd.-chir. Juillet à Septembre 1840. — TROUSSEL, Des écoulements particuliers aux femmes, etc. Paris, 1842. — RIGBY, Med. Times. Aug., Septb. 1845. — LEGRAND, Mém. sur le traitement topique de la leucorrhée. Gaz. méd. de Paris, 1847. N° 1. — GIBERT, Bull. de thér. Janv. 1848. — RÉCAMIER, Des granulations dans la cavité de l'utérus. Ann. de thér. Août 1846. — ROBERT, Mém. sur l'inflammation chronique de la membr. muqueuse de l'utérus. Bull. de thér. Nov. 1846, et Des affections granuleuses, ulcéreuses et carcinomateuses de l'utérus, Paris, 1848. — CHASSAIGNAC, Sur le traitement des granulations intra-utérines par la cautérisation. Bulletin de thérapeutique. Décb. 1848. — RÉCAMIER, Union médicale, 1850. N°s 66 et 70. — C. MAYER, Verhandl. d. Ges. f. Gbtsh. VII, 8. — KAUFMANN, Ueber eine der hæufigsten Ursachen des chronischen Fluor albus. Vhdl. d. Ges. f. Gbtsh. V, 39. — LANGE, Ueber Fluor albus. Deutsche Klinik, 1852. N° 48. — SIGMUND, Wien. med. Wochenschrift, 1853. N° 52. — NÉLATON, Fongosités utérines, etc. Gaz. des Hôp. 1853. N° 17. — NONAT, Du traitement de cert. lés. de la face int. de l'utérus au moyen de la curette. Gaz. des Hôp. 1853. N° 93. — TYLER SMITH, The Pathology and Treatment of leucorrhoea. Lancet, 1855. March et seq. — PARKS, Amer. Journ. April 1854. — FERRIER, Des fongosités utérines. Thèse. Paris, 1854. — KŒLLIKER et SCANZONI, Das Secret der Schleimhaut der Vagina et des Cervix uteri. Scanzoni's Beitræge. II, 128.

ART. IX. — L'HYDROPISIE DE L'UTÉRUS ET LES COLLECTIONS D'AIR DANS CET ORGANE.

ANATOMIE PATHOLOGIQUE ET ÉTIOLOGIE. Après la description du catarrhe chronique de l'utérus suit naturellement celle de l'amas de mucosité au dedans de cet organe, qui constitue la maladie connue sous le nom d'hydropisie de l'utérus ou d'*hydromètre*. Elle est toujours la suite d'un obstacle qui s'oppose à l'écoulement de la mucosité, qui, sécrétée en plus grande quantité, s'amasse petit à petit à l'intérieur de l'utérus. Elle ne peut donc avoir lieu que lorsqu'une altération préalable dans la texture de l'organe, ou un défaut de conformation du col, sont la cause d'une imperméabilité relative ou absolue du canal. En conséquence, on ne la rencontre jamais seule, mais toujours comme une complication d'autres maladies de l'utérus, complication qui occasionne souvent des douleurs plus ou moins vives. C'est ainsi qu'il n'est pas rare de l'observer à côté des différentes flexions de l'utérus. On la rencontre souvent, à un faible degré, à l'autopsie de femmes âgées, chez lesquelles la présence simultanée d'érosions, d'ulcérations catarrhales et de la disparition sénile du col sont souvent la cause d'une atrésie du canal. De même un fibroïde sous-muqueux ou un polype, lorsqu'ils remplissent le canal cervical, peuvent empêcher l'écoulement de la sécrétion utérine et avoir pour suite sa rétention dans la partie supérieure de l'organe, ce qui peut aussi arriver lorsqu'une tumeur considérable, se développant hors de l'utérus, fait dévier cet organe de sa position normale et presse le col contre la paroi du bassin. Nous avons observé une fois un cas pareil, où un kyste de l'ovaire gauche, de la grosseur de la tête d'un enfant, avait occasionné un tel amas de sécrétion dans l'utérus, que l'on sentait cet organe comme une tumeur de la grosseur du poing et présentant une fluctuation très-sensible au-dessus du rameau horizontal du pubis droit.

Il suffit assurément de rappeler que la présence d'une hydropisie de l'utérus n'est possible que lorsque l'écoulement du sang menstruel dans la cavité utérine a complétement cessé à cause de l'âge avancé de la malade, ou bien, si la femme est plus jeune, lorsqu'elle a depuis longtemps souffert d'une aménorrhée complète. En effet, l'on comprend facilement que le même empêchement qui s'oppose à l'écoulement de la mucosité ne permettrait pas non plus celui du sang déversé dans la cavité utérine, et il en résulterait, non une hydropisie de l'utérus, mais un amas de sang dans cet organe.

Quant à l'état aqueux, au peu de densité de la mucosité amassée dans la cavité utérine, nous en voyons des analogies dans les cas où d'autres organes, enduits d'une membrane muqueuse, comme, par exemple, les trompes de Fallope, la vésicule du fiel, le sac lacrymal, etc., plus ou moins distendus par suite d'un empêchement à l'écoulement libre de leurs sécrétions, paraissent remplis d'un liquide séreux. La cause de cette altération de la sécrétion est peut-être en partie une production plus limpide, plus aqueuse de la membrane muqueuse elle-même; cependant il n'est pas improbable que les élément solides ordinairement mêlés à la sécrétion (corpuscules du mucus, cellules épithéliales) se précipitent sur les parois de l'organe et expliquent ainsi l'état aqueux du liquide. Du reste, il ne faut pas oublier que dans de pareilles circonstances la membrane muqueuse subit un amincissement notable, et que, après la disparition complète des glandes, le tissu cellulaire qui forme sa masse constituante s'identifie tellement avec le tissu cellulaire sous-muqueux, que l'organe devient pour ainsi dire une capsule enduite d'une membrane séreuse (fibro-séreuse).

Ordinairement la quantité de mucosité amassée dans la cavité utérine n'est que de cinquante à deux cents grammes; mais, après une longue durée de la maladie, elle peut atteindre un demi et même un kilogramme. Les cas dans lesquels on a vu l'utérus distendu par l'amas du liquide de manière à atteindre la grosseur de la matrice dans les dernières périodes de la grossesse sont on ne peut plus rares. Plus l'extension de l'utérus augmente et plus augmente aussi l'amincissement de ses parois, et l'on a même vu quelquefois l'organe entier transformé en une vessie à parois très-minces et présentant une fluctuation sensible.

Il paraît que, dans certaines circonstances que l'on ne connaît pas encore exactement, le liquide amassé dans l'utérus subit une décomposition, d'où il résulte la formation et l'amas d'une plus ou moins grande quantité de gaz. C'est à cet état de l'utérus que l'on a donné le nom de *pneumo-hydromètre.*

Symptômes. Les phénomènes les plus importants et les plus constants que l'on observe dans l'hydropisie de l'utérus sont l'agrandissement de la matrice, des douleurs plus ou moins vives et la suppression des règles si elles n'étaient pas déjà supprimées naturellement.

L'agrandissement de l'utérus a lieu ordinairement petit à petit;

et, tant qu'il n'a pas atteint un haut degré, les malades ne s'en aperçoivent nullement. Les cas dans lesquels, au bout de quelques semaines ou de quelques mois, il s'est amassé une telle quantité de liquide dans l'utérus, que cet organe fait saillie au-dessus des os du pubis sous forme d'une tumeur volumineuse et présentant quelquefois un fluctuation sensible, sont des plus rares. La présence de la fluctuation dépend d'abord de l'état des parois de l'utérus, et elle sera d'autant plus marquée que l'amincissement que ces dernières ont subi dans leur distension sera plus grand.

Cette tension et cette dilatation des parois de l'utérus, ensuite d'un amas plus ou moins grand de liquide, provoquent des contractions que les malades ressentent comme des douleurs périodiques semblables à celles de l'enfantement; on leur donne en général le nom de coliques utérines. Ces contractions atteignent ordinairement un plus haut degré dans les cas où les parois de l'utérus n'ont pas encore subi de dilatation et d'amincissement notables, et elles se feront principalement sentir lorsque, pendant et après une congestion plus forte vers l'utérus, l'amas de sécrétion sera tout à coup augmenté. C'est pour cela que des femmes qui n'ont pas encore passé l'âge critique ont plus souvent à souffrir de ces coliques utérines douloureuses que d'autres plus vieilles qui ne sont plus sujettes à l'hyperémie menstruelle des organes génitaux. — Lorsque le canal cervical n'est pas complétement imperméable, et que l'écoulement de la sécrétion utérine est empêché par un simple rétrécissement (par une flexion, un fibroïde, un polype, etc.), il arrive quelquefois que le rétrécissement du canal cervical cesse à la suite des contractions intenses et répétées de l'utérus qui tendent à le dilater et que de cette manière la sécrétion amassée au-dessus de l'empêchement trouve un écoulement. Le liquide se précipite alors souvent tout d'un coup, et, si l'utérus renfermait une grande quantité de gaz, l'écoulement est accompagné d'un fort bruit semblable à celui que produit le gaz intestinal lorsqu'il s'échappe par l'anus. C'est ainsi que nous avons traité une femme, âgée d'environ trente ans, affectée d'un fibroïde de la grosseur d'un œuf de poule, situé près de l'orifice utérin interne, dans l'utérus de laquelle (elle n'avait que rarement une menstruation peu abondante) il s'amassait de temps en temps une telle quantité de mucosité, que, après douze ou vingt-quatre heures de contractions douloureuses et continues, il en sortait souvent trois cents ou six cents grammes avec un bruit très-fort rappelant tout à fait celui d'un flatus. Une fois nous observâmes ce fait au moment où nous voulions introduire la sonde dans l'utérus pour poser un diagnostic plus certain. Dans un second cas, la dilatation de l'utérus par l'air qu'il contenait était si grande, que la malade se croyait enceinte de sept mois, ce que nous crûmes aussi à un premier examen superficiel. La percussion de l'abdomen nous fit cependant changer d'opinion, et l'expulsion par les parties génitales d'une grande quantité d'air, expulsion bruyante qui eut lieu quelques jours plus tard pendant la nuit et réveilla la malade dans son sommeil, prouva bientôt que nous ne nous étions pas trompé dans notre diagnostic.

L'hydropisie de l'utérus est presque toujours accompagnée d'aménorrhée, et, si des femmes affectées de cette maladie perdent encore quelquefois un peu de sang par les parties génitales, il ne provient probablement que de la partie de la muqueuse du cervix qui se trouve au-dessous de l'obstacle qui empêche l'écoulement de la mucosité utérine. Il faut encore mentionner, ce que nous avons déjà observé dans deux cas d'antéversion de l'utérus, que l'amas de la mucosité utérine n'a lieu que de temps en temps et qu'après son écoulement la période menstruelle peut apparaître une ou deux fois comme à l'état normal pour faire place de nouveau à une aménorrhée passagère. — Si l'amas de liquide dans la cavité utérine atteint un degré encore plus élevé, on trouvera, outre la dilatation de la portion supérieure de l'organe perceptible au travers des parois abdominales, des altérations plus ou moins sensibles à l'exploration interne. Plus l'utérus est grand et plus il remonte de la cavité pelvienne dans la cavité abdominale, plus aussi est grande la dilatation de sa partie inférieure, qui présente même quelquefois au doigt explorateur une fluctuation, peu marquée, il est vrai. La portion vaginale devient aussi de plus en plus courte, à tel point qu'on la trouve quelquefois complétement effacée, dans les cas où l'imperméabilité du canal provient de l'orifice utérin externe.

Nous voulons encore ajouter en peu de mots que cette maladie cause souvent aux malades des souffrances très-diverses par l'empêchement mécanique des fonctions d'organes adjacents, par des troubles sympathiques de la digestion et par la production de certains états pathologiques du sang et du système nerveux, au nombre desquels nous voyons au premier rang l'anémie et l'hystérie.

Diagnostic. L'hydropisie de l'utérus pourrait être confondue avec une grossesse, des kystes de l'ovaire ou des rétentions habituelles de l'urine dans la vessie. Cette maladie diffère d'une grossesse par sa longue durée, par l'accroissement de l'utérus qui a lieu pendant plusieurs mois, même plusieurs années, par la possibilité de démontrer la cause de l'amas du liquide, et enfin par l'absence de tous les caractères positifs d'une grossesse.

Les kystes de l'ovaire, avant qu'ils aient atteint une grosseur notable, sont ordinairement situés dans une des régions inguinales ; ils ne sont pas nécessairement à cette époque accompagnés d'aménorrhée, et il est même rare qu'on observe ce symptôme ; ils ne causent pas de coliques utérines si nettement caractérisées, et ils amènent ordinairement un déplacement de l'utérus à droite ou à gauche, et la portion vaginale n'est pas sensiblement altérée. Enfin, dans cette maladie, l'introduction de la sonde utérine constate la perméabilité du canal cervical et l'absence de tout obstacle à l'écoulement de la sécrétion de l'utérus. — L'on possède dans l'application du cathéter un moyen simple et sûr pour ne pas confondre l'hydropisie de l'utérus avec une vessie distendue par suite d'une rétention d'urine.

Les motifs que nous venons d'indiquer font-ils admettre la présence d'un amas de liquide dans la cavité utérine, il reste encore à décider si l'épanchement est formé par un amas de mucosité ou de sang, si l'on a affaire à une *hydromètre* ou une *hématomètre*. On admettra la première de ces maladies si la malade a déjà passé l'âge critique, si l'extension de l'utérus a atteint un très-haut degré et si les écoulements qui peuvent avoir lieu de temps en temps sont de nature muqueuse ou aqueuse. L'existence d'une hématomètre est au contraire probable lorsque la malade n'a pas atteint l'âge critique, que l'agrandissement de l'utérus commence avec la période de la puberté, qu'elle augmente à des intervalles égaux avec tous les symptômes qui accompagnent l'expulsion périodique des ovules, et qu'enfin un examen attentif des parties génitales fait reconnaître une oblitération complète et le plus souvent congénitale du col de l'utérus ou du vagin.

Marche et pronostic. Les causes de la maladie en question telles que nous venons de les indiquer permettent déjà de conclure que sa marche sera presque toujours chronique, durant souvent même plusieurs années et que la réponse à la question « si dans un cas donné la maladie pourra être guérie ou non ? » dépendra toujours de la curabilité ou de l'incurabilité de la cause qui lui a donné naissance. A l'examen des symptômes nous avons déjà eu l'occasion de dire que, lorsque la maladie a atteint un haut degré, elle n'est pas sans influence sur l'état général de l'organisme et qu'elle nuit à la santé par les troubles de la digestion, de la circulation et des fonctions du système nerveux qui l'accompagnent si souvent. Nous voulons encore ajouter que, dans quelques cas exceptionnels, le liquide amassé dans la cavité utérine, dilatant lentement les trompes de Fallope, depuis l'utérus jusqu'à leur terminaison abdominale, trouve ainsi une issue dans l'abdomen et donne naissance à une péritonite qui se termine par un ascite. Les cas dans lesquels l'extension et l'amincissement des parois utérines atteint un tel degré, qu'il en résulte une rupture de l'utérus suivie d'une mort rapide, sont excessivement rares.

Traitement. Une guérison radicale de la maladie ne sera possible que lorsque l'on réussira à lever l'obstacle qui s'oppose à l'écoulement du liquide amassé, comme on peut par exemple l'espérer pour les cas de flexion et pour les polypes de l'utérus. Mais, même lorsque le traitement ne promet pas de si heureux résultats, l'art peut encore faire quelque chose pour adoucir les douleurs souvent très-violentes qu'éprouvent les malades.

S'il n'existe qu'un rétrécissement du canal cervical et que ce dernier ne soit pas complétement imperméable, l'on cherchera, en introduisant de temps en temps la sonde utérine, à donner une issue à la mucosité amassée dans la cavité de la matrice. Dans un cas où la maladie était compliquée d'une rétroversion irréductible par suite de fortes adhérences du péritoine à la paroi postérieure du bassin, et où le corps de l'utérus présentait une dilatation plus grosse que le poing d'un homme, nous obtînmes l'écoulement de la sécrétion au moyen de l'introduction d'un morceau d'éponge préparée qui dilata le canal cervical et l'orifice utérin interne, au niveau duquel se trouvait aussi un rétrécissement. En outre, dans de pareilles circonstances, nous recommandons l'emploi des topiques capables de modérer l'hypersécrétion de la muqueuse utérine. C'est ainsi que chez une femme âgée de cinquante-sept ans, chez laquelle la disparition sénile du col de l'utérus avait causé un rétrécissement de la portion du canal cervical la plus rapprochée de l'orifice interne, il s'était développé une telle hydropisie de l'utérus, que la partie supérieure de cet organe remontait environ cinq centimètres et demi au-dessus de la symphyse pubienne, nous obtînmes, par l'injection souvent répétée de liquides astringents et enfin par la cautérisation réitérée de la muqueuse utérine au moyen du nitrate d'argent en substance, une telle amélioration, que l'utérus ne dépassait plus sensiblement la symphyse du pubis. Tous les autres symptômes consécutifs, qui auparavant tourmentaient beaucoup la malade, disparurent aussi presque complétement, et cet état dura jusqu'à aujourd'hui, c'est-à-dire environ trois ans après l'application des moyens en question. Si l'amas de liquide dans la cavité utérine avait atteint un degré insupportable pour la malade ou menaçant peut-être même sa vie, et que l'occlusion complète du col rende impossible l'écoulement du liquide par cette voie, il ne resterait pas d'autre espoir de guérison qu'en opérant, par le vagin, la ponction de la partie inférieure de l'utérus au moyen d'un trocart long et recourbé. Il serait alors nécessaire de laisser longtemps en place la canule du trocart, ou d'introduire des bougies afin de dilater et de maintenir ouverte l'ouverture pratiquée pour pouvoir plus tard, après la cicatrisation de ses bords, introduire les topiques que nous avons indiqués plus haut, dans le but de modérer la sécrétion de la muqueuse utérine. Cette proposition, dont l'utilité pratique n'a pas encore été mise à l'épreuve, mérite sûrement d'être prise en considération.

Bibliographie. — Vesalius, De corp. hum. fabr. Lib. V, cap. 9. — El. v. Siebold, Hdb. der Frauenzimmerkrankheiten. I, p. 523. — Jœrg, Handb. der Krankheiten des Weibes. Leipzig, 1821, p. 836. — Carus, Hdb. der Gynækologie. 3 Aufl. I, p. 285. — Andral, Précis d'anat. pathol., t. II, p. 678 et seq. — Boivin et Dugès, Traité prat. des maladies de l'utérus, etc. Paris, 1833. I, p. 255. — Colombat, Traité des maladies des femmes. Paris, 1838. II, p. 741. — Kiwisch, Klin. Vortræge. 4 Aufl. Bd. I, p. 347. — Szerlecki, Physometra. Neue Ztschr. f. Geburtskunde. Bd. VII. II, 3. — Tessier, Sur la timpanite de la matrice. Gaz. méd. 1844. N° 1. Rev. méd.-chir. Juin 1854.

Art. X. — Des différentes formes d'ulcérations du col de l'utérus.

Nous avons déjà, en plusieurs endroits de ce livre, eu l'occasion de mentionner la fréquence des affections ulcéreuses du col de la matrice. Cette fréquence même et l'influence consécutive que ces affections exercent sur l'ensemble de l'organisme rendent une étude attentive de ce chapitre nécessaire à tous les gynécologistes; et cela d'autant plus, que les différentes formes d'ulcérations dont nous allons nous occuper ne présentent pas seulement des différences sensibles dans leurs symptômes et leur marche, mais qu'elles exigent aussi des traitements variés.

Cherchons maintenant à caractériser plus spécialement les différentes formes d'ulcérations.

1° La forme d'ulcération la plus simple est celle connue sous le nom d'*érosion* ou d'*excoriation de l'orifice utérin*. Elle apparaît comme une simple dénudation de l'épithélium s'étendant tantôt seulement sur l'une, tantôt sur les deux lèvres de l'orifice utérin, formant ainsi autour de cette ouverture un demi-cercle ou un cercle complet ressortant par sa coloration d'un rouge vif et sa surface veloutée sur les parties environnantes roses et lisses. Elle accompagne ordinairement les inflammations catarrhales aiguës et chroniques de la muqueuse du col et du vagin, et elle se forme sûrement, grâce à un ramollissement et une adhérence moins ferme de l'épithélium par suite de l'état hyperémique de la muqueuse. Le frottement du col contre les parois du vagin ou bien l'acte du coït le détachent alors des parties qu'il recouvrait, et la place qui de cette manière est mise à nu constitue l'érosion en question. C'est avec raison que Kennedy compare cette affection aux excoriations du gland du pénis et aux ulcérations aphtheuses qui ne sont pas rares dans la cavité de la bouche.

L'on a en effet, et, comme il nous semble, avec raison, distingué une *forme aphtheuse* des érosions de l'orifice utérin. Nous avons nous-même aussi à réitérées fois, tantôt dans le voisinage immédiat, tantôt à une certaine distance de l'orifice utérin, observé des éruptions pustuleuses où l'épithélium du col formait de petites vessies de la grandeur d'une tête d'épingle jusqu'à celle d'un pois. En passant légèrement un pinceau mou au-dessus de ces pustules, on enlevait facilement l'épithélium, et il restait une petite tache d'un rouge vif. Quelquefois plusieurs pustules pareilles se développent les unes à côté des autres, et les diverses places privées de leur épithélium se rapprochent toujours plus et forment ainsi une érosion de plus grande étendue, qui atteint souvent une assez grande dimension par la formation de nouvelles vésicules qui crèvent comme les précédentes.

C'est probablement cette forme d'érosion que les auteurs français et anglais ont désignée sous le nom de *forme herpétique*, et qu'ils ont regardée comme l'expression d'une maladie constitutionnelle. Lors même que nous n'avons aucune raison de considérer les pustules en question comme herpétiques, nous croyons cependant devoir, jusqu'à un certain point, adhérer à l'opinion que nous venons d'énoncer. En effet, il est vrai que dans certains cas la maladie repose sur un vice de la constitution du sang, à la vérité encore inconnu. Car, de même que les aphthes de la muqueuse de la bouche se développent souvent à la suite de troubles de la digestion chez des individus qui, pendant longtemps, ont été exposés à un air froid et humide, il semble aussi que des causes pareilles puissent quelquefois produire la maladie dont nous nous occupons. Nous fûmes encore confirmé dans cette opinion par l'observation d'une femme, du reste bien portante, qui eut pendant longtemps à souffrir d'aphthes de la muqueuse buccale, et qui, à chaque nouvelle éruption, présentait aussi des pustules sur la muqueuse du col utérin. Elles disparaissaient ordinairement en peu de temps après l'emploi de remèdes appropriés, mais récidivaient tout aussi souvent que l'affection de la bouche, et ne disparurent complétement qu'après un séjour de plusieurs mois à la campagne et l'usage régulier et prolongé de bains de rivière. Comme nous l'avons déjà dit plus haut, l'érosion des lèvres de l'orifice utérin est presque toujours liée à une irritation catarrhale et une augmentation de la sécrétion des muqueuses du col et du vagin. Mais, même lorsque ce n'est point le cas, l'on observe toujours une coloration plus vive et un ramollissement sensible, si ce n'est de toute la surface de la muqueuse qui recouvre le col de la matrice, du moins des parties les plus rapprochées de l'orifice, de telle sorte que l'on peut, avec raison, prétendre que la chute des cellules épithéliales dont nous avons parlé a toujours pour cause une affection catarrhale.

En elle-même, l'érosion des lèvres de l'orifice utérin n'a pas une haute importance pratique, et elle ne l'atteint que par le développement qu'elle peut prendre et que nous allons décrire dans les paragraphes suivants. Mais c'est justement parce que l'érosion, abandonnée à elle-même, dégénère presque toujours en ulcérations profondes, d'une longue durée et qui finissent par nuire à tout l'organisme, que c'est pour le médecin un devoir de leur accorder toute son attention et de chercher à temps d'en obtenir la guérison.

On y réussit en général après un traitement de quatre à six semaines. On purifie d'abord, au moyen d'injections d'eau tiède, le vagin des matières sécrétées qu'il renferme et qui ont une action plus ou moins délétère sur l'épithélium de la muqueuse, et l'on commence la cure proprement dite par une émission sanguine locale au moyen de trois à quatre sangsues appliquées sur le col. On modère ainsi de la manière la plus sûre l'hyperémie de la muqueuse qui entretient l'érosion, et l'on assure l'action des remèdes à employer dans la suite. Deux à trois jours après cette émission sanguine, après avoir pendant ce temps répété deux fois par jour les injections tièdes, l'on mettra à nu le col de la matrice au moyen d'un spéculum cylindrique, de préférence de verre ou de porcelaine, dans l'ouverture duquel l'on versera quinze grammes d'une solution de nitrate d'argent de concentration moyenne (un gramme pour vingt-cinq d'eau), de telle sorte que non-seulement l'érosion, mais aussi les parties avoisinantes, restent baignées dans le liquide pendant trois à cinq minutes. Là-dessus on introduit un tampon de ouate fine assez loin pour qu'il ne touche que les deux tiers inférieurs des parois du vagin, tout en dilatant la partie supérieure de ce canal, de manière à empêcher ainsi autant que possible tout frottement de la partie excoriée. Après environ six heures, l'on peut enlever le tampon et absterger de nouveau le vagin au moyen d'une injection tiède. Nous considérons comme superflu d'ajouter des substances astringentes dans le liquide à injecter pour le traitement de simples érosions. Dès lors l'on répétera, tous les cinq à six jours, les cautérisations avec la solution de nitrate d'argent de la manière décrite plus haut. Si toutefois après un traitement de quatre semaines la guérison n'est pas complète, il sera bon de faire une seconde application de sangsues et de cautériser dorénavant avec le nitrate d'argent en substance.

S'il s'agit d'une simple érosion sans une vive inflammation catarrhale de la muqueuse de l'utérus et du vagin et sans altérations profondes du tissu de la matrice et spécialement du col, ce traitement atteint ordinairement, dans le temps indiqué, le but que l'on se propose. Mais, s'il y a complication, l'érosion ne disparaît souvent que lorsque l'affection concomitante (catarrhe, engorgement de l'utérus, etc.) aura d'abord été guérie.

Enfin, il nous faut encore ajouter que, dans la thérapeutique des érosions, comme, du reste, de toutes les ulcérations du col de la matrice, un traitement hygiénique bien entendu, particulièrement le séjour dans un air libre et pur, une nourriture facile à digérer et l'éloignement de tout ce qui pourrait favoriser l'hyperémie des organes du bassin, est de la plus haute importance. Le traitement extrêmement vanté par quelques auteurs et qui consiste à garder pendant plusieurs semaines une position horizontale, dans le décubitus dorsal, ne nous paraît nullement recommandable, à cause des troubles de la digestion, de la constipation et de l'appauvrissement du sang qui en résultent.

2° Lorsque l'érosion du col de l'utérus, telle que nous venons de la décrire, est, pendant un certain temps, abandonnée à elle-même ou qu'elle est soumise pendant longtemps à l'influence délétère de causes extérieures, comme, par exemple, la malpropreté, des excès vénériens, des accouchements répétés, elle se transforme en une *ulcération* profonde, accompagnée de perte de substance. Sur la place de l'érosion, qui d'abord présentait à peine un enfoncement sensible, l'on voit se développer de nombreux petits bourgeons globuleux, à peine de la grosseur d'une tête d'épingle, tantôt très-rapprochés, tantôt très-éloignés les uns des autres. Au microscope, l'on reconnaît que ce ne sont que les papilles de la muqueuse, fortement développées, qui donnent ainsi à la surface de l'ulcération un aspect inégal, granulé, ce qui fait que l'on désigne cette forme d'ulcération sous le nom de *granuleuse*. Pour étudier plus exactement ces ulcérations, il est indispensable de purifier, au moyen d'injections tièdes prudemment appliquées, le col de l'utérus des matières qui y restent adhérentes (mucus, pus, sang), après l'avoir préalablement mis à nu au moyen d'un spéculum de verre. L'on voit alors la surface, ordinairement livide ou rouge bleuâtre, de l'ulcération qui occupe une seule lèvre ou s'étend en cercle sur les deux lèvres tout autour de l'orifice. Les bords en sont ordinairement irréguliers, c'est-à-dire des parties plus ou moins grandes de la muqueuse, encore recouvertes de son épithélium, font saillie sur la surface proprement dite de l'ulcération. La perte de substance est ordinairement plus considérable dans le voisinage immédiat des lèvres de l'orifice; celles-ci apparaissent un peu écartées l'une de l'autre, comme renversées en dehors, et présentent une rougeur très-intense avec un ramollissement et une turgescence causés par l'infiltration séreuse de leurs couches profondes. Si la personne est déjà accouchée précédemment, l'on peut souvent, avec une spatule de petite dimension, écarter tellement l'une de l'autre les lèvres de l'orifice, que la partie inférieure de la muqueuse du col devient accessible à la vue. Elle présente alors aussi une coloration, d'un rouge livide, et une surface rugueuse, couverte de nombreuses papilles saillantes, dont quelques-unes, dilatées par l'amas de matière sécrétée, constituent les follicules glanduleux connus sous le nom d'œufs de Naboth. Il s'écoule de la cavité cervicale une quantité abondante d'une mucosité vitrée, d'un gris perlé, se laissant tirer en fil, tandis que la surface proprement dite de l'ulcération tout à l'entour du museau de tanche livre une sécrétion opaque épaisse, semblable à de la crème ou à du pus, qui, à cause de la grande vulnérabilité de la portion dénudée de son épithélium, est souvent parsemée de stries sanguines. Si l'on passe un bourdonnet de charpie sur la surface de l'ulcération, l'on occasionne facilement une hémorrhagie qui empêche d'examiner plus longtemps la place malade. On rencontre le plus souvent ces ulcérations granuleuses chez des femmes chez lesquelles l'orifice utérin présente des lésions, suite d'accouchements précédents. Les pertes de substance les plus considérables se trouvent alors principalement aux deux angles latéraux de l'orifice. Mais cette forme d'ulcération n'existe jamais seule; elle est toujours liée à d'autres altérations profondes du tissu de l'utérus, le plus souvent un engorgement ou un catarrhe chronique, que l'on doit tantôt regarder comme la cause, tantôt comme la suite de l'ulcération.

Les ulcérations granuleuses du col de l'utérus ne guérissent jamais spontanément; mais, si on les abandonne à elles-mêmes, tantôt elles continuent à s'étendre, tantôt elles se couvrent d'excroissances de tissu cellulaire, qui, plus tard, forment les ulcérations que nous décrirons sous le nom de *fongueuses*. Enfin ces ulcérations entretiennent une congestion constante de l'utérus et de ses annexes, aggravent ainsi les altérations du tissu que cet organe pouvait présenter, et donnent naissance à des altérations pathologiques diverses dans les ovaires et les trompes de Fallope, dans le vagin et le rectum, de telle sorte que chacun comprendra la haute importance de cette affection et son influence nuisible sur l'ensemble de l'organisme. Une coloration particulière de la peau, d'un jaune sale, les troubles de la digestion les plus variés et les divers symptômes de l'anémie et de l'innervation incomplète qui en résulte, accompagnent ordinairement ces ulcérations lorsqu'elles durent depuis longtemps et qu'elles ont atteint une étendue considérable. En outre, les ulcérations granuleuses du col se distinguent par l'opiniâtreté avec laquelle elles résistent à tous les différents moyens employés contre elles, et il faut vraiment beaucoup de patience et de persévérance de la part du médecin et de la malade pour que les efforts du premier puissent être couronnés d'un plein succès.

Quant à la thérapeutique, le point le plus important est d'abord de diminuer l'hyperémie de l'utérus, qui, d'un côté, produit l'ulcération, et, de l'autre, est entretenue par elle. Le meilleur moyen d'atteindre ce but est de répéter tous les six à huit jours des émissions sanguines locales dont l'action doit être soutenue par l'emploi prolongé d'une eau minérale légèrement purgative. Si la constitution de la malade a déjà sensiblement souffert par la longue durée du mal, il est indispensable, pour atteindre un résultat satisfaisant, de chercher à fortifier tout le corps par un traitement hygiénique convenable et à obtenir une amélioration de la nature du sang par des remèdes toniques et principalement les préparations ferrugineuses. Sous ce rapport, nous pouvons vivement recommander l'usage prolongé de bains de mer et de rivière, ainsi que des cures d'eau froide faites méthodiquement, et nous nous sommes fait un principe de faire toujours précéder le traitement local de l'ulcération d'un traitement général fortifiant.

Il pourrait peut-être sembler que le conseil que nous avons donné plus haut d'avoir recours à des émissions sanguines locales ne s'accorde pas avec ce principe; cependant nous pouvons assurer que nous n'avons jamais eu occasion de voir ces déplétions, répétées à de si grands intervalles, exercer sur l'organisme une influence débilitante.

Quant au traitement local des ulcérations granuleuses du col, il faut se rappeler que les soins de propreté sont de la plus grande nécessité pour obtenir une guérison. On emploiera dans ce but au moins deux fois par jour des bains de siége et des injections tièdes. On peut faire l'injection dans le bain ou du moins l'on introduit, pendant ce temps, dans les parties génitales une canule d'assez gros calibre, afin que l'eau du bain puisse pénétrer jusqu'au fond du vagin. Pour les injections, il ne faudra jamais diriger avec force le jet dans le vagin, si l'on ne veut pas courir le danger de produire, par son action mécanique, une nouvelle congestion de l'utérus ou des lésions de la surface ulcérée qui en empêcheraient la guérison. L'ulcération a-t-elle peu de tendance à se cicatriser, la couleur en est-elle livide, saigne-t-elle facilement au moindre contact, ou bien enfin y a-t-il une sécrétion très-abondante à la surface de l'ulcération et des muqueuses utérine et vaginale, l'on pourra ajouter au liquide des injections une substance astringente quelconque, comme, par exemple, de l'alun, du tanin, une solution de sulfate de fer ou de zinc, d'acétate de plomb ou du perchlorure de fer. D'après notre expérience, le premier et le dernier de ces remèdes sont ceux qui méritent la plus grande confiance.

Il est presque indispensable, pour obtenir d'heureux résultats dans le traitement de ces ulcérations, d'avoir recours à des cautérisations répétées. Quant au choix du caustique, le crayon de nitrate d'argent suffit pour les ulcérations peu profondes, sans perte de substance étendue, et présentant de rares granulations et peu de disposition aux hémorrhagies. Mais, si l'ulcération est très-étendue, couverte de granulations nombreuses et saignant très-facilement, ou bien si l'on n'a obtenu aucun résultat satisfaisant de quatre ou cinq cautérisations avec la pierre infernale, l'on aura recours à des caustiques plus énergiques, entre lesquels l'eau de Belloste (solution de nitrate acide de mercure) et la solution de Plenk (sublimé, deux parties; camphre, une partie; alcool, seize parties) méritent d'être cités en premier lieu. L'on applique ces liquides sur la surface ulcérée au moyen d'un bourdonnet de charpie; toutefois il faut le faire avec les plus grandes précautions, afin qu'ils ne viennent pas en contact avec les parois vaginales, car il pourrait en résulter des ulcérations très-profondes. Il faut aussi se garder de répéter ces cautérisations à de trop courts intervalles, car il est déjà arrivé souvent, et nous-même l'avons observé quelquefois, que la négligence de ces précautions fut la cause d'une salivation abondante et de longue durée.

La pâte de Vienne à l'état solide, que, d'après les indications de Filhos, l'on obtient en fondant ensemble dans une cuiller de fer deux parties de potasse caustique avec une partie de chaux et en versant ensuite la masse dans un moule cylindrique réchauffé, est encore un caustique plus énergique que les précédents. Avant de faire la cautérisation, l'on trempe dans de l'alcool l'extrême pointe du caustique et l'on passe légèrement une ou deux fois sur l'ulcération, que l'on sèche aussitôt avec un bourdonnet de charpie, puis l'on enlève, au moyen d'une injection d'eau froide, les restes du caustique, afin de protéger ainsi les parties avoisinantes contre son action corrosive. Filhos recommande le vinaigre pour ces injections destinées à neutraliser le caustique.

Si l'ulcération résistait à ces cautérisations énergiques, il faudrait se servir du cautère actuel qui dans tous les cas conduit le plus promptement et le plus sûrement au but que l'on se propose.

Dans ces derniers temps, différents médecins ont encore recommandé quelques autres caustiques, comme, par exemple, la teinture d'iode, l'acide pyroligneux, l'acide sulfurique concentré; mais, d'après les essais que nous avons faits avec ces moyens, ils sont bien inférieurs à ceux que nous avons indiqués plus haut. Nous n'avons jamais non plus obtenu d'heureux résultats en couvrant de collodium les ulcérations granuleuses.

Disons encore en terminant que l'on seconde notablement l'action des caustiques, que nous avons énumérés, par des émissions sanguines répétées, moyen que l'on ne doit jamais négliger tant que l'on constate encore les symptômes d'une congestion du col de la matrice.

3. *L'ulcération fongueuse* ou *en crête de coq* (cock's comb-granulation) doit être considérée comme un degré plus avancé de l'ulcération granuleuse. L'on voit se former sur la surface d'ulcérations granuleuses anciennes et négligées, surtout dans le voisinage de l'orifice utérin, des excroissances fongueuses plus ou moins nombreuses, d'environ trois à cinq millimètres de haut, présentant une coloration d'un rouge livide et constituées par du tissu cellulaire très-riche en vaisseaux sanguins. Elles sont souvent très-rapprochées, et, séparées par des enfoncements, sont comme couchées les unes sur les autres et présentent fréquemment sur leur extrémité libre de nombreuses fissures quelquefois assez profondes. Dans la plupart des cas, comme nous avons pu nous en convaincre sur le vivant et sur le cadavre, ces fongosités papillaires s'étendent jusqu'à une distance de cinq à quinze millimètres dans la cavité cervicale; les ulcérations fongueuses sont ordinairement le siége d'une sécrétion purulente très-abondante et elles exercent en outre sur la santé des personnes qui en sont affectées une influence nuisible, par le fait que le moindre contact, le simple frottement des parois du vagin, le coït, etc., donnent lieu à des hémorrhagies souvent très-copieuses. Nous avons même observé un cas où une pareille hémorrhagie n'a pu être arrêtée que par l'application d'un tampon trempé dans une solution de perchlorure de fer. L'on observe dans la plupart des cas, chez ces mêmes femmes, des ménorrhagies abondantes qui sont sûrement causées par une hyperémie de ces excroissances occasionnée par la congestion menstruelle.

Des ulcérations pareilles résistent ordinairement avec plus d'opiniâtreté aux remèdes employés contre elles, que les simples ulcérations granuleuses; mais, contrairement aux résultats de la plupart des gynécologistes, nous ne nous rappelons aucun cas où avec la persévérance nécessaire nous n'ayons pas obtenu une guérison complète.

D'après nos observations, il est de la plus haute importance d'enlever par une opération les excroissances fongueuses, du moins nous avons plusieurs fois fait l'expérience que tous les divers caustiques, même les plus énergiques, ne les font disparaître que très-lentement et qu'elles se reforment aussitôt que l'on a pendant quelque temps suspendu les cautérisations. C'est pourquoi nous préférons maintenant enlever les excroissances fongueuses aussi près que possible de leur base au moyen de ciseaux minces, allongés et fortement recourbés sur le plat, arrêter l'hémorrhagie, puis seulement alors appliquer sur la surface de l'ulcération un des caustiques les plus violents, comme, par exemple, la solution de Plenk ou la liqueur de Belloste. Malheureusement les excroissances situées dans la cavité du col ne sont pas facilement accessibles à ce mode de traitement et la guérison est souvent par là même sensiblement retardée. Nous cautérisons ces excroissances-là avec un pinceau, que, après l'avoir plongé dans un des caustiques que nous venons de nommer, nous introduisons à une profondeur d'environ quinze à dix-huit millimètres dans la cavité cervicale, et que nous y laissons pendant quelques minutes. Toutefois, avant de faire ces cautérisations, il est bon d'éloigner au moyen d'une injection les mucosités accumulées dans le col.

Il faut souvent répéter cinq, six fois et même davantage l'excision des excroissances fongueuses; mais, dès que leur nombre diminue, que la surface de l'ulcération devient propre et unie, l'on peut diluer petit à petit les caustiques concentrés que l'on avait d'abord employés, et, quand la surface ulcérée ne présente plus ni fongosités ni granulations, on peut employer comme caustique une solution de nitrate d'argent.

Du reste, le traitement de ces ulcérations est le même que pour les ulcérations granuleuses; seulement ici l'on se voit obligé, lorsqu'il s'agit d'émissions sanguines locales, de les faire en scarifiant la portion vaginale dans le voisinage de l'ulcération, parce qu'en appliquant des sangsues l'on ne pourrait pas toujours les empêcher de mordre dans les fongosités, ce qui occasionnerait des hémorrhagies copieuses et débilitantes. Cette grande disposition à saigner rend indispensable un repos absolu de la part de la malade et surtout l'éloignement de toute excitation sexuelle, et, lorsqu'on ordonnera des injections dans le vagin, l'on doit toujours faire observer que l'introduction de la canule doit avoir lieu avec une grande précaution et que les injections elles-mêmes doivent être lentes et sans trop de force. Il est à peine nécessaire de dire qu'il est convenable d'ajouter aux injections un des astringents indiqués plus haut.

4. L'*ulcération variqueuse* est une des formes que l'on observe le plus rarement. Elle ne se développe jamais qu'à la suite d'une stase chronique du sang à l'intérieur des parois de la matrice, à laquelle, au bout d'un certain temps, la membrane muqueuse participe aussi jusqu'à un certain point. Nous avons eu quelquefois l'occasion d'observer le mode de développement de ces ulcérations. L'état maladif de l'utérus ne se caractérise d'abord que par une augmentation de

volume, une sécrétion plus abondante de la muqueuse qui enduit sa cavité et par une coloration d'un rouge bleuâtre particulier de la portion vaginale mise à nu au moyen du spéculum. Cette coloration est identique à celle que présentent les parties génitales dans les derniers temps de la gestation. Si dans cette période de la maladie l'on n'a pas recours aux émissions sanguines locales de l'utérus, ou si la cause qui entretient la congestion de la matrice subsiste encore, l'on voit petit à petit apparaître sur la portion vaginale quelques taches d'un bleu foncé, sur lesquelles, au bout de quelque temps, l'on reconnaît des rameaux veineux en plus ou moins grand nombre présentant de nombreuses dilatations variqueuses. La muqueuse qui recouvre ces taches se ramollit sensiblement et forme, comme nous avons surtout bien pu l'observer dans un cas, des élévations mamelonnées visibles à l'œil nu et que l'on peut aussi constater par le toucher. L'épithélium qui les recouvre se détache dans la suite dans toute son étendue ou seulement sur certains points, et il en résulte une érosion qui ne diffère de la forme ordinaire que nous avons décrite plus haut que parce que la surface de la muqueuse, privée de son épithélium, présente une coloration rouge bleuâtre et qu'elle est traversée par une quantité plus ou moins grande de veines variqueuses. Dans un cas, une pareille érosion était traversée par une veine d'environ quinze millimètres de longueur et dilatée jusqu'à la grosseur d'une plume de corbeau dont il s'écoula environ soixante grammes de sang lorsque nous l'ouvrîmes.

Si le mal fait des progrès, la perte de substance s'étend toujours davantage, et de temps en temps il survient des hémorrhagies. La surface de l'ulcération est tellement *pâteuse*, que l'on peut avec facilité y enfoncer une sonde, et cette émaciation de la surface, sa coloration d'un rouge bleuâtre particulier et la présence des varices mentionnées plus haut, permettent de distinguer facilement cette forme d'ulcération de toutes les autres.

Nous avons jusqu'ici observé l'ulcération variqueuse des lèvres de l'orifice utérin presque exclusivement dans des cas où la circulation abdominale était troublée par la présence dans l'abdomen de tumeurs considérables ou par des maladies du cœur ou des poumons. Nous l'avons vue quelquefois venir compliquer la dilatation variqueuse des veines hémorrhoïdales, et dans ces cas une hémorrhagie rectale quelque peu abondante amenait presque constamment une diminution de l'hyperémie de l'utérus et une décoloration de la surface de l'ulcération, accompagnée quelquefois d'une disparition complète des veines variqueuses que l'on y avait observées auparavant.

L'ulcère variqueux guérit ordinairement assez vite après l'emploi des remèdes indiqués pour l'ulcération granuleuse. Il paraît cependant posséder une grande tendance à récidiver ; l'on ne peut en général l'en empêcher que lorsque l'on réussit à détruire la cause des troubles de la circulation dans les vaisseaux du bassin, ce qui, malheureusement, est très-difficile dans la plupart des maladies mentionnées, qui entretiennent l'hyperémie de l'utérus.

5. *L'ulcération phagédénique* est sûrement la forme la plus rare des ulcérations de la portion vaginale. Nous ne la connaissons pour ainsi dire que d'après les descriptions d'auteurs anglais, particulièrement celles de Clarke et de Levers qui l'ont introduite dans la pratique sous le nom de *Corroding ulcer of the os uteri*. La rareté de ces ulcérations est telle, que les médecins du continent qui ont le plus d'expérience dans l'anatomie pathologique et dans la gynécologie n'ont pas recueilli une seule observation ayant trait au sujet qui nous occupe. Du reste, il est quelque peu probable que les auteurs anglais, en décrivant cette forme particulière d'ulcération, ont commis une erreur quant à l'explication des caractères anatomiques en tant qu'ils ont mis en doute la présence d'un dépôt cancéreux à l'intérieur du parenchyme de l'utérus. Nous fondons cette opinion sur l'observation, faite dans le courant de l'année 1845, d'un cas dans lequel une jeune fille de vingt-cinq ans, traitée à Prague dans la clinique de gynécologie, mourut au bout de peu de temps avec les symptômes indubitables d'un carcinome utérin. La matrice était dans un état de destruction tel, que les anatomistes furent tentés de renverser le diagnostic posé dans la clinique d'un carcinome utérin et de reconnaître dans cette affection un ulcère corrosif. La partie inférieure du corps, surtout la portion vaginale de l'utérus et la moitié supérieure du vagin, étaient transformées en une masse molle, déchirée, d'un brun pâle, infiltrée d'une sanie fétide et présentant sur la surface interne une ulcération profonde. Cette ulcération avait complétement détruit le bord supérieur et postérieur du vagin et toute la partie postérieure du col. L'ouverture n'était fermée que par le rectum dont les parois, complétement ramollies, friables et recouvertes d'une membrane muqueuse œdématiée, d'un brun sale, étaient à cette place couvertes de taches d'un brun noirâtre. Ce ne fut que plus tard, en examinant de plus près et avec plus de soin les organes en question, que nous trouvâmes dans la partie moyenne

de la paroi antérieure de l'utérus (ainsi que dans les ganglions lymphatiques avoisinants) une infiltration assez dure de cancer colloïde finement granuleux.

Cette observation nous engage à admettre l'opinion de Kiwisch, que les ulcérations appelées phagédéniques ne sont autre chose qu'un carcinome médullaire complétement décomposé. Du reste, pour être complet, nous voulons encore citer un passage de l'*Anatomie pathologique* de Rokitansky (vol. III, p. 538), qui se rapporte à notre sujet. Il s'exprime comme suit : « L'ulcère rongeant de l'orifice utérin est semblable à l'ulcère phagédénique (cancéreux) de la peau; sans avoir un néoplasme pour point de départ, il consume petit à petit la portion vaginale ou même la plus grande partie de l'utérus, détruisant en même temps les tissus adjacents jusqu'au rectum et à la vessie. C'est un ulcère irrégulier à contours sinueux, dentelés, au bord et à la base duquel, à la suite d'une inflammation lente, les tissus sont épaissis, hypertrophiés et durcis. Sa base, d'une couleur sale, verdâtre ou d'un vert brunâtre, sécrète tantôt une petite quantité d'un liquide visqueux, purulent, tantôt en plus grande abondance un fluide aqueux; elle ne présente pas de granulations, mais une exsudation gélatineuse dans laquelle se liquéfient les divers tissus de la surface ulcérée. »

En attendant de nouvelles observations pour éclaircir la nature de cette maladie dont le développement est encore si obscur, ajoutons en peu de mots que, d'après les cas connus jusqu'à présent, elle est toujours mortelle et qu'en général il faut, pour le traitement, se diriger d'après les principes que nous indiquerons lorsque nous traiterons de la thérapeutique de l'ulcère cancéreux de la portion vaginale.

6. Ulcération syphilitique. Kiwisch décrit, dans ses *Leçons cliniques*, deux formes d'ulcérations du col, résultant d'une infection syphilitique; savoir, l'*érosion syphilitique* et le *chancre proprement dit*. Nous ne saurions approuver cette manière d'envisager ce sujet, car ni les explications de Kiwisch ni nos propres expériences ne nous ont fait trouver un seul caractère d'après lequel on pourrait reconnaître si une érosion est ou non de nature syphilitique.

Le diagnostic de l'origine syphilitique d'une ulcération du col ne peut être posé d'une manière certaine que par l'inoculation du chancre au moyen du liquide sécrété par l'ulcération. Mais cela n'est guère possible pour les ulcères de l'orifice utérin, tout d'abord parce que le col de l'utérus n'est que très-rarement le siége d'une ulcération syphilitique primitive, puis à cause de la durée ordinairement très-courte de ces ulcères. En effet, ils sont ordinairement guéris en peu de jours, en sorte que, sauf dans des cas très-rares, l'on n'aura pas l'occasion de se convaincre de la nature spécifique de ces ulcérations.

Quelquefois seulement nous avons pu observer des chancres primitifs de la portion vaginale, et nous sommes d'accord avec Suchanek, lorsqu'il dit (*Prager Vierteljahrsch.*, vol. XXXIII, p. 11) que ces ulcérations ressemblent, quant à la profondeur, l'étendue et la forme, tout à fait aux chancres des autres parties du corps et qu'ils n'ont de particulier que l'injection plus vive des parties avoisinantes et la disposition à saigner au moindre contact.

Le catarrhe du vagin et de l'utérus accompagne très-souvent, comme on le sait, les affections syphilitiques de la femme. Suchanek le rencontra trois cent quarante-deux fois sur cinq cent trois cas d'ulcérations, de telle sorte qu'il n'est pas étonnant d'observer des érosions et des ulcérations granuleuses comme complications d'affections syphilitiques, sans que pour cela elles soient d'origine spécifique. Si même on voulait les considérer comme les suites de ce qui a été appelé un catarrhe vénérien, cette opinion ne serait admissible que lorsque l'on aurait découvert dans d'autres parties du corps des affections dont l'origine syphilitique est indubitable. Même dans de pareils cas, il faut toujours poser le diagnostic avec une grande précaution, et n'admettre avec quelque probabilité la nature syphilitique des ulcérations du col que lorsqu'une observation prolongée de la marche de la maladie ne laisse plus douter que l'ulcération de la portion vaginale ne soit antérieure aux chancres, aux condylomes, etc., qui se trouvent dans une autre partie des organes génitaux. Nous pourrions citer plusieurs cas de notre pratique particulière où nous avons traité des jeunes filles atteintes de leucorrhée chronique, d'érosions et d'ulcérations granuleuses de la portion vaginale, qui, avant la guérison complète de ces maladies, s'exposèrent à une infection syphilitique, de telle sorte que tout d'un coup, à côté des maladies préexistantes, nous avions encore un chancre tout récent. Avec quelle facilité n'aurait-on pas pu, d'après la manière ordinaire d'envisager ce sujet, se laisser entraîner à considérer comme syphilitique l'affection de l'orifice utérin?

Il résulte de tout ce que nous venons de dire que l'on sera rarement dans le cas de pouvoir admettre avec une entière sûreté la nature syphilitique d'une érosion de l'orifice utérin, et cela peut être encore moins lorsqu'il s'agirait d'une fille que sa manière de vivre expose à des jouissances sexuelles très-répétées, vu que dans ce cas il n'est pas rare de rencontrer des érosions purement traumatiques. Il en est de même des ulcérations granuleuses; car, lors même que plusieurs auteurs prétendent que le chancre prend souvent en peu de temps le caractère d'une ulcération granuleuse ou même fongueuse, nous n'avons cependant aucun moyen de décider si elle est de nature bénigne ou virulente, à moins d'attendre, pour assurer le diagnostic, l'apparition des symptômes de la syphilis secondaire.

En conséquence, nous n'admettons qu'une seule affection syphilitique de la portion vaginale, et cette seule affection qu'il soit possible de reconnaître avec sûreté est le chancre transmissible par inoculation. Mais il est si rare, que Suchanek ne l'a observé que deux fois en quatre ans, dans la division de l'hôpital de Prague réservée aux syphilitiques, où pourtant il y a un nombre si considérable de malades.

D'après ce qui précède, nous n'admettons, avec quelque probabilité, un caractère spécifique pour les érosions et les ulcérations granuleuses du col que lorsque nous sommes intimement persuadé qu'elles ne se sont développées qu'après la durée plus ou moins longue d'une affection syphilitique dans une autre partie des organes génitaux.

Le traitement du chancre du col ne diffère pas de celui des ulcérations analogues dans d'autres parties du corps; nous faisons seulement observer qu'une condition nécessaire pour obtenir une prompte guérison est le repos le plus absolu et la plus grande propreté des parties génitales (au moyen d'injections d'eau tiède répétées plusieurs fois par jour). Lorsque l'hyperémie des parties génitales est bien prononcée, une ou deux émissions sanguines locales hâtent sensiblement la guérison. Dans les cas très-rares de chancres cachés à l'intérieur du canal du col, il faudra toujours avoir recours à des cautérisations répétées au moyen d'un crayon de nitrate. Quant au traitement de l'hypersécrétion de la muqueuse des organes génitaux qui accompagne ces diverses formes d'ulcérations, nous renvoyons à ce que nous avons dit plus haut au sujet du catarrhe aigu et chronique de l'utérus.

7. Les *ulcérations* résultant de la décomposition d'infiltrations *cancéreuse* et *tuberculeuse* seront décrites dans les chapitres correspondants auxquels nous renvoyons.

Bibliographie. — MAGISTEL, Rech. prat. sur les ulcér. du col de la matrice. Gaz. méd. de Paris, 1833. N° 4. — LOIR, Des ulcér. du col de l'utérus et de leur traitement. Paris, 1835. — CHURCHILL, Ueber corrodirende Geschw. des Uterus, in Schmidt's Jahrb.

1837, I, 43 — EMERY, Rech. sur les aff. du col de l'utérus, etc. Bull. de thér. 1835. T. IX. p. 47-147. — HARDY, De l'emploi des caustiques dans le traitement des aff. du col de l'utérus. Thèse. Paris, 1836. — GIBERT, Sur les ulcér. du col, etc. Rev. méd. Déc. 1837. — OTTERBURG, Lettres sur les ulcérations de la matrice. Paris, 1839. — VELPEAU, Sur les granulations du col de l'utérus. Gaz. des Hôp. 1842, I, 9. — CHOMEL, Ann. de thérap. Avril 1846. — KIWISCH, Klin. Vortræge. Bd. I, p. 560. — FILHOS, Consid. prat. sur les aff. du col de l'utérus. Paris, 1847. — PICHARD, Malad. des femmes. Paris, 1848. — ROBERT, Des aff. gran. ulcér. et carcinom. du col de l'utérus. Thèse. Paris, 1848. — CHASSAIGNAC, Bull. de thérap. Déc. 1848. — EDWARDS, Verschwærung des Mutterhalses, in Schmidt's Jahrb. 1849. III, 194. — FORGET, Étude prat. et phil. du col de la matrice. Paris, 1849. — ARAN, Eff. remarq. des applic. de collodium sur le col de l'utérus. Bull. de thérap. Janv. 1852. — SIMPSON, Inflam. eruptions upon the mucous membran of the cervix uteri. Montbl. Journal, p. 586. April 1850. — Monthly Journal, July 1851. — C. WEST, an inquiry into the pathol. importance of ulceration, of the os uteri. London 1854.

ART. XI. — NÉOPLASMES DE L'UTÉRUS.

§ 1. *Tumeurs fibreuses de l'utérus.*

Les tumeurs du tissu cellulaire connues sous le nom de *fibroïdes* sont une des formes de néoplasmes que l'on observe le plus souvent à l'intérieur du parenchyme de la matrice. Ils apparaissent sous deux formes différentes dont la distinction est d'une grande importance en pratique. Ces tumeurs se développent, tantôt simplement à l'intérieur des parois de l'utérus et ne présentent pendant toute leur durée aucune tendance à se détacher des parois de la matrice et à faire saillie dans la cavité utérine ou même au travers de l'orifice; tantôt elles sont, dès leur apparition, plus ou moins libres dans la cavité de la matrice, grandissent dans la direction de l'orifice qu'elles dilatent et apparaissent en partie ou en totalité dans le vagin et même devant les parties génitales externes.

L'on a donné le nom de *corps fibreux* aux premières de ces tumeurs, tandis que l'on appelle ordinairement les dernières, *polypes fibreux*.

Les différences dans la marche, le pronostic et le traitement à suivre, nécessite une description spéciale pour chacune de ces deux formes.

A. Corps fibreux de la matrice.

ANATOMIE PATHOLOGIQUE. Comme nous l'avons déjà dit, les fibroïdes de l'utérus sont composés de tissu cellulaire; ils sont formés d'un amas de fibres qui présentent, tantôt une organisation concentrique et tantôt s'entre-croisent dans tous les sens, et donnent à la tumeur une texture diffuse. A côté des fibres du tissu cellulaire, l'on rencontre dans ces tumeurs des fibres à nucléoles, des noyaux allongés et des cellules fusiformes. D'après Rokitansky, ces tumeurs sont quelquefois constituées par des cellules fusiformes très-rapprochées les unes des autres, entre lesquelles l'on rencontre presque constamment, en plus ou moins grand nombre, des cellules fibro-plastiques semblables aux fibres de l'utérus.

Les corps fibreux de la matrice sont ordinairement entourés d'une couche plus ou moins forte de tissu cellulaire assez lâche, dont on peut facilement les détacher, au moins dans une partie de leur circonférence.

En général, ces tumeurs ont une forme globuleuse; cependant leur surface, surtout lorsque la texture est diffuse, est couverte d'un nombre plus ou moins grand de protubérances sphériques, qui donnent à l'ensemble de la tumeur une forme irrégulière et mamelonnée. La grosseur des fibroïdes est très-variable, depuis celle d'un grain de mil à celle d'une tête d'homme et même au delà. En général les tumeurs à texture diffuse présentent une surface irrégulière, mamelonnée, atteignent un plus grand volume que celles dont la surface est unie, la forme sphérique et la disposition des fibres concentrique. Ordinairement l'on ne rencontre qu'un corps fibreux; cependant les cas ne sont pas rares dans lesquels les parois de l'utérus en renferment un nombre quelquefois très-considérable. Nous nous rappelons d'avoir vu nous-même une préparation anatomique où les parois de l'utérus contenaient vingt-sept tumeurs pareilles, dont la plus grosse avait peut-être les dimensions d'un œuf de poule, et les plus petites celles d'une noix. Lorsque la matrice renferme plusieurs corps fibreux, ils sont en général de dimensions très-différentes.

Relativement à leur siége, l'expérience nous apprend que ces tumeurs occupent, dans la grande majorité des cas, la partie supérieure et le fond de la matrice; beaucoup plus rarement on les observe dans la partie inférieure, et le développement dans le col d'une tumeur de cette nature quelque peu volumineuse serait un fait tout à fait exceptionnel.

Suivant que la tumeur est située immédiatement au-dessous de l'enveloppe péritonéale de la matrice, dans le tissu propre de cet organe ou enfin sous la membrane muqueuse, on distingue les corps fibreux en *sous-péritonéaux*, *interstitiels* et *sous-muqueux*, distinction qui, comme nous le verrons plus tard, est assez importante dans la pratique. Dès qu'un corps fibreux, englobé dans les parois utérines, a atteint des dimensions un peu considérables, par exemple la grosseur d'un œuf de pigeon, le tissu de la matrice et la membrane muqueuse qui recouvre sa cavité présentent presque toujours des altérations de texture faciles à reconnaître. On rencontre moins souvent ces altérations lorsque la tumeur est située immédiatement au-dessous de l'enveloppe péritonéale; dans ce cas, la tension continue et considérable de cette membrane, surtout lorsque le développement de la tumeur est quelque peu rapide, provoque plutôt une exsudation à la surface de la matrice et la formation d'adhérences avec les organes avoisinants et les parois du bassin. Mais, lorsque le corps fibreux est interstitiel, l'on observe toujours une hypertrophie de la couche musculaire de l'utérus, et les vaisseaux de cet organe, particulièrement les veines, atteignent un développement que l'on ne rencontre sans cela que dans les dernières périodes de la gestation. La membrane muqueuse participe tôt ou tard à ce développement des vaisseaux des parois utérines; elle paraît alors fortement tuméfiée, ramollie, présentant par places une coloration d'un rouge vif; elle est, en outre, traversée par des vaisseaux visibles à l'œil nu et constamment enduite d'une couche assez épaisse d'une mucosité visqueuse, souvent sanguinolente. Tant que la tumeur n'a pas atteint un volume très-considérable, l'hypertrophie consécutive des parois utérines s'étend jusqu'au col et à la portion vaginale qui, dans cette période de la maladie, est ordinairement grossie, tuméfiée et épaissie, présentant à son orifice des excoriations ou des ulcérations. Mais, si la tumeur augmente de volume, si elle fait saillie dans la cavité utérine et que, par son accroissement, elle dilate les parois de la matrice, l'agrandissement de la cavité de l'utérus, comme dans les derniers mois de la grossesse, ne pourra avoir lieu qu'aux dépens de la cavité cervicale. Le col et la portion vaginale deviennent toujours plus courts, et cette dernière peut diminuer à tel point, qu'elle ne forme plus autour de l'orifice utérin qu'un rebord faible et légèrement tuméfié. Si la tumeur continue à grossir, la dilatation mécanique de l'orifice peut aller si loin, qu'il forme une ouverture de deux à trois centimètres de diamètre et même au delà. L'influence que les corps fibreux exercent sur la cavité utérine proprement dite varie beaucoup suivant leur siége. Si la tumeur est sous-péritonéale, les dimensions de la cavité ne diffèrent souvent pas sensiblement de celles que l'on rencontre à l'état normal, et, si peut-être la longueur ou la largeur est quelquefois un peu plus considérable, ce n'est pourtant jamais au même degré que lorsque les tumeurs se développent au milieu du tissu propre de l'utérus, lequel présente en outre lui-même une augmentation de volume considérable. Lorsque le corps fibreux a atteint la grosseur d'un œuf d'oie jusqu'à celle de la tête d'un enfant, la cavité de la matrice présente souvent, dans le sens de la longueur, une dilatation de quatorze à dix-sept centimètres et même davantage. La dimension des autres diamètres varie suivant que la tumeur se développe en dedans ou en dehors. Dans le premier cas, la paroi de la matrice qui englobe le corps fibreux s'applique contre la paroi opposée, tandis que, dans le second cas, la cavité est considérablement dilatée. Les corps fibreux sous-muqueux qui se développent à l'intérieur de la cavité utérine la remplissent parfaitement, de telle sorte que la tumeur est, dans toute son étendue, en contact avec les parois de la matrice.

Les corps fibreux, dès qu'ils ont dépassé la grosseur d'un œuf de pigeon, causent toujours des déviations de l'utérus. Pour les tumeurs de petites dimensions (depuis un œuf de pigeon à un de poule), dont le siége est dans la moitié supérieure ou vers le fond de l'utérus, cet organe incline ordinairement vers la région du bassin qui correspond au siége de la tumeur, et cette déviation ne change de nouveau de direction que lorsque les parois du bassin opposent un obstacle au développement ultérieur du corps fibreux..

Dans ces circonstances, la tumeur, dont le développement continue toujours et qui trouve un point d'appui dans la paroi du bassin, doit repousser le sommet de l'utérus vers le côté opposé du bassin, et ainsi s'explique le fait que, lorsque le corps fibreux siége dans la paroi antérieure de la matrice, une antéversion, que l'on avait observée dans une période peu avancée de la maladie, est peu à peu changée en une rétroversion. Si la tumeur continue encore à grossir et que la cavité pelvienne ne présente plus la place nécessaire à son développement, elle franchit petit à petit le détroit supérieur du bassin et s'élève dans la cavité abdominale dans une direction où, vu la facilité du déplacement des intestins, elle ne rencontre pas de trop grands obstacles, et l'on peut admettre en général que l'élévation de la tumeur devient plus considérable à proportion de son augmentation de volume. Mais, à mesure que la tumeur s'élève, elle attire aussi avec elle tout l'utérus, de telle sorte, que, lorsque les corps fibreux ont atteint de grandes dimensions, l'on observe ordinairement une élévation considérable de la matrice. Les fibroïdes de l'utérus, dès qu'ils sont quelque peu volumineux, exercent aussi une influence nuisible sur les organes avoisinants et surtout sur le rectum. La pression continue à laquelle cet organe est soumis occasionne des altérations dans la circulation des vaisseaux hémorrhoïdaux, que l'on reconnaît sur le cadavre à la dilatation variqueuse des veines et à une inflammation catarrhale chronique de la membrane muqueuse. L'on rencontre aussi souvent des déplacements de la vessie, résultant de l'impossibilité de sa dilatation, des catarrhes chroniques de sa muqueuse, ainsi que de l'urèthre, et l'on ne s'étonnera point de voir la compression des vaisseaux du bassin avoir pour conséquence une stagnation de sang dans les vaisseaux du vagin, une hyperémie chronique et une hypersécrétion de la membrane muqueuse. Nous avons déjà mentionné plus haut les inflammations du péritoine avec adhérences consécutives de la matrice que l'on observe surtout à la suite des corps fibreux dont le développement est rapide. Il est plus rare de rencontrer à l'autopsie une inflammation des veines du bassin et des extrémités inférieures, que nous n'avons observée que sur des individus très-anémiés, à la suite des troubles de la circulation et de la décomposition purulente ou putride des caillots sanguins formés dans les veines.

Les fibroïdes de l'utérus peuvent encore, pendant la vie de la malade, subir différentes altérations que l'on constate à la nécroscopie. Il est extrêmement rare que l'on observe une *guérison par les forces seules de l'économie* à la suite du détachement de la tumeur et de son expulsion consécutive. Dans un pareil cas, le tissu cellulaire qui entoure la tumeur suppure et se décompose à la suite d'une inflammation qui lui a été transmise par la membrane muqueuse, la tumeur tombe dans la cavité de l'utérus et est quelquefois dans la suite expulsée par les contractions des parois de cet organe. L'on n'est pas jusqu'ici à même de décider si les corps fibreux sont susceptibles d'être *résorbés*. Quoique de pareils cas soient assurément très-rares, une observation que nous avons faite parle en faveur de la possibilité de cette terminaison. Nous vîmes un corps fibreux, de la grosseur d'une tête d'homme, dont le diagnostic était parfaitement sûr, disparaître, pendant les couches, d'une manière si complète, que, six semaines après l'accouchement, l'on ne pouvait plus découvrir une trace de cette tumeur qui avait existé pendant onze ans. Si l'on considère la grande vascularisation, l'hyperémie, l'infiltration et le ramollissement que ces tumeurs présentent pendant la grossesse, l'on comprendra que, s'il est un temps dans lequel les conditions sont favorables à une résorption, c'est sûrement l'état puerpéral.

Une autre dégénérescence, que l'on peut envisager comme une sorte de guérison naturelle, est la *dégénérescence calcaire* et *l'ossification* des corps fibreux, qui a lieu de la manière généralement connue, surtout dans des tumeurs anciennes et d'un volume considérable et qui en empêche le développement ultérieur. Comme nous l'avons déjà dit plus haut, il y a des corps fibreux qui sont formés par l'assemblage de tumeurs de différentes grosseurs, liées ensemble par un tissu conjonctif relativement lâche et riche en vaisseaux sanguins. Dans ce tissu se forment quelquefois des excavations caverneuses, remplies de sang, dont la rupture occasionne souvent des extravasations sanguines assez considérables; d'autres fois ce tissu intermédiaire s'infiltre de sérosité et il en résulte une sorte d'*hydropisie du corps fibreux*. Il existe aussi des observations de la formation, dans la tumeur, d'une cavité plus ou moins grande, remplie d'un liquide séreux, sanguin ou putride, qui, par la fluctuation qui en résultait, rendait très-difficile, pendant la vie, le diagnostic du corps fibreux. Une véritable *inflammation* de ces néoplasmes avec *suppuration* et *décomposition* est très-rare et n'affecte jamais que la surface de la tumeur, et on doit la considérer comme la suite d'une affection pareille des couches du tissu conjonctif.

Étiologie. Nos connaissances sur les causes de la formation des corps fibreux sont très-limitées. Voici ce que l'on peut dire là-dessus avec quelque sûreté : Ces tumeurs sont le plus souvent observées chez des femmes, âgées de trente-cinq à quarante-cinq ans, du moins les cas où, hors de ces limites, la maladie avait atteint un degré qui permît de la diagnostiquer pendant la vie, sont relativement rares. Le fait que d'entre soixante-neuf femmes que nous avons traitées pour cette maladie, trente-cinq n'avaient jamais conçu, nous semble indiquer que la stérilité exerce aussi une certaine influence sur le développement de ces tumeurs.

Nous n'osons pas décider jusqu'à quel point les troubles de la menstruation jouent un rôle dans l'étiologie des corps fibreux de la matrice; car l'on ne peut nullement être sûr que la dysménorrhée, ou une menstruation trop peu abondante ou trop copieuse, que l'on observe souvent chez des femmes qui présentèrent plus tard les tumeurs en question, ne soient peut-être pas déjà des symptômes d'une tumeur naissante. Mais, si l'on considère le fait que les anomalies de la menstruation, que nous venons de citer, sont souvent accompagnées d'extravasations sanguines plus ou moins considérables dans le parenchyme de l'utérus, l'on ne nous accusera pas d'avancer une hypothèse trop hasardée si nous prétendons que la formation de tissu conjonctif, à la suite de l'organisation de ces extravasations sanguines, est le premier germe du développement des tumeurs dont nous nous occupons maintenant.

SYMPTÔMES. Les tumeurs fibreuses sont une des maladies de l'utérus, qui, à cause de la violence des symptômes qui les accompagnent, appellent tout particulièrement l'attention du médecin.

Si nous considérons d'abord les symptômes subjectifs, nous les voyons ordinairement apparaître dans l'ordre suivant. Les troubles de la sécrétion sanguine et muqueuse de l'utérus sont ordinairement les prodromes de symptômes qui plus tard sont très-pénibles pour les malades. L'écoulement menstruel est, dans la plupart des cas, plus abondant, et le sang qui s'écoule entremêlé de caillots plus ou moins gros; le commencement de l'hémorrhagie est souvent accompagné de douleurs pongitives, déchirantes, ou semblables au mal d'enfant, dans les régions sacrée et hypogastrique, et les intervalles entre les périodes menstruelles deviennent toujours plus courts. Pendant ces intervalles, l'on observe, chez la plupart des malades, un écoulement muqueux des parties génitales ; cependant ce n'est pas toujours le cas, et ce symptôme manque surtout lorsque le corps fibreux a son siége immédiatement au-dessous de l'enveloppe péritonéale de l'utérus.

Quand ces symptômes ont duré quelques mois avec plus ou moins d'intensité, les malades commencent à sentir, même pendant les intervalles de la menstruation, pendant lesquels auparavant ils n'avaient aucune souffrance, une pesanteur, une plénitude dans le bassin et une pression douloureuse vers le sacrum. Souvent aussi les malades se plaignent déjà alors d'un besoin plus fréquent d'uriner et d'une constipation très-pénible, durant souvent plusieurs jours, et accompagnée quelquefois de la dilatation des veines hémorrhoïdales et de légères hémorrhagies dans le rectum.

Souvent, mais pas toujours, l'on voit alors apparaître des hémorrhagies, plus ou moins abondantes, hors de l'époque de la menstruation, et, lorsque ce n'est pas le cas, l'écoulement mensuel est d'autant plus abondant et dure beaucoup plus longtemps, souvent de deux à trois semaines, de telle sorte que la perte de sang est presque non interrompue. L'on observe une exception à cette règle dans les corps fibreux sous-péritonéaux, qui atteignent souvent un volume très-considérable sans avoir pour suite de métrorrhagies ou de ménorrhagies, et il arrive même quelquefois que l'atrophie du tissu musculaire, qui accompagne souvent cette sorte de tumeurs, cause une diminution de l'écoulement menstruel et même une aménorrhée complète.

Dans cette période de la maladie, les douleurs, jusque-là peu intenses et supportables, deviennent sensiblement plus fortes. A diverses époques, mais particulièrement avant le retour des règles, les malades se plaignent de violents accès de douleurs très-vives, tantôt localisées dans les régions sacrée et hypogastrique, tantôt irradiant de là le long du dos et le long des extrémités inférieures jusqu'à la plante du pied. Ces accès durent souvent plusieurs heures et même plusieurs jours, et, lorsqu'ils se répètent fréquemment, ils abattent considérablement les forces des malades. Ces paroxysmes sont souvent accompagnés de symptômes réflexes dans des organes éloignés, comme, par exemple, d'une céphalalgie violente, de palpitations de cœur, de nausées, de cardialgie, de vomissements et même de convulsions générales. Les pertes de sang abondantes et fréquentes, de même que les troubles de la digestion occasionnés par les violents accès de douleur, doivent nécessairement, après un temps plus ou moins long, avoir pour suite une diminution ou une décomposition de la masse du sang, et l'anémie qui en résulte est souvent la source de nouvelles souffrances; et, si l'on tient compte de l'influence nuisible que l'anémie exerce presque toujours sur les parties centrales et périphériques du système nerveux, l'on comprendra facilement pourquoi l'on trouve rarement une malade, affectée d'un corps fibreux de la matrice, qui ne présente en même temps un plus ou moins grand nombre des symptômes que l'on désigne communément sous le nom d'hystériques.

Les symptômes que nous venons d'énumérer peuvent durer plusieurs années, présentant de temps en temps des exacerbations et des rémissions, sans que la malade sache qu'elle porte en elle-même une maladie si grave. Elle-même, et malheureusement aussi trop souvent les médecins qui la soignent, méconnaissent la cause du mal, que l'on considère comme nerveux ou hémorrhoïdal, jusqu'à ce qu'enfin une *exploration locale* plus exacte fasse voir ce qu'il en est.

Dans la plupart des cas, les corps fibreux de la matrice, dès qu'ils ont dépassé la grosseur d'un œuf d'oie, sont faciles à reconnaître par la palpation au travers des parois abdominales. Cependant la grosseur, le siége et la texture de la tumeur modifient sensiblement les résultats de l'exploration. En effet, il n'est pas nécessaire de démontrer qu'une tumeur, dont le siége est au sommet de l'utérus, est plus accessible au palper qu'une située dans la partie inférieure de cet organe ; et, de même, l'on reconnaîtra plus facilement les contours, la surface mamelonnée et irrégulière d'une tumeur sous-péritonéale ou recouverte seulement d'une couche mince du parenchyme de l'utérus. Le diagnostic, par l'exploration externe, des tumeurs plus profondes ou se développant au dedans de la cavité utérine présentera, au contraire, de grandes difficultés. En effet, il n'est pas possible de distinguer exactement la forme irrégulière de l'utérus, causée par la présence de la tumeur, et la surface mamelonnée ou sphérique de cette dernière. Enfin la sûreté du diagnostic dépend encore de la structure de la tumeur elle-même.

Le diagnostic sera le plus facile lorsque le corps fibreux est, pour ainsi dire, composé de plusieurs tumeurs séparées ; sa dureté, sa surface irrégulière, bosselée, empêchent, lorsqu'elle ne siége pas trop profondément, de la confondre avec une autre maladie, tandis que, pour les tumeurs simples, surtout si elles font saillie au dedans de l'utérus, il est facile de les confondre avec une augmentation du volume de cet organe, due à une autre cause. Le diagnostic sera encore plus difficile si le corps fibreux n'a pas le degré de dureté qu'il présente ordinairement, et si la tumeur est molle, pâteuse, laissant même sentir une fluctuation, comme on l'observe à la suite d'une tuméfaction congestive, d'une infiltration séreuse ou du développement, dans son intérieur, d'une cavité remplie de liquide.

D'après ce qui vient d'être dit, l'on comprend que la dureté, semblable à celle du bois, que l'on sent à la palpation au travers des parois abdominales, l'irrégularité des contours et la surface inégale et bosselée des corps fibreux de l'utérus, n'est nullement un symptôme constant de la présence de ces néoplasmes.

Les résultats de l'exploration interne sont tout aussi variables et dépendent de même de la nature du corps fibreux ; la grosseur de la tumeur, et particulièrement son siége plus ou moins profond dans le tissu de la matrice, les modifient sensiblement.

Lorsqu'un fibroïde sous-péritonéal est englobé dans la partie inférieure du corps de l'utérus, on le sent ordinairement facilement à l'exploration interne, comme une tumeur dure et limitée, lors même qu'il ne dépasse pas la grosseur d'un œuf de pigeon, tandis qu'une tumeur de ce volume ne sera plus accessible au doigt explorateur dès qu'elle aura un siége un peu plus élevé. Dans les corps fibreux sous-péritonéaux de l'utérus, la portion vaginale peut ne subir aucune altération, mais cela est relativement rare, parce que les parois de l'organe présentent le plus souvent une hypertrophie notable dès que la tumeur a atteint une grosseur quelque peu considérable; et cette hypertrophie s'étend jusqu'à la portion vaginale, dont le volume augmente aussi bien dans le sens de la longueur que dans celui de la largeur. Dans de pareils cas, le pourtour de la partie inférieure de l'utérus présente aussi une augmentation sensible, et, en général, un examen plus exact fait reconnaître l'organe dans un état que nous aurons occasion de décrire dans le chapitre traitant de l'engorgement chronique de la matrice.

Mais, si le corps fibreux est situé dans le tissu propre de l'utérus, ou si peut-être même il fait saillie dans la cavité de cet organe, l'on trouvera toujours une augmentation du volume de la partie inférieure de la matrice; par contre, la portion vaginale deviendra de plus en plus courte, à mesure que la tumeur grossit et qu'elle distend les parois de l'utérus. Ainsi, lorsque le corps fibreux a atteint la grosseur de la tête d'un enfant, il ne reste autour de l'orifice utérin qu'un faible rebord, et, si la tumeur augmente encore, il peut en résulter une dilatation de l'orifice telle, que l'introduction d'un doigt dans la cavité utérine devient possible et que l'on peut ainsi arriver à une connaissance exacte de la présence et de la forme de la tumeur.

La position de la portion vaginale, dans la maladie dont nous nous occupons, n'est point constante, mais elle dépend de la grosseur et du siége du corps fibreux. Lorsqu'une tumeur petite, de la grosseur d'un œuf de pigeon à celle d'un de poule, siégeant vers le sommet de l'utérus, fait par son poids dévier cet organe vers le côté correspondant à son siége, la portion vaginale s'éloigne de l'axe du bassin dans une direction opposée. Elle ne se rapproche de nouveau de cette ligne que lorsque la tumeur, augmentant toujours de volume, vient à toucher immédiatement les parois pelvienne ou abdominale, et repousse ainsi du côté opposé le fond de l'utérus, auquel elle est attachée. Si le corps fibreux augmente encore de volume, il remplit toujours plus la cavité du bassin; il en résulte nécessairement un déplacement encore plus considérable de l'utérus, si toutefois il n'avait pas été auparavant rendu immobile par des adhérences péritonéales. En effet, l'on rencontre quelquefois la matrice fortement pressée contre un des côtés du bassin, et tellement comprimée par la tumeur, qu'il est souvent très-difficile de trouver la portion vaginale.

Lorsque les tumeurs sont plus petites, et qu'elles peuvent entièrement ou en partie être contenues dans la cavité du bassin, l'utérus descend de son propre poids plus profondément dans cette cavité, et que l'on reconnaît très-facilement à la position plus basse de la portion vaginale et du segment inférieur de l'utérus. Mais, si le corps fibreux a atteint des dimensions telles, qu'il ne peut plus être contenu dans le bassin, il en franchit le détroit supérieur et s'élève toujours plus, attirant après lui la portion vaginale. C'est ainsi qu'il faut s'expliquer la position élevée qu'elle présente dans la plupart des cas où les fibroïdes ont atteint un volume considérable.

Diagnostic différentiel. Lors même que le diagnostic des corps fibreux de l'utérus, lorsqu'ils ont atteint un développement considérable, ne présente, en général, pas de grandes difficultés, l'on ne peut cependant pas nier qu'il est des cas, qui même ne sont point rares, où un examen répété et une observation prolongée de la marche de la maladie peuvent seuls empêcher des erreurs de diagnostic.

Nous devons d'abord mentionner que, dans une période de la maladie, il est très-difficile de distinguer d'*un polype fibreux* un corps fibreux sous-muqueux, faisant saillie dans la cavité utérine, ce que chacun comprendra facilement après avoir lu avec attention la description qui va suivre des symptômes qui accompagnent le polype fibreux. Cependant il y a quelques circonstances qui, quoique insuffisantes pour assurer dans tous les cas le diagnostic, sont cependant dignes d'attirer l'attention des praticiens. L'on sait avant tout par expérience que les corps fibreux sous-muqueux n'occasionnent ordinairement une dilatation de l'orifice utérin que lorsqu'ils ont atteint un volume très-considérable. Pour les polypes fibreux, cette dilatation de l'orifice a lieu beaucoup plus tôt, et on l'observe même dans des cas où la tumeur a à peine la grosseur d'un œuf de pigeon. Nous croyons en outre avoir observé que les contractions douloureuses de l'utérus sont beaucoup plus intenses pour les corps fibreux que pour les polypes fibreux. Ceci s'explique peut-être par le fait que ces dernières tumeurs, fixées ordinairement à l'utérus par un pédicule relativement mince, ne présentent pas, au retour de la congestion menstruelle, une augmentation de volume aussi considérable que les corps fibreux situés plus profondément dans le tissu de l'utérus et traversés par des vaisseaux nombreux et souvent très-importants. Ensuite il faudra se rappeler, en posant le diagnostic, que les polypes fibreux plus gros que la tête d'un enfant sont une grande rareté, tandis que les corps fibreux présentent souvent un pareil volume. L'on admettra donc, avec beaucoup plus de probabilité, la présence d'un corps fibreux sous-muqueux, lorsque le volume de la tumeur sera très-considérable, dépassant, par exemple, celui de la tête d'un enfant, que la marche de la maladie sera caractérisée par des coliques utérines très-vives, et que l'orifice utérin ne sera pas du tout ou seulement très-peu ouvert. Dans les cas où les différences que nous venons d'indiquer ne suffiraient pas pour permettre de poser un diagnostic certain, nous recommandons la dilatation artificielle de l'orifice utérin par l'introduction d'un morceau d'éponge préparée. Nous avons dans bien des cas pu par ce moyen découvrir assez de la tumeur pour dissiper tous les doutes sur le mode de son insertion à la surface interne de l'utérus. L'on a, dans les derniers temps, recommandé dans ce but et souvent employé la sonde utérine. Nous nous sommes aussi plusieurs fois servi de ce moyen dans des cas pareils; mais les résultats ne nous ont point contenté, car nous avons toujours trouvé que l'on ne peut pas, par ce mode d'exploration, reconnaître d'une manière certaine si la tumeur adhère sur une plus ou moins grande surface de la paroi utérine. En outre, la forme particulière de la tumeur, que ce soit un corps fibreux sous-muqueux ou un polype fibreux, empêche souvent l'introduction d'une sonde rigide présentant une courbure déterminée, et cet instrument peut facilement causer des hémorrhagies abondantes, difficiles à arrêter. Du reste, quant aux différences que présentent ces deux maladies, nous renvoyons aux considérations que nous donnerons sur le diagnostic des polypes fibreux.

Aucune des maladies des parties génitales et des organes du bassin ne peut être aussi facilement confondue avec les corps fibreux de la matrice que l'*engorgement chronique de l'utérus*. Nous avons déjà indiqué, dans la pathologie de cette dernière affection, les caractères distinctifs nécessaires à connaître, et nous renvoyons à ce chapitre pour éviter des répétitions inutiles.

L'on ne pourrait confondre le corps fibreux avec des *affections carcinomateuses de la matrice* que dans les cas très-rares où il se serait développé à partir de la portion vaginale, soit dans la cavité du bassin, soit dans le vagin, lorsque sa surface était déjà en elle-même irrégulière et mamelonnée, ou qu'à la suite d'une ulcération ou d'une décomposition elle s'est couverte de saillies et d'enfoncements. En effet, dans un pareil cas, le diagnostic est, comme nous avons pu nous en persuader, une tâche très-difficile pour le médecif, et l'on ne pourra le poser d'une manière certaine qu'après avoir examiné sous le microscope une portion de la tumeur détachée spontanément ou séparée artificiellement. Sauf ces cas exceptionnels, il suffira, pour distinguer les deux maladies dont nous parlons maintenant, de se rappeler que les corps fibreux qui se développent ordinairement au sommet ou dans la partie supérieure de l'utérus causent bien quelquefois une hypertrophie et une tuméfaction de la portion vaginale, qui même est souvent couverte de petites ulcérations, mais qu'elle ne présente jamais un tel degré d'induration ni une destruction ulcéreuse si profonde que les infiltrations cancéreuses dont le point de départ est le plus souvent le col de l'utérus. — Des *dépôts cancéreux sous-péritonéaux*, s'ils siégent dans la partie supérieure de l'utérus entre son tissu propre et l'enveloppe péritonéale, présentent souvent à la palpation abdominale une grande analogie avec les corps fibreux sous-péritonéaux. Mais, si l'on considère que l'on ne rencontre de dépôts pareils isolés, sans affection cancéreuse simultanée d'autres organes, par exemple, du péritoine, du foie, de l'estomac, etc., que dans des cas très-rares, que leur marche est ordinairement beaucoup plus rapide, affectant plus profondément la santé générale de l'organisme et que les contractions douloureuses et les hémorrhagies, qui accompagnent si souvent les tumeurs fibreuses, manquent dans la plupart des cas, l'on n'aura plus de doutes sur la nature de la maladie. Il sera encore moins permis d'hésiter, si l'introduction de la sonde utérine ne fait reconnaître aucune altération de la forme et de la grosseur de la cavité de la matrice.

Tout ce que nous venons de dire s'applique aussi aux *exsudations péritonéales* adhérentes à l'utérus et formant dans son voisinage immédiat des tumeurs résistantes, qui, à la palpation et à l'examen interne, se font sentir comme des grosseurs plus ou moins volumineuses, dures et irrégulières. Leur connexion habituelle avec une péritonite puerpérale, et l'absence des symptômes partant de l'utérus, que nous avons déjà plusieurs fois mentionnés comme caractéristiques des tumeurs fibreuses, suffisent pour assurer le diagnostic. Il nous faut seulement rappeler ici que les exsudations péritonéales qui ont lieu dans le repli de Douglas ou dans l'excavation vésico-utérine ne présentent que très-rarement la forme sphérique, nettement limitée des corps fibreux, mais qu'elles forment des tumeurs plus aplaties sans surface mamelonnée, dont la dureté ne rappelle pas autant celle du bois.

Dans un cas d'*anté-* ou de *rétroflexion*, l'on pourrait, à un examen superficiel, prendre pour une tumeur fibreuse *le fond de l'utérus grossi par un engorgement chronique*, qui se présente à l'exploration comme une tumeur située devant ou derrière la portion vaginale, et cela d'autant plus facilement, que les flexions de l'utérus sont ordinairement accompagnées de contractions douloureuses, d'hémorrhagies, de leucorrhée, etc. Mais ici aussi le diagnostic ne sera pas difficile, car l'on reconnaît facilement les tumeurs fibreuses, même les plus petites, à leur immobilité et par le fait que l'on peut au toucher suivre le tissu de l'utérus depuis le col jusqu'au siége de la tumeur sans rencontrer une place plus souple et plus enfoncée, comme cela a lieu dans les flexions de l'utérus. L'emploi de la sonde, pour assurer le diagnostic, ne pourrait être nécessaire que dans le cas où l'extrémité du doigt n'atteindrait pas facilement une tumeur située devant ou derrière la portion vaginale et que l'on aurait reconnue au moyen du palper au travers de la paroi supérieure du vagin, car ici le toucher ne suffirait pas pour poser un diagnostic certain. Toutefois cela ne serait possible que dans les cas de flexion peu considérable ou de version fluxueuse du corps de l'utérus, où le fond de cet organe ne descend pas assez, ou lorsqu'on aurait affaire à des tumeurs fibreuses plus élevées situées dans la paroi antérieure ou postérieure de l'utérus. Mais ici l'augmentation du volume de l'utérus, ordinairement sensible au palper, qui accompagne presque toujours ces tumeurs, faciliterait le diagnostic. A-t-on introduit la sonde dans un utérus affecté d'un corps fibreux, la tumeur ne changera pas de place, même après l'introduction complète de l'instrument, tandis que, dans une flexion de l'utérus, le corps de cet organe échappe au doigt explorateur dès que la sonde a franchi le siége de l'inflexion.

Nous devons encore citer une sorte de tumeurs qui quelquefois ont été prises pour des fibroïdes de l'utérus et dont le diagnostic différentiel présente souvent de grandes difficultés, ce sont *les tumeurs ovariques*. Nous devons tout d'abord envisager les cas où des tumeurs dures des ovaires (carcinomes, sarcomes, tumeurs fibreuses) simulent, justement par leur dureté, un corps fibreux de la matrice. Ceci est d'autant plus facile, que les tumeurs ovariques en question occupent souvent, dès le commencement, la ligne médiane du corps et qu'elles présentent une surface inégale et mamelonnée, comme on l'observe dans les corps fibreux de l'utérus formés par l'assemblage de plusieurs tumeurs. Le point le plus important pour le diagnostic est qu'ici les souffrances ne sont pas, à beaucoup près, si intenses que dans les cas de tumeurs fibreuses de l'utérus, à moins que la tumeur ovarique n'ait atteint un volume très-considérable et ait été accompagnée de péritonites fréquentes. Un sentiment désagréable de pesanteur et de plénitude dans le bassin, une compression de la vessie et du rectum, des douleurs névralgiques dans les extrémités inférieures, voilà souvent tout ce que ressentent les malades, et les coliques utérines si pénibles, les ménorrhagies et les métrorrhagies, de même que la sécrétion abondante de la muqueuse utérine, manquent ordinairement ou on les rencontre tout au plus dans le cas, où une altération du tissu de l'utérus accompagne la maladie de l'ovaire. En outre, à l'exploration interne, on trouvera la portion vaginale, tantôt à l'état normal, tantôt très-haute à la suite de l'élévation secondaire de l'utérus, raccourcie et comme rentrée dans la paroi supérieure du vagin, qui lui-même est considérablement allongé. Des tumeurs ovariques considérables causent en outre divers déplacements de l'utérus que l'on reconnaît par le toucher. Le plus souvent il est repoussé vers le côté opposé à la tumeur, d'autres fois celle-ci se place au-dessus de l'utérus, ce qui le force alors à prendre une position presque horizontale, et, dans ce cas, l'on peut quelquefois, avec l'extrémité du doigt, suivre les contours de cet organe depuis la portion vaginale jusqu'à son sommet. Dans des cas exceptionnels, il arrive aussi que la tumeur, franchissant le détroit supérieur du bassin et se développant dans la cavité abdominale, repousse l'utérus à une telle hauteur au-dessus de la symphyse du pubis, que l'on peut, au travers de parois abdominales minces et peu tendues, reconnaître facilement les contours de la matrice et de la tumeur située derrière lui. Si l'on considère tout ce que nous venons de dire sur la manière dont l'utérus se comporte par rapport aux tumeurs ovariques, l'on sera, dans la plupart des cas, sûr de ne pas commettre des erreurs de diagnostic et l'on n'aura nullement besoin d'avoir recours à la sonde utérine dont l'emploi, lorsque l'on suppose la présence d'une tumeur fibreuse de l'utérus, devra toujours avoir lieu avec la plus grande précaution.

De même que les tumeurs dures des ovaires peuvent être prises pour des corps fibreux de l'utérus, il existe aussi des cas dans lesquels l'on pourrait facilement confondre, avec des kystes de l'ovaire, des tumeurs fibreuses ramollies, fortement infiltrées de sérosité ou présentant des cavités remplies de liquide, et qui, au palper, sont souples, offrant souvent une fluctuation marquée. Mais, sauf de très-rares exceptions, l'on ne rencontre des tumeurs de cette nature que dans le tissu propre de l'utérus ou sous la membrane muqueuse, et alors l'on observe toujours les symptômes mentionnés si souvent (coliques utérines, métrorrhagies, etc.), de même que des altérations dans la forme du segment inférieur de l'utérus et du col, ce que l'on ne rencontre jamais lorsqu'il s'agit de tumeurs de l'ovaire. Nous ne voulons cependant pas nier qu'il ne puisse exister des cas dans lesquels les gynécologistes, même les plus habiles, ne sont pas capables de poser un diagnostic certain, mais ils sont sûrement exceptionnels, et une observation attentive et prolongée de la marche de la maladie finira presque toujours par lever tous les doutes. Enfin l'on a souvent confondu avec une grossesse un utérus affecté d'une tumeur fibreuse. L'on commettra facilement une erreur pareille lorsque le fibroïde est profondément enseveli dans la substance de l'utérus, qu'il est très-friable et souple, que la forme de l'utérus est ovale et régulière, que la portion vaginale est considérablement raccourcie, et que peut-être encore, comme cela a lieu quelquefois pour les tumeurs fibreuses de l'utérus, l'on peut entendre le bruit utérin au travers des parois abdominales. Lors même que, dans la plupart des cas pareils, l'augmentation du volume de la tumeur est beaucoup plus lente que dans le cours d'une grossesse et que la maladie est ordinairement accompagnée d'accidents étrangers à une gestation normale, l'on ne peut pas nier que, dans de pareilles circonstances, le diagnostic ne présente souvent de grandes difficultés qu'une observation prolongée de la maladie pourra seule faire surmonter.

Terminaisons et pronostic. Nous avons, en décrivant les caractères anatomiques des corps fibreux de l'utérus, déjà indiqué les métamorphoses que ces tumeurs peuvent présenter pendant la vie des malades. D'après notre description, l'on aura pu voir qu'une guérison naturelle par une résorption lente de la tumeur est un fait tout à fait exceptionnel que l'on n'observe qu'après un accouchement et dans des circonstances tout particulièrement favorables. Les cas dans lesquels le corps fibreux, à la suite d'une suppuration et d'une décomposition du tissu qui l'enveloppe, s'est détaché de la paroi de la matrice, et où, après être tombé dans la cavité de l'utérus, il a enfin été expulsé par les contractions de cet organe, sont tout aussi rares. On ne peut pas même considérer cette terminaison comme favorable, car, dans la plupart des cas, les hémorrhagies et les pertes abondantes qui l'accompagnent, les inflammations de l'utérus et du péritoile, et enfin la pyémie qui en résulte, menacent grandement la vie de la malade.

Mais, si les fibroïdes de l'utérus sont accompagnés de douleurs très-vives et si une guérison naturelle ou avec le secours de l'art est très-rare, il faut, d'un autre côté, convenir qu'ils ne subissent ordinairement pas des altérations capables d'affecter l'organisme entier, de manière à mettre immédiatement en danger la vie de la malade. En partant de ce point de vue, l'on peut compter les corps fibreux de l'utérus au nombre des tumeurs bénignes, et, en effet, il y a des cas dans lesquels la maladie continue pendant des années sans faire de sensibles progrès. Cela se voit surtout chez des femmes âgées, où la tumeur est privée du matériel nutritif nécessaire à son développement ultérieur, par suite de l'absence des congestions menstruelles. Il en est souvent de même pour des tumeurs sous-péritonéales qui sont ordinairement très-peu vascularisées; elles aussi ont un développement plus lent et restent souvent stationnaires lorsqu'elles ont atteint un certain volume. Le pronostic des corps fibreux est plus grave lorsqu'ils se développent chez une femme jeune et ayant encore ses règles et s'ils sont interstitiels, car alors le milieu dans lequel ils prennent racine peut, par le grand nombre et l'importance de ses vaisseaux, pourvoir abondamment à leur nutrition. Cette sorte de tumeurs atteint toujours le volume le plus considérable, et, de même que les tumeurs sous-muqueuses, elles menacent d'autant plus la santé, que les hémorrhagies souvent abondantes qu'elles occasionnent appauvrissent continuellement la masse du sang et minent les forces des malades. Une issue mortelle, immédiatement à la suite d'une hémorrhagie, doit être regardée comme une exception; du moins, malgré le grand nombre de tumeurs fibreuses que nous avons traitées, nous ne l'avons observée qu'une fois. Par contre, il est très-fréquent de voir les pertes de sang considérables amener un marasme prématuré et des maladies consécutives incompatibles avec la continuation de la vie.

Dans tous les cas, après avoir une fois reconnu d'une manière certaine la présence d'une tumeur fibreuse, il faut poser un pronostic défavorable, car l'expérience a suffisamment démontré que les souffrances intenses causées par cette maladie ne sont pas susceptibles d'être guéries d'une manière durable.

Lors même qu'il existe des observations d'après lesquelles la présence d'un corps fibreux dans l'utérus n'empêche pas la conception, l'on peut pourtant prétendre que ce sont des cas exceptionnels et que la maladie, au moins lorsqu'elle a atteint un haut degré, est accompagnée de stérilité. Si même une conception a eu lieu, les hémorrhagies causées par la tumeur et augmentées par l'hyperémie physiologique des parois de l'utérus sont une cause fréquente d'avortement, et, si ce dernier n'a pas lieu, la dilatation irrégulière des parois de la matrice peut, à la suite d'une distension trop forte, limitée sur quelques points, donner lieu à des déchirures et même à des ruptures complètes du tissu de l'utérus.

Traitement. D'après ce que nous avons dit sur la marche et les terminaisons de la maladie qui nous occupe, il est évident que l'on n'obtiendra pas facilement une guérison radicale. L'on recommande souvent diverses méthodes de traitement et différents remèdes pour activer la résorption, parmi lesquels l'emploi de l'iode et de ses préparations, les bains de mer et les bains salins riches en iode ou en brôme, occupent la première place. Mais, si nous voulons rester fidèle à la vérité, nous devons avouer que nous ne nous souvenons d'aucun cas dans lequel, avec les moyens indiqués ou avec d'autres, nous ayons obtenu la guérison complète d'un corps fibreux; et, si, de différents côtés, l'on cite des cas heureux de guérison, nous devons, si vraiment la tumeur a disparu, avoir des doutes sur la justesse du diagnostic quant à la nature fibreuse de cette dernière. Nous croyons même qu'il n'est pas possible, par des moyens thérapeutiques, des bains, etc., d'obtenir une diminution sensible du volume d'un véritable corps fibreux, et il est très-probable que, dans les cas où la tumeur semble être plus petite après un traitement prolongé, il faut rapporter cette réduction de volume à la diminution du tissu hypertrophié de l'utérus, résultat que l'on peut vraiment obtenir par les moyens que nous venons d'indiquer. Du reste, il est certain que ce succès, apparemment si peu important, est capable de modérer sensiblement, et même pour un temps assez long, les souffrances des malades, en tant que cette diminution du volume de l'utérus, non-seulement suffit pour faire disparaître plusieurs des symptômes si gênants de la compression, mais peut encore, comme le démontre l'expérience, modérer les coliques utérines si douloureuses. Le rétrécissement du calibre des vaisseaux des parois de l'utérus et la disparition des troubles de la circulation causés par la compression de la matrice font quelquefois sensiblement diminuer les hémorrhagies. C'est pour ces motifs que nous nous prononçons aussi en faveur d'une méthode activant la résorption, et, d'entre les moyens qui rentrent dans cette catégorie, nous préférons l'emploi de bains de siége ou de bains entiers d'eau tiède mêlés avec une eau mère naturelle ou artificielle, et le séjour dans les bains de Kreuznach, Kissingen, Reichenhall, Krankenheil ou d'autres eaux salines. L'action de ces bains sera renforcée par des frictions d'un onguent d'iode ou de brôme sur la région de la tumeur et par l'application sur l'abdomen de linges plusieurs fois repliés et trempés dans de l'eau mère très-chaude. Enfin nous devons encore mentionner le procédé recommandé par Rigby, que nous avons plusieurs fois employé avec un avantage incontestable. Il consiste à injecter dans la cavité utérine un onguent mercuriel, mêlé avec de l'iodure de potassium, fondu sur le feu et ensuite en partie refroidi. Dans deux cas où nous eûmes l'occasion d'employer plusieurs fois ce remède, la diminution du volume de l'utérus fut frappante et rapide, et elle fut accompagnée d'une amélioration durable de l'état des malades. Nous n'avons jamais obtenu aucun résultat de l'emploi à l'intérieur de l'iode et des eaux minérales iodées.

Des émissions sanguines locales souvent répétées favorisent beaucoup la diminution du volume de la matrice que l'on cherche à obtenir par les moyens indiqués. L'on ne devra jamais les négliger lorsque l'hypertrophie périodique de la matrice, qui précède ordinairement la menstruation et qui est souvent accompagnée d'une exacerbation de tous les symptômes, indique d'une manière certaine la présence de la congestion utérine, car justement cette augmentation de la circulation procure à la tumeur en plus grande abondance les éléments dont elle se compose. Dans de pareils cas, l'application répétée de sangsues sur le col est, d'un côté, la meilleure prophylaxe contre le développement ultérieur de la tumeur, et, de l'autre, l'on obtient presque toujours par ce moyen une diminution des douleurs. Nous avons même plusieurs fois fait l'expérience qu'il n'y a aucun moyen qui prévienne plus sûrement le retour et la longue durée des ménorrhagies et des métrorrhagies que ces émissions sanguines, auxquelles l'on pourra toujours avoir recours, tant qu'un haut degré d'anémie n'est pas une contre-indication certaine.

Si l'on rencontre cette dernière maladie, l'on devra s'efforcer d'améliorer la nature du sang au moyen d'un régime convenable et de préparations ferrugineuses, et, dès que l'on y sera parvenu, l'on passera à de légères émissions sanguines dans la partie inférieure de l'utérus. Nous pouvons même recommander ce procédé comme un hémostatique direct, car nous possédons un nombre considérable d'observations où des hémorrhagies utérines peu abondantes, mais de longue durée, qui avaient opiniâtrement résisté à tous les remèdes employés contre elles, cessèrent immédiatement après l'application de quelques sangsues à l'orifice utérin.

Si les remèdes que nous avons indiqués jusqu'ici ne suffisent pas pour modérer les douleurs périodiques causées par la distension du tissu de l'utérus, il faudra avoir recours à des moyens purement palliatifs. S'il n'y a pas grande tendance aux hémorrhagies, un bain tiède atteindra le plus vite le but; mais, quand on ne pourra pas l'ordonner à cause de la présence ou de la crainte d'une hémorrhagie, l'on se servira des remèdes narcotiques, que l'on fera prendre à l'intérieur ou bien sous forme d'onguent ou de lavement.

Des ménorrhagies ou des métrorrhagies abondantes nécessitent l'emploi d'injections froides, contenant quelquefois un moyen styptique, comme, par exemple le perchlorure de fer, l'alun, l'ergotine, etc., ou, dans les cas extrêmes, l'introduction dans le vagin d'un tampon de charpie ou d'un morceau d'éponge. Parmi les médicaments internes, les acides, le seigle ergoté, le ratanhia et le tanin sont les plus sûrs, et, dans plusieurs cas, nous avons eu de prompts résultats en ordonnant en lavement une infusion d'ergot de seigle. La leucorrhée, souvent très-abondante qui répand quelquefois une odeur désagréable et qui manque rarement à la suite d'une tumeur fibreuse de l'utérus, exige la plus grande propreté des parties génitales, et, pour cela, des injections et des bains de siége. Il nous faut ici faire observer que de l'eau à une température trop basse provoque souvent des contractions douloureuses de l'utérus; c'est pourquoi il vaut mieux commencer par une température plus élevée et diminuer seulement petit à petit la chaleur de l'eau. Il ne faut pas penser à une guérison radicale de la leucorrhée, à cause de l'hyperémie de la membrane muqueuse qui accompagne toujours les corps fibreux. Si, dans le courant de la maladie, l'on observe les symptômes d'une péritonite partielle, l'état anémique des malades est ordinairement une contre-indication à une saignée abondante pratiquée sur la paroi abdominale, et l'on se voit réduit à employer des remèdes narcotiques, des bains tièdes et des cataplasmes dissolvants, pour modérer les douleurs intenses. Quelquefois, dans des circonstances pareilles, quelques sangsues appliquées sur le col rendent de prompts services.

Il en est de même lorsqu'une tuméfaction congestive ou une augmentation très-rapide du volume de la tumeur causent une forte compression de l'utérus sur les parties avoisinantes. L'on réussira peut-être quelquefois à repousser au-dessus du détroit supérieur du bassin la tumeur serrée dans la cavité pelvienne; mais il ne faut nullement considérer cela comme la règle.

Dans ces derniers temps, l'on a, de plusieurs côtés, proposé et exécuté une opération pour enlever les corps fibreux de l'utérus. L'on a voulu éloigner ces tumeurs, ou par la cavité abdominale, après avoir préalablement fait la laparotomie, ou par le vagin. L'expérience a déjà depuis longtemps rejeté la première de ces méthodes, car l'on ne reconnaît pas un seul fait constaté où une femme opérée de cette manière ait survécu; le second procédé paraît aussi n'être justifié que dans des cas très-rares, et, quant à nous, nous ne l'emploierions que lorsque la tumeur partant de la portion vaginale ferait librement saillie dans le vagin. Nous ne nous déciderions pas facilement à procéder à l'extirpation d'un corps fibreux sous-muqueux, comme l'ont proposé Amussat, Kiwisch et d'autres, non-seulement parce que nous regardons cette opération comme très-hasardée et dangereuse, mais aussi parce que nous n'avons aucun moyen de nous convaincre d'avance de la possibilité de son exécution. L'on n'a, du reste, recommandé l'extirpation de ces tumeurs que dans le cas où une hémorrhagie abondante menacerait la vie de malades déjà anémiques. Mais, si l'on considère que les cas dans lesquels l'on ne parvient pas à arrêter une hémorrhagie pareille sont extrêmement rares, et que, d'un autre côté, l'on ne peut jamais calculer la perte de sang qui résultera de l'opération et qui toujours sera considérable, l'on arrivera sûrement à la conviction que le procédé en question, si jamais il est indiqué et justifié, ne le sera que très-rarement.

B. Polypes fibreux de la matrice.

Anatomie pathologique. Les polypes fibreux de l'utérus sont des néoplasmes ordinairement pyriformes, cylindriques, ou quelquefois aussi complétement sphériques, adhérents aux parois de l'utérus par un pédicule relativement étroit. Ils sont, en grande partie, formés de tissu cellulaire et ne diffèrent, au fond, des corps fibreux, que nous venons de décrire, que par le fait que toute leur masse fait saillie dans la cavité utérine et qu'ils sont pédiculés, tandis que, pour les corps fibreux, même les sous-muqueux, une partie plus ou moins grande de la tumeur est toujours cachée dans le tissu propre de l'utérus.

La structure de ces tumeurs varie d'après leur vascularisation plus ou moins abondante et d'après la direction primitive des fibres. Souvent la surface du polype est unie, sans sillons ni élévations; il est comme formé d'une seule masse, et, dans ce cas, il n'est pas rare, comme dans certaines formes des corps fibreux, de rencontrer une organisation concentrique autour d'un seul centre. Les polypes sont ordinairement très-durs, peu vasculeux, et le plus souvent presque sphériques. D'autres fois la direction des fibres est plutôt parallèle ou divergente, rayonnante; elles entourent un nombre considérable de vaisseaux, souvent d'assez gros calibre, et il n'est pas rare, dans ce cas, que la face de la tumeur, tournée du côté de l'orifice utérin, soit irrégulière, découpée à plusieurs endroits, ou même profondément sillonnée. Lorsque les éléments qui la composent présentent une pareille organisation, la tumeur est ordinairement allongée, pyriforme, cylindrique, en forme de massue, et sa consistance est moins ferme.

Le pédicule des polypes est tantôt nettement séparé du reste de la tumeur, tantôt son épaisseur augmente petit à petit, et le passage est insensible. Sa grosseur varie, du reste, beaucoup; mais, en général, l'on peut dire qu'elle est, pour les polypes allongés, moins forte que pour ceux dont la forme est ronde, sphérique; ceux-ci, en effet, sont souvent attachés à la surface interne de l'utérus par un pédicule dont l'épaisseur atteint souvent trois à quatre centimètres. Le plus souvent, le pédicule est simple, mais il existe pourtant des cas où il est comme divisé en deux ou même trois racines.

L'insertion a ordinairement lieu à la partie supérieure du corps de l'utérus, et, d'après nos observations, plus souvent à la paroi postérieure qu'à l'antérieure. Il est plus rare de voir des polypes fibreux adhérer au col ou à l'orifice de l'utérus, où l'on rencontre plus fréquemment les polypes muqueux, dont nous parlerons dans la suite. La grosseur des polypes fibreux est très-différente et varie depuis celle d'un pois à celle d'une tête d'enfant et au delà.

Les altérations de l'utérus résultant de la présence d'un polype volumineux sont à peu près les mêmes que celles que nous avons eu l'occasion de décrire en parlant des caractères anatomiques des corps fibreux. La dilatation de la cavité de l'utérus, l'hypertrophie de ses parois et leur augmentation de volume, l'inflammation catarrhale de sa membrane muqueuse, augmentent à raison du développement du polype, et la différence la plus importante que présente la matrice est que le raccourcissement de la portion vaginale et l'ouverture de l'orifice sont plus prompts pour un polype que pour un corps fibreux. Ces altérations de la partie inférieure de l'utérus résultent, comme dans le cours d'un accouchement, en partie des contractions assez fortes des parois de l'utérus et en partie de la dilatation de l'orifice, à la suite de la pression exercée par la tumeur qui toujours augmente dans cette direction. Les contractions repoussent avec force le polype contre l'orifice, et ainsi il arrive que, après une durée plus ou moins longue de la maladie, on le voit en partie ou même complétement, lorsque le lieu de son insertion est dans la partie inférieure de la matrice, descendu dans le vagin à travers l'orifice dilaté. Quelquefois même, lorsqu'il a atteint un volume considérable, il remplit presque entièrement la cavité du bassin.

La plus grande vascularisation du parenchyme et de la muqueuse de l'utérus et l'engorgement chronique de cet organe, résultant des troubles de la circulation, sont souvent la cause de ruptures de vaisseaux et d'hémorrhagies, que l'on reconnaît encore, à l'autopsie, à la présence, à l'intérieur de l'utérus, de caillots sanguins plus ou moins volumineux.

Les polypes de grande dimension causent toujours une compression des organes voisins, particulièrement du rectum et de la vessie. En conséquence, l'on ne s'étonnera pas que la circulation subisse dans ces organes diverses altérations, qui, à leur tour, sont la cause de la dilatation variqueuse des veines, de l'hyperémie chronique et de l'hypersécrétion catarrhale de la membrane muqueuse. Les polypes fibreux peuvent présenter toutes les mêmes métamorphoses que les corps fibreux. Le plus souvent on observe une suppuration et une dissolution superficielles de la tumeur, et cela surtout lorsque le polype, après avoir franchi l'orifice utérin, demeure longtemps dans le vagin et qu'il est exposé à l'influence de l'air atmosphérique et des différentes matières, déjà en décomposition, sécrétées par les organes génitaux. Il est rare de rencontrer une altération gangréneuse, une mortification du tissu des polypes; nous ne l'avons observée qu'une seule fois dans un cas où un polype presque aussi gros que la tête d'un enfant avait subi pendant longtemps une forte compression de la part des parois du bassin. Nous n'avons jamais vu l'ossification d'un polype, tandis qu'on l'observe souvent dans les corps fibreux; mais nous ne voulons cependant pas nier la possibilité de son existence. La formation des cavités remplies de sang est de même beaucoup plus rare dans les tumeurs en question que dans celles que nous avons décrites précédemment. Pendant la grossesse, les polypes fibreux présentent souvent une augmentation et une dilatation de leurs vaisseaux, à la suite de laquelle ils augmentent souvent promptement de volume et paraissent en même temps ramollis et tuméfiés; ce n'est cependant pas toujours le cas, comme quelques auteurs l'ont prétendu. A l'appui de ce que nous venons de dire, nous pouvons citer le cas d'une femme chez laquelle, déjà avant la conception, nous avions diagnostiqué un polype plus gros qu'un œuf de pigeon, qui pendant la grossesse rentra complétement dans la cavité utérine, et qui, après un accouchement à terme, présentait exactement le même volume que précédemment.

Symptômatologie et diagnostic. Les premiers symptômes sont ordinairement des désordres dans le cours de la menstruation et de la sécrétion muqueuse de l'utérus. La menstruation revient d'abord à des intervalles singulièrement rapprochés, elle est ordinairement abondante, et le sang qui s'écoule renferme des caillots plus ou moins considérables. Dans les intervalles, la sécrétion muqueuse de l'utérus est généralement plus abondante, et souvent l'on rencontre déjà, dans cette période de la maladie, un écoulement parfois copieux d'un liquide rougeâtre semblable à celui qui s'écoule d'un morceau de viande fraîche. Il se détache aussi souvent des lambeaux plus ou moins grands de la muqueuse utérine.

Après une durée plus ou moins longue des symptômes locaux, l'anémie devient toujours plus apparente, et il n'est pas rare que des malades affectés de polypes de l'utérus se plaignent au médecin de palpitations de cœur, de céphalalgie, de cardialgie, de lassitude, de dypsnée, etc., en un mot de toute la longue série des symptômes de l'anémie, et ne mentionne qu'en passant l'affection des organes génitaux.

Le temps de l'apparition et le degré de violence des douleurs causées par les polypes de l'utérus varient beaucoup. Nous nous souvenons même d'avoir vu des femmes, affectées de polypes de la grosseur d'un œuf d'oie jusqu'à celle d'une tête d'homme, nier absolument toute douleur, fait qui, comme nous le verrons plus tard, n'est pas sans importance pour le diagnostic différentiel des polypes et des corps fibreux interstitiels.

Les douleurs causées par la présence d'un polype de la matrice ont le caractère des coliques utérines; ce sont des contractions douloureuses semblables à celles de l'enfantement, partant du sacrum et s'irradiant vers l'hypogastre et jusque vers les cuisses. Dans plusieurs des cas que nous avons observés, les contractions de l'utérus qui donnaient lieu à ces paroxysmes étaient si internes, que nous pûmes facilement les constater, tant par la dureté du corps de l'utérus que par le rétrécissement de l'orifice et de la tension de ses bords.

Dans le courant de la maladie, les symptômes causés par la compression de la tumeur volumineuse sur les organes du bassin, et principalement sur le rectum, viennent se joindre à ces contractions douloureuses. Une constipation opiniâtre, la dilatation variqueuse des veines du rectum, et souvent des hémorrhoïdes douloureuses, accompagnent la maladie en question. Il est plus rare que les fonctions de la vessie soient troublées; en effet, quelques-unes de nos malades seulement se plaignirent d'un besoin fréquent d'uriner, et exclusivement celles chez lesquelles le polype avait atteint un volume très-considérable. Nous croyons devoir expliquer l'immunité relative de la vessie par le fait que, après être sortie de l'utérus, la tumeur s'accroît ordinairement en arrière, dans la direction du sacrum, et comprime ainsi le rectum avant la vessie.

Si tous les symptômes que nous venons d'indiquer se retrouvent chez la plupart des malades affectées de polypes utérins, ils ne suffisent cependant pas pour poser un diagnostic certain, et l'on ne pourra y arriver que par un examen interne très-attentif. Nous ne nous dispensons jamais de palper l'hypogastre; cependant nous ne croyons pas que ce moyen soit véritablement utile au diagnostic, car nous avons plusieurs fois pu nous convaincre que, malgré la présence dans le vagin de polypes de la grosseur du poing, l'on ne reconnaissait à la palpation aucune augmentation du volume de la matrice, et, lors même qu'on l'eût démontrée, l'on ne serait pas en droit d'admettre d'une manière certaine la présence d'un polype. Cette méthode n'aura de valeur réelle que dans les cas où il s'agira de diagnostiquer un polype intra-utérin d'un corps fibreux interstitiel.

La chose principale est, comme nous l'avons déjà dit, un examen interne attentif et exact.

Le résultat de l'exploration différera suivant que le polype se trouve encore dans l'utérus ou qu'il est déjà plus ou moins descendu dans le vagin.

Lors de la présence du polype intra-utérin, la partie inférieure de l'utérus accessible au toucher est plus ou moins dilatée à raison du volume de la tumeur; elle est ordinairement très-compacte et résistante, et la portion vaginale, généralement légèrement déviée en arrière, est raccourcie, elle a même quelquefois complétement disparu, et, dans ce cas, l'orifice est souvent assez ouvert pour laisser passer le doigt explorateur. Il rencontre alors directement le corps dur renfermé dans la cavité utérine, et, si les bords de l'orifice sont quelque peu souples et extensibles, l'on peut souvent entourer du doigt la base de la tumeur et se procurer ainsi une idée approximative de sa forme et de son volume. Chez des femmes qui n'ont pas encore eu d'enfants, les bords de l'orifice sont dans cette période de la maladie ordinairement si distendus, appliqués si exactement sur la tumeur contenue dans la cavité de la matrice, que l'on peut à peine introduire la pointe du doigt à une profondeur de cinq à dix millimètres. Cependant, dans des cas pareils, la simple certitude de la présence d'une tumeur compacte, donnant lieu à des hémorrhagies de longue durée et à une leucorrhée abondante, suffit quelquefois pour assurer le diagnostic.

Mais, si le museau de tanche est hermétiquement fermé, le diagnostic sera incertain, car les symptômes qu'observe le médecin et dont la malade se plaint se rencontrent aussi dans d'autres maladies de l'utérus.

L'on pourrait, en premier lieu, confondre les polypes avec l'*engorgement chronique de l'utérus*. Cette maladie est en effet très-fréquente; mais, pour éviter une erreur de diagnostic, il faut se rappeler que l'on rencontre très-rarement dans l'engorgement de l'utérus des hémorrhagies si abondantes, que celles qui accompagnent les polypes, et que le raccourcissement et la diminution de la portion vaginale ne sont jamais si considérables dans l'engorgement que dans la maladie qui nous occupe. Au contraire, l'hypertrophie de l'utérus qui accompagne l'engorgement est plus prononcée dans le col de la matrice, que l'on trouve plus volumineux, tuméfié et ordinairement très-compacte.

Les polypes et les *corps fibreux* des parois de l'utérus sont les uns et les autres accompagnés de la dilatation de la matrice, d'hémorrhagies abondantes et de contractions douloureuses; cependant la dilatation de l'utérus causée par les polypes est plus régulière, et nulle part, à moins que les deux maladies ne se compliquent l'une l'autre, l'on ne découvre à la surface de l'utérus une tumeur limitée, sphérique, mamelonnée, de telle sorte que la palpation de la matrice permet d'exclure avec certitude la présence d'un corps fibreux sous-péritonéal. Il faut peut-être en excepter les cas où une tumeur semblable siégerait à la partie postérieure et supérieure de l'utérus, et ne serait accessible ni au travers des parois abdominales, ni par le vagin, ni par le rectum. Il ne resterait alors plus qu'à décider si les symptômes que l'on observe ne pourraient pas résulter de la présence d'un corps fibreux interstitiel ou sous-muqueux. L'expérience que nous avons faite que les corps fibreux interstitiels sont accompagnés de douleurs très-intenses, mais d'hémorrhagies ordinairement peu abondantes, n'est pas ici sans importance, et, quant au diagnostic différentiel d'un corps fibreux sous-muqueux et d'un polype intra-utérin, nous possédons un moyen suffisant dans la dilatation forcée de l'orifice utérin par l'introduction de morceaux d'éponge préparée.

Nous avons décrit dans le second chapitre de ce livre le procédé que nous employons pour l'application de l'éponge préparée.

L'éponge, introduite de cette manière, provoque ordinairement, quelques heures déjà après son application, des contractions dont l'intensité augmente toujours et qui sont accompagnées d'une dilatation toujours croissante de l'orifice utérin. L'éponge tombe alors dans le vagin, et il faut la remplacer par un nouveau morceau jusqu'à ce qu'on ait obtenu la dilatation nécessaire pour le but que l'on se propose. Nous pouvons vivement recommander ce procédé, que nous avons eu l'occasion d'essayer plusieurs fois, et cela non-seulement parce qu'il facilite singulièrement le diagnostic, mais aussi parce que, après son application, l'on peut quelquefois parvenir à extirper un polype qui, sans cela, aurait encore séjourné longtemps dans l'utérus.

Lorsque l'on a, de cette manière, mis à découvert un polype intra-utérin, et que la tumeur est accessible au toucher, il faut alors reconnaître si elle est vraiment pédiculée ou si l'on a affaire à un corps fibreux sous-muqueux faisant saillie dans la cavité de l'utérus. Si l'insertion de la tumeur est à la portée du doigt explorateur, le diagnostic ne présentera aucune difficulté. Mais, lorsqu'il n'en est pas ainsi, soit à cause de l'étroitesse de l'orifice et de la dureté de ses bords, soit à cause d'une insertion trop élevée, l'on peut essayer d'éclairer le diagnostic au moyen de la sonde utérine. Nous devons cependant ajouter que cette méthode ne nous a donné que quelquefois un résultat satisfaisant. Nous avons bien, dans la plupart des cas, reconnu le lieu de l'insertion, cependant nous ne fûmes pas, à beaucoup près, toujours capable de nous faire une idée nette du mode d'insertion et principalement de l'épaisseur du pédicule.

Nous avons quelquefois réussi à déterminer ce dernier point par le procédé suivant : nous saisissions, au moyen d'une pince à polypes ou d'une pince à crémaillère, la partie de la tumeur située dans l'orifice utérin, et lui faisions décrire plusieurs fois un mouvement de demi-rotation. Si le pédicule de la tumeur était mince, elle suivait avec facilité les mouvements de l'instrument, tandis que, lorsque le pédicule était épais, ou lorsque la tumeur était un corps fibreux, un obstacle considérable s'opposait à nos manipulations.

Il est important, pour distinguer un polype à large base d'nn corps fibreux, de se rappeler que la plupart des polypes ont une forme allongée, semblable à une massue, de telle sorte que le doigt explorateur, suivant les contours de la tumeur, pourra ordinairement reconnaître la diminution progressive de son épaisseur. Du reste, il ne faut pas oublier que les corps fibreux, lorsqu'ils ne sont pas très-volumineux, ne font que très-rarement dans l'utérus une saillie assez considérable pour être accessibles au toucher. On ne se trompera donc généralement pas si l'on prend pour un polype fibreux, et non pour un corps fibreux, une tumeur compacte reposant sur la partie inférieure de l'utérus et que la pointe du doigt peut atteindre.

Les polypes sortis de l'utérus et pendant dans le vagin présentent moins de difficultés quant au diagnostic; car l'on peut facilement atteindre la tumeur, en suivre assez haut les contours, et quelquefois même arriver jusqu'à l'orifice utérin qui entoure le pédicule. Néanmoins il est aussi des cas où le diagnostic de ces tumeurs extra-utérines présente certaines difficultés.

Les maladies qui peuvent en imposer sont avant tout les *inversions de l'utérus*, qui plusieurs fois ont été prises pour des polypes et réciproquement.

Ici l'amnanèse est souvent très-importante pour le diagnostic. Personne, en effet, ne pensera à la présence d'une inversion, si la malade n'a jamais accouché, ou si, depuis le dernier accouchement, il s'est écoulé un temps considérable avant l'apparition des symptômes d'une maladie de l'utérus. Il sera aussi très-peu probable que l'on rencontrera un renversement de la matrice lorsque l'accouchement a jusqu'alors toujours été normal, ou au moins n'a pas été accompagné des accidents et des désordres qui sont la cause ordinaire des inversions. L'exploration externe est aussi importante pour le diagnostic, car, lorsqu'on aura, au travers des parois abdominales, reconnu une augmentation du volume de l'utérus, on exclura par là même la possibilité d'une inversion.

Mais, si les moyens indiqués ne suffisaient pas pour fixer le diagnostic, il ne faudrait jamais négliger l'exploration avec la sonde utérine. L'on pourra en effet presque toujours, malgré la présence d'un polype, introduire la pointe de la sonde assez avant dans l'utérus pour constater la dilatation de sa cavité, tandis que, dans le cas d'une inversion, la pointe de l'instrument rencontrera, d'abord après avoir franchi l'orifice, un obstacle dans la paroi renversée de l'utérus. Il ne faut cependant pas oublier que, même lors de la présence d'un polype, l'on peut rencontrer un pareil obstacle, si par hasard l'on dirige la pointe de l'instrument juste sur l'insertion du polype. En conséquence, lorsqu'un pareil obstacle se sera présenté, l'on fera bien d'introduire l'instrument à plusieurs reprises et dans des directions différentes.

Il est sûrement très-rare que l'on prenne un polype volumineux descendu dans le vagin pour un utérus grossi. Cela ne serait possible que lorsque des parties plus ou moins grandes de la tumeur se seraient détachées, à la suite d'une ulcération et d'une putréfaction, et que le polype présenterait alors à sa surface inférieure un enfoncement plus ou moins profond, que, à un examen peu attentif, l'on pourrait confondre avec le col utérin entouré de matière cancéreuse. Mais, comme dans ce cas il sera ordinairement possible de remonter dans le vagin, le long de la tumeur, jusqu'à l'orifice utérin, quelquefois il est vrai très-élevé, l'on ne commettra pas facilement cette erreur de diagnostic, pour peu que l'on ait quelque habitude dans l'exploration.

A cette occasion, nous voulons mentionner un cas où la surface inférieure d'un polype utérin présentait une particularité que nous n'avons observée qu'une seule fois, et dont nous n'avons nulle part trouvé une description. Dans ce cas, l'organisation primitive des fibres de la tumeur formait une fente ressemblant tellement à l'orifice utérin, qu'au premier abord nous pûmes prendre le polype pour l'utérus hypertrophié et descendu assez profondément dans le bassin. Mais, dans ce cas aussi, la présence du véritable orifice entourant le pédicule de la tumeur ne laissa aucun doute quant au diagnostic.

Il faudrait n'avoir aucune expérience pour confondre avec une *chute de matrice* un polype pendant au devant des parties génitales externes, car, dans une descente de matrice, un examen quelque peu attentif fait toujours facilement reconnaître l'orifice utérin.

Pronostic. Nous avons déjà décrit plus haut les altérations que les polypes fibreux peuvent présenter pendant la vie des malades. Il résulte clairement de cette description qu'une guérison pour ainsi dire naturelle de ces tumeurs, à la suite d'un détachement spontané, est excessivement rare. Un pareil détachement n'a lieu que lorsque le pédicule d'une tumeur très-volumineuse, descendu dans le vagin ou au-devant des organes génitaux externes, est déchiré par le propre poids de la tumeur, ou lorsqu'il est coupé petit à petit par les contractions spasmodiques de l'orifice agissant à la manière d'une ligature. Enfin, il peut arriver qu'une suppuration, une décomposition superficielle de la tumeur s'étende jusqu'au pédicule, et amène ainsi une destruction de la masse entière du polype. Lorsqu'une fois le pédicule est séparé, les contractions de l'utérus suffisent ordinairement pour expulser de sa cavité le corps étranger, et, s'il n'est pas très-volumineux, les contractions du vagin, renforcées par la pression abdominale, sont assez fortes pour achever l'expulsion du néoplasme.

C'est sûrement à des cas pareils que se rapportent un grand nombre d'observations, la plupart anciennes, d'après lesquelles l'on aurait pu expulser, de cette manière, des corps plus ou moins volumineux, charnus, et même quelquefois ossifiés, auxquels l'on avait donné le nom de *calculs utérins*.

La suppuration et la décomposition des polypes utérins, sans parler des hémorrhagies abondantes qui les accompagnent souvent, peuvent exercer une action nuisible sur tout l'organisme. La sanie corrosive, qui vient ainsi en contact avec les parois de la matrice, cause une inflammation parenchymateuse, à la suite de laquelle l'on observe souvent, dans les vaisseaux de cet organe, l'état particulier que l'on a désigné sous le nom de phlébite utérine, et enfin des accidents pyémiques avec terminaison léthale.

Nous avons même rencontré dans un cas, à la suite d'une inflammation sphacéleuse du tissu utérin, une perforation complète après laquelle il se développa une péritonite mortelle.

Mais, laissant même de côté ces dégénérescences assez rares des polypes de l'utérus, il n'y a pas de doute que ces tumeurs doivent, après une longue durée, amener tôt ou tard une diminution sensible des forces, à la suite des pertes de sang plus ou moins copieuses et de la sécrétion plus abondante et continuelle de la muqueuse des organes génitaux. Il est vrai que la vie n'est pas pour cela immédiatement en danger ; cependant il en résulte nécessairement un marasm accompagné des symptômes les plus variés, et particulièrement de ceux de l'anémie. La grosseur du polype ne donne pas toujours une mesure de l'influence fâcheuse qu'il exerce sur l'ensemble de l'organisme, car il n'est pas rare de voir de petits polypes, de la grosseur d'un œuf de pigeon à celle d'une petite pomme, donner lieu à des hémorrhagies plus considérables que des tumeurs de la grosseur d'un œuf de poule jusqu'à celle d'une tête d'homme. En général, ils sont, sous ce rapport, beaucoup plus dangereux chez des femmes jeunes, ayant encore leurs règles, que chez celles qui ont dépassé l'âge critique, et chez lesquelles les congestions menstruelles ont tout à fait cessé, ou du moins n'ont plus la même intensité. Il est remarquable que, même chez les femmes âgées, les hémorrhagies, causées par la présence de polypes utérins, se répètent exactement aux périodes menstruelles observées auparavant, et nous avons souvent rencontré des femmes, agées de plus de cinquante ans, qui croyaient encore avoir leurs règles, tandis qu'à l'exploration l'on reconnut que la cause des hémorrhagies était la présence d'un polype, après l'extirpation duquel les pertes de sang cessèrent complétement.

Il résulte de ce qui précède que la présence d'un polype de l'utérus est incompatible avec une bonne santé, et que l'on ne peut avoir aucune espérance de guérison complète avant l'extirpation de la tumeur. Lorsque l'on y a réussi, l'on peut considérer la malade comme guérie, ou au moins à peu près, car les dernières recherches sur ce sujet ont démontré, d'une manière indubitable, qu'une fois le polype extirpé il n'y a pas de récidive; même les restes du pédicule, qui peuvent avoir demeuré dans l'utérus, disparaissent peu de temps après l'opération et se confondent avec le tissu propre de cet organe, ou ils sont expulsés par la suppuration qui accompagne la cicatrisation de la plaie. Dans les cas où, au bout d'un temps plus ou moins long après l'extirpation d'un polype, il s'en montre un nouveau, l'on peut toujours admettre que ce n'est pas une récidive du précédent, mais une tumeur qui commença à se former en même temps que l'autre et ne se développa qu'après l'opération, ou bien son origine remonte à une époque plus ou moins longue après l'extirpation.

Traitement. Quant au traitement des polypes, tout le monde est maintenant d'accord que la seule possibilité de guérison est l'extirpation. Jusqu'à aujourd'hui les chirurgiens et les gynécologistes n'ont pas pu s'entendre pour décider quel est, d'entre les procédés opératoires connus, celui qui offre les plus grands avantages. Tandis que les uns, principalement les médecins anciens, préfèrent la ligature à l'excision et à la torsion ; d'autres estiment davantage ces deux dernières méthodes.

En considérant cette question d'une manière impartiale, l'on arrive à la conclusion, qu'aucune des trois méthodes indiquées n'est également bonne dans tous les cas, et que les chances de succès des différentes méthodes dépendent de la situation intra ou extra-utérine de la tumeur, de son volume, de l'épaisseur de son pédicule et de la facilité avec laquelle on peut atteindre le lieu de son insertion.

Vu le grand nombre des malades que nous avons traitées et opérées, nous osons nous prononcer sur la valeur et l'utilité des différentes opérations. Nous ne croyons cependant pas avoir prévu tous les cas possibles, que nous n'avons pas observés jusqu'ici, et en avoir tenu compte autant qu'on pourrait le désirer pour la pratique.

Si l'ancienne maxime des chirurgiens «*cito, tuto et jucunde*» doit être appliquée à l'opération des polypes de l'utérus, ce sera sans doute l'excision qui sera préférée aux autres méthodes, et, en effet, si elle était applicable à tous les cas, la ligature et la torsion seraient maintenant complétement abandonnées. Les avantages qu'elle présente sont tout d'abord que l'on atteint ainsi son but de la manière la plus prompte possible, que l'on peut éviter par ce moyen toute blessure considérable des parois de l'utérus, et que l'on parvient presque toujours à empêcher une hémorrhagie trop abondante des vaisseaux du pédicule. Si l'on compare l'excision et la ligature, le dernier moyen doit déjà céder le pas au premier à cause du temps passablement long qui s'écoule entre l'application des fils et le détachement complet du polype, pendant lequel les malades ne peuvent pas facilement quitter le lit, et à cause de l'écoulement putride et fétide que l'on observe dans les derniers jours et qui donne souvent lieu à des inflammations de la surface interne de l'utérus, du vagin et des parties génitales externes. L'application de la ligature, de quelle manière qu'on la fasse, présente en outre souvent de grandes difficultés, et dans quelques cas il en résulte même des convulsions très-violentes ; les malades ne sont, en outre, nullement, après l'extirpation de la tumeur, à l'abri des hémorrhagies, et la convalescence, comme nous l'avons vu deux fois, peut être troublée par une métrite, une péritonite, ou même par des accidents pyémiques. Si l'on considère tous ces désavantages inséparables de la ligature, l'on ne sera pas longtemps dans le doute sur le procédé qui, entre la ligature ou l'excision, mérite en général la préférence. — Sur les trente et une malades affectées de polypes de l'utérus que nous fûmes appelé à traiter, nous ne fîmes que trois fois usage de la ligature.

Dans ces trois cas, l'épaisseur du pédicule empêchait d'avoir recours à la torsion, et l'excision était de même impossible, parce que l'insertion avait lieu à la partie supérieure du corps de l'utérus et n'était accessible ni aux doigts ni aux ciseaux. Nous croyons aussi que ce sont les seules circonstances qui peuvent justifier l'emploi de la ligature, surtout lorsque le polype, adhérant au fond de l'utérus, se trouve encore dans la cavité de cet organe, et qu'on ne pourrait l'amener jusqu'au-devant des parties génitales externes (au moyen d'une pince-érigne de Museux ou d'un forceps ordinaire) sans avoir à craindre une forte inflexion des parois de la matrice.

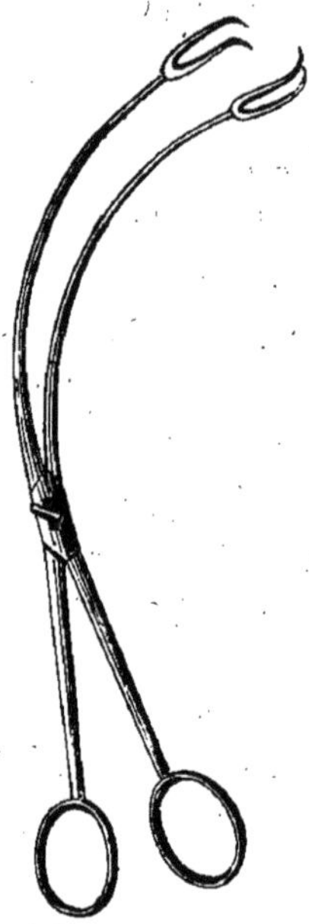

Fig. 31. — Pince-érigne courbe de Muzeux.

Nous avons indiqué plus haut la manière qui nous paraît la plus convenable pour se procurer une idée aussi juste que possible de l'épaisseur du pédicule. Si, après avoir, comme nous l'avons dit, saisi le polype avec une forte pince, quelques légers mouvements de demi-rotation permettaient d'admettre, avec quelque probabilité, que l'épaisseur du pédicule n'est pas très-considérable, nous préférerions toujours la torsion à la ligature, même pour des polypes intra-utérins volumineux. Le fait que, sur nos trente et une malades, les trois opérées par la ligature ont seules eu, pendant et après l'opération, des accidents graves, parle en faveur de cette assertion.

Si, d'un autre côté, l'on considère les résultats complétement satisfaisants que nous avons obtenus par les autres opérations (après lesquelles la plus longue convalescence ne dura pas au delà de quinze jours) sans que nous ayons une seule fois observé d'accidents graves, on nous approuvera sûrement, si nous resserrons dans les étroites limites indiquées plus haut l'application de la ligature pour les polypes de l'utérus.

Lorsque nous avons prétendu plus haut que l'excision des polypes mérite en général d'être préférée aux deux autres méthodes opératoires, nous n'avons pas voulu dire qu'il ne puisse y avoir des cas dans lesquels, à cause de l'impossibilité de la pratiquer, la torsion doive la remplacer. Nous avons exécuté dix fois cette dernière opération, et cela quatre fois pour des polypes muqueux et six fois pour des polypes fibreux. L'impossibilité d'atteindre avec les ciseaux le pédicule de la tumeur, qui, comme nous pûmes nous en convaincre de la manière indiquée plus haut, ne présentait pas une forte épaisseur, fut toujours pour nous l'indication de cette opération. Lors même que la torsion ne nous a jamais donné que des résultats satisfaisants, nous préférons cependant toujours l'excision, là où elle est possible, car l'on ne peut jamais empêcher d'une manière certaine les déchirures et les ruptures du tissu de l'utérus, qui peuvent avoir lieu à l'insertion du polype, par suite de la torsion violente qui est indispensable dès que le pédicule présente une forte consistance ou une épaisseur considérable. Nous conseillons aussi, à cause de cela, de renoncer à la torsion dès qu'une résistance considérable s'oppose aux rotations que l'on cherche à exécuter au moyen d'une pince à polypes ou d'une pince à crémaillère. Dans un cas où nous avions de cette manière reconnu que le pédicule de la tumeur était plus épais que nous ne l'avions cru d'abord, nous avons saisi le polype avec une pince-érigne, et nous l'avons ainsi, en même temps que l'utérus, abaissé vers le détroit inférieur du bassin, de telle sorte que nous pûmes atteindre avec les ciseaux le pédicule auparavant inaccessible. Nous recommandons vivement ce procédé pour des cas analogues.

Quant à l'excision, il faut l'exécuter différemment, suivant le siége et la grosseur du polype. Ce procédé mérite sans aucun doute d'être préféré à tous les autres lorsque le polype est volumineux, qu'il pend tout entier ou en partie au dehors de la cavité utérine et qu'il remplit plus ou moins complétement le canal vaginal. On saisit le polype avec un petit forceps (celui de Smellie convient parfaitement), ou avec une pince à crémaillère de Luër, et on l'attire au-devant des grandes lèvres jusqu'à ce que l'on puisse voir le pédicule, que l'on coupe alors avec un bistouri ou avec des ciseaux courbés sur le plat. Nous avons, en opérant de cette manière, obtenu des résultats si satisfaisants, que nous avons pris la ferme résolution d'extirper de cette manière tous les polypes très-volumineux, à l'exception des cas où l'on a pu se persuader par l'exploration que l'insertion de la tumeur se trouve dans la portion supérieure du corps ou peut-être même au fond de l'utérus. Dans un pareil cas, l'on ne pourrait amener le polype jusque devant les parties génitales externes, lors même que l'utérus suit jusqu'à un certain point les tractions, sans occasionner une inflexion considérable des parois de la matrice, que l'on peut, il est vrai, facilement réduire après l'extirpation de la tumeur, mais qui fait toujours craindre une inflammation de la matrice ou de son enveloppe péritonéale. Mais, si le polype adhère à la partie inférieure du corps de l'utérus, cette dernière suit facilement assez loin les tractions exercées sur la tumeur pour que le col descende jusqu'au-devant des parties génitales et qu'ainsi l'insertion de la tumeur soit accessible à la vue.

Si l'on voulait peut-être s'opposer à ce procédé en prétendant qu'il peut résulter des tractions violentes une descente ou un prolapsus durable de la matrice, nous répondrions que, dans les deux cas que nous avons opérés de cette manière, nous n'avons pas eu de résultat pareillement fâcheux. Il en est de même de plusieurs autres cas où nous avons aussi été forcé d'attirer l'utérus jusque devant les parties génitales externes pour l'amputation du col ou pour l'opération de fistules vésico-vaginales. Nous avons au contraire toujours observé que l'utérus reprend sa place normale aussitôt que les tractions ont cessé.

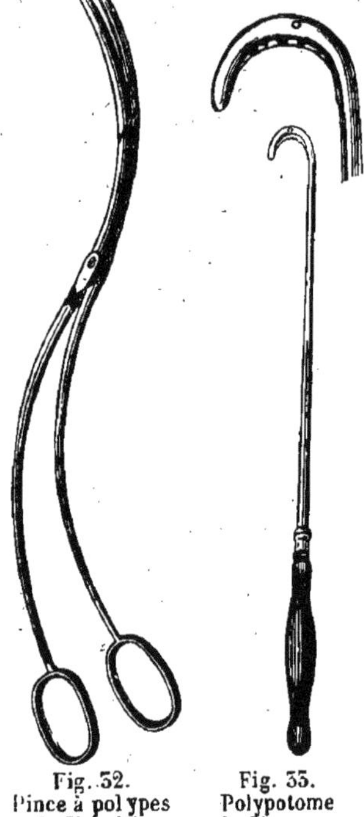

Fig. 32. Pince à polypes de Siebold.

Fig. 33. Polypotome de Simpson.

Pour des polypes de moindre volume, de la grosseur d'un œuf de pigeon à celle d'un œuf de poule, nous avons toujours opéré l'excision en saisissant le pédicule de la tumeur entre l'index et le doigt médian d'une main, sur la face interne de laquelle nous introduisîmes la pince à polypes de Siebold jusqu'au pédicule, que nous séparâmes prudemment en quelques coups. Pour extirper plusieurs polypes situés à la face antérieure de la matrice, nous nous sommes singulièrement facilité l'opération en faisant prendre à la malade la position quadrupède.

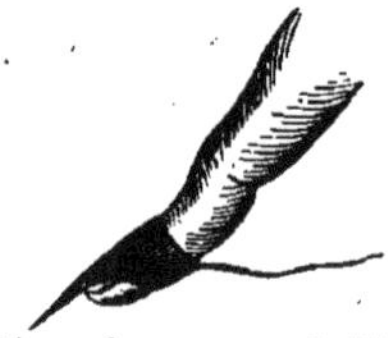

Fig. 34. — Instrument de Mikschik pour l'excision des polypes utérins.

Nous avons opéré l'excision des polypes dans les circonstances les plus variées; nous avons extirpé des tumeurs plus ou moins grosses, siégeant plus ou moins haut dans l'utérus, et jamais nous n'avons eu besoin d'employer d'autre instrument que la pince de Siebold. Nous ne voulons cependant pas prétendre qu'il n'y ait des cas dans lesquels l'emploi d'autres instruments inventés dans ces derniers temps, comme ceux de Herrich, Simpson, Mikschik, etc., ne présente plus de sûreté et de commodité; mais ces cas sont sûrement tout à fait exceptionnels.

Lorsque l'insertion est très-haut dans l'utérus, que l'on parvient à toucher le pédicule avec les doigts, mais que l'on ne peut ni le saisir ni l'attirer, on se facilitera singulièrement l'opération en attirant le polype au moyen de la pince-érigne de Museux, de la pince à crémaillère dont nous avons déjà parlé plusieurs fois, ou de

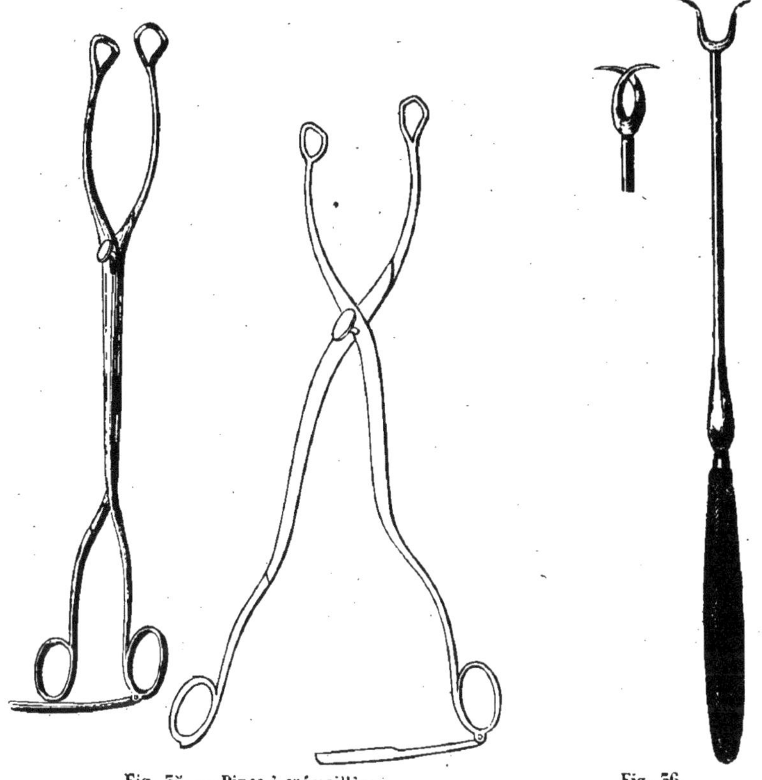

Fig. 35. — Pince à crémaillère.

Fig. 36. Extracteur de Luër.

l'extracteur de Luër, jusqu'à ce que l'on puisse saisir et fixer le pédicule avec l'index et le doigt médian, après quoi l'on éloigne l'instrument. Si cela n'est pas possible, on se fait fixer le polype par un aide pendant que l'on opère soi-même l'excision au-dessous du point que l'on atteint avec les doigts.

Chez la première malade chez laquelle nous avons pratiqué l'excision, nous nous attendions à une hémorrhagie abondante, d'autant plus que nous avions acquis la persuasion, en examinant des préparations anatomiques analogues, que le pédicule renferme souvent des vaisseaux et principalement des veines considérables. Nous fûmes en conséquence très-étonné de voir, dans les opérations que nous avons faites, l'hémorrhagie se réduire en général à trente, cinquante ou cent grammes. Nous croyons devoir expliquer ce phénomène singulier et inattendu par le fait, que l'utérus, comme nous avons plusieurs fois pu nous en assurer, se contracte vivement après l'excision du polype, et qu'ainsi les vaisseaux, quelquefois assez considérables du pédicule, sont comprimés d'une manière plus ou moins complète, ce qui rend l'hémorrhagie impossible, de la même façon que dans l'accouchement, immédiatement après l'expulsion du placenta.

A la fin de ces remarques sur l'opération des polypes de la matrice, nous nous permettons d'ajouter que, dès que la tumeur était volumineuse et difficile à atteindre, nous avons toujours, avant de procéder à l'excision ou à la torsion, chloroformé la malade, et dans ces cas aussi ce remède ne nous a jamais refusé ses excellents services.

Pour la ligature des polypes, on se sert aujourd'hui en général de l'appareil de Levret ou de Desault, composé de deux canules, un serre-nœud et une anse. Cet appareil est si connu et la figure ci-jointe (fig. 37) le représente si bien, que nous pouvons parfaitement nous dispenser d'en donner une description autre que la légende (voir le bas de la page), d'autant plus que nous possédons dans l'appareil de Niessen, modifié par Gooch, un instrument plus facile à manier auquel, d'après les deux expériences que nous avons faites à ce sujet, nous donnons la préférence sur ceux de Desault et de Levret. Cet appareil se compose de deux

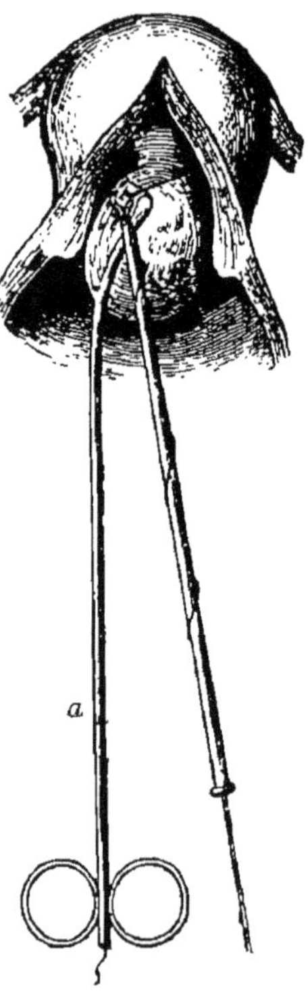

Fig. 37 [1]. — Ligature, procédé Desault.

[1] Pour exécuter le procédé de Desault, il faut deux canules, une simple *a*, qui a une ouverture à ses deux extrémités; l'extrémité externe porte deux anneaux; un fil parcourt cette canule; la seconde canule contient un stylet qui se bifurque à l'extrémité utérine; chaque branche de ce stylet porte un demi-anneau. C'est entre ces deux branches qu'on passe le fil qui sort de l'extrémité utérine de la première canule; on tire le stylet dans la canule qui le contient; alors les deux demi-anneaux qui se regardaient par leur concavité se joignent et forment un anneau entier, un œil qui est traversé par le fil. Les deux extrémités des canules ainsi jointes par le fil sont dirigées sur le pédicule du polype. (La figure 37 représente ce temps de l'opération.)

canules séparées l'une de l'autre, chacune de vingt centimètres de long, parfaitement droites et ouvertes aux deux extrémités. On passe dans une des canules de bas en haut, et dans l'autre de haut en bas, une longue ligature, faite avec une ficelle de fouet, dont les deux extrémités pendent au dehors des ouvertures inférieures des canules. On applique alors les canules l'une contre l'autre et on les introduit dans le vagin à côté du polype le long du doigt indicateur d'une des mains jusqu'à ce que leurs extrémités aient atteint la partie du polype où la ligature doit être appliquée. On éloigne alors les canules l'une de l'autre, et, pendant que l'on maintient fixe l'une d'elles, on conduit l'autre tout autour du polype jusqu'à ce qu'elle soit de nouveau revenue vers la première, après avoir ainsi entouré d'une anse de la ligature le pédicule de la tumeur. On lie ensuite les canules l'une à l'autre, de telle sorte qu'elles ne forment qu'un seul instrument. Il faut, dans ce but, glisser jusqu'à l'extrémité supérieure des canules deux anneaux soudés par les bords, assez grands pour laisser passer les canules et les lier l'une à l'autre d'une manière immobile. Au point de contact des deux anneaux est soudée une baguette qui communique avec deux autres anneaux pareils que l'on place à l'extrémité inférieure des canules, de telle sorte que les différentes pièces séparées avant l'opération ne forment maintenant qu'un seul instrument. En tirant alors les fils de la ligature qui sortent de l'extrémité inférieure des canules, et en les attachant d'une manière solide autour d'une pointe saillante adaptée aux anneaux inférieurs, l'on resserre l'anse de la ligature autour du pédicule du polype, que l'on divise ainsi petit à petit jusqu'à ce que la tumeur soit tout à fait séparée de sa base.

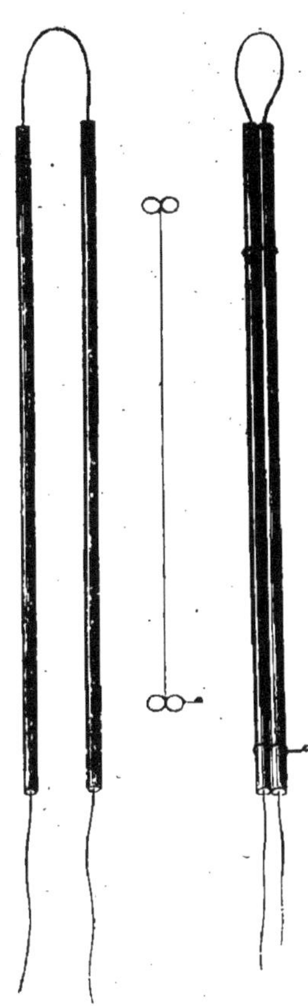

Fig. 58. — Appareil de Niessen pour la ligature des polypes, modifié par Gooch.

Tant que l'instrument reste en place, la malade doit garder un décubitus dorsal ou latéral, et la tâche du médecin est alors d'avoir soin d'éloigner, au moyen d'injections tièdes répétées plusieurs fois par jour, les matières sécrétées et les détritus qui s'amassent dans la cavité de la matrice. Si la sécrétion est très-abondante, décomposée et fétide, l'on se servira, pour les injections, d'une solution de chlorure de chaux, ou l'on ajoutera à l'eau une petite quantité de charbon de tilleul finement pulvérisé.

Le temps nécessaire pour la division complète du pédicule varie, suivant son épaisseur et sa fermeté, de deux jours à trois semaines, mais ordinairement elle a lieu en quatre ou cinq jours.

Les accidents que l'on observe le plus souvent d'abord après l'application de la ligature sont des inflammations, que l'on combat de la manière habituelle, ou des symptômes nerveux, quelquefois même des convulsions générales. Ce dernier accident est surtout fréquent lorsque l'on a saisi dans la ligature une partie du tissu propre de l'utérus, et le seul moyen pour le faire cesser est de desserrer aussi vite que possible la ligature, qu'il faut alors éloigner complétement ou appliquer à une place plus éloignée de la paroi utérine.

Bibliographie. = SLEVOGT, Progr. de utero per sarcoma ex corpore protracto, etc. Jenæ, 1700. — SCHACHER, Progr. de polypis, etc. Lipsiæ, 1721. — LEVRET, Observ. sur la cure radic. des polypes de la matrice. Paris, 1759. — HERBINIAUX, Parallèle des différents instruments, etc. La Haye, 1771. — SCHWARZ, Comm. de uteri degeneratione. Hannov. 1799. — NIESSEN, Diss. de polypis uteri novaque ad eorum ligaturam instrumento. Gœtting, 1789. — ROTHBART, Diss. de polypis uteri. Erf. 1795. — DENMAN, Engravirgs of two uterus polypi. London, 1801. — HORLACHER, Diss. de sarcomate uteri. Onoldi, 1820. — C. G. MAYER, Diss. de polypis uteri. Berol. 1821. — MALGAIGNE, Sur les polypes de l'utérus. Thèse. Paris, 1832. — GERDY, Des polypes de l'utérus et leur traitement. Paris, 1833. — Dict. des sciences médic. Art. Corps fibreux. — DUPUYTREN, Leçons orales de clinique chir. Paris, 1833. — VELPEAU, Anatomie chir. T. II. — VELPEAU, Nouveaux éléments de méd. opér. Paris, 1832. — R. LEE, Beobachtungen über fibrœs-kalkartige Geschwülste und Polypen des Uterus. Lond. med. Gaz. Dec. 1835. — SCHMIDT's Jahrb. 1836. IV, 181. — CRUVEILHIER, Anat. pathol. Livr. XXIV, pl. 1. — OSIANDER, Ueber die Extirpation weicher polypœser Excrescenzen aus der Hœhle der Gebærmutter. Hamb. Zeitschr. f. ges. Mediz. 1838. Bd. VIII, Heft 3. — SCHULTZ, Steinige Concretionen in der Gebærm. Casp. Wochenschr. 1842. N° 16. — ARNOTT, Fall einer gross. Knochengeschw. in d. Gebm. Med. chir. Transact. Vol. XXIII. — OLDHAM, Guy's Hosp. Rep. Apr. 1844. — P. U. WALTER, Denkschr. über fibrœse Geschwülste der Gebærm. Dorpat. 1842 — KIWISCH, Klin. Vortræge. Bd. I, p. 474. — ROKITANSKY, Pathol. anat. Bd. III, p. 558. — BINARD, Sur les corps fibreux de la matrice. Journ. de Brux. Janv. Avril 1847. — TH. S. LEE, On tumors of the uterus and its appendages. London, 1847. — LANGENMEYER, De calculis uteri. Gron. 1845. — KRAUSS, Merkw. Osteoid der Gebær. Württ. Correspbl. 1850. I. — PRIEGER, Ueber Hypertrophie und die harten Geschw. des Uterus, etc. Monatschr. für Gebtsk. Mærz, 1853. — SIMPSON, On the delection and treatment of intrauterine Polypi. Month. Journ. Jan. 1850. — SIMPSON, On the excision of large pedunculated uterine polypi. Month. Journ. Jan. 1855.

§ 2. *Polypes muqueux de la matrice.*

Les polypes muqueux de l'utérus sont des néoplasmes, de forme ordinairement allongée, de la grosseur d'un pois, d'un haricot, jusqu'à celle d'un œuf de pigeon, mais rarement plus gros, et qui doivent leur origine à une hypertrophie des éléments qui composent la membrane muqueuse. Ils consistent en une couche épithéliale plus ou moins épaisse, pourvue de papilles renflées en forme de massue et dont les cellules sont en partie cylindriques, en partie pavimenteuses. Au-dessous de cette couche épithéliale, l'on rencontre un tissu conjonctif à fibres courtes, parsemé de granulations nombreuses, et qui, d'après les recherches de Billrod, est complétement privé de fibres élastiques. Cette dernière circonstance est aussi une raison d'admettre que ces tumeurs n'ont pas leur point de départ dans le tissu cellulaire sous-muqueux, car ce dernier renferme toujours un tissu conjonctif sinueux et des fibres élastiques. A l'intérieur du tissu conjonctif de ces tumeurs, l'on rencontre des cavités plus ou moins grosses, formées par les glandes de la muqueuse dilatées par l'amas de sécrétion, et il est très-probable que de nouvelles glandes sont ici formées de toutes pièces. Le contenu de ces cavités est un liquide épais, visqueux, quelquefois transparent et incolore, d'autres fois jaunâtre, vert ou brunâtre, et qui, à un examen attentif, n'est autre chose qu'une modification quelconque du mucus. Les vaisseaux de ces tumeurs sont différemment situés; d'après Billrod, le plus grand nombre des vaisseaux se trouvent ordinairement à la surface, où ils forment des anses variées et des réseaux déliés.

Selon que, dans l'hypertrophie de l'ensemble de la muqueuse, un de ses éléments est plus ou moins développé, la consistance, la vascularisation de la tumeur et la quantité de liquide renfermé dans les cavités, varient aussi, et c'est là la raison pour laquelle les anciens auteurs ont décrit tant d'espèces de polypes mous de l'utérus. Th. Lee, par exemple, distingue des polypes en forme de kystes, des polypes formés par la dilatation des œufs de Naboth, des polypes cellulo-fibreux, cellulo-vasculeux, muqueux et tubulaires du col. Quant à la transformation des œufs de Naboth en polypes muqueux, admise par plusieurs auteurs, les recherches nombreuses que nous avons faites sur ce point nous engagent à nous joindre à l'opinion de Billrod. Il prétend, avec raison, que les œufs de Naboth n'atteignent jamais une grosseur considérable et ne présentent presque jamais un véritable pédicule, de telle sorte qu'il les sépare complétement des autres polypes et les considère comme de simples kystes. Les polypes cellulo-fibreux se distinguent par une grande abondance de tissu conjonctif, une vascularisation relativement peu considérable et un faible développement des cavités glandulaires; ils sont les plus consistants et les plus compactes de tous les polypes. Ils sont ordinairement allongés, avec une extrémité renflée, claviforme, indivise, tandis que les polypes cellulo-vasculeux, qui, dans un tissu lâche et très-infiltré, possèdent une grande quantité de vaisseaux, sont souvent divisés ou terminés en une touffe floconneuse. Enfin les polypes en forme de kystes se distinguent des polypes muqueux proprement dits, parce que, chez les premiers, quelques glandes muqueuses sont transformées en de vastes cavités, ou bien plusieurs d'entre elles se sont unies pour former une cavité commune, tandis que, pour les polypes muqueux, les follicules peu dilatés sont séparés par une couche plus ou moins forte de tissu conjonctif.

Les polypes muqueux de l'utérus naissent ordinairement dans le canal du col, et ce n'est qu'exceptionnellement qu'on en rencontre dans le corps et vers le sommet de la matrice. La membrane muqueuse dans laquelle ils se sont formés présente une irritation catarrhale très-vive qui peut-être a donné lieu à la formation du néoplasme, mais qui aussi est entretenue et augmentée par sa présence.

Les polypes muqueux peuvent subir diverses altérations parmi lesquelles l'ulcération et la mortification sont les plus importantes. Quelquefois aussi, lorsque le pédicule est relativement mince, la tumeur peut être complétement séparée de sa base. Le contenu des follicules peut se transformer en une masse graisseuse ou colloïde. Nous n'avons jamais observé ni la dégénérescence calcaire ni le développement téléangiectasique des vaisseaux admis par plusieurs auteurs.

L'influence des tumeurs en question sur l'utérus varie suivant leur siége et leur grosseur. Si le polype se trouve dans la cavité de l'utérus et s'il a atteint un volume quelque peu considérable, il donne lieu aux mêmes altérations que nous avons décrites en parlant des polypes fibreux, mais à un moindre degré. Si, au contraire, il a son siége dans le col, le corps de l'utérus peut rester à l'état normal et le col seul est toujours plus dilaté par la tumeur, dont le volume augmente constamment jusqu'à ce qu'elle franchisse enfin l'orifice utérin. Les bords du museau de tanche sont ordinairement renflés, privés de leur épithélium et couverts d'érosions et d'ulcérations profondes.

Symptômes. Les symptômes des polypes muqueux de la matrice sont à peu près les mêmes que ceux des polypes fibreux. Ici aussi il est rare de ne pas rencontrer des hémorrhagies plus ou moins vives, et un écoulement leucorrhéique plus ou moins abondant; mais les contractions douloureuses qui accompagnent ordinairement les polypes fibreux manquent le plus souvent pour les polypes muqueux. D'après nos observations, on ne les rencontre en général que lorsque la tumeur siége dans le corps ou vers le sommet de l'utérus. La violence des hémorrhagies dépend en premier lieu de la vascularisation plus ou moins riche des polypes muqueux, ce qui explique pourquoi souvent des polypes, de la grosseur d'un haricot à celle d'une noisette, donnent lieu à des hémorrhagies beaucoup plus copieuses que des tumeurs de la grosseur d'un œuf de pigeon et au delà, mais qui renferment peu de vaisseaux sanguins. Les pertes de sang présentent d'abord un certain type périodique semblable à celui de la menstruation; mais, plus tard, elles reviennent à des époques irrégulières et sont souvent occasionnées par des causes externes, comme le frottement de la surface du polype par la marche ou en étant assis, par le coït, etc., surtout lorsque le polype dépasse l'orifice externe. A l'examen d'une tumeur pareille, cette vulnérabilité et cette tendance à l'hémorrhagie après le coït peuvent aider à la distinguer d'un polype fibreux dont la surface est ordinairement, si ce n'est toujours, beaucoup moins vulnérable. Dans les intervalles entre les hémorrhagies, l'on observe un écoulement plus abondant de la mucosité sécrétée par la membrane muqueuse du col, qui quelquefois présente, pendant toute la durée de la maladie, une légère teinte sanguine due en partie au détachement continuel de l'enveloppe épithéliale du polype, et, en partie, à la présence d'érosions et d'ulcérations profondes et saignant facilement, sur le pourtour de l'orifice utérin.

Lorsque la maladie a duré quelque temps, les hémorrhagies répétées exercent une influence nuisible sur la santé générale des malades, et il est rare qu'un polype muqueux atteigne un volume quelque peu considérable sans être accompagné de symptômes anémiques ou hystériques plus ou moins marqués.

Diagnostic. Plus il est difficile de reconnaître avec certitude un polype de petites dimensions, que l'on ne peut ni voir ni toucher, situé dans le corps ou vers le sommet de l'utérus, et plus le diagnostic est facile lorsque la tumeur a franchi l'orifice de la matrice. Le doigt explorateur rencontre alors une tumeur sphérique ou allongée, en forme de massue ou de cloche, toujours extrêmement molle et se laissant quelquefois écraser à la moindre pression. Elle fait plus ou moins saillie hors du museau de tanche, et ordinairement elle est insérée dans la muqueuse du col, sur un point quelconque accessible au toucher. Cette insertion même est importante pour distinguer les polypes muqueux des polypes fibreux, qui, comme nous l'avons vu plus haut, naissent très-rarement dans le col de l'utérus. Si l'on met à nu le museau de tanche au moyen d'un spéculum, on reconnaît facilement le polype qui en sort et qui se distingue par sa couleur ordinairement rouge bleuâtre de la muqueuse beaucoup plus pâle du col. Une sonde de balcine, un peu longue, introduite dans le canal cervical et conduite à l'entour de la tumeur, en fait le plus souvent découvrir l'insertion.

Si l'on considère tous ces faits, importants pour le diagnostic, l'on ne pourra pas facilement confondre un polype muqueux avec une autre tumeur de l'utérus. Il ne pourrait y avoir de difficulté que lorsque le polype muqueux aurait pris naissance dans une partie plus élevée du corps de l'utérus et qu'il aurait atteint un volume et une consistance considérables. Dans un pareil cas, l'on ne pourra souvent reconnaître la nature fibreuse ou muqueuse du polype qu'en examinant attentivement la tumeur après l'extraction ; du reste, la certitude du diagnostic n'a pas ici une très-grande importance, car les symptômes, le pronostic et le traitement, sont les mêmes dans les deux cas.

Traitement. Il n'est sûrement pas difficile de comprendre qu'il n'y a qu'un seul moyen infaillible pour éloigner les douleurs et les dangers qui résultent de la présence d'un polype muqueux et que ce moyen est l'extirpation de la tumeur. Il est vrai que plusieurs auteurs ont proposé la cautérisation réitérée de la tumeur au moyen de la pierre infernale, d'acides minéraux, etc. ; mais cette méthode n'a pas trouvé de nombreux adhérents, parce qu'elle est longue, ennuyante et beaucoup moins sûre que l'excision et la torsion.

Si le pédicule est mince, nous préférons, à cause de la consistance ordinairement molle et friable de la tumeur, la torsion à toutes les autres méthodes opératoires. Deux doigts introduits dans le vagin servent de conducteurs pour de fortes tenettes à polypes ou une petite pince à crémaillère avec laquelle l'on saisit la tumeur; deux ou trois rotations de l'instrument autour de son axe suffisent ordinairement pour déchirer le pédicule. Lorsque la tumeur est très-molle et qu'elle contient des cavités remplies d'une grande quantité de liquide, il arrive souvent qu'on la broie en voulant exécuter la torsion, et l'on est alors forcé de l'éloigner morceau après morceau. Pour une très-petite tumeur, le broiement suffit souvent à lui seul, et l'on obtient ainsi une guérison complète, surtout si l'on touche plusieurs fois avec le crayon de nitrate, de l'acide sulfurique concentré ou un autre caustique, le point d'insertion de la tumeur.

Nous conseillons l'excision lorsqu'un polype à pédicule large et accessible au toucher est inséré sur le col de l'utérus. Le meilleur procédé est de saisir le polype entre deux doigts, le long desquels l'on introduit une paire de longs ciseaux à polypes recourbés sur le plat. Si le polype est implanté plus haut, dans la cavité de l'utérus, si l'on ne peut en atteindre l'insertion, l'on cherchera à l'attirer aussi bas que possible en saisissant avec deux doigts, une pince-érigne de Muzeux ou une pince à crémaillère; on abandonnera alors la tumeur à un aide, et on l'enlèvera, comme dans le cas précédent, avec des ciseaux recourbés. Dans le cas où cette méthode ne serait pas non plus praticable, il ne resterait pour l'extirpation du polype que l'application de la ligature; nous avons cependant extirpé dix polypes muqueux sans avoir eu besoin de recourir à ce procédé. Pour la manière d'appliquer la ligature, ainsi que pour le traitement consécutif de la torsion et de l'excision, nous renvoyons à ce que nous avons dit sur ce sujet dans le traitement des polypes fibreux.

Bibliographie. — Osiander, Ueber die Extirpation weicher polypœser Excrescenzen aus der Hœhle der Gebærm. Hamb. Ztschr. 1838. Bd. VIII, Heft 3. — Rokitansky, Pathol. Anatom. Bd. III, p. 535. — Kiwisch, Klin. Vortræge. Bd. I, p. 497. — Th. Saint-Lee, On tumors of the uterus and its appendages. London, 1847. — Billrod. Ueber den Bau der Schleimpolypen, etc. Berlin, 1855.

§ 3. *Polypes fibrineux ou sanguins de la matrice.*

Kiwisch parle, dans ses « *Leçons cliniques*, » d'une affection de l'utérus à laquelle il donne le nom de *polypes fibrineux* ou *sanguins*. Il en décrit comme suit la formation et les caractères anatomiques. « Le polype sanguin est le résultat d'une apoplexie de l'utérus dans la cavité de laquelle le sang se déverse, se coagule et subit peu à peu les métamorphoses que l'on a coutume d'observer à l'intérieur du corps, lorsque du sang reste en contact avec une surface vivante. Petit à petit les parties colorantes et liquides sont résorbées et il reste un corps composé d'une enveloppe fibrineuse blanchâtre ou d'un gris sale, renfermant ordinairement un caillot sanguin rougeâtre. Il va sans dire que l'épanchement apoplectique ne saurait être considérable lorsque l'utérus est contracté; mais il est remarquable que, dans des circonstances particulières à nous inconnues, cet épanchement peut durer pendant un temps assez long et occasionner une dilatation et un ramollissement de tout l'utérus, et particulièrement du canal cervical moins résistant, de telle sorte que le caillot sanguin et la cavité qui le renferme atteignent un volume considérable. Il résulte de la configuration de l'organe dans lequel on les rencontre que ces caillots prennent la forme de polypes. Le col, la partie la plus souple, présente une dilatation sphérique, tandis que le corps, beaucoup plus compacte, résiste à la dilatation; il en résulte que la partie inférieure du caillot est beaucoup plus forte que la supérieure, qui forme bientôt un pédicule rond, allongé, composé de fibrine blanchâtre et adhérent plus ou moins intimement aux parois de l'utérus, tandis que le corps du polype est ordinairement formé d'un caillot sanguin, mou et rougeâtre, ne présentant à sa surface qu'une mince enveloppe fibreuse. A la suite de ces polypes, l'on observe toujours une métrorrhagie plus ou moins abondante, accompagnée de contractions et de douleurs quelquefois très-intenses, et précédée constamment d'une cessation complète de la menstruation pendant six à douze semaines. Pendant la métrorrhagie, l'utérus tout entier et plus particulièrement le col sont distendus, l'orifice est plus ou moins dilaté, et l'on voit quelquefois pendre dans le vagin un corps sphérique, uni et facile à comprimer, qui n'est autre chose que le polype. Si l'utérus présente alors de violentes contractions, la tumeur est expulsée spontanément; d'autres fois, cette expulsion tarde très-longtemps, et il peut alors en résulter des hémorrhagies dangereuses. »

Kiwisch prétend que les polypes fibrineux sont le résultat d'une apoplexie de la cavité utérine dans laquelle le sang se déverse, se coagule et subit ensuite diverses métamorphoses : si maintenant il exclut expressément d'entre les causes de l'hémorrhagie toute dilatation de la cavité de l'utérus à la suite d'une conception, de même que toute altération pathologique préalable de l'organe, l'on est contraint de reconnaître qu'il fait résulter la présence du caillot en question d'une rétention du sang menstruel déversé dans l'utérus.

Nier la possibilité de la formation d'un *petit* caillot dans un utérus sain et non dilaté, à la suite d'une rétention du sang menstruel, serait réfuter l'observation de tous les jours. En effet, l'on n'a que trop souvent l'occasion de rencontrer des caillots pareils au dedans de l'utérus, en faisant l'autopsie de femmes mortes pendant la menstruation. Comme nous sommes parfaitement convaincu que le sang menstruel peut se coaguler, nous devons convenir que, sous ce rapport, Kiwisch ne semble pas prétendre une chose impossible, lorsqu'il admet que la rétention dans la cavité utérine d'un caillot pareil, formé par le sang des menstrues, est la première cause du développement des tumeurs qu'il a décrites sous le nom de polypes fibrineux.

Une comparaison exacte des altérations que subissent dans l'utérus les caillots de sang menstruel avec les caractères anatomiques que Kiwisch revendique pour les tumeurs en question; l'appréciation de l'ensemble des symptômes, que nous avons eu l'occasion d'exposer plus haut; l'observation réitérée de cas tout à fait analogues, dans lesquels des recherches scrupuleuses ont démontré un produit morbide différant peu des descriptions de Kiwisch, mais devant son développement à une cause tout à fait différente; enfin le fait que les changements que l'on observe dans la forme de l'utérus doivent être tout à fait opposés à ceux que l'on observe dans cet organe, à la suite de toutes les autres tumeurs, toutes ces raisons nous ont intimement convaincu que la simple coagulation du sang menstruel retenu dans l'utérus ne peut pas donner naissance à un produit morbide occasionnant les symptômes décrits par Kiwisch. En un mot, nous croyons que, dans la description du polype en question, il s'est glissé une erreur quant à l'étiologie de ce néoplasme.

Et d'abord, quant aux propriétés du sang épanché dans la matrice, nous ne pouvons pas passer sous silence que nous n'avons jusqu'ici observé dans aucun cas une quantité de sang quelque peu considérable dans un utérus, du reste bien portant, chez un individu encore jeune où une conception était encore possible. Dans les cas les plus prononcés, l'on ne rencontrait pas autre chose qu'un enduit sanguin, adhérent légèrement à la surface de la muqueuse, et un caillot de deux à dix millimètres d'épaisseur, situé parallèlement à l'axe longitudinal de la cavité utérine dont il avait pris la forme triangulaire. Souvent même il descendait, au travers de l'orifice interne, plus ou moins bas dans la cavité du col. Mais plus l'espace écoulé entre la dernière menstruation et la mort avait été long, et moins ces caractères étaient prononcés; nous n'avons même pas rencontré un seul utérus sain dans lequel, quinze jours après la dernière menstruation, l'on aurait pu démontrer une trace de l'écoulement sanguin qui avait eu lieu. Nous devons en conséquence poser comme une règle, ne souffrant que de très-rares exceptions, que le sang épanché dans une matrice à l'état normal disparaît toujours complétement avant la période cataméniale suivante, de telle sorte que le caillot formé pendant la première période ne peut jamais augmenter de volume dans la seconde.

Si l'on voulait nous objecter que ce sont justement les rares exceptions de cette règle qui donnent naissance aux polypes en question, nous répondrions que cette objection tombe d'elle-même dès qu'on examine avec quelque attention la texture de ces tumeurs. L'on est aussi étonné de voir Kiwisch prétendre d'un côté, que ces caillots se forment à la suite d'un épanchement *lent et successif* dans la cavité de l'utérus, tandis que, d'un autre côté, il dit que ces polypes sont formés d'une enveloppe fibrineuse et d'un caillot intérieur mou et rougeâtre. Ces deux données sont une contradiction évidente. En effet, partout dans l'organisme où l'on rencontre des caillots sanguins formés par des épanchements se répétant à des intervalles plus ou moins longs, mais toujours en petite quantité, l'on observe toujours dans la partie la plus ancienne, dans le centre du caillot, les métamorphoses les plus considérables. C'est là que l'on reconnaît de la manière la plus évidente la résorption des parties liquides et colorantes, la coagulation de la fibrine et sa transformation en tissu conjonctif, tandis que l'organisation de la masse épanchée est toujours moins avancée à mesure que l'on s'approche des couches les plus récentes. Mais, comme la structure des polypes fibrineux est justement opposée à celle que nous venons d'indiquer, que l'organisation du centre est beaucoup moins avancée que celle des couches extérieures, l'on est autorisé à admettre que le caillot qui a donné naissance à la tumeur ne s'est pas formé à la longue et petit à petit, mais qu'il est le résultat d'un seul épanchement, relativement abondant.

Mais, pour qu'il puisse s'amasser dans l'utérus une quantité quelque peu considérable de sang, il est indispensable, vu le peu d'espace existant à l'état normal entre les parois de cet organe, que l'épanchement soit accompagné d'une dilatation extraordinaire de la cavité de la matrice. Il nous paraît impossible que les parois dures et résistantes d'un utérus parfaitement sain puissent, par la simple rétention du sang épanché dans la cavité, éprouver une dilatation suffisante pour permettre la formation d'un caillot de la grosseur d'un œuf de poule ou même d'un œuf d'oie, et cela d'autant plus que le sang peut s'écouler par le canal cervical. Mais, en admettant que cela soit possible, nous ne pouvons cependant pas comprendre pourquoi justement dans ce cas-là le mécanisme de la dilatation de l'organe devrait être diamétralement opposé à celui que nous observons constamment dans le cours de la gestation, à la suite de la rétention d'autres liquides, lors de la présence de fibroïdes volumineux faisant saillie dans l'utérus, etc. En effet, tandis que, dans tous ces cas, c'est le corps et le sommet de l'utérus qui les premiers présentent une dilatation, laquelle se communique seulement plus tard au col, le contraire devrait avoir lieu pour les polypes fibrineux qui ne présentent la forme de polypes qu'à cause d'une dilatation sphérique du col, la partie la plus souple de l'organe, pendant que le corps plus compacte résiste davantage à l'extension.

Enfin, Kiwisch a encore expliqué pourquoi, dans les cas de polypes fibrineux qu'il a décrits, l'écoulement du sang sécrété par la surface interne de l'utérus a constamment été arrêté pendant six à douze semaines. Comme il ajoute lui-même que toutes les femmes chez lesquelles il les a rencontrés s'étaient adonnées au coït, il est étonnant qu'il ne considère pas cette circonstance, avec l'aménorrhée de six à huit semaines et tous les autres symptômes simultanés, comme un fait démontrant d'une manière plus que probable qu'il y a eu conception et expulsion prématurée de l'œuf. Il ajoute, il est vrai, que l'on peut très-facilement confondre un polype fibrineux avec un avortement, car ici aussi il arrive que des restes des membranes infiltrées de sang font, après l'expulsion de l'embryon, saillie dans le museau de tanche et peuvent ainsi simuler un polype, mais il veut néanmoins que l'on distingue avec soin l'avortement des polypes en question, car, dans l'un des cas, c'est le corps, et, dans l'autre, le col de l'utérus qui présente la plus grande dilatation. Du reste, la structure du corps expulsé donnera tous les éclaircissements nécessaires sur la nature de la maladie.

Lors même que nous ne voulons nullement reprocher à Kiwisch d'avoir, dans un examen trop superficiel du corps expulsé, méconnu la présence de quelques fragments de l'œuf, nous ne pouvons pourtant pas nous empêcher de croire que, dans les cas observés par ce médecin, l'avortement avait eu lieu à une époque où les malades ne s'étaient pas encore confiées à ses soins. Plusieurs des observations que nous avons faites nous ont fait voir qu'une pareille méprise est d'autant plus facile, que le véritable état des choses est souvent à dessein caché au médecin, ou bien on ne le lui communique pas parce que le petit embryon, avec ses annexes, est souvent tellement enveloppé par les caillots sanguins qui sont expulsés avec lui, que ni la malade ni ses alentours n'y font attention.

Si alors l'orifice externe se ferme, comme on le voit souvent après des avortements survenus dans les quatre premiers mois de la grossesse, il peut facilement se faire, si l'hémorrhagie continue ou si elle apparaît plus tard de nouveau, que le sang épanché s'amasse dans l'utérus et qu'il descende dans la cavité cervicale, dilatée encore à la suite de l'avortement. Peu à peu le corps de l'utérus se contracte avec plus de force, et cela d'autant plus facilement, que le caillot sanguin n'oppose presque aucune résistance aux contractions, et le résultat en est que la partie supérieure du caillot est comprimée et rétrécie, tandis que la partie inférieure, située dans le col moins contractile, présente une forme plus arrondie et globuleuse. — De cette manière, le caillot peut rester assez longtemps dans la cavité de la matrice sans donner naissance à aucun symptôme inquiétant. Dans une de nos observations, il s'écoula quatre mois, dans une autre même sept, entre l'avortement et l'expulsion du caillot renfermé dans l'utérus. Dans ces deux cas, de même que dans cinq autres encore présents à notre mémoire, de légères hémorrhagies se répétèrent à des intervalles irréguliers, pendant le temps que le caillot fut retenu dans l'utérus, tandis que dans quatre autres l'on observa une suppression complète de la menstruation (dans deux cas pendant trois mois, et dans les deux autres pendant deux); dans un dernier enfin l'expulsion du polype eut lieu quinze jours après l'avortement. Dans tous ces cas, nous avons été nous-même témoin de l'avortement, ou la description des malades fut si précise, que l'on ne pouvait plus douter de l'exactitude de leurs données.

Les symptômes qui accompagnèrent l'expulsion du caillot furent exactement les mêmes que ceux décrits par Kiwisch (*loc. cit.*). L'examen anatomique du corps expulsé, soit par les forces seules de la nature, soit avec le secours de l'art, démontra un noyau formé par un caillot sanguin plus ou moins mou et d'un rouge foncé, entouré d'une couche périphérique plus compacte, d'un gris jaunâtre ou d'un jaune rougeâtre dans laquelle l'on reconnaissait au microscope de la fibrine, en partie encore non organisée et en partie déjà transformée en tissu conjonctif. L'extrémité supérieure, mince, composée presque entièrement de tissu cellulaire, était toujours fermement attachée à la surface interne de la matrice, et cela d'autant plus intimement, que le temps écoulé entre l'avortement et l'expulsion du polype avait été plus long.

Nous ne sommes pas encore à même de donner une explication satisfaisante sur la formation de ces adhérences entre le polype et la surface interne de la matrice; cependant l'opinion de Kilian, d'après laquelle le caillot s'implanterait sur l'utérus, nous paraît plus probable, à en juger par la texture du polype en question, que d'admettre un développement de la part de l'utérus, d'autant plus que l'absence de la muqueuse sur la surface interne de la matrice, résultant de l'avortement, favorise singulièrement le premier de ces modes de formation. Dans un des cas que nous avons observés, où la mort survint à la suite d'une fièvre puerpérale, nous avons, avec Virchow, trouvé le polype adhérent à la place de l'insertion du placenta, et Virchow[1] trouve parfaitement naturel que l'insertion du caillot ait lieu justement sur la place du placenta, tandis qu'il est plus difficile de se représenter une pareille adhérence sur une surface unie comme celle du reste de l'utérus.

D'après ce qui précède, l'on ne pourra plus douter de la fréquence d'une connexion étiologique entre l'avortement et les polypes en question, et, lors même que nous ne voulons pas prétendre que le premier soit une condition *sine qua non* du développement du second, nous croyons cependant qu'il en est une des causes les plus importantes. En tous les cas, nous croyons pouvoir prétendre qu'une condition indispensable pour la formation d'un polype est la dilatation préalable de la cavité utérine, soit à la suite d'un accouchement à terme, soit après un avortement, ou du moins une altération pathologique des parois de la matrice. En effet, nous ne connaissons aucun cas, ni dans les observations d'autrui, ni dans notre propre expérience, qui puisse faire admettre avec certitude la possibilité du développement d'un pareil polype dans une cavité utérine parfaitement normale, non dilatée, et dont les parois ne présentent aucune altération.

Comme l'on sait par expérience que les pertes de sang, quelquefois considérables et dangereuses, cessent ordinairement après l'expulsion du sang coagulé, parce que la présence même du caillot empêche les contractions nécessaires pour arrêter l'hémorrhagie, la première tâche du médecin sera de provoquer l'expulsion naturelle ou artificielle du caillot faisant saillie dans le museau de tanche. Mais, comme avant l'expulsion complète de ces corps il n'est pas possible de distinguer d'une manière certaine si l'on n'a pas affaire à un avortement déjà commencé, et que, lors même que ce serait le cas, la prompte extraction de l'œuf serait instamment indiquée, il va sans dire que le traitement que le médecin devra ordonner sera

[1] Würzburger Verhandl. Bd. II, p. 210.

à peu près le même que pour un avortement que l'on ne peut plus empêcher. Nous renvoyons, pour de plus amples détails sur ce sujet, aux manuels et aux traités d'obstétrique, et nous nous contentons d'indiquer en peu de mots qu'il faudra d'abord employer les moyens capables de renforcer les contractions utérines, comme l'ergot de seigle, des compresses froides sur l'abdomen, le tamponnement du vagin et l'application sur les mamelles de verres aspirants[1]. Si la dilatation de l'orifice est assez forte pour permettre d'introduire un doigt dans l'utérus, le moyen le plus sûr et le plus prompt d'arrêter l'hémorrhagie sera l'extraction manuelle du polype. Mais, si, après l'extraction du caillot sanguin, l'hémorrhagie continue, il faudra avoir recours à des injections d'eau froide ou de liquides astringents.

Bibliographie. — Kiwisch, Klin. Vortræge. 4te Aufl. Prag, 1854. Bd. I, p. 504. — Kilian, Ein fibrinœser Polyp des Uterus. Henle's und Pfeuffer's Ztschr. Bd. VIII, 2. — Scanzoni, Die Genese der fibrinœsen oder Blutpolypen des Uterus. Würzburger Verhandl. Bd. II, p. 30.

§ 4. *Turberculose de la matrice.*

L'utérus est un des organes qui sont relativement rarement affectés de la dégénérescence tuberculeuse. Les mémoires de l'Institut d'anatomie pathologique de Prague, publiés par Dittrich, d'après lesquels, sur quarante autopsies de femmes affectées de tubercules, l'on ne rencontra qu'une seule fois la tuberculose de la matrice, confirment suffisamment cette opinion. Si l'on tient compte du fait que les tubercules ne se rencontrent jamais exclusivement dans l'utérus, mais qu'ils sont presque toujours accompagnés d'altérations analogues dans d'autres organes importants, comme, par exemple, les poumons, la muqueuse intestinale, le péritoine, etc., l'on comprendra facilement que cette maladie n'a pas une grande importance dans la pratique. En effet, les symptômes qui en résultent sont souvent cachés à tel point par ceux occasionnés par la présence des tubercules dans d'autres organes, que souvent l'on ne reconnaît qu'à la nécroscopie l'affection de l'utérus.

D'entre tous les tissus qui composent l'utérus c'est toujours la muqueuse du corps ou du sommet de cet organe qui est le point de départ de la maladie. Tantôt l'on rencontre quelques granulations

[1] Sorte de ventouses appliquées par M. Scanzoni sur les mamelles afin de provoquer l'accouchement prématuré. Voir son Manuel d'accouch. — *Note des trad.*

isolées ou rapprochées en groupes plus ou moins considérables, tantôt la muqueuse et la couche musculaire adjacente sont complétement infiltrées de matière tuberculeuse, quelquefois jusqu'à cinq ou même dix millimètres. Comme nous l'avons déjà dit, le siége des tubercules est ordinairement dans le corps ou vers le sommet de la matrice, et ils sont nettement limités dans le voisinage de l'orifice interne. Lorsqu'ils descendent jusqu'au col, ce qui n'arrive que lorsque la maladie a atteint un haut degré, il est rare d'observer autre chose que des granulations isolées, peu nombreuses et ayant leur siége uniquement dans la membrane muqueuse ; du moins nous n'avons jamais observé un seul cas dans lequel nous ayons trouvé une infiltration tuberculeuse pénétrant plus profondément dans les tissus du col, quoique plusieurs auteurs disent l'avoir observé.

Les transformations que les tubercules subissent dans d'autres organes ne sont pas rares dans le corps de l'utérus ; souvent même la muqueuse suppure, elle est ramollie, décomposée, et les éléments des tissus en dissolution se mêlent à la sécrétion qui s'écoule de la cavité utérine. Les granulations de la surface extérieure du col donnent souvent naissance à de petites ulcérations superficielles de la grosseur d'une tête d'épingle jusqu'à celle d'une lentille ; dans un cas même nous les avons vues se réunir et former sur le bord antérieur du museau de tanche un ulcère tuberculeux peu profond d'environ deux centimètres de diamètre. Lorsque la turberculose de l'utérus est très-avancée, la couche du tissu de la matrice la plus rapprochée des parties affectées présente toujours une hyperémie et une hypertrophie plus ou moins prononcées, bref, tous les symptômes de l'engorgement chronique.

La tuberculose des trompes de Fallope accompagne presque toujours celle de la matrice, et le plus souvent même l'affection est plus avancée dans les canaux oviductes, qui sont dilatés et dont la cavité renferme souvent une quantité considérable d'un pus caséeux et tuberculeux. Une des complications les plus rares est sûrement la tuberculose des ovaires. Nous ne l'avons observée qu'une seule fois chez une femme, récemment accouchée, morte à la suite d'une péritonite tuberculeuse. Il est aussi très-rare de trouver à l'autopsie des tubercules dans le vagin, l'urèthre ou la vessie.

Nous avons déjà dit plus haut que l'on méconnaît ordinairement pendant la vie la tuberculose de l'utérus à cause des symptômes beaucoup plus importants résultant de l'affection d'autres organes. Mais, si l'on examine avec soin les organes sexuels d'une femme affectée de tuberculose, l'on pourra souvent poser avec une certaine certitude le diagnostic de la maladie de la matrice. Il faudra surtout pour cela se rappeler que la tuberculisation de l'utérus présente au commencement les symptômes d'une métrite plus ou moins chronique, et que les femmes qui en sont affectées se plaignent d'une sensation douloureuse dans le bassin, d'un besoin fréquent d'uriner, d'une défécation difficile et d'une leucorrhée souvent abondante. Enfin, dans une période plus avancée de la maladie, l'on observe souvent, à la suite d'une altération des vaisseaux de l'utérus, des ménorrhagies ou des métrorrhagies, à la place de la dysménorrhée ou même de l'aménorrhée complète qui existait auparavant. L'on peut aider le diagnostic en examinant, au moyen du spéculum, la portion vaginale sur la surface extérieure de laquelle l'on reconnaît alors les granulations solitaires d'un blanc grisâtre, ou les ulcères tuberculeux que nous avons décrits précédemment. L'examen microscopique de la sécrétion qui s'écoule de l'utérus dans le spéculum est toutefois beaucoup plus important.

Lorsque l'on aura reconnu d'une manière certaine la présence de tubercules dans l'utérus, il faudra toujours poser un pronostic très-défavorable, parce que cette maladie permet toujours d'admettre une tuberculisation avancée d'autres organes qui finira toujours par amener la mort. Les secours du médecin seront ici très-limités ; il devra, en effet, se contenter de modérer par des remèdes narcotiques les douleurs quelquefois intenses, d'empêcher la corrosion du vagin et des parties génitales externes en enlevant les matières sécrétées qui pourraient y être retenues et d'arrêter les hémorrhagies, s'il en survient.

Bibliographie. — Naumann, Handb. d. med. Klin. Bd. VIII, p. 154. — Andral, Anat. pathol. T. II, p. 599. — Rokitansky, Pathol. Anatomie. Bd. III, p. 549. — Kiwisch, Klin. Vortræge. Bd. I, p. 557. — Coote, Tuberculosis of the uterus. Lond. med. Gaz. June. 1850. — Paulsen, Ueber Uterintuberculose, aus Hosp. Meddedel's, V, 4, in Schmidt's Jahrb. Bd. LXXX, p. 222.

§ 5. *Cancroïdes de la matrice. — Choux-fleurs de l'orifice utérin.*

John Clarke décrivit le premier, en 1809, une dégénérescence particulière de l'utérus, à laquelle, à cause de sa forme, il donna le nom de *choux-fleurs* de l'orifice utérin (Cauliflower excrescence). D'après sa description, les choux-fleurs sont une excroissance irrégulière, à surface granulée, fixée par une large base dans le tissu de l'utérus, dans le voisinage du museau de tanche. On peut les toucher ou même les presser assez fortement sans occasionner de douleurs sensibles. A cette époque, les autres parties de l'orifice ne présentent aucune altération notable, mais petit à petit la maladie s'étend sur tout le pourtour du museau de tanche et sur les parties extérieures du col, et, en définitive, l'orifice et le col tout entier subissent la même dégénérescence.

D'autres médecins anglais, parmi lesquels nous devons citer C. N. Clarke, Ramsbothan, Lever, Montgomery, Anderson, Simpson, Hœber, Th. St. Lee, etc., ont rassemblé plusieurs observations sur cette maladie. Les particularités de ces tumeurs sont, d'après leurs descriptions, qu'elles ont la forme de choux-fleurs, qu'elles présentent une sécrétion aqueuse très-abondante, qu'elles causent souvent la mort des malades qui en sont affectées (si ce n'est par leur grand développement, du moins par l'épuisement de l'organisme), qu'elles ne s'étendent ordinairement pas au delà des lèvres du museau de tanche, quoiqu'on en ait observé à l'intérieur de l'utérus et dans les parois du vagin, et enfin qu'elles ne reparaissent pas après avoir été complétement extirpées.

Pendant longtemps l'on eut des doutes sur la véritable nature de ces tumeurs, et l'on ne savait pas s'il fallait les ranger au nombre des maladies cancéreuses de l'utérus. Ce fut Virchow qui, le premier, eut le mérite de reconnaître la structure particulière et la véritable nature de ces excroissances, et maintenant il n'y a plus aucun doute qu'il faut ranger les choux-fleurs dans la catégorie des *tumeurs papillaires*. D'après ce célèbre professeur, l'excroissance est d'abord une simple tumeur papillaire qui passe plus tard à l'état de cancroïde. L'on ne voit d'abord que des papilles ou des villosités, composées de couches très-épaisses de plaques périphériques sous lesquelles l'on rencontre des cellules épithéliales cylindriques, entourant un cylindre extrêmement fin composé de vaisseaux très-développés et de quelques fibres de tissu conjonctif. On rencontre dans les couches extérieures toutes les différentes formes du développement des cellules, même jusqu'à des cellules mères renfermant plusieurs nucléoles. Les vaisseaux sont ordinairement de forts capillaires qui tantôt forment une seule anse vers le sommet des papilles entre les couches de l'épithélium, tandis que, d'autres fois, le nombre des anses augmente à mesure que l'on s'approche de la surface où les vaisseaux forment quelquefois un réseau très-délié. Leur volume considérable, la ténuité de leurs parois, leur développement à l'extérieur des papilles, expliquent l'abondance de la sécrétion aqueuse et les hémorrhagies, quelquefois violentes, qui caractérisent les excroissances en choux-fleurs. Les papilles sont d'abord simples, très-rapprochées les unes des autres, ce qui donne à la surface l'aspect granuleux décrit déjà par Clarke. Les papilles se ramifient ensuite, et les ramifications forment souvent de véritables franges de plusieurs centimètres de longueur; la tumeur ressemble alors à ces amas de petites hydatides que l'on a confondus sous le nom de môle; c'est là le véritable chou-fleur. Au bout d'un certain temps, l'on voit se développer, dans les couches profondes de la tumeur entre les fibres musculaires et le tissu conjonctif, les alvéoles du cancroïde. Virchow n'avait d'abord observé que des cavités remplies de simples cellules épithéliales, mais, plus tard, il trouva de vraies alvéoles sur les parois desquelles se développaient de nouvelles excroissances papillaires ramifiées à leur tour : une sorte d'arborescence prolifère.

De tous les médecins allemands, c'est Ch. Mayer, à Berlin, qui a rassemblé le plus grand nombre d'observations sur la marche de la maladie. Nous nous permettons de reproduire mot à mot ses paroles, telles que nous les lisons dans le quatrième volume des *Mémoires de la Société d'obstétrique de Berlin*. Voici comment il s'exprime : Les choux-fleurs de l'utérus, décrits premièrement par John Clarke, ne sont pas une des formes ordinaires du cancer, mais une excroissance particulière aux organes sexuels de la femme. Ils présentent quelque analogie avec le cancer des lèvres, en tant que, comme celui-ci, ils sont d'abord une maladie purement locale, nullement constitutionnelle, mais, plus tard, ils prennent un caractère cancéreux, infiltrent petit à petit les parties saines de l'organe affecté, finissent par le détruire complétement et amènent la mort par des hémorrhagies et une suppuration abondantes. Le manque d'observations et de recherches exactes sur ces tumeurs s'explique en partie par leur rareté et en partie par le fait que, soit par la faute du médecin, soit par celle des malades, l'on n'observe souvent la maladie que lorsque l'infiltration et la décomposition sont déjà très-avancées, et qu'il n'est plus possible, ni par le toucher ni au moyen du microscope, de la distinguer d'un ulcère cancéreux recouvert de fongosités. Après la mort, la tumeur diminue beaucoup de volume; elle se ratatine et échappe facilement à l'examen anatomique. Mayer croit qu'il est plus probable que l'on rencontre rarement dans les hôpitaux les premières périodes de la maladie et qu'il est encore plus rare qu'on en fasse l'autopsie et qu'elles tombent ainsi sous les mains des anatomistes

Le cancroïde de l'utérus se développe ordinairement d'abord sur les lèvres du museau de tanche, et, de là, il s'étend sur les autres parties du col et du corps de la matrice. On le rencontre chez jeunes et vieilles, riches et pauvres, chez les célibataires aussi bien que chez des personnes mariées, chez celles qui ont eu beaucoup d'enfants comme chez celles qui n'en ont jamais eu ou qui même n'ont jamais exercé le coït. Les causes de la maladie sont encore inconnues.

Cette même dégénérescence se rencontre aussi dans le vagin, mais encore plus rarement que dans l'utérus; d'après l'analogie, il faut l'appeler cancroïde du vagin. Il est probable qu'elle peut se développer sur un point quelconque du vagin. Mayer l'a observée deux fois dans la paroi postérieure de cet organe, et nous-même nous l'avons aussi rencontrée deux fois à la même place. Le cancroïde de la matrice et du vagin forme, dans la première période de son développement, période importante pour le diagnostic et le traitement, une tumeur arrondie, molle, brillante, rougeâtre, saignant au moindre attouchement et dont la surface, finement divisée, ressemble au cerveau de petits animaux, ou, d'après Clarke, à des choux-fleurs. Dans le vagin, vu au travers du spéculum, il présente une coloration d'un rouge vif, que Simpson compare à celle d'une fraise bien mûre; après l'excision, la couleur est plus pâle. Il apparaît sans prodromes et se caractérise par un écoulement aqueux, séreux, sanguinolent, rougeâtre, très-abondant, quelquefois fétide, qui est de temps en temps remplacé par une forte sécrétion muqueuse ou des écoulements de sang considérables. Pendant cette période, il n'est pas accompagné des douleurs que l'on observe à la suite du véritable carcinome de la matrice.

Le cancroïde de l'utérus peut, dans la première période, aussi longtemps que l'infiltration et les excroissances n'ont pas encore atteint le corps de la matrice ou le vagin, guérir par l'excision de la partie malade. On peut attendre un heureux résultat de l'opération lorsqu'une grande partie du col est encore lisse, compacte et saine, lorsque, après l'excision, la plaie ne présente ni excroissances ni autres altérations pathologiques, et lorsque la tumeur extirpée ne renferme encore ni les cellules ni le suc du cancer. Le cancroïde du vagin eut, dans les deux cas de Mayer et dans les deux que nous observâmes nous-même, une marche rapide et une terminaison fatale. Il faut attendre de nouveaux faits pour savoir si l'on peut en guérir; mais cela ne sera probablement possible que tant que la tumeur est encore petite et nettement limitée et que les parois du vagin sont, du reste, parfaitement saines.

La méthode la plus efficace pour l'opération du cancroïde de l'utérus est l'excision. On peut l'exécuter aussi bien et aussi sûrement dans le vagin au moyen de ciseaux recourbés et à pointes arrondies, ou plutôt avec les ciseaux à polypes en forme d'S, de Siebold, la malade étant couchée sur le dos, que, comme le propose Simpson, au moyen du bistouri, après avoir, avec des tenettes, attiré la tumeur au-devant des parties génitales externes, la malade étant couchée sur le ventre. Mayer préfère la première méthode; il regarde la position sur le ventre comme très-incommode pour la malade et inutile pour l'opérateur. Il rejette complétement la ligature recommandée par J. Clarke.

On arrête les hémorrhagies, quelquefois abondantes, qui surviennent souvent après l'opération, au moyen d'injections d'eau froide ou de vinaigre, ou en introduisant dans le vagin un gros tampon de charpie.

Lorsque la surface de la plaie n'est pas saine, que l'on y remarque des traces d'infiltration ou d'excroissances, il faut, si l'hémorrhagie le permet, chercher à les détruire aussitôt après l'opération ou plus tard avec le crayon de nitrate, une solution de nitrate acide de mercure ou avec le fer rouge. Dans un cas pareil, on peut s'attendre à une récidive, et la maladie sera probablement incurable.

Bibliographie. — J. Clarke, Transactions of the society for the improvement of med. and surg. knowledge. Vol. III, p. 324. — Anderson, Dublin Journ. 1845. Vol. XXVI. N° 78, p. 402. — Simpson, Edimb. med. and surg. Journ. 1841. — Th. St. Lee, On tumors of the uterus, etc. London, 1847. — Renaud, Lond. Gaz. Aug. 1848. — Watson, Monthl. Journ. Novb. 1849. — C. Mayer, Fælle von Kankroid der Gebærmutter und der Scheide. Verhdl. der Ges. für Gebtsk. Bd. IV. p. 111. — Virchow, Ueber Kankroide und Papillargeschwülste. Würzb. Verhdl. Bd. I, p. 106.

§ 6. *Cancer de la matrice.*

D'entre les différentes formes de cancer admises par les anatomistes, le squirrhe et l'encéphaloïde sont celles qui affectent le plus souvent l'utérus. Ordinairement la maladie se présente sous forme d'une infiltration cancéreuse, du moins dans les affections primitives de la matrice l'on rencontrera difficilement des noyaux cancéreux nettement limités et comme englobés dans le tissu de l'utérus. Par contre, les dépôts secondaires qui accompagnent souvent l'affection cancéreuse d'autres organes présentent ordinairement cette dernière forme et sont connus sous le nom de cancers sous-péritonéaux. D'entre toutes les parties de l'utérus, c'est presque exclusivement la portion vaginale qui est le point de départ de la maladie; en effet, bien qu'il existe des observations de cancers qui se sont développés dans le corps ou vers le sommet de l'utérus, tandis que le col était parfaitement intact, ou bien où l'infiltration était également répartie dans tout l'organe, des cas pareils doivent être considérés comme de rares exceptions. L'altération du tissu marche plus ou moins rapidement du museau de tanche vers l'orifice interne. Quelquefois, mais très-rarement, elle s'arrête ici ; mais, le plus souvent, elle s'étend sur la partie inférieure du corps de l'utérus qui subit à un tel point la dégénérescence cancéreuse, qu'à la fin il ne reste plus de tout l'organe qu'un fragment plus ou moins considérable du sommet. Le ramollissement, l'ulcération et la décomposition des parties infiltrées de matière cancéreuse marche ordinairement de dedans en dehors, de telle sorte que les couches extérieures sont quelquefois encore seulement infiltrées lorsque les couches intérieures sont déjà depuis longtemps transformées en un détritus sanieux.

Les rapports intimes de l'utérus avec les organes avoisinants expliquent facilement pourquoi la maladie, dès qu'elle a atteint l'orifice interne, se communique facilement à la vessie, au rectum, au tissu cellulaire péri-utérin, et plus tard aux ovaires, aux trompes de Fallope, aux muscles et aux oponévroses qui recouvrent la paroi intérieure du bassin, et quelquefois même aux os du bassin. L'extension du cancer de l'utérus jusqu'à la vessie et jusqu'au rectum est d'une haute importance pratique, car la décomposition des tissus et la destruction des parois, qui en résultent toujours après un temps plus ou moins long, donnent naissance à des fistules vésico- et recto-vaginales qui tourmentent énormément les malades.

Les principales complications du cancer de l'utérus sont la dégénérescence cancéreuse de la portion inférieure de l'urèthre, du clitoris, des lèvres et des glandes inguinales ; il est plus rare de rencontrer une affection analogue dans les parois de l'estomac, les plèvres, les poumons, le foie et les reins. On trouve, par contre, d'autant plus souvent une affection catarrhale et dysentérique de la muqueuse intestinale, ou l'oblitération, par un caillot sanguin, des veines du bassin et des cuisses, avec décomposition purulente du thrombus et dépôts métastatiques dans des organes éloignés, comme, par exemple, dans le tissu cellulaire sous cutané, les poumons, le cœur, le péricarde et les méninges. Une des complications les plus fréquentes est sûrement aussi l'amas de sérosité dans la cavité abdominale, qui résulte ordinairement d'une simple péritonite chonique ou peut-être d'une inflammation septique.

Les parties de l'utérus qui ne présentent pas d'infiltration cancéreuse sont, ou saines et à l'état normal, ou hypertrophiées, hyperémiées et engorgées. Il n'est pas rare de rencontrer, à côté du cancer de la matrice, des tumeurs fibreuses, tantôt sphériques, tantôt pédiculées, ou des kystes de l'ovaire plus ou moins volumineux ; mais ces complications sont tout à fait accidentelles.

Nous n'avons observé qu'une fois une guérison spontanée de la maladie qui nous occupe. C'était chez une femme âgée de soixante-huit ans, chez laquelle la décomposition et la destruction du col se limitèrent à l'orifice interne, où, comme Rokitanski l'observa aussi une fois, il resta une cicatrice en forme d'entonnoir. Cela se passa sous nos yeux ; après cela cette femme vécut encore un an et demi, et mourut à la suite d'un cancer du sein droit. L'on a aussi considéré comme une sorte de guérison spontanée la chute de la partie infiltrée, à la suite d'une gangrène ou la dégénérescence graisseuse ; cependant nous ne connaissons aucun cas où, après une pareille terminaison, la vie de la malade ait été sensiblement prolongée.

Quant aux *variétés* du carcinome utérin mentionnées plus haut, l'*encéphaloïde* (carcinome médullaire) est sûrement la plus fréquente. Il est caractérisé par sa richesse en vaisseaux sanguins, par sa surface irrégulière, bosselée, souvent comme déchirée ou couverte de fongosités, et par une tendance remarquable à se décomposer rapidement. Cette décomposition, comme nous l'avons déjà dit, attaque le plus souvent en premier lieu les couches intérieures du col, et donne ainsi naissance à une ulcération en forme d'entonnoir, dont la pointe est dirigée vers l'orifice utérin interne, et dont les bords irréguliers et déchirés présentent une surface inégale couverte de granulations nombreuses, très-vascularisées, de la grosseur d'un grain de millet à celle d'un pois, ou de fongosités plus ou moins développées. La surface de l'ulcération est recouverte d'une couche plus ou moins épaisse d'une sanie ordinairement très-liquide, décolorée et extrêmement fétide. Le carcinome médullaire a une grande tendance à se communiquer aux organes avoisinants, particulièrement à la vessie, au vagin et au rectum, et souvent il en résulte des perforations des parois abdominales, suivies ordinairement d'une péritonite mortelle.

Le *squirrhe* (carcinome fibreux) a une vascularisation beaucoup moins abondante que le carcinome médullaire, il a moins de tendance à se ramollir et à se décomposer, et il ne se communique, en général, aux organes voisins qu'au bout d'un temps assez long après avoir, au moins en partie, été transformé en carcinome médullaire.

La texture du cancer de la matrice ne diffère pas de celle du cancer dans d'autres organes ; nous croyons, en conséquence, pouvoir supprimer la description de la composition de ce néoplasme de l'utérus, en renvoyant pour cela aux chapitres correspondants des manuels d'anatomie pathologique.

ÉTIOLOGIE. Les causes du cancer de la matrice sont tout aussi peu connues que celles de l'affection cancéreuse d'autres organes. En effet, lors même que l'expérience a démontré que le cancer de la matrice est plus fréquent à un certain âge, dans certaines circonstances, l'on ignore pourtant complétement le mode d'influence qu'ont sur la maladie ces causes soi-disant prédisposantes, et, dans un grand nombre de cas, il est parfaitement impossible de découvrir une cause quelconque.

Quoique, en général, il soit vrai que la plupart des malades l'ont entre quarante et cinquante ans, il n'est cependant pas rare de rencontrer le cancer de la matrice chez des femmes ou beaucoup plus jeunes ou plus âgées. Dans le cours de huit ans, nous avons eu à traiter cent huit malades affectées du cancer de l'utérus. D'entre celles-là :

4	avaient de	20	à	25 ans.
4	—	25		30
17	—	30		35
18	—	35		40
45	—	40		45
15	—	45		50
4	—	50		55
1	—	55		60

La plus jeune de nos malades avait vingt-trois ans, la plus âgée en avait cinquante-neuf. Madame Boivin et Dugès, Kiwisch et Chiari sont arrivés à des résultats pareils, et, comme Kiwisch le fait observer avec raison, les différences des données de madame Boivin et de Dugès sont explicables, parce que ces auteurs ont confondu avec le carcinome de l'utérus diverses maladies qui doivent en être séparées. L'on peut sûrement se permettre un pareil jugement quand on lit, dans leur ouvrage, qu'ils ont rencontré douze cancers de l'utérus chez des femmes au-dessous de vingt ans, donnée qui n'est confirmée par aucun auteur récent.

Quant au rapport qui existe entre les fonctions sexuelles de la femme et la maladie qui nous occupe, il est étonnant que, d'entre nos cent huit malades, trente-six étaient des femmes stériles. Si l'on considère, en outre, que les femmes qui n'ont jamais accouché sont relativement fréquemment affectées de néoplasmes des organes sexuels (de la matrice, des ovaires, du sein), il ne sera nullement absurde de prétendre que, jusqu'à un certain point, la stérilité est une cause prédisposante de la maladie en question.

D'un autre côté, des accouchements très-fréquents paraissent aussi, peut-être par suite de lésions du segment inférieur de l'utérus, avoir quelque influence sur le développement du cancer. Du moins nos expériences parlent en faveur de cette opinion. D'entre nos cent huit malades, soixante-douze avaient eu des couches relativement nombreuses; en effet :

6	avaient accouché	11 fois.
3	—	10
2	—	9
14	—	8
13	—	7
21	—	6
10	—	5
3	—	4

Les notes que nous avons prises sur nos malades ne suffisent pas pour nous permettre d'indiquer d'une manière certaine combien de fois l'accouchement a été difficile, et combien de fois il fut nécessaire d'avoir recours à une opération ; nous ne pouvons, en conséquence, pas décider jusqu'à quel point les dystocies et les lésions qui peuvent en résulter ont une influence sur la maladie de l'utérus qui se développa dans la suite. Quant à la constitution de nos malades, il ne nous est pas non plus possible de nous prononcer d'une manière précise; cependant nous croyons pouvoir affirmer que la plupart avaient un tempérament sanguin ou colérique, une peau fortement pigmentée et des cheveux foncés. Elles n'avaient, en général, pas eu de maladie constitutionnelle avant l'apparition du cancer de la matrice; de telle sorte que l'opinion, autrefois très-répandue, que les scrophules, la syphilis, etc., disposaient à cette maladie, nous paraît peu plausible.

La manière de vivre a aussi une influence sur le développement de la maladie. Quatre-vingt-onze de nos malades étaient mariées, dix-sept célibataires; soixante-dix-huit vivaient dans de grandes villes, trente à la campagne. Nous en concluons que le séjour dans les villes favorise le développement de la maladie, et, si l'on voulait peut-être nous objecter que jusqu'ici nous n'avons pratiqué la médecine que dans des grandes villes, nous répondrions qu'un grand nombre des malades que nous avons traitées se trouvaient dans des hôpitaux, où l'on recevait sans distinction citadins et campagnards; en outre, nous devons ajouter que, dans nos heures d'audience, nous sommes très-fréquemment consulté par des femmes de la campagne. Nous croyons donc être à même de juger de la fréquence relative de certaines maladies en ville ou à la campagne. Enfin les informations que nous avons prises chez des médecins, pratiquant exclusivement à la campagne, ont confirmé notre opinion que le cancer de la matrice y est beaucoup plus rare que dans de grandes villes.

Mais les causes les plus importantes sont sûrement des émotions tristes, des chagrins, les soucis de la vie, une affliction après une perte quelconque, etc. Nous sommes vraiment étonné que les différents auteurs aient attaché si peu d'importance à cette circonstance. Nous avons pu nous convaincre que quatre-vingt-quatre de nos malades avaient subi pendant longtemps l'influence si pernicieuse d'une cause pareille, et presque toujours les premiers symptômes de la maladie apparurent peu après l'émotion fatale.

Nous sommes en outre persuadé qu'un coït immodéré, une vive excitation sexuelle, ne sont pas sans importance pour l'étiologie du cancer. En effet nous avons pu, chez quinze de nos malades, constater une lascivité insatiable, tantôt d'après l'aveu des malades elles-mêmes, tantôt d'après les plaintes de leurs maris, qui accusaient leurs femmes de les avoir encore tourmentés lorsque la maladie avait déjà fait des progrès considérables. La rareté du carcinome de l'utérus chez les filles publiques (trois de nos malades seulement s'étaient autrefois adonnées à ce métier) ne nous paraît pas en contradiction avec ce que nous venons d'affirmer, car, en général, elles n'exercent pas le coït avec la même lubricité qu'une femme qui se livre à un mari qu'elle aime. Ce n'est pas la fréquence du coït, mais l'excitation morale qui l'accompagne, qui nous semble ici être le point important.

Chez cinquante-quatre de nos cent huit malades, une anomalie quelconque de la menstruation et une leucorrhée avaient existé plus ou moins longtemps avant l'apparition des symptômes caractéristiques du cancer; chez huit autres, la maladie se déclara avec les symptômes d'une métrite aiguë, et, chez dix-huit autres, nous rencontrâmes une maladie primitive de l'utérus que nous ne pûmes prendre que pour un engorgement chronique, tantôt avec, tantôt sans ulcérations du museau de tanche. Petit à petit, et souvent en peu de temps, il apparut d'autres symptômes qui ne permirent plus de douter de la présence du cancer. Dans l'état actuel de notre science, il est impossible de décider si l'infiltration des parois de l'utérus, causée par un engorgement chronique, peut ou non subir quelquefois une dégénérescence cancéreuse; c'est pourquoi nous ne voulons pas nier d'une manière apodictique la possibilité de la transformation d'un engorgement chronique en un cancer de l'utérus. Mais, si plusieurs médecins, pour la plupart de l'ancienne école, disent avoir souvent observé cette métamorphose et veulent, en conséquence, faire jouer à l'engorgement chronique un si grand rôle dans l'étiologie du cancer, il ne faut pas oublier qu'il est, dans cette dernière maladie, une période dans laquelle il est complétement impossible de distinguer l'infiltration cancéreuse de la partie inférieure de l'utérus d'une dilatation de cet organe, due à une autre exsudation de bonne nature.

SYMPTÔMES. Les symptômes locaux qui accompagnent le plus souvent le cancer de la matrice sont des hémorrhagies, un écoulement muqueux, purulent ou putride, et des douleurs plus ou moins vives dans le bassin. Quoique l'on rencontre très-souvent ces symptômes, ils n'appartiennent pourtant pas exclusivement à la maladie dont nous nous occupons et on les observe aussi, de même que les troubles généraux que nous indiquerons plus bas, dans un grand nombre d'autres affections de la matrice, comme par exemple de fortes flexions, des corps fibreux, des polypes, etc. Il arrive même que des maladies de l'utérus beaucoup moins importantes donnent lieu à des symptômes beaucoup plus prononcés que la maladie qui nous occupe, et nous-même nous avons vu plusieurs fois des femmes affectées d'une dégénérescence cancéreuse de l'utérus très-avancée jouir d'une santé presque parfaite, et ne venir nous consulter que pour un symptôme quelconque, purement local, auquel elles n'attachaient aucune importance.

L'on n'observe en général cette marche insidieuse du cancer de la matrice, qui n'inquiète nullement la malade et quelquefois pas même le médecin, que lorsque la maladie se déclare chez des femmes âgées, qui ont déjà dépassé l'âge critique. Les seuls symptômes que l'on rencontre alors ne sont souvent qu'une sensation incommode d'une pression dans le bassin, un écoulement séreux, sanguinolent ou laiteux et purulent, un ténesme vésical et une défécation pénible, et l'on n'observe des troubles fonctionnels plus considérables que lorsque la suppuration et la décomposition du parenchyme de l'utérus ont atteint le voisinage de l'orifice interne.

Mais chez des femmes jeunes encore la marche de la maladie est presque toujours bien différente de celle que nous venons de décrire. De même que pour les autres néoplasmes de l'utérus, les premiers symptômes qui inquiètent les malades sont ordinairement divers troubles de la menstruation. En général, le retour de chaque période menstruelle est, pendant un temps plus ou moins long, accompagné des différents symptômes de la dysménorrhée, coliques utérines, tiraillements et douleurs vers le sacrum et dans les cuisses, digestion dérangée, etc.; les règles ne reviennent pas à des intervalles réguliers, tantôt elles tardent beaucoup, tantôt elles se répètent trop souvent; elles sont tantôt plus, tantôt moins abondantes, ou bien hors du temps des périodes il s'écoule de l'utérus une sécrétion muqueuse, sanguine ou sanguinolente. Ces symptômes durent ordinairement assez longtemps, de six à dix mois, sans que la santé de la malade en souffre beaucoup, à l'exception peut-être d'un léger amaigrissement et d'une déperdition lente des forces. L'organisme ne souffre en général qu'après avoir subi des pertes considérables, soit par des hémorrhagies fréquentes et abondantes, soit par une copieuse sécrétion muqueuse ou puriforme, ou bien lorsque les douleurs sont assez vives pour avoir une influence fâcheuse sur le système nerveux.

Les métrorrhagies sont d'abord plus ou moins périodiques, et l'on observe même cette particularité chez des femmes qui ont déjà depuis longtemps dépassé l'âge critique; aussi il n'est pas rare de voir des malades qui depuis des années n'avaient plus eu leurs règles prendre ces hémorrhagies pour les périodes menstruelles. Les pertes de sang sont quelquefois assez considérables pour mettre en danger immédiat la vie des malades, tandis que d'autres fois ce n'est pas la quantité, mais la fréquence des hémorrhagies qui rend ces pertes inquiétantes. En général les hémorrhagies sont d'autant plus abondantes que la malade est plus jeune, que la destruction de l'utérus avance avec plus de rapidité et que la surface de l'ulcération est plus couverte de fongosités richement vascularisées; tous ces caractères sont plus fréquents pour le cancer médullaire que pour le squirrhe. Souvent les hémorrhagies durent en augmentant ou diminuant d'intensité jusqu'à la fin de la maladie; d'autres fois, sans qu'on puisse en découvrir la cause, elles cessent tout d'un coup après une durée plus ou moins longue, et les malades en sont exemptes pendant les dernières semaines ou même les derniers mois de leur vie.

Comme nous l'avons déjà dit, ces hémorrhagies alternent avec des écoulements d'autre nature, dont la qualité et la quantité sont sujettes à de grandes variations. Tantôt il s'écoule une petite quantité d'un liquide limpide, séreux, ou légèrement sanguinolent, tandis que d'autres fois l'on observe une sécrétion presque continue d'un détritus corrosif, décoloré et extrêmement fétide. Ce dernier liquide ronge quelquefois les parois du vagin, les petites et les grandes lèvres, et parfois même les cuisses, et cause sur ces dernières une inflammation érythémateuse ou érysipélateuse (tandis que l'inflammation des muqueuses prend plutôt un caractère croupeux ou diphthéritique) qui augmente souvent les douleurs déjà presque insupportables. A côté de ces inflammations, l'irritation produite par l'écoulement en question donne souvent lieu à un prurit de la vulve et du vagin, tantôt de longue durée, tantôt passager, mais en tous les cas très-incommode, qui à son tour, à cause de l'excitation morale qui en résulte, est peut-être fréquemment la cause de la lascivité que l'on a quelquefois l'occasion d'observer chez des femmes affectées d'un cancer de la matrice. Quant à l'odeur désagréable du liquide sécrété par les organes génitaux, l'on se trompe beaucoup si, comme on le fait ordinairement, on la considère comme un symptôme caractéristique du cancer de l'utérus. En effet, d'un côté, on la rencontre tout aussi souvent dans d'autres maladies des organes sexuels, dans le courant desquelles on observe une destruction rapide de divers tissus, comme par exemple des fibroïdes, des polypes en décomposition; d'un autre côté, il n'est pas rare de trouver une odeur pareille résultant d'un manque de propreté, à côté d'une simple hypersécrétion inflammatoire de la muqueuse, comme cela arrive souvent quand l'on a porté pendant longtemps, sans les nettoyer, des pessaires ou des éponges irritant continuellement la muqueuse du vagin. Enfin, il ne faut pas oublier que dans bien des cas de cancer de l'utérus, lorsque l'on a eu soin d'absterger convenablement les parties génitales, l'on n'a pas, pendant toute la durée de la maladie, senti la moindre trace de l'odeur pénétrante en question.

Outre les hémorrhagies et les écoulements dont il vient d'être fait mention, les malades affectées d'un cancer de l'utérus sont tourmentées des douleurs les plus variées.

En général, les malades n'accusent d'abord qu'une sensation désagréable de pesanteur et de plénitude dans le bassin, ou bien des douleurs passagères, liées ordinairement à l'époque de la menstruation, augmentant en intensité et devenant plus fréquentes à mesure que progresse l'infiltration cancéreuse de l'utérus. Plus tard, ces coliques utérines sont accompagnées d'élancements, de douleurs cuisantes, momentanées, passagères, qui traversent quelquefois avec rapidité le bassin dans toutes ses directions. La cause de ces douleurs est ordinairement une hyperémie temporaire de l'utérus et de ses annexes, ce qui explique pourquoi elles sont toujours plus violentes à l'approche de la menstruation, ou lorsqu'une constipation opiniâtre occasionne des troubles circulatoires dans les vaisseaux du bassin. Ces douleurs ont souvent le caractère de vraies névralgies, et elles ne se bornent pas alors au bassin, mais s'irradient souvent vers les lombes, les extrémités inférieures, etc.

Les douleurs sont aussi en partie causées par les péritonites partielles, qui manquent rarement dans le cours du cancer utérin, et qui se terminent parfois par la suppuration ou la décomposition des matières plastiques résultant de l'exsudation, à la suite desquelles l'on observe souvent les dévastations les plus variées dans les organes du bassin, tantôt des abcès froids, tantôt la décomposition des muscles, des aponévroses, des os, etc. Un épanchement considérable peut, en s'organisant, comprimer les nerfs de l'intérieur du bassin et occasionner de vives douleurs, et l'on voit souvent un œdème plus ou moins étendu des extrémités inférieures, à la suite des troubles circulatoires résultant de la compression des veines du bassin. Enfin presque toutes les malades ont beaucoup à souffrir du dérangement des fonctions du rectum et de la vessie. Une constipation opiniâtre, accompagnée souvent d'une dilatation variqueuse des veines hémorrhoïdales, alternant avec un ténesme pénible, qui dure souvent des jours et même des semaines entières, les symptômes d'une irritation catarrhale de la vessie, dysurie, strangurie et ischurie, ne sont souvent que les prodromes d'une perforation du rectum et de la vessie. L'urine, les fèces et les matières septiques, découlant de l'ulcère cancéreux, s'amassent alors dans le vagin et rendent l'état de la malade presque insupportable, si l'on n'a pas les plus grands soins pour la propreté des organes génitaux.

Les hémorrhagies fréquentes et abondantes, la quantité considérable de matières sécrétées et l'insomnie causée par les vives douleurs, amènent tôt ou tard un affaissement notable, un marasme dans tout l'organisme. Les symptômes de l'anémie ne tardent pas à paraître, et avec eux des épanchements séreux dans le tissu cellulaire sous-cutané, dans le sac péritonéal et entre les plèvres; les malades maigrissent à vue d'œil et terminent ainsi leur déplorable existence.

DIAGNOSTIC. Plus il est en général facile de reconnaître le cancer de la matrice dans les périodes avancées de la maladie, et plus il est souvent difficile, dans les commencements, de le distinguer d'une *simple induration de bonne nature* de la partie inférieure de l'utérus. Il est vrai que l'on trouve dans les traités et les manuels de gynécologie une quantité de symptômes qui doivent caractériser d'une manière assez sûre le développement d'un cancer de l'utérus; cependant l'expérience de tous les jours démontre qu'il est des cas dans lesquels ces symptômes ne suffisent nullement et où même les gynécologistes les plus exercés peuvent commettre des erreurs. On indique comme signes caractéristiques d'un commencement de cancer le gonflement diffus de la partie affectée, avec une dureté considérable et un manque complet de sensibilité, l'apparition de la maladie dans l'âge critique et l'impossibilité de faire remonter le commencement de l'affection à un accouchement antérieur. Quiconque a eu l'occasion d'observer un grand nombre de femmes affectées d'engorgement chronique de l'utérus aura pu se persuader que, dans bien des cas, l'on rencontre dans cette maladie tous ces caractères soi-disant spécifiques du cancer de la matrice. Nous croyons, en conséquence, ne pas aller trop loin en prétendant que les résultats de l'exploration par le vagin ne suffisent jamais pour distinguer d'une manière certaine un engorgement chronique de la portion vaginale d'une induration squirrheuse, et que, dans bien des cas, une observation prolongée du cours de la maladie, et en particulier des altérations du segment inférieur de l'utérus, pourra seule fixer le diagnostic.

Les ulcérations du museau de tanche ont aussi une grande importance; car, quoique l'engorgement chronique de l'utérus est presque toujours accompagné d'ulcérations de l'orifice, il est en général facile, pour peu que le médecin ait quelque expérience, de les distinguer d'ulcérations cancéreuses. Elles sont toujours plus superficielles, ne présentent jamais la forme d'entonnoir caractéristique pour le cancer, leurs bords ne sont jamais aussi relevés, renflés et découpés, et, si la surface de l'ulcère est quelquefois couverte de fongosités, ces dernières n'atteignent pourtant jamais l'étendue et la grosseur de celles que présente le carcinome. La recommandation, donnée par plusieurs auteurs, d'enlever avec des ciseaux ou avec le bistouri une petite partie de la portion vaginale et de l'examiner au microscope, afin d'assurer le diagnostic, date encore du temps où l'on croyait le cancer caractérisé par des éléments histologiques spécifiques et méconnaissables, opinion malheureusement encore trop répandue en France : nous avons, dans quelques cas, fait usage de ce procédé; mais le résultat de l'examen fut toujours incertain et sans valeur pour le diagnostic, malgré la grande habitude qu'avaient dans le maniement du microscope les personnes qui se chargèrent de cet examen. Il est sûrement bien plus important de conclure *ex juvantibus et nocentibus*, et nous ne pouvons ici passer sous silence que, dans plusieurs cas où nous croyions avoir affaire à un ulcère cancéreux, nous fûmes bientôt convaincu du contraire en obtenant, au bout de peu de temps, une cicatrisation complète et durable, au moyen de la cautérisation répétée de l'ulcère avec le fer rouge. Outre l'engorgement chronique de l'utérus, il n'y a pas une autre maladie de cet organe que l'on puisse facilement confondre avec un cancer; cependant nous nous souvenons d'un cas que nous observâmes en 1849 à Prague, dans notre clinique gynécologique; c'était une femme près d'accoucher, chez laquelle le museau de tanche était couvert d'excroissances fougueuses, nombreuses et volumineuses qui trompèrent à tel point le médecin qui devait l'examiner, que celui-ci crut avoir affaire à un *placenta prævia*. Il aurait toutefois été facile d'éviter cette erreur en considérant un peu plus attentivement l'état des parties entourant l'ulcération.

Dans un autre cas aussi, nous fûmes témoin d'une erreur inexcusable de la part d'un médecin qui prit pour un cancer de la matrice un polype fibreux, de la grosseur d'un poing, faisant saillie au travers de l'orifice utérin et dont la surface inférieure était couverte de nombreux sillons. La possibilité de suivre avec le doigt les contours de l'orifice tout autour de la tumeur aurait, pour un observateur attentif, levé tous les doutes.

Marche et pronostic. Le cancer de la matrice se termine toujours par la mort, à moins qu'il ne survienne une autre maladie mortelle intercurrente. Mais la durée de la maladie est très-variable et dépend de l'âge du malade au commencement de l'affection, de l'état général de l'organisme, de la forme du cancer et de diverses causes extérieures. En général, la marche de la maladie est assez lente chez des femmes qui ont déjà, depuis longtemps, dépassé l'âge critique, et nous connaissons même quelques cas de personnes qui vécurent encore cinq, six et même dix ans, depuis le moment où le cancer avait été diagnostiqué pour la première fois. La destruction du tissu de l'utérus avance ordinairement lentement, et, lors de la décomposition des parties inférieures, les vaisseaux quelque peu considérables des parties plus élevées sont tellement comprimés par l'infiltration cancéreuse qui les entoure, que, lorsque la décomposition les atteint, l'hémorrhagie qui en résulte est très-peu considérable et quelquefois même tout à fait nulle, circonstance qui sûrement est très-importante pour la conservation de l'organisme. Mais, si la maladie se développe chez de jeunes femmes encore réglées, les congestions périodiques de l'utérus lors de la menstruation hâtent, d'un côté, le développement de l'infiltration cancéreuse, de même que le ramollissement, la suppuration et la décomposition des parties affectées, et donnent, d'un autre côté, lieu à des hémorrhagies fréquentes, qui exercent bientôt une influence nuisible sur tout l'organisme.

Il va sans dire que des personnes fortes qui n'ont jamais fait de grave maladie supporteront ces hémorrhagies et les écoulements résultant de la décomposition de l'utérus beaucoup mieux que des individus faibles, grêles et abîmés par des maladies antérieures; cependant il n'est pas de règle sans exception, et nous-même avons observé un grand nombre de malades qui, quoique appartenant à la première de ces catégories, succombèrent au bout de peu de mois.

L'on sait par expérience que, dans les affections de l'utérus aussi bien que dans celles d'autres organes, le cancer médullaire a toujours une marche plus rapide que le squirrhe et se transmet plus vite des parties malades aux parties saines avoisinantes. Le pronostic est, en conséquence, d'autant plus défavorable, que le ramollissement des parties infiltrées est plus rapide, que l'ulcération gagne en largeur et en profondeur, et que sa surface se couvre de fongosités saignantes. L'apparition de péritonites réitérées implique aussi à la maladie une marche plus rapide, car ces inflammations sont toujours la cause d'une hyperémie du tissu de l'utérus qui augmente à son tour la rapidité de l'infiltration, du ramollissement et de la décomposition.

Enfin, en posant le pronostic, il faut tenir compte des circonstances extérieures dans lesquelles vit la malade. En effet, une femme appartenant aux classes riches de la société sera beaucoup plus à même de se protéger contre plusieurs causes qui pourraient lui nuire, d'avoir les soins de propreté nécessaires et de se procurer les remèdes que nécessitent certains accidents (hémorrhagies, inflammations, etc.) qu'une malade moins aisée ou vivant peut-être dans une complète pauvreté, car chez ces dernières les soucis pour se procurer de la nourriture et différentes autres affections morales exercent une influence très-pernicieuse.

Traitement. L'incurabilité du cancer de la matrice par des moyens thérapeutiques est aujourd'hui si généralement reconnue, qu'il serait superflu de mentionner les divers remèdes qui, depuis les temps les plus reculés, ont été proposés pour combattre la maladie en question. Aucun médecin raisonnable n'aura l'idée d'attendre un résultat satisfaisant de l'application interne des diverses préparations de l'iode, de l'arsenic, du mercure, du chlorure d'or, de la ciguë tachetée, de la calendule officinelle, etc. Nous sommes même persuadé qu'un médecin ayant à cœur le bien de ses malades doit d'autant plus renoncer à l'emploi prolongé de pareils remèdes, que, à côté de leur complète inutilité, ils troublent la digestion et nuisent ainsi à l'hématogénèse. Quant à nous, du moins, nous avons complétement renoncé à tenter la guérison du cancer de l'utérus par des médicaments donnés à l'intérieur, et nous nous contentons de combattre les symptômes les plus importants et les plus dangereux qui apparaissent dans le cours de la maladie, en un mot, notre traitement est purement *symptomatique*.

S'il n'était pas si difficile de reconnaître le squirrhe dès son commencement, tant qu'il ne s'étend pas encore au delà de la portion vaginale, l'on pourrait, au moyen de l'extirpation de la partie malade, sauver ou du moins prolonger la vie des malades. Malheureusement, le médecin n'est ordinairement appelé que lorsque l'infiltration cancéreuse a déjà gagné la portion inférieure du corps de la matrice, dans quel cas l'extirpation du col serait parfaitement inutile. Mais, si la maladie était vraiment limitée à la portion vaginale et si l'on pouvait espérer un résultat favorable de l'extirpation, il faudrait toujours l'exécuter au moyen de ciseaux recourbés, dans l'intérieur du vagin, sans attirer préalablement la partie inférieure de l'utérus au devant des grandes lèvres, car, tout en reconnaissant que les tractions exercées sur l'utérus au moyen de la pince de Museux sont ordinairement tout à fait innocentes, si, du reste, les organes sexuels sont à l'état normal, il ne faut pas oublier que souvent, même dans le commencement de la maladie, l'on rencontre, à côté de l'affection cancéreuse, des adhérences entre le péritoine, l'utérus et les organes avoisinants. Si maintenant l'on exerce sur la matrice une traction trop forte, il peut facilement arriver que la tension excessive des adhérences donne lieu à une nouvelle péritonite, dont on ne pourra jamais prévoir l'issue, où bien les inflammations antérieures du péritoine peuvent le rendre tellement friable et diminuer son extensibilité à un tel point, que les tractions violentes exercées sur l'utérus peuvent très-facilement déchirer cette membrane ou la séparer des organes sous-jacents. Nous avons nous-même, dans une opération pareille faite avec le concours de notre ami Morawek, observé une rupture transversale du périnée, longue d'un centimètre, dans la partie inférieure du repli de Douglas.

L'on a, de plusieurs côtés, vivement recommandé, pour la guérison radicale du cancer de l'utérus, la cautérisation réitérée de la portion vaginale au moyen du fer rouge. Nous ne voulons pas nier que ce moyen ne puisse quelquefois, dans le cours de la maladie qui nous occupe, rendre de bons services pour arrêter les hémorrhagies, combattre une sécrétion trop abondante et ralentir la marche du mal; mais nous ne pouvons pas nous louer d'avoir jamais, par ce moyen, obtenu une guérison complète du cancer de l'utérus, ce qui ne serait possible qu'en éloignant complétement la partie malade. Mais, comme personne ne sera assez téméraire pour détruire avec le fer rouge le tissu de l'utérus au delà de l'insertion de la muqueuse du vagin, comme ce serait nécessaire lorsque la maladie serait très-avancée, il est clair qu'il faut réserver ce moyen pour les cas où l'infiltration ne dépasse pas la portion vaginale, et que seulement alors l'on serait en droit d'attendre quelque succès. Mais, comme dans des cas pareils l'extirpation de la portion vaginale au moyen des ciseaux est plus sûre et plus rapide, l'on ne se décidera pas facilement à appliquer le fer rouge, à l'exception des cas où l'on n'est pas sûr si l'hypertrophie et l'ulcération de la portion vaginale sont de nature cancéreuse, ou si l'on n'a affaire qu'à un simple engorgement chronique. Ici la cautérisation répétée de l'ulcération peut, d'un côté, assurer le diagnostic par la cicatrisation ordinairement assez prompte de l'ulcération, si elle n'est pas de nature cancéreuse, et, d'un autre côté, elle peut rendre les meilleurs services au point de vue du traitement. Nous devons enfin mentionner encore un procédé qui fut recommandé pour la cure radicale du cancer de la matrice et même exécuté plusieurs fois; nous voulons parler de l'extirpation de l'utérus tout entier. Si l'on considère que, d'après les recherches de Breslau [1], sur dix-neuf opérations pareilles, deux seu-

[1] Breslau, De totius uteri extirpatione. Monachii, 1852.

lement (de Langenbeck et Récamier) réussirent, l'on comprendra que l'on ne veuille pas se prononcer sur l'admissibilité de la méthode en question. Elle appartient à l'histoire, et sûrement personne ne voudra aujourd'hui l'exécuter pour un cancer utérin. En effet, les deux opérations heureuses furent exécutées à une époque (1813 et 1829) où le diagnostic anatomique du cancer n'était nullement certain, et l'on ne peut s'empêcher de soupçonner Langenbeck et Récamier d'avoir opéré à cause d'ulcérations profondes, mais nullement carcinomateuses; d'un autre côté, l'opération, qui ne fut jamais recommandée que lorsque la maladie était très-avancée, a, par cela même, moins de chances de succès, car il est rare alors de ne pas rencontrer des altérations anatomiques dans les organes avoisinants.

D'après ce que nous venons de dire, l'on comprend combien peu l'on doit attendre des méthodes opératoires recommandées pour le cancer de la matrice; et, comme d'un autre côté l'expérience de tous les jours démontre d'une manière suffisante l'inutilité des divers agents thérapeutiques, il ne reste pour le médecin, chargé de traiter cette terrible maladie, qu'à combattre les accidents pénibles et dangereux qui peuvent survenir pendant le cours de la maladie, à prolonger, autant que possible, la vie des malades et à chercher à adoucir leurs derniers jours.

Parmi ces accidents, nous voyons, en premier lieu, les hémorrhagies fréquentes qui épuisent les forces des malades et qui, par leur violence, peuvent mettre instantanément leur vie en danger. Persuadé de l'inutilité des remèdes pris intérieurement pour arrêter l'hémorrhagie, nous nous bornons maintenant à l'emploi d'hémostatiques locaux. Si la perte de sang est peu abondante, des injections d'eau froide dans le vagin la font ordinairement cesser; mais, si cela ne suffit pas, on prendra pour les injections une solution de perchlorure de fer, de sulfate de cuivre ou de zinc, de tanin, etc., ou bien l'on mêlera parties égales d'eau et de vinaigre. Si aucun de ces moyens ne mène au but désiré, l'on remplira le vagin de boules de charpie plongées préalablement dans de l'eau froide ou dans l'un des liquides styptiques que nous venons de nommer. Dans un cas désespéré, l'on pourrait encore avoir recours au fer rouge, qui est sûrement ici le meilleur hémostatique, tant parce qu'il détruit les nombreuses excroissances, quelquefois très-volumineuses et pourvues de vaisseaux considérables, et favorisant ainsi les hémorrhagies, qu'en occasionnant une réaction inflammatoire sur la surface de l'ulcération et dans son voisinage immédiat, à la suite de laquelle il se fait une exsudation qui comprime les vaisseaux et les rend imperméables pour un temps plus ou moins long. Nous avons observé plusieurs malades qui, après avoir subi des pertes considérables, en furent quittes pour bien des mois, et même jusqu'à la fin de leur vie, après des cautérisations réitérées.

Les douleurs, qui apparaissent souvent dans le cours de la maladie, sont aussi un des symptômes qui réclament les secours du médecin. Il faut les combattre d'après la cause qui les a produites. Les narcotiques rendent de très-bons services contre les contractions douloureuses qui résultent de la distension du tissu de l'utérus par l'infiltration qui s'y est faite. On donne intérieurement l'opium et ses préparations, on ordonne des lavements avec douze à vingt gouttes de teinture d'opium, on frotte l'hypogastre avec un onguent renfermant de l'opium, de l'extrait de belladone ou de chloroforme, et, si ces remèdes ne suffisent pas ou perdent peu à peu leur efficacité, l'on passera à l'application endermatique de l'acétate de morphine. S'il n'y a pas de tendance aux hémorrhagies, l'on obtiendra quelquefois de bons effets de bains tièdes entiers, ou simplement de bains de siége, et, dans les cas où la violence de la douleur résiste opiniâtrément à tous les remèdes indiqués, l'on pourra calmer la malade par une anesthésie répétée au moyen du chloroforme.

Les douleurs qui résultent d'une hyperémie de l'utérus et des organes avoisinants exigent un traitement légèrement antiphlogistique, des émissions sanguines locales répétées dans le voisinage de l'utérus, et une dérivation sur le canal intestinal, au moyen des sels neutres; mais il faut complétement rejeter les saignées générales recommandées par quelques auteurs pour diminuer la congestion de la matrice. En effet, d'un côté elles ne tempèrent les douleurs que momentanément, et de l'autre elles affaiblissent les malades, la proportion de l'eau augmente dans le sang, et l'on voit tôt ou tard apparaître toute la série des symptômes hystériques et nerveux.

Le médecin ne peut presque rien faire lorsque les douleurs résultent de la pression exercée par l'utérus dilaté, et par les exsudations qui l'enveloppent, sur les nerfs du bassin, car il ne peut pas en éloigner la cause. L'on ne peut qu'ordonner des remèdes narcotiques, et, quand la compression des veines du bassin a donné lieu à un œdème douloureux des extrémités inférieures, on peut les frictionner avec un onguent d'opium ou de chloroforme et comprimer légèrement le membre malade au moyen d'une simple bande roulée. Mais, si les troubles circulatoires à l'intérieur du bassin font coaguler le sang dans les veines crurales, si une sensibilité excessive, une rougeur et un gonflement le long du cours de ces vaisseaux, font soupçonner une inflammation des parois des veines, il faudra avoir recours à des émissions sanguines locales, à l'application de cataplasmes émollients et à des frictions sur la partie malade avec de l'onguent napolitain mêlé à de l'opium.

La constipation et le ténesme douloureux, qui ne manquent presque jamais à une certaine période de la maladie, nécessitent l'emploi de clystères émollients et adoucissants et de légers purgatifs.

La maladie est-elle accompagnée d'un écoulement utérin abondant, fétide et corrosif, l'on aura les plus grands soins de propreté, l'on ordonnera des injections et des bains de siége tièdes, et, là où l'eau tiède ne suffit pas pour diminuer l'écoulement et lui enlever son odeur désagréable et ses propriétés corrosives, l'on prendra pour les injections une solution de chlorure de chaux, un mélange d'eau et de baume de Pérou, une décoction d'herbes aromatiques, ou bien, ce que d'après notre propre expérience nous pouvons vivement recommander, du charbon de tilleul finement pulvérisé et suspendu dans l'eau. Dans quelques cas, nous avons obtenu un résultat satisfaisant au moyen d'injections de thé de Chine.

Les soins de propreté des organes sexuels sont aussi le meilleur moyen contre le spasme et le prurit du vagin. Du reste, ces douleurs sont quelquefois si opiniâtres, qu'elles résistent même aux injections de remèdes narcotiques et au tamponnement du vagin au moyen d'éponges enduites d'onguent d'opium et de belladone; le seul moyen certain, dans de pareils cas, est une narcotisation fréquente au moyen du chloroforme.

Enfin il nous faut encore rappeler que, pendant toute la durée du traitement, le médecin doit chercher à soutenir autant que possible les forces de la malade. Il ordonnera une bonne nourriture, facile à digérer, plutôt animale que végétale; il n'interdira pas, si la malade le désire, un usage modéré du vin ou de la bière; il exigera, autant que faire se peut, un séjour journalier de quelques heures en plein air, et, s'il aperçoit des symptômes de l'anémie, il les combattra en donnant quelques légères préparations de fer, ou une eau minérale ferrugineuse.

Bibliographie. — Voyez, pour les anciens ouvrages sur ce sujet, MEISSNER, Frauenzimmerkrankheiten. Vol. I, p. 955. Ce catalogue est assez complet, il nous faut seulement y ajouter : RÉCAMIER, Recherches sur le traitement du cancer. Paris, 1810. — VELPEAU, Nouveaux éléments de médec. opératoire. Paris, 1839. — RÉCAMIER, Revue médicale, 1826, p. 97. — BAYLE, Traité des maladies cancéreuses. Paris, 1834. — LISFRANC, Traité sur l'amputation de la portion vaginale de l'utérus. Gaz. méd. N° 25. 1834. — MEISSNER, Ueber schwammige Auswüchse der weiblichen Gechlechtstheile. Leipzig, 1835. — TÉALLIER, Du cancer de la matrice. Paris, 1836. — TANCHOU, Recherches statistiques sur les maladies des femmes. Journal des conn. méd. 1836. N° 2. — CRUVEILHIER, Anat. pathol., livr. XXIV, pl. 2; livr. XXVII, pl. 2; livr. XXXIX, pl. 3. — MONTGOMERY, Dubl. Journ. Janv. 1842. — ROKITANSKY, Pathol. anat. Bd. III, p. 550. — SIMPSON, On amputation of the neck of the womb. Edinb. med. and surg. Journ. Janv. 1841. — KIWISCH, Klin. Vortræge. Bd. I, p. 508. — SCANZONI, Œsterr. Jahrb. 1846. Septb. Novb. — H. LEBERT, Traité pratique des maladies cancéreuses. Paris, 1851, p. 213. — Traité d'anatomie pathologique. Paris, 1857. T. I, p. 272. — P. BROCA, Anatomie pathologique du cancer. (*Mém de l'Acad de médecine*. Paris, 1852. T. XVI, p. 452.) — KIETER, Med. Ztg. Russl. V. N°s 29, 30. — BRESLAU, De totius uteri extirpatione. Diss. Monach. 1852. — CHIARI, Klinik f. Gbtsh. und Gynækol. Erlangen, 1855.

ART. XII. — ANOMALIES DE LA MENSTRUATION.

Sous le nom de *menstruation*, on comprend communément une série de phénomènes se manifestant dans l'organisme féminin et ayant pour cause première l'ovulation périodique qui a lieu dans une vésicule de Graaf. Une partie de ces phénomènes se dérobent à l'investigation du médecin, l'autre est accessible aux sens. Il faut ranger dans la première catégorie les changements non appréciables pendant la vie, que subissent les ovaires, les trompes, en partie aussi la matrice ; dans la seconde, les symptômes morbides que présentent les organes génitaux externes et les mamelles, les troubles fonctionnels souvent peu apparents qui se manifestent dans le système vasculaire et nerveux, enfin et surtout l'écoulement du sang à l'extérieur.

Nous croyons que, pour l'intelligence de plusieurs questions que nous aurons plus tard à résoudre, il n'est pas complétement inutile, avant de commencer l'histoire des anomalies de la menstruation, de dire quelques mots sur les changements anatomiques qui constituent et accompagnent cette fonction si importante dans l'organisme féminin. Pour de plus amples détails, nous renvoyons le lecteur à notre *Traité de l'art des accouchements*.

Les nombreuses et savantes recherches qui ont été faites en divers pays ont mis maintenant hors de doute que la maturation périodique de chaque ovule, se développant dans l'ovaire, est accompagnée d'une congestion également périodique de tous les organes génitaux. Cette hyperémie se manifeste en premier lieu dans les parois de la vésicule de Graaf qui contient l'ovule arrivé à maturité. Si la vésicule est superficielle, une congestion relativement peu considérable suffira pour en amener la rupture. Elle aura lieu par la simple augmentation du liquide que contient sa cavité. Mais, si au contraire l'ovule est renfermé dans une vésicule profondément enfoncée dans l'intérieur de l'organe, il faudra une force, une pression agissant de dedans en dehors, beaucoup plus considérable pour faire crever les parois épaisses qui l'entourent. Une simple augmentation du contenu de la vésicule ne sera plus suffisante. L'hyperémie s'étend alors beaucoup plus loin, elle comprend quelquefois tout l'ovaire. Dans ces cas-là cet organe est d'un rouge foncé, ramolli et friable. Si la congestion est très-intense, on remarque des ruptures de vaisseaux plus ou moins nombreuses ; il y a extravasation de sang, non-seulement dans le follicule renfermant l'ovule qui doit être rejeté, mais souvent aussi dans deux ou trois de ceux qui l'avoisinent, et même dans le tissu propre de l'ovaire. Lorsque enfin la vésicule, distendue outre mesure par l'excès de son contenu et par l'épanchement du sang, crève, la déchirure qui a lieu est toujours beaucoup plus grande que celle d'un follicule situé superficiellement.

Après la sortie de l'ovule la membrane qui revêt la cavité folliculaire se ramollit, s'épaissit et se plisse sur elle-même. La tunique externe plus élastique se contracte et rétrécit la cavité. A cette époque, cette dernière est remplie de petits caillots de fibrine et de sang qui ne peuvent s'échapper qu'en partie, vu que les bords de l'ouverture ne tardent pas à se rapprocher et à se recoller, en laissant une petite cicatrice linéaire ou étoilée. L'exsudation qui a eu lieu dans les parois du follicule, de même que les restes du coagulum sanguin, non susceptibles de résorption, subissent la métamorphose graisseuse. De là, la coloration jaune des restes folliculaires, et la dénomination de *corps jaune* (*corpus luteum*).

Lorsque les phénomènes que nous venons de signaler se sont souvent répétés dans le même ovaire, les nombreuses cicatrices qui en sont la suite rendent sa surface inégale et ridée. Ces caractères sont surtout prononcés chez les vieilles femmes qui ne sont plus réglées et dont les ovaires sont atrophiés.

Mais, nous l'avons déjà dit, l'utérus participe aussi aux phénomènes menstruels dont l'ovaire est le siége. Tant que la congestion des parois utérines n'a pas dépassé une certaine limite, le parenchyme est simplement plus mou, friable et renferme beaucoup de sang, l'organe en entier est un peu tuméfié, ses vaisseaux sont dilatés et gorgés de sang. La muqueuse est aussi congestionnée, d'un rouge foncé, quelquefois même couleur lie de vin ; les glandes utriculaires de la cavité du corps, de même que les follicules muqueux du col, sont le siége d'une hypersécrétion ; en un mot, la muqueuse utérine subit des modifications analogues à celles qu'elle présente dans le catarrhe aigu.

Lorsque la congestion dépasse la limite que nous venons d'indiquer, il y a alors dans la muqueuse de la cavité propre de l'organe une rupture des vaisseaux et une extravasation de sang suivie de l'écoulement de ce liquide dans le vagin. De là, l'hémorrhagie menstruelle. Les vaisseaux de la muqueuse du col résistent beaucoup plus longtemps ; aussi est-il rare qu'ils se rompent. On ne remarque généralement dans cette partie qu'une augmentation de la sécrétion muqueuse. La cause la plus probable est que l'hyperémie est ici beaucoup moins considérable que dans le corps et le fond de l'organe. Pendant la durée de l'hémorrhagie, l'épithélium de la muqueuse utérine se détache et tombe, si ce n'est en entier, du moins en partie.

Dans les autres parties de l'appareil génital, les modifications menstruelles se bornent à une congestion, un ramollissement, une tuméfaction et une hypersécrétion plus ou moins prononcée des trompes, du vagin et des parties externes. Il est bien certainement très-rare que ces organes soient le siége d'un épanchement sanguin analogue à l'hémorrhagie utérine. Il faut noter encore la tuméfaction des mamelles qui accompagne la menstruation chez la plupart des femmes. Quelquefois même il y a un gonflement douloureux des conduits galactophores et des glandes lymphatiques. Il n'est pas rare non plus de rencontrer à cette époque une coloration plus vive du mamelon et de son aréole.

Les modifications anatomiques que présentent les organes sexuels de la femme pendant la maturation périodique des ovules, et que nous n'avons fait que signaler, provoquent aussi dans d'autres parties du corps, souvent très-éloignées, certains phénomènes anormaux qui sont une preuve de la puissante influence qu'exerce la vie sexuelle sur l'organisme féminin tout entier. Le travail menstruel est fréquemment précédé et accompagné d'aliénations mentales plus ou moins passagères, quelquefois d'une mélancolie véritable, de troubles fonctionnels des organes des sens, d'une irritabilité anormale du système nerveux, tant moteur que sensitif, d'une activité inusitée de tout l'appareil circulatoire. Cette fonction de l'organisme féminin est souvent aussi la cause des troubles digestifs les plus divers; ainsi elle peut occasionner de l'anorexie, ou, au contraire, un appétit insolite, ou bien encore une accumulation anormale de gaz dans le tube intestinal, des coliques, des diarrhées, etc. Enfin, il n'est pas rare non plus que la peau soit le siége d'altérations particulières pendant la durée de l'époque menstruelle. Nous ne nommerons ici que la boursouflure de la face si fréquente chez les femmes qui ont leurs règles, la coloration livide des paupières et des lèvres, les cercles bleuâtres autour de l'orbite, l'éruption de divers exanthèmes, tels que l'acné, la pityriasis et l'urticaire.

Nous croyons que ce que nous venons de dire sera suffisant pour démontrer la haute importance de la menstruation pour l'organisme féminin. Aussi une étude détaillée des diverses anomalies de cette fonction ne paraîtra-t-elle pas déplacée dans un ouvrage comme celui-ci. Nous en distinguerons sept principales : 1° l'apparition prématurée des règles; 2° leur apparition trop tardive; 3° leur cessation prématurée; 4° leur cessation tardive; 5° l'absence du symptôme principal, c'est-à-dire de l'hémorrhagie durant l'âge nubile; 6° l'excès de l'écoulement sanguin; 7° la menstruation difficile, c'est-à-dire accompagnée de violentes douleurs.

Bibliographie. — Parmi les ouvrages récents, nous devons nommer : SCHWARZSCHILD, Zweck der Menstruation. Siebold's Journ. Bd. XIII, S. 3. — GARDANNE, De la ménopause ou de l'âge critique des femmes. Paris, 1821. — MOJON, Rech. sur la menstruation, Rev. méd. Mars 1836. — FRICKE, Untersuchungen über die Temperatur der Scheide und Gebærmutter vor und wæhrend der Menstruation, etc. Hamb. Ztschr. Bd. IX, Heft 3. — REMAK, Ueber die Schædlichkeit des Menstrualblutes und über deren wahrscheinlichen Ursachen. Preuss. Ver.-Zeit. 1839. N° 32. — NAUMANN, Ueber die physiologische und pathologische Menstruation. Ammon's Monatschr. II, 1. — ALEXANDER, Physiol. d. Menstruation. Hamburg, 1841. — ARGENTI, Ueber die unmittelbare Ursache der Menstruat. Annal. univ. Febr. und Mærz 1843. — SCHMIDT's Jahrb. 1844. I, 198. — GIRDWOOD, Theorie der Menstruation. Lancet 1843. Vol. I. N° 23; 1844. Vol. II. N°s 11 et 12. — CLAY, Ueber die Dauer der durch die Menstruation ausgezeichneten Lebensperiode. Med. Times Novb. 1844. — SCHMIDT's Jahrb. 1845. IV, 67. — KNOX, Corpus luteum Lond. med. Gazette. Febr. 1844. — W. GUY, Ueber das erste und letzte Erscheinen der menstrualen Blutung. Med. Times. Aug. 1845. — SCHMIDT's Jahrb. 1846. I, 305. — DUFOUR, Traité pratique de la menstruation, etc. Paris, 1847. — BRIERRE DE BOISMONT, De la menstruation. Paris, 1842, et Mém. de l'Académie de médecine. T. IX, p. 104. — BISCHOFF, Beweis der von der Begattung unabhængigen periodischen Reifung und Losløsung der Eier. Giessen, 1844. — LITZMANN, Art. Schwangerschaft in Wagner's Handw. d. Physiol. Bd. III. I, p. 12. 1846. — H. v. MECKEL, Ueber die Anat. Verhæltnisse d. Menstruat. Jenaer Annal. 1849. Heft 1 und 2. — BERNARD, De l'influence de divers organ. sur la menstruat. L'Union, 1857. N° 127. — HANNOVER, Ueber den Einfluss versch. Krankh. und Arzneimittel auf die Menstruation. Lond. Gaz. Oct. 1851. — SCHMIDT's Jahrb. Bd. LXXIV, p. 322. — BISCHOFF, Beitræge zur Lehre von der Menstruation und Befruchtung. Ztsch. f. rat. Mediz. IV, 1. — LANGHEINRICH, Beob. über die Zeit des Wiedereintritts der Menstr. nach vorausgegangenen Geburten. Scanzoni's Beitræge. I, 232. — ALT, Ueber die Identitæt der Menstr. und der Brunst der Thiere. Monatschrift f. Gbtsk. 1854.

[illegible]. — RACIBORSKI, De la puberté et de l'âge critique chez la femme. Paris, 1844. — Du rôle de la menstruation dans la pathologie et la thérapeutique. 1856. — De l'exfoliation phys. et pathol. de la membrane interne de l'utérus. 1857.

§ 1. *La menstruation prématurée.*

C'est en général à l'âge de quatorze à seize ans que se manifeste pour la première fois le travail menstruel, soit par l'écoulement de sang, soit par d'autres phénomènes. L'apparition des règles est toujours liée à un certain degré de développement des organes sexuels. Il est clair que, lorsque ceux-ci ne sont pas encore assez développés pour permettre la maturation périodique des œufs dans les ovaires, la menstruation ne pourra pas non plus avoir une marche régulière. Aussi n'est-ce qu'avec la plus grande circonspection que l'on doit accepter les cas que rapportent des auteurs anciens et modernes, dans lesquels ils auraient observé chez de tout jeunes enfants un flux menstruel régulier.

Cependant l'authenticité de plusieurs de ces faits est tout à fait incontestable. Il est donc constant que l'on a observé chez de jeunes enfants, bien avant l'époque de la puberté, un écoulement sanguin portant tous les caractères de l'hémorrhagie menstruelle. Dans tous ces cas, plusieurs phénomènes mettaient en même temps hors de doute qu'il y avait un développement hâtif des organes sexuels, une *puberté prématurée*. Les seins étaient développés, les aisselles et le pubis étaient couverts d'une quantité de poils, rares à cet âge ; tout le corps présentait une exubérance qui n'appartient qu'à la femme nubile. En même temps, l'hémorrhagie se montrait à des intervalles réguliers et était précédée de phénomènes qui ne permettaient pas de méconnaître une congestion des organes génitaux. La plupart de ces enfants se plaignaient alors d'un sentiment de pesanteur, de plénitude, de pression, de tiraillement dans le bassin, de sensations désagréables à l'hypogastre et au siége, d'une tuméfaction douloureuse des seins, de troubles dans la digestion, de légers mouvements de fièvre, etc., tout autant de symptômes qui précèdent, chez la femme nubile, le commencement de la menstruation. Nous avons traité nous-même, en 1851, une jeune fille d'environ huit ans, dont l'apparence était celle d'une fille de treize à quatorze ans, et qui souffrait depuis un certain temps d'hémorrhagies périodiques très-abondantes et débilitantes, toujours précédées des symptômes que nous venons de signaler. La jeune fille est maintenant âgée de treize ans, et pendant tout le cours de ce temps, à l'exception de quelques mois durant lesquels elle a souffert de la chlorose, sa menstruation a toujours été régulière.

Conformément à ce que nous avons dit antérieurement, il ne faut pas prendre tout écoulement sanguin par les parties sexuelles, se manifestant chez de très-jeunes filles, pour le flux menstruel. Les causes les plus diverses peuvent donner lieu à ces hémorrhagies; il n'est pas rare de les rencontrer chez des nouveaux-nés à la suite de l'accumulation de sang dans les organes abdominaux qui résulte du changement de la circulation; on les observe en outre en même temps que les décompositions de sang si fatales et si fréquentes à cet âge. Chez les enfants plus âgées, elles se manifestent pendant le cours des exanthèmes aigus, particulièrement de la rougeole et de la variole, dans les maladies constitutionnelles, telles que le scorbut, à la suite des troubles circulatoires que produisent dans les organes abdominaux les affections du cœur et des poumons, etc. Ces différents faits ont été observés tant par nous que par d'autres médecins. Ces hémorrhagies se distinguent du flux menstruel, d'abord en ce qu'on peut souvent reconnaître leur cause dans une maladie du sang ou d'un organe déterminé; puis elles ne se montrent qu'une fois, ou, du moins, dans le cas où elles se répéteraient, elles ne suivent pas de périodicité régulière, et enfin l'on n'observe pas les phénomènes énumérés plus haut, qui font admettre un développement prématuré des organes génitaux.

Quant à l'influence de la menstruation prématurée sur l'ensemble de l'organisme, nous dirons que certaines observations montrent que des hémorrhagies, même abondantes, ont été sans suites fâcheuses pour la santé. D'autres faits au contraire semblent prouver que ces pertes de sang peuvent être suivies d'une anémie qui résiste opiniâtrément à tous les moyens employés et qui se prolonge pendant longtemps et même au delà de l'époque ordinaire de la puberté. Elle peut même être la cause de maladies mortelles, comme par exemple d'une hydropisie générale, de la phthisie pulmonaire, d'un marasme prématuré, etc. Il résulte de là que dans l'anomalie qui nous occupe il faut user de la plus grande prudence dans le pronostic, et cela d'autant plus, que notre art est à peu près impuissant pour la combattre.

On pourra toujours réduire le traitement à un régime hygiénique convenable. On recommandera spécialement le séjour à la campagne, un exercice fréquent, mais modéré, en plein air, des bains de rivière, des cures d'eau froide appliquées avec prudence. Il faudra éviter avec le plus grand soin toute cause excitant l'instinct sexuel. En même temps on combattra toute tendance à l'anémie ou à l'affaiblissement par une nourriture substantielle et par l'usage de fortifiants, en évitant cependant de produire des congestions dans les organes du bassin.

Bibliographie. — Haller, Elementa physiol. T. VIII. — V. d. Wiel, Observ. rariores Lugd. Bat. 1687. — Schurig, Parthenologia. Dresd. et Lips. 1790. II, 10, p. 218 et Spermatologia, cap. IV, p. 185, § 16. Francof. 1720. — Bœrhave, Prælect. in prop. inst. vol. IV, p. 2 et 42. — Meyen, Blutflüsse. Wien, 1805. — Dieffenbach, Meckel's Archiv, 1827. N° 3. — Ledseau, Gaz. med. V, 11. — D'Outrepont, Dans Mendel's Beobacht. Bd. III, p. 1. — Peacock, Lond. med. Gaz. Jan. 1840. — Decoret, Journ. de méd. V, 7. — Astley Cooper, In med. chir. Transactions, vol. IV. — Alexander, Physiol. d. Menstr. Hamburg, 1841, p. 57. — Brierre de Boismont, La Menstruation. (Contient une bibliographie détaillée à la page 45 de l'édit. allem. publiée à Berlin, en 1842.)

§ 2. *La menstruation tardive.*

Il n'est généralement pas difficile de préciser dans quels cas la menstruation doit être nommée prématurée ou non. Il en est tout autrement lorsqu'il s'agit de déterminer s'il y a ou non retard dans l'apparition des règles. Car, si l'on prend la quinzième année comme l'époque moyenne à laquelle se manifeste la première menstruation, son apparition dans la seizième ou dix-septième année sera en effet un retard; mais ce retard est si fréquent et si rarement la cause de troubles de la santé, qu'il ne peut proprement constituer un état pathologique. D'après Brierre de Boismont, sur 1,200 femmes, il y en eut

127	non encore réglées	à 17 ans.
90	—	à 18
35	—	à 19
30	—	à 20

Il n'est donc pas rare que la première menstruation tarde à s'établir. C'est pourquoi, dans ce qui va suivre, nous n'aurons égard qu'aux cas dans lesquels cette anomalie est la cause ou l'effet d'un état morbide de l'organisme.

Étiologie. Parmi les causes de ce qu'on a appelé *menstruatio serotina*, la plus fréquente est la *composition anormale* du sang propre à la *chlorose*. Chacun sait que cette maladie se manifeste souvent au commencement de la période de puberté, et, si alors on n'a pas recours à temps à un traitement convenable, il peut se passer des années sans que l'on voie apparaître le flux menstruel. Cependant cela est loin de prouver que, chez les femmes qui présentent cette anomalie, les phénomènes menstruels internes manquent complétement. Les accidents dysménorrhéiques revenant périodiquement et souvent d'une manière très-évidente, l'hypersécrétion de la muqueuse qui les accompagne, et enfin la possibilité d'une conception observée fréquemment chez ces femmes-là, sont tout autant de faits qui prouvent avec évidence que, malgré l'absence de l'hémorrhagie, la maturation périodique des ovules peut également avoir lieu. Nous avons encore présente à la mémoire l'observation suivante : Une jeune fille, âgée de vingt-deux ans, chlorotique et non *encore réglée*, mourut d'une pneumonie. A l'autopsie, on trouva dans l'ovaire une vésicule de Graaf qui s'était rompue peu de temps auparavant et contenait un caillot de sang encore frais. De plus, les deux ovaires présentaient un grand nombre de cicatrices, signes certains de tout autant de ruptures vésiculaires antérieures.

Une seconde cause de retard de l'hémorrhagie menstruelle sont les *scrofules* et la *tuberculose*. Nous avons noté l'époque à laquelle apparurent les règles chez trente et une filles souffrant d'affections scrofuleuses bien prononcées. Nous trouvons que, chez dix-neuf d'entre elles, le flux menstruel ne s'établit que dans la vingt et unième année. Le retard qu'éprouve si fréquemment le développement du corps tout entier et surtout des organes génitaux chez les jeunes filles scrofuleuses, les troubles graves de la nutrition qu'occasionne cette maladie, enfin la disposition toute particulière à la chlorose que montrent ces sujets : telles sont selon nous les causes de ce phénomène. Les tubercules, surtout ceux des poumons, prennent souvent à l'époque de la puberté une marche très-aiguë. Les accidents congestifs et inflammatoires dont l'organe malade est le siége, les ravages rapides que fait le mal, les pertes considérables qui en sont la suite, la consomption progressive de toute la masse du sang, expliquent suffisamment pourquoi la congestion des organes pelviens, et partant l'hémorrhagie menstruelle, ne peut avoir lieu dans ces circonstances.

Il n'est pas rare de voir le *développement des organes sexuels rester en arrière*, ne pas être en rapport avec celui du reste du corps. C'est dans cette catégorie qu'il faut ranger les observations si fréquentes, où de jeunes filles et des jeunes femmes robustes, bien développées, de la meilleure santé et d'une apparence florissante, restent sans flux menstruel bien au delà de l'époque ordinaire. On comprend que dans ces cas-là un examen minutieux des parties pourra seul faire découvrir la cause de l'anomalie. Voyez ce que nous avons dit plus haut à ce sujet en parlant des vices de conformation de l'utérus et de ses annexes.

Les cas sont rares, dans lesquels une exploration attentive des organes sexuels et de tout le corps ne pourra faire reconnaître aucun état morbide auquel on pourrait attribuer les causes du retard de la menstruation. C'est alors qu'on est obligé de les chercher dans un *vice d'innervation de l'appareil génital*. Certains faits prouvent avec évidence que quelquefois il peut en être ainsi, que des altérations nerveuses peuvent empêcher la congestion des organes du bassin d'avoir lieu. On a observé des cas où la menstruation, existant déjà de la manière la plus régulière depuis des années, fut interrompue tout à coup et pour toujours par une paralysie complète ou incomplète de la moitié inférieure du corps. Nous croyons ne pas aller trop loin en admettant que des altérations même beaucoup moindres dans la conductibilité des organes nerveux, tant périphériques que centraux, altérations dont la nature nous est encore complétement inconnue, peuvent avoir des résultats analogues.

D'après plusieurs de nos observations, des *altérations de la texture de l'utérus et des ovaires* peuvent aussi être la cause d'un retard dans l'apparition des règles. Vu leur fréquence, les *inflammations chroniques* méritent ici la première place. Quelquefois la congestion qu'occasionne la première ovulation, au lieu d'amener la rupture des capillaires de la muqueuse utérine, détermine une exsudation plastique entre les éléments anatomiques des parois de la matrice. Ce plasma ne tarde pas à s'organiser. Il exerce alors une pression continue sur les vaisseaux et en diminue la perméabilité de façon que la congestion, qui a lieu à l'époque menstruelle suivante, ne suffit plus pour vaincre cet obstacle, et ne détermine qu'un si faible degré d'hyperémie dans les parois utérines, que les vaisseaux de la muqueuse résistent à la pression du sang. On comprend qu'alors une hémorrhagie ne peut avoir lieu. D'après notre expérience, l'engorgement chronique de la matrice est une cause si fréquente du retard des règles, qu'il est étonnant que cette circonstance n'ait jusqu'à présent été appréciée à sa juste valeur par aucun de nos confrères.

Il est à peine nécessaire d'ajouter que l'*oblitération complète de l'utérus et du vagin* doit nécessairement empêcher l'écoulement des menstrues. Nous avons déjà décrit plus haut cette anomalie.

Parmi les *affections des ovaires* nous nommerons, à côté du développement vicieux ou retardé de ces organes, les kystes des vésicules de Graaf que nous avons rencontrés à plusieurs reprises à l'autopsie de petites filles qui n'avaient pas encore atteint l'âge de puberté. Du reste, nous ne sommes pas éloigné d'admettre que la formation des kystes provient de la même cause que le retard de la menstruation. Nous reviendrons sur ce point de pathologie en traitant des maladies des ovaires.

MARCHE. L'influence qu'exerce l'anomalie qui nous occupe sur l'état général de la santé est excessivement variable. D'un côté, l'on voit des femmes atteindre l'âge de vingt-cinq ans sans jamais avoir été réglées, et, malgré cela, se porter parfaitement bien, de façon que l'on peut admettre à juste titre que l'absence de la menstruation ne leur porte aucun préjudice. Dans d'autres cas, au contraire, et le nombre n'en est pas petit, l'on rencontre les altérations les plus diverses résultant indubitablement de l'anomalie en question.

Nous faisons ici abstraction des divers symptômes de la chlorose qui accompagnent si souvent le retard des règles et qui en sont plutôt la cause que l'effet. Cependant nous devons rendre attentif à l'hypersécrétion de la muqueuse des parties génitales que l'on observe ici si souvent et qui, lorsqu'elle dure quelque temps, est sujette à certaines époques à une recrudescence due à ce que la congestion menstruelle, qui n'est pas assez considérable pour amener la rupture des capillaires, suffit cependant pour exciter outre mesure la sécrétion de la muqueuse. C'est de cette manière que se développent les catarrhes chroniques, les flueurs blanches, qui, même après l'établissement des règles, résistent souvent opiniâtrément à toute médication. — L'engorgement de la matrice, qui est souvent la cause du retard de la menstruation, en est souvent aussi l'effet. Le dégorgement des vaisseaux remplis de sang par suite de la congestion ne pouvant avoir lieu, il s'ensuit une stase chronique qui, lorsqu'elle dure longtemps, occasionnera inévitablement une exsudation dans le parenchyme utérin et les autres altérations propres à l'inflammation chronique. C'est probablement de cette manière aussi que se développent les divers pseudoplasmes qu'il n'est pas rare de rencontrer dans les circonstances que nous venons de décrire.

L'expérience journalière nous apprend aussi que le retard dans l'apparition des règles peut, soit par une irritation anormale des parties génitales, soit par les divers troubles dans la digestion et l'assimilation qui en sont la suite, amener des anomalies dans la nutrition du système nerveux et donner ainsi lieu à tout le cortége des symptômes dits hystériques.

PRONOSTIC. En posant le pronostic, il faut en premier lieu avoir égard à l'étiologie de l'affection. Il sera peu favorable lorsqu'on aura reconnu que l'absence du flux menstruel est dû à un vice de conformation ou à un manque de développement des parties génitales. L'art est aussi presque toujours impuissant lorsque le sujet est atteint d'une scrofule invétérée ou d'une tuberculose très-avancée. Il y a plus d'espoir lorsque les causes de l'anomalie sont de simples troubles d'innervation sans altération profonde dans la texture des centres nerveux ; et le succès est encore plus probable dans les cas où une maladie utérine susceptible de guérison ou une chlorose récente sont la cause du mal.

TRAITEMENT. Ici encore l'étiologie guidera le praticien, soit dans le choix du régime à faire observer, soit dans celui des remèdes internes. Pour cela, nous renvoyons le lecteur aux chapitres de cet ouvrage qui traitent des diverses maladies que nous avons citées. Nous ne décrirons ici que le procédé qui nous paraît le plus propre à provoquer l'hémorrhagie menstruelle lorsqu'elle tarde trop à paraître.

Les remèdes les plus convenables sont ceux qui sont capables d'amener une congestion des organes du bassin ou d'augmenter celle qui, existant déjà, est insuffisante. En première ligne, nous citerons l'application de la chaleur sous la forme de fomentations sur l'hypogastre, de bains de siége et de pédiluves, et l'emploi de la douche ascendante chaude. Lorsque l'eau chaude ne suffit pas à elle seule pour remplir le but, on peut y ajouter des substances médicamenteuses irritantes, telles que la farine de moutarde, le sel de cuisine, la cendre, etc. Lorsque la présence de l'hymen ne permet pas la douche, elle peut être remplacée par un jet d'eau froide vigoureux tombant d'une hauteur considérable sur la région sacrée. Là où il est possible d'appliquer le spéculum, les scarifications répétées du col et l'application de trois ou quatre sangsues ont les meilleurs effets ; il en est de même des cautérisations du museau de tanche et des parois du vagin avec le crayon de nitrate, de l'application sur ces parties de la teinture d'iode, du collodium, de l'acide pyroligneux, bref, d'une substance irritante quelconque. Il ne faudra pas oublier que ces divers médicaments déploient une action plus énergique lorsqu'on les applique peu avant l'époque à laquelle les divers phénomènes que présente l'organisme de la malade feront supposer que la maturation d'un ovule a lieu dans un des ovaires et qu'elle a déjà provoqué dans les organes du bassin un certain degré de congestion naturelle. Enfin, c'est un fait prouvé par de nombreuses observations, que la satisfaction régulière de l'instinct sexuel joue ici un rôle important. Pour de plus amples détails thérapeutiques, nous renvoyons le lecteur à ce que nous dirons plus bas du traitement de l'aménorrhée.

Bibliographie. — Voyez Brierre de Boismont (l. c.) et les ouvrages que nous avons indiqués, p. 262.

§ 3. *Cessation prématurée des règles.*

Dans nos pays tempérés, c'est à l'âge de quarante-cinq à quarante-huit ans que disparaît ordinairement pour toujours le flux menstruel ; c'est à cet âge, dit *critique*, que la maturation des ovules, dont nous avons déjà parlé à plusieurs reprises, a un terme; avec elle s'éteint aussi pour la femme la faculté de concevoir. Du reste, les exceptions ne sont pas rares : on observe souvent la cessation des menstrues bien avant ou bien après l'âge que nous avons signalé.

En général, on a fait l'observation que les femmes chez lesquelles la menstruation s'établit à un âge très-jeune, par exemple, à dix ou onze ans, atteignent aussi plus tôt que d'autres la période critique, de façon que pour elles la ménopause a déjà lieu à quarante ou quarante-deux ans. Une autre cause de cette anomalie est le marasme prématuré, tel qu'on l'observe surtout après de fréquents accouchements, très-rapprochés les uns des autres. Il en est de même lorsque, à la suite d'abondantes pertes de sang, d'altérations de la digestion, de diverses maladies organiques, il se développe chez une femme un état anémique. Parmi les maladies des organes de la génération c'est leur involution prématurée, accompagnée d'atrophie, qui est la cause la plus fréquente d'une ménopause hâtive. On l'observe aussi souvent lorsque les deux ovaires sont le siége d'une affection organique, altérant profondément leur texture. Enfin, cette anomalie est due quelquefois à une disposition héréditaire. On a vu tous les membres d'une famille en être atteints à la même époque de leur vie.

Du temps où l'on considérait l'hémorrhagie menstruelle comme une évacuation de substances nuisibles, sans laquelle une bonne santé n'était pas possible, on croyait généralement que sa cessation prématurée devait avoir les effets les plus funestes, soit pour l'ensemble de l'organisme, soit pour les organes sexuels seulement. Cette opinion a nécessairement été notablement modifiée depuis que l'on ne regarde plus le flux menstruel que comme un symptôme des changements bien connus qui ont lieu à l'intérieur. Il est vrai que l'on ne peut nier qu'une suppression brusque des règles, amenée par des causes, soit externes, soit internes, n'ait ordinairement des suites fâcheuses; mais, d'un autre côté, il est tout aussi constant qu'une ménopause prématurée, lorsqu'elle reconnaît pour cause un retrait sénile trop hâtif des parties génitales, l'atrophie ou une disposition héréditaire, lorsqu'elle a lieu chez des femmes réglées déjà à un âge très-jeune, ou enfin lorsqu'elle accompagne des maladies chroniques et débilitantes, que dans tous ces cas-là elle n'aura aucun résultat fâcheux pour l'économie. On s'est également convaincu dans ces derniers temps, par les moyens que nous offre l'exploration, que bien des affections organiques de l'appareil génital que l'on attribuait à la cessation des règles n'en doivent pas être regardées comme les effets, mais bien plutôt comme les causes.

Au point de vue du pronostic, il serait très-important de déterminer si, malgré la cessation de l'hémorrhagie, la maturation périodique des ovules a lieu dans les ovaires, et si la congestion que celle-ci provoque vers les organes du bassin existe encore ou non; car ce ne serait que dans le cas affirmatif que l'impossibilité où seraient les vaisseaux gorgés de sang de déverser leur contenu pourrait avoir des suites funestes, à savoir une augmentation de la sécrétion de la muqueuse, des accidents inflammatoires du côté de l'utérus et des ovaires, ou le développement de certains pseudoplasmes. La plus grande partie de ces dangers disparaît lorsque la cessation des règles est causée par l'absence de congestions et d'hyperémies vers le bassin.

Malheureusement l'hémorrhagie est le seul symptôme objectif du travail menstruel qui a lieu à l'intérieur de l'organisme. Lorsque ce symptôme fait défaut, il devient impossible au médecin de savoir si ce travail se fait régulièrement ou non. Aussi le pronostic touchant les suites que peut avoir l'anomalie qui nous occupe est-il excessivement difficile. Cependant on se trompera rarement en ne lui donnant pas trop de gravité toutes les fois que les signes anamnestiques ou le résultat de l'exploration permettront d'admettre comme cause probable du mal une atrophie prématurée des organes de la génération.

Dans ces cas-là le mieux sera de s'en tenir à l'expectation, et de ne pas, par l'emploi inutile des emménagogues, provoquer des congestions qui, alors plus que jamais, pourraient être dangereuses.

Mais, si au contraire la ménopause est accompagnée d'une hyperémie impossible à méconnaître de l'utérus et de ses annexes, on aura recours aux émissions sanguines locales, à de légers purgatifs, aux irritants cutanés, bref, à tous les moyens que nous avons signalés en parlant du traitement de l'inflammation aiguë et chronique de l'utérus.

Lorsque enfin l'anomalie de la menstruation a pour cause une affection organique de la matrice ou des ovaires, le médecin devra y apporter (de même qu'à l'âge critique en général) une attention toute particulière, car l'expérience a prouvé que le mal fait fréquemment à cette époque les plus rapides progrès.

§ 4. *Du retard dans la cessation des règles.*

Il n'est pas rare de rencontrer des femmes de cinquante ans qui sont encore réglées. Passé cet âge cependant, il n'est pas facile d'observer une hémorrhagie génitale périodique et provenant du travail ovarique. Certains auteurs rapportent à la vérité quelques observations qui semblent prouver le contraire. Des femmes d'un âge beaucoup plus avancé auraient présenté des écoulements sanguins par le vagin offrant une certaine périodicité et qui avaient été pris par les médecins pour une véritable hémorrhagie menstruelle. Sans vouloir nier absolument que chez certains sujets la maturation des ovules ne puisse se continuer jusqu'à un âge avancé, nous croyons cependant que ce serait aller trop loin que de revendiquer cette faculté, comme on l'a fait, pour des personnes de soixante et même de soixante-dix ans. Une critique impartiale des faits observés nous a convaincu qu'il ne pouvait plus être question ici d'une véritable menstruation; car il a été démontré avec évidence que, dans les cas rapportés, ou bien il y avait eu quelque maladie, quelque anomalie des parties génitales qui expliquait à elle seule suffisamment l'hémorrhagie sans une congestion menstruelle, ou bien les intervalles entre les écoulements n'étaient nullement réguliers. Enfin, chacun sait que des hémorrhagies, même d'autres organes, peuvent montrer tant chez l'homme que chez la femme une certaine périodicité.

La femme la plus âgée chez laquelle nous eûmes l'occasion d'observer une hémorrhagie, que nous sommes disposé à envisager comme menstruelle, avait cinquante-trois ans. Une autre personne qui, à soixante et un ans encore, présentait un écoulement sanguin par la vulve, revenant à intervalles assez réguliers, mourut d'une pneumonie pendant l'une de ces hémorrhagies. L'autopsie fit voir des ovaires complétement atrophiés, métamorphosés en un tissu inodulaire très-dense, sans la moindre trace d'un corps jaune ou d'une extravasation sanguine récente. La partie supérieure de la cavité du col de l'utérus contenait deux polypes muqueux, de la grosseur d'une fève. Dans un troisième cas, concernant une femme de soixante-quatre ans, la menstruation avait complétement manqué de quarante-huit à cinquante-deux ans. Depuis, il s'était établi un écoulement sanguin, revenant toutes les trois ou quatre semaines, qui dura jusqu'à la mort. Cette femme souffrait d'une insuffisance et d'une sténose de la valvule mitrale. L'autopsie ne permit pas de méconnaître les troubles circulatoires que le vice du cœur avait provoqués dans le système de la veine cave inférieure, et ces troubles peuvent bien avoir été la cause de l'hémorrhagie, car ici aussi les ovaires étaient atrophiés et ne montraient aucune trace de la maturation récente d'un ovule. L'utérus était grossi, ramolli, la muqueuse congestionnée, et la cavité contenait quelques caillots de sang assez frais.

Ces faits empruntés à notre propre pratique montrent que l'on ne saurait apporter assez de prudence à l'interprétation d'observations semblables. En même temps, ils prouvent qu'une certaine périodicité de l'hémorrhagie, à un âge avancé, ne peut aucunement être considérée comme une preuve certaine que la menstruation en est la cause.

Quant à nous, nous ne considérons une hémorrhagie semblable comme menstruelle que lorsque, à l'époque ordinaire de l'âge critique, il n'y a pas eu d'interruption prolongée dans le retour de l'écoulement, lorsque les intervalles ne présentent pas de différence notable avec leur durée précédente, lorsque la quantité du sang n'est ni très-abondante ni très-faible, lorsque l'hémorrhagie est précédée de la série plus ou moins complète des phénomènes qui caractérisent le travail ovarique, et lorsqu'enfin il n'existe aucune maladie, soit dans les parties génitales, soit dans un autre organe, qui puisse, avec quelque raison, être considérée comme la cause de l'hémorrhagie.

Nous n'avons jamais observé que le retard de la ménopause eût quelque influence fâcheuse sur la santé, à l'exception des cas où les pertes de sang étaient excessivement abondantes et amenèrent une anémie générale. Au reste, ce n'est pas chose rare que l'écoulement menstruel soit plus abondant à un âge avancé que dans la jeunesse. La cause en est certainement, dans la plupart des cas, dans la rigidité sénile et la friabilité des vaisseaux utérins qui ne sont plus en état de résister à la pression que le sang exerce sur leurs parois, ce qui favorise la rupture et l'extravasation.

§ 5. *Absence complète du flux menstruel. — Aménorrhée et menstruatio vicaria.*

Nous avons cherché plus haut à démontrer que le flux menstruel ne constitue que l'un des symptômes de la maturation périodique des ovules. Nous disions en même temps que cette dernière pouvait avoir lieu très-régulièrement, que la faculté de concevoir, chez la femme, pouvait parfaitement exister même en l'absence de l'écoulement menstruel. C'est cette dernière anomalie que l'on nomme *aménorrhée*.

Précédemment, on avait l'habitude de considérer l'aménorrhée comme une maladie spéciale, existant par soi-même, et les traités de pathologie lui consacraient un chapitre à part. Maintenant on a reconnu généralement que toujours quelque maladie de l'appareil sexuel, d'organes plus éloignés, ou enfin quelque vice de composition du sang, est la cause de cette anomalie de la menstruation. L'aménorrhée n'est donc qu'un symptôme d'états pathologiques très-divers : ceux qui ont leur siége dans les organes génitaux ont déjà été décrits en détail dans cet ouvrage. Nous renvoyons le lecteur aux chapitres qui traitent des difformités et des anomalies de l'utérus, des néoplasmes de ses parois, de la métrite aiguë et chronique, de l'absence, de la formation rudimentaire, de l'atrophie, des pseudoplasmes des ovaires, etc., où nous avons déjà signalé l'aménorrhée comme l'un des symptômes qui accompagnent ces diverses affections. En parlant du retard dans l'établissement des règles, nous avons aussi mentionné les états morbides du sang ou des organes étrangers à la génération, qui peuvent exercer une influence fâcheuse sur la marche régulière de la menstruation. Tout ce que nous avons dit à ce sujet sur les suites de la chlorose, des scrofules et de la tuberculose, sur l'absence ou les vices d'innervation de tout le corps ou de certains organes, tout cela s'applique également à l'étiologie de l'aménorrhée.

Si notre opinion, que l'aménorrhée ne doit être regardée que comme un symptôme d'autres états morbides, est juste, nous sommes par là autorisé, pour éviter d'inutiles redites, à ne pas nous appesantir sur l'étiologie de ce phénomène. Si l'on nous objectait qu'un grand nombre des cas appartenant à cette catégorie sont susceptibles d'une autre interprétation, vu que le flux menstruel est souvent supprimé tout d'un coup sous l'action de causes extérieures, nous répondrions que, même dans ces cas-là, que l'on observe à la suite de refroidissements, de vives impressions morales, d'écarts de régime, etc., le phénomène de l'interruption de l'écoulement du sang n'est jamais que secondaire, car il est toujours dû à une affection de l'utérus et de ses annexes, effet immédiat de ces causes nuisibles.

Il est, par exemple, hors de doute que l'action du froid sur l'organisme d'une femme qui a ses règles, lorsqu'elle occasionne la suppression des menstrues, n'est presque toujours la cause de ce phénomène qu'en provoquant une métrite aiguë, qui elle-même peut passer à l'état chronique, à l'état d'*engorgement*, et déterminer ainsi une aménorrhée permanente. L'effet d'une vive émotion ne peut non plus s'expliquer qu'en admettant que, par l'irritation subite et insolite du système nerveux, l'innervation de l'appareil sexuel subit certaines modifications qui empêchent la congestion des organes du bassin, qu'entraîne avec elle la maturation périodique des ovules. Lorsque l'aménorrhée se déclare après une saignée, comme on l'a souvent observé, il nous faut chercher l'explication de ce phénomène en ce que le sang de beaucoup de femmes peut, comme on le sait, à la suite de pertes relativement peu considérables, subir dans sa composition des modifications telles, que, par l'augmentation de ses parties aqueuses et la diminution des globules, il se développe un état anémique qui, à son tour, peut être la cause de l'anomalie dont nous parlons. Si enfin l'on a prétendu que les règles sont souvent brusquement supprimées, à la suite d'un repas trop copieux ou de quelque autre faute d'hygiène, il en faut chercher la cause dans une trop grande irritation des nerfs de l'appareil digestif qui y occasionne un flux de sang considérable, diminue par là l'hyperémie des organes du bassin et interrompt ainsi l'écoulement menstruel. Si l'aménorrhée qui se détermine de cette manière a une longue durée, ce n'est, comme nous en avons fait plusieurs fois l'expérience, que parce que les troubles digestifs sont la cause d'altérations durables dans la composition du sang, d'un véritable état chlorotique.

Il résulte de tout cela que l'aménorrhée tant aiguë que chronique n'a, par rapport à sa genèse, qu'une importance symptomatique.

Mais, selon nous, l'influence de cette anomalie de la menstruation sur la santé de la femme qui en est affectée a été aussi jusqu'à présent généralement exagérée. Cela vient encore en partie du temps où l'on considérait le flux menstruel comme une excrétion de substances nuisibles qui ne pouvait être interrompue sans porter préjudice à l'organisme féminin. Les résultats des analyses faites récemment ont suffisamment démontré que le sang menstruel ne diffère, dans ses propriétés chimiques et physiques, en aucune façon du sang normal et que sa sortie des vaisseaux ne doit pas être considérée comme l'action de la *vis medicatrix naturæ* des anciens, mais qu'elle est due à la congestion occasionnée par les modifications que subissent les ovaires. Si l'on s'en tient à cette manière de voir, qui aujourd'hui est suffisamment établie, il est évident que l'absence de l'hémorrhagie menstruelle n'entraînera de suites fâcheuses que lorsque les congestions périodiques des organes pelviens auront lieu régulièrement, malgré l'aménorrhée; car, lors même que ces congestions ne sont pas suffisantes pour amener la rupture des capillaires de la muqueuse, l'hyperémie; dont elles sont la cause, peut occasionner des exsudations, des accidents inflammatoires, ainsi que la formation de divers pseudoplasmes dans l'utérus et ses annexes, par le fait même qu'elle n'a pas, à temps, été terminée par l'hémorrhagie.

Nous savons bien que nous rencontrerons beaucoup d'objections en restreignant, contrairement à la plupart de nos prédécesseurs, les dangers de l'aménorrhée dans de si étroites limites, et en prétendant tout d'abord qu'ils ne sont jamais que locaux et ne menacent que l'appareil sexuel; cependant nous espérons que le temps n'est pas éloigné où l'application minutieuse des moyens de diagnostic dont nous pouvons disposer, la critique impartiale des accidents et des phénomènes que présente l'aménorrhée, fera reconnaître que son importance pour l'organisme a été beaucoup exagérée. On se convaincra que bien des symptômes, attribués à l'aménorrhée, ne sont en rapport avec elle qu'en temps qu'ils découlent de la même source.

Nous croyons que ce serait ici le lieu de mentionner un phénomène curieux qui accompagne quelquefois l'aménorrhée et dont la nature énigmatique a, de tout temps, attiré l'attention des médecins. Nous voulons parler de la *menstruatio vicaria*, la déviation des règles. En parcourant les ouvrages de notre science, on rencontre un nombre assez considérable d'observations dans lesquelles des femmes, dont les règles manquaient complétement ou étaient insuffisantes, présentaient, à certaines époques périodiques, un écoulement de sang par d'autres parties du corps, telles que les poumons, l'estomac, le canal intestinal, la muqueuse de la bouche, du nez, des yeux, des oreilles, certaines parties de la peau, etc. Ces hémorrhagies, par le fait même de leur périodicité, furent considérées comme suppléant le flux menstruel, et on leur donna le nom de *menstruation supplémentaire*.

Quoiqu'il soit certain que bien des faits de ce genre, rapportés par les auteurs anciens, sont susceptibles d'une autre interprétation, et que, de nos jours encore, beaucoup de médecins, manquant des connaissances d'anatomie pathologique nécessaires ou examinant leurs malades d'une manière insuffisante, accordent beaucoup trop d'importance à cette déviation des règles, cependant un grand nombre de ces faits, garantis par des hommes dignes de foi, démontrent que l'existence de cette anomalie ne peut être mise en doute.

D'après nos propres expériences à cet égard, et autant qu'une critique impartiale d'observations étrangères nous autorise à porter un jugement dans cette matière, nous croyons que ces hémorrhagies, siégeant dans des organes indépendants de ceux de la génération, sont toujours occasionnées par une prédisposition résultant d'une anomalie de la structure de ces organes. Cette anomalie consiste principalement en une vascularité anormale de certaines parties du corps, ou en une ténuité insolite et une grande fragilité des vaisseaux de ces mêmes parties. On sait que la maturation périodique des ovules provoque, chez le plus grand nombre des femmes, une excitation vasculaire générale qui se caractérise par les phénomènes tant généraux que locaux que nous avons déjà décrits. Si donc, à cette époque, la circulation du sang dans les vaisseaux est accélérée, si l'action plus énergique du cœur en augmente la pression, il est clair qu'il se frayera une voie à l'extérieur, dans les parties où la faiblesse anormale des vaisseaux lui offrira le moins de résistance; ceux-ci se rompront, et il y aura une hémorrhagie plus ou moins abondante. Celle-ci, de son côté, aura des résultats analogues à ceux qu'on obtient en pratiquant une saignée peu avant ou pendant la menstruation. Si elle est assez abondante pour faire cesser complétement la congestion des organes sexuels, il n'y aura pas d'écoulement sanguin par l'utérus; si, au contraire, elle est peu copieuse, il peut se faire que la pression du sang, quoique diminuée, soit encore capable de rompre quelques capillaires de la muqueuse utérine : l'hémorrhagie supplémentaire est alors accompagnée d'un faible suintement sanguin dans les parties génitales. Il peut aussi n'y avoir qu'une augmentation de la sécrétion de la muqueuse. Voilà, selon nous, l'explication la plus simple et la plus naturelle de cette anomalie singulière. Nous regrettons seulement qu'il soit si rarement possible de faire des recherches anatomiques exactes concernant la structure des parties qui sont le siége de l'hémorrhagie. Cependant, pour donner quelque appui à notre assertion, nous rappellerons que le siége de ces pertes de sang est le plus souvent quelque membrane muqueuse dont la grande vascularité prédispose aux hémorrhagies, comme, par exemple, la muqueuse des bronches, du nez, de l'estomac. Dans d'autres cas, la menstruation supplémentaire choisit, pour point de sortie, des téléangiectasies de la peau, des blessures, des ulcères, etc., des endroits où la faiblesse et la situation superficielle de vaisseaux nombreux favorisent leur rupture.

En général, les hémorrhagies supplémentaires des règles n'ont aucune gravité. On n'a observé d'effets fâcheux que dans les cas où la perte de sang est très-abondante, comme cela arrive quelquefois dans l'hémoptysie et la gastrorrhagie, ou lorsqu'elle amène des troubles fonctionnels d'organes importants. Dans la plupart des cas rapportés, l'anomalie, au bout d'un temps plus ou moins long, a disparu d'elle-même ou par l'application de remèdes convenables. L'expérience a prouvé de même qu'elle n'excluait pas la conception, mais on a observé que ces règles supplémentaires disparaissent cependant pendant la grossesse et la lactation.

Outre les hémorrhagies que nous venons de décrire, on a encore rangé dans la catégorie de la *menstruatio vicaria* l'hypersécrétion de certains organes, tels que des glandes salivaires, des muqueuses intestinale, vaginale, utérine, etc., observée à des époques périodiques et accompagnée d'aménorrhée. Il ne faut pas oublier que chez la plupart de ces malades on ne pouvait méconnaître les symptômes d'une chlorose très-prononcée, et chacun sait que, dans cette maladie, l'augmentation des parties aqueuses du sang et sa répartition inégale dans les vaisseaux sont souvent la cause d'hypersécrétions de divers organes, parmi lesquels ceux que nous avons nommés jouent le premier rôle. L'apparition périodique de l'hypersécrétion est liée, il est vrai, au travail menstruel et à la congestion qui l'accompagne, et, sous ce point de vue, il y a, en effet, un rapport entre ce phénomène et la menstruation. Quant à la leucorrhée qui accompagne souvent l'aménorrhée, nous renvoyons au chapitre de cet ouvrage qui traite de cette maladie.

Traitement. Après avoir émis l'opinion que l'aménorrhée n'est jamais qu'un symptôme d'une maladie soit générale, soit localisée, et cela principalement dans les parties génitales, il est clair que nous ne pouvons attendre un résultat favorable et durable que d'un traitement dirigé contre l'affection primitive, cause de l'aménorrhée. En parcourant ce que nous avons dit sur l'étiologie, il ne sera pas difficile au lecteur de retrouver les chapitres dans lesquels nous avons indiqué le traitement des maladies qu'il faut ici prendre en considération. Quant à l'exposition des indications qu'exigent les états morbides du sang et des organes étrangers à l'appareil génital, que nous avons dit plus haut être quelquefois la cause de l'aménorrhée, nous renvoyons aux traités de pathologie interne et de thérapeutique, cette question n'appartenant pas à notre sujet.

Mais, comme il est hors de doute que le traitement dirigé contre les causes de l'aménorrhée est essentiellement secondé par l'application de moyens thérapeutiques destinés à combattre directement ce grave symptôme, nous dirons quelques mots sur les *emménagogues*. Leur action première est pour tous à peu près la même; ils occasionnent une augmentation du flux du sang vers l'utérus qui, jointe aux congestions menstruelles, amène un état d'engorgement des capillaires de la muqueuse assez considérable pour que leurs parois, ne pouvant plus résister, se déchirent et qu'il y ait hémorrhagie.

Les emménagogues agissent en partie localement, en partie médiatement sur l'appareil sexuel, en agissant sur tout l'organisme.

Parmi les premiers, la chaleur est le plus énergique. On l'applique, soit sous forme de bains de siége, soit sous celle de la douche utérine chaude. Cette dernière est particulièrement propre à agir avec force, tant par la chaleur que par l'énergie du jet d'eau dirigé sur l'utérus. Ses effets sont secondés par des fomentations sur l'hypogastre. Lorsqu'on veut provoquer une irritation plus grande encore, on peut mêler au liquide d'injection quelque stimulant. Nous ne saurions trop recommander, sous ce rapport, les injections préconisées par Ashwell, composées d'un mélange de quatre grammes d'ammoniaque liquide et de cinq cents grammes de lait tiède ou simplement une décoction de farine de moutarde. Il est bon de maintenir le liquide dans le vagin pendant quinze à vingt minutes, au moyen d'une éponge introduite dans la vulve.

Les injections de substances irritantes dans la cavité de l'utérus, qu'on a proposées de plusieurs côtés, occasionnent fréquemment des coliques utérines très-douloureuses, quelquefois même l'inflammation de la matrice et de son enveloppe péritonéale; c'est pourquoi on n'emploiera cet emménagogue puissant que dans des cas exceptionnels et toujours avec la plus grande prudence.

Enfin, les injections de médicaments irritants dans le rectum méritent d'être mentionnées. Les lavements que recommande Schoenlein, composés de cinquante centigrammes d'aloès sur trente grammes de mucilage, appliqués à plusieurs reprises, nous ont montré, dans des cas où tous les autres moyens nous abandonnaient, une rapidité d'action surprenante.

Dans ces derniers temps, l'on a découvert un des emménagogues les plus puissants dans l'application de cinq à six sangsues sur la portion vaginale de l'utérus. Ces émissions sanguines sont surtout favorables, lorsque, à la suite d'une stase chronique ou d'un engorgement du parenchyme utérin, la circulation y a éprouvé de graves altérations. Quand on les emploie à l'époque où divers phénomènes généraux indiquent la présence de la congestion menstruelle, il arrive facilement que l'hémorrhagie qui a lieu par les piqûres des sangsues se change immédiatement en un écoulement sanguin de plusieurs jours de durée et accompagné d'un soulagement notable. Le retour périodique de cet écoulement fera bientôt reconnaître que les règles sont rétablies. En tous cas, l'application de sangsues sur le museau de tanche est bien meilleure et plus sûre que les émissions sanguines à l'anus, aux grandes lèvres et à la surface interne des cuisses, généralement usitées précédemment, et auxquelles on n'aura plus recours que lorsque la virginité de la malade rendra le vagin inaccessible.

Nous n'osons pas encore décider si l'application locale des vapeurs de chloroforme, proposée tout dernièrement, acquerra comme emménagogue une importance véritable; cependant les résultats que nous en avons obtenus jusqu'à présent sont de nature à encourager à faire d'autres essais. Nous les regardons comme plus efficaces que l'emploi de l'électricité et du galvanisme, tellement vanté précédemment, et dont nous n'avons pas vu une seule fois un effet satisfaisant.

Parmi les emménagogues locaux, nous comptons encore l'irritation des nerfs des mamelles au moyen de l'application sur le mamelon de nos appareils à succion dont nous nous sommes servi plusieurs fois avec succès pour provoquer l'accouchement prématuré. L'hyperémie des glandes mammaires qu'occasionne cette irritation semble par voie de sympathie s'étendre aussi aux organes génitaux du bassin. La chose est trop nouvelle pour nous permettre de porter un jugement décisif; cependant nous croyons pouvoir prétendre que notre petit appareil agit plus sûrement que les sinapismes et les vésicatoires sur les seins, de même que les émissions sanguines pratiquées sur ces organes.

Parmi les emménagogues dits *constitutionnels*, l'aloès, la sabine, le seigle ergoté, la myrrhe, l'azotate de potasse, la garance, la digitale, le borax, l'iode et le fer méritent d'être mentionnés. Il est certain que plusieurs d'entre eux, préconisés anciennement comme spécifiques, n'agissent que très-indirectement. Les préparations ferrugineuses, par exemple, n'exercent une heureuse influence sur l'aménorrhée qu'en combattant la chlorose ou l'anémie qui en est la cause. De même l'emploi prolongé de l'iode améliore la digestion et, par là, la composition du sang qui en dépend intimement : peut-être aussi a-t-il un effet résolutif favorable sur certaines maladies organiques de l'utérus et de ses annexes.

D'après nos observations, qui sont assez nombreuses, il n'y a guère parmi les médicaments que nous venons d'énumérer que l'aloès, la sabine et le seigle ergoté qui méritent à juste titre le nom d'emménagogues ; car ces substances seules nous paraissent capables de provoquer un flux de sang vers les organes du bassin. Du reste, leur action est certainement bien inférieure à celle des irritants locaux que nous avons mentionnés plus haut ; aussi ne croyons-nous pas qu'à eux seuls ils puissent jamais guérir une aménorrhée invétérée. Nous ne les considérons que comme adjuvants, et nous les combinons toujours avec les moyens locaux.

En terminant, nous rappellerons que l'on ne saurait apporter trop de prudence dans l'emploi de tous les emménagogues que nous avons signalés ; nous conseillons ne pas les mettre en usage tant que l'aménorrhée est accompagnée de phénomènes congestifs ou inflammatoires des organes pelviens. Nous nous contentons ici de cet avertissement, nous étant déjà occupé de cette matière en traitant des diverses maladies qui peuvent être une cause d'aménorrhée.

Quant au traitement de la menstruation supplémentaire, nous sommes de l'avis de ceux qui conseillent de s'abstenir de tout moyen thérapeutique dans les cas où cette anomalie n'altère pas la santé de la femme qui en est atteinte. Lorsque le sang s'écoule d'une blessure, d'un ulcère, d'une téléangiectasie, d'une fistule, etc., l'anomalie de la menstruation disparaît souvent avec la guérison de ces maladies ; mais il nous faut ajouter que celle-ci, par le fait même des hémorrhagies périodiques, est fréquemment très-difficile à obtenir, ou du moins très-retardée ; il est quelquefois impossible de régulariser les règles lorsque la partie malade est depuis longtemps le siége de l'écoulement supplémentaire des menstrues.

Lorsque l'hémorrhagie part d'un organe intérieur, tel que les poumons, l'estomac, la muqueuse nasale, etc., que, par conséquent, son siége est moins accessible à nos moyens thérapeutiques que la surface du corps, et que les altérations de tissu, qui en sont la cause, ne peuvent pas être exactement reconnues, le médecin s'efforcera de modérer la congestion de ces organes, de favoriser celle des parties génitales : dans ce but, il emploiera avec la prudence nécessaire, et en faisant un choix convenable, les emménagogues que nous avons énumérés. Comme, du reste, la *menstruatio vicaria* est en général beaucoup plus copieuse que la menstruation normale, les pertes de sang considérables ne tardent pas à amener un état anémique, durant lequel l'augmentation des parties aqueuses du sang et sa grande liquidité favorisent son extravasation. C'est pourquoi le médecin devra aussi tâcher d'améliorer la composition du sang, tant par un régime convenable que par des médicaments fortifiants ; ici le fer sera très-utile.

Dans certains cas de menstruation supplémentaire des règles, où l'emploi des moyens les plus divers reste sans effets, la guérison a lieu spontanément et d'une manière tout à fait inattendue. Sous ce rapport, la conception et la grossesse paraissent exercer une influence très-favorable.

Bibliographie. — Pour les ouvrages anciens sur l'aménorrhée, voyez BUSCH, Geschlechtsleben des Weibes. Bd. IV, p. 667. — MEISSNER's Frauenzimmerkrankheiten. Bd. II, p. 756 et seq. — ROYER-COLLARD, Essai sur l'aménorrhée. Paris, 1803. In-8. — Parmi les ouvrages récents, nous citerons : BRIERRE DE BOISMONT, La Menstruation. Paris, 1842. In-8. — MONDIÈRE, Traitement de l'aménorrhée. Journ. hebd. 1834. N° 12. — KRIEG, Ueber den Monatfluss und einige denselben befœrdernde Mittel. Casp. Wochenschr. 1838. N° 14. — RETZIUS, dans Schmidt's Jahrb. 1841. I, 202. — KIWISCH, Klin. Vortræge. Bd. I, p. 356. — DUCLOS, Indicat. thérap. sur l'aménorrhée. Bull. de thér. Novb. 1846. — ASHWELL, Pract. Treatise on the diseases peculiar to women, 3e édition. London, 1848. — SIMPSON, Imperfect, development of the uterus, giving rise to amenorrhœa, etc. Month. Journ. Sept. 1854. — Les chapitres correspondants des nouveaux traités de gynécologie.

§ 6. *De la ménorrhagie. — Les règles trop abondantes.*

Les diverses causes de la ménorrhagie peuvent être divisées en trois groupes principaux : la première classe comprend les anomalies du sang qui prédisposent en général à d'abondantes extravasations ; la seconde est constituée par les états morbides de l'organisme féminin qui déterminent une congestion menstruelle excessive des organes du bassin ; enfin la troisième renferme les affections de l'appareil sexuel qui occasionnent, soit un excès de développement des vaisseaux de la muqueuse utérine, soit des altérations de la texture de cette dernière, lesquelles à leur tour favorisent la rupture des vaisseaux tant en surface qu'en profondeur.

Les deux premières catégories comprennent les maladies générales ou locales, durant le cours desquelles il y a une grande excitation du système vasculaire en même temps qu'une modification de la composition du sang disposant aux hémorrhagies. Nous nommerons les exanthèmes aigus (la variole, la rougeole, la scarlatine), pendant lesquels on observe fréquemment des écoulements sanguins très-abondants par les parties génitales. Il en est de même du typhus, du choléra, de la période de croissance de certaines inflammations aiguës, surtout de celles du poumon. Quoique l'expérience ait démontré que pendant le cours de ces maladies, surtout lorsqu'elles déterminent un épuisement de la masse du sang, les règles sont souvent supprimées, cependant un grand nombre d'observations ont prouvé d'un autre côté que, lorsque l'écoulement persiste, il peut devenir si copieux, qu'il épuise complétement les forces déjà si faibles de la malade et peut même hâter le terme fatal. C'est tout spécialement le cas dans les exanthèmes. Nous avons souvent fait l'expérience que l'apparition d'une hémorrhagie menstruelle très-abondante durant le cours de ces maladies est presque toujours le précurseur d'une dissolution mortelle du sang. Des écoulements sanguins par la peau, par le nez, le rectum, etc., ne tardent pas à s'y joindre, et la mort arrive promptement, quelquefois même au bout de quelques heures, après que d'éclatants symptômes cérébraux, tels que le coma, la paralysie, etc., sont venus compléter le tableau qu'offre la décomposition rapide du sang.

Certaines maladies chroniques du sang peuvent être suivies aussi d'une augmentation du flux menstruel : en 1843, nous eûmes fréquemment l'occasion de faire cette observation chez des femmes scorbutiques. Le même fait se présente quelquefois chez des malades anémiques et chlorotiques ; la liquidité anormale du sang en favorise l'extravasation : on comprend qu'alors les pertes de sang ne font qu'aggraver le mal.

Une autre cause de ménorrhagie doit être cherchée dans divers troubles de la circulation ; les plus fâcheux sont ceux qui occasionnent la stase du sang dans le système de la veine cave inférieure, comme, par exemple, l'insuffisance et la sténose de la mitrale, l'emphysème chronique, l'infiltration pneumonique ou tuberculeuse des poumons, de même que les tumeurs considérables de l'abdomen qui, en comprimant les veines ascendantes, gênent le retour du sang vers le cœur et provoquent une stase chronique dans les parois utérines; les vaisseaux de la muqueuse, gorgés de sang, doivent alors se rompre et donner nécessairement lieu à de violentes hémorrhagies.

Certaines affections locales de la matrice peuvent aussi être la source de ménorrhagies. Nous citerons seulement les inflammations aiguës de cet organe. Quoique généralement le flux menstruel soit supprimé plus ou moins brusquement par une métrite aiguë, les cas cependant ne sont pas rares où l'on observe le phénomène contraire : l'inflammation utérine est accompagnée d'une perte de sang considérable; de là le nom de métrite hémorrhagique donné à cette variété.

Lorsque l'hyperémie aiguë de la matrice revient souvent, ou que par des troubles circulatoires continus elle passe à l'état de stase chronique, il en résulte fréquemment une infiltration séreuse du parenchyme que l'on reconnaît déjà pendant la vie à la relaxation et la tuméfaction que présentent les parties de l'organe accessibles au toucher. Cette *atonie* de l'utérus existe à elle seule ou se lie à d'autres anomalies, telles que l'abaissement et le prolapsus, l'inflexion, les tumeurs fibreuses, etc. Elle prédispose toujours à de nombreuses ruptures vasculaires, tant à cause de l'état congestionné de l'organe que du peu de résistance des capillaires de la muqueuse : aussi joue-t-elle un rôle important dans l'étiologie de la ménorrhagie.

L'irritation sexuelle insolite ou excessive des parties génitales peut aussi être l'occasion d'hémorrhagies abondantes. Elle est souvent la seule cause de cette anomalie chez les jeunes femmes et les filles publiques.

Nous avons encore à mentionner les maladies utérines qui entraînent des pertes de substance plus ou moins profondes. Ainsi les ménorrhagies accompagnent souvent les ulcères granuleux, fongueux, phagédéniques et cancéreux de la matrice; c'est surtout dans ces deux dernières formes que ce symptôme manque rarement.

Enfin, nous signalerons encore les divers pseudoplasmes siégeant dans les parois de l'utérus : les corps fibreux, les polypes fibreux et muqueux, les végétations en chou-fleur, etc., etc. Tous ils entretiennent un état hyperémique de l'organe, sont presque toujours la cause de déchirures de la muqueuse congestionnée, et par là de fréquentes hémorrhagies.

Après tout ce que nous venons de dire, l'on comprend que la ménorrhagie, de même que l'aménorrhée, ne peut être regardée que comme un symptôme des affections les plus diverses, tant générales que locales ; et que, sans oublier toutefois son importance pour l'économie tout entière, le médecin devra toujours diriger son attention sur le mal primitif, cause de l'hémorrhagie. Comme nous avons déjà traité de la plupart de ces causes, et que nous y reviendrons encore en temps et lieu, nous croyons inutile de nous étendre sur le diagnostic, le pronostic et le traitement de cette anomalie.

§ 7. *La dysménorrhée.*

La menstruation, qui, à l'état de santé parfaite, n'est la cause d'aucun trouble notable, peut quelquefois être accompagnée, à son apparition et pendant toute sa durée, d'accidents plus ou moins pénibles, plus ou moins douloureux. C'est l'anomalie qu'on nomme *dysménorrhée*.

Nous connaissons déjà un grand nombre de maladies utérines qui peuvent donner lieu aux phénomènes de la dysménorrhée. Aussi, pour éviter des répétitions, nous renvoyons le lecteur à ce que nous avons dit des vices de conformation, des inflexions, des rétrécissements et des oblitérations de la matrice, puis aux chapitres qui traitent des déviations, des fibroïdes, des polypes, du cancer, des tubercules et des inflammations de cet organe. On désigne ordinairement cette forme de la dysménorrhée, qui a sa cause dans des altérations anatomiques et palpables de l'utérus, sous le nom de *dysménorrhée organique*, par opposition à celle dans laquelle l'examen le plus minutieux ne peut faire reconnaître aucune trace d'un vice de structure. Cette dernière forme présente deux variétés qui se distinguent en ce que, tantôt les phénomènes morbides ne doivent être attribués qu'à une irritation anormale des nerfs sensitifs de l'appareil sexuel, tantôt ils sont accompagnés des symptômes de la congestion. Nous désignerons ces deux variétés sous les noms de *dysménorrhée nerveuse* et de *dysménorrhée congestive*.

A. De la dysménorrhée nerveuse.

Symptômes. Les femmes qui souffrent de cette anomalie présentent ordinairement des phénomènes plus ou moins nombreux d'une irritabilité excessive du système nerveux tout entier, ou seulement de quelqu'une de ses parties. Elles sont presque toutes hystériques, et, en les observant de plus près, il n'est pas difficile de remarquer en elles l'un ou l'autre des symptômes de cette maladie. Cependant on se tromperait beaucoup en croyant que cette forme de dysménorrhée ne se rencontre que chez des sujets délicats, maigres et anémiques; tout praticien a l'occasion d'observer la dysménorrhée nerveuse chez des femmes d'une bonne constitution, robustes et pléthoriques.

Les symptômes sont ordinairement les suivants : Quelques jours déjà avant l'apparition des règles, les malades montrent une mauvaise humeur surprenante; elles sont abattues, capricieuses, évitent la société, recherchent la solitude et accusent un malaise général qu'elles ne peuvent définir nettement. Plus tard, simultanément à divers troubles digestifs, tels que des éructations, des flatuosités, de la constipation, etc., elles se plaignent d'une céphalalgie très-pénible, souvent bornée à l'un des côtés de la tête, et à laquelle se joignent souvent des troubles visuels, particulièrement la photophobie, accompagnée d'une hypersécrétion des glandes lacrymales. Peu à peu des sensations douloureuses dans les organes du bassin se font sentir : ce sont des tiraillements, des élancements, qui restent bornés à la région utérine ou s'irradient vers les cuisses, le siége et les lombes; très-souvent ils s'étendent aussi aux mamelles, quoique avec moins d'intensité. A ces accidents viennent fréquemment se joindre une constriction convulsive du vagin, un prurit de la vulve très-désagréable, plus fréquemment encore un ténesme vésical et rectal. L'urine est en petite quantité, d'un jaune paille, presque toujours alcaline et renfermant, au bout de quelque temps, un grand nombre de champignons et de vibrions. Tous ces symptômes augmentent graduellement et atteignent leur maximum d'intensité immédiatement avant l'apparition du flux menstruel; ils se tempèrent en général assez rapidement, dès que l'écoulement est bien établi; il y a même des cas où les malades, peu auparavant très-souffrantes, se trouvent parfaitement bien quelques heures après le commencement des menstrues, et se mettent aussitôt à vaquer à leurs affaires, ce qui, avant cela, leur avait été complétement impossible pendant plusieurs jours. Chez la plupart des malades, ces accès se répètent à chaque période avec plus ou moins d'intensité. Quelquefois cependant ils disparaissent tout à coup pour ne plus revenir, sans qu'il soit possible de découvrir la cause de cette guérison.

Nous ajouterons encore que, dans cette forme de dysménorrhée, l'exploration de l'utérus et de ses annexes ne fait connaître aucune altération anatomique. Cependant il ne faut pas oublier que, lorsqu'il existe des vices organiques de la matrice, tels que ceux que nous avons signalés plus haut, les règles sont souvent précédées des mêmes symptômes que nous venons de décrire.

Étiologie. Les causes de l'anomalie qui nous occupe sont encore peu connues : tout ce que l'on en peut dire est plus ou moins hypothétique. Il est possible que l'irritation anormale des nerfs sensitifs de l'appareil sexuel ait son origine dans le travail menstruel des ovaires ; il est tout aussi possible que, l'irritabilité nerveuse existant déjà à un degré très-élevé, l'hyperémie utérine que provoque la maturation périodique des ovules ne soit que l'occasion des accidents que nous avons signalés ; tout comme il n'est pas non plus invraisemblable qu'une plus grande rénitence des vaisseaux utérins empêche l'écoulement régulier, et, au terme ordinaire, du sang dont ils sont gorgés, et soit ainsi la cause d'une pression prolongée sur les filets nerveux. On nous objectera que ce dernier accident pourrait, avec plus de raison, être considéré comme l'une des causes de la dysménorrhée congestive ; nous ne le nions pas, mais nous ferons remarquer que la division de la dysménorrhée en nerveuse et congestive n'est fondée que sur les symptômes perceptibles au lit du malade, et que, par conséquent, là où les phénomènes de la congestion échappent à l'observation clinique, la simple supposition de la présence de cette congestion comme cause d'accidents nerveux n'autorise point du tout à rejeter cette division. Enfin, sous le point de vue de l'étiologie, la circonstance suivante mérite aussi considération, c'est que l'irritation nerveuse anormale de l'utérus peut donner lieu à des mouvements réflexes de l'organe, à un rétrécissement convulsif de la cavité du col ; de là un obstacle à l'écoulement du sang qui s'est déjà épanché, obstacle qui irrite à son tour les nerfs moteurs du corps et du fond de la matrice, et provoque par là des contractions douloureuses. C'est ce qui nous paraît particulièrement avoir lieu dans les cas où, après des douleurs expulsives intenses, dont la durée peut être de plusieurs heures, les malades rejettent tout d'un coup une quantité considérable de sang en partie liquide, en partie coagulé, et se sentent instantanément soulagées.

Pronostic. Quoique l'on n'ait jamais à craindre, dans la dysménorrhée nerveuse, une terminaison funeste, cette maladie peut cependant avoir des suites assez graves et de nature très-diverse. Nous avons dit qu'elle constituait fréquemment l'un des symptômes de l'hystérie ; cela est vrai ; mais il est tout aussi vrai que l'irritation réitérée des filets nerveux sensitifs de l'appareil sexuel peut aussi être la cause de l'hystérie, surtout s'il existe chez la malade une prédisposition à cette affection. Cela a lieu, soit d'une manière directe et immédiate, soit médiatement à la suite des troubles digestifs dus à l'irritation générale. Ces troubles sont la cause d'altérations dans les fonctions de l'assimilation, d'une nutrition défectueuse de tout le système nerveux, à la suite desquelles l'irritabilité de ce dernier augmente excessivement : c'est là ce qui constitue l'hystérie.

On a accusé la dysménorrhée nerveuse d'être la cause de diverses altérations dans la structure de l'utérus qui lui seraient consécutives. Il ne faut pas oublier que l'affection organique qui s'est développée plus tard peut avoir existé dans le principe à un degré peu prononcé, et avoir échappé à l'exploration ; elle peut elle-même avoir été la source des accidents de la dysménorrhée, car il n'est pas toujours possible de distinguer avec certitude les causes des effets ; d'un autre côté, l'on ne peut nier que l'irritation intense et réitérée des nerfs de l'appareil sexuel ne puisse provoquer la congestion de ces parties et devenir par là la source de bien des affections, tant aiguës que chroniques. Aussi n'est-il pas rare de voir peu à peu la forme nerveuse passer à la forme congestive, ou même être suivie de métrite aiguë ou chronique, d'une hypersécrétion des muqueuses utérine et vaginale, d'inflammations des ovaires, etc. Nous ne nous permettons pas de décider si des altérations de texture plus profondes, des fibroïdes, des polypes, des cancers, etc., peuvent peu à peu se développer à la suite de la dysménorrhée nerveuse, car on ne pourra jamais savoir avec certitude si les premiers commencements de ces affections ne coïncident pas avec ceux des phénomènes dysménorrhéiques.

Quant à la guérison de cette anomalie, elle est toujours très-douteuse ; s'il est des cas où l'art du médecin peut en peu de temps en devenir maître, il est cependant beaucoup plus fréquent de voir tous ses efforts rester impuissants, et que l'âge de retour seulement délivre les malades de leurs souffrances.

Traitement. De ce que nous avons dit sur la nature de la dysménorrhée nerveuse, on pourra déjà *à priori* tirer la conclusion que les narcotiques doivent jouer le premier rôle dans le traitement de cette maladie ; et, en effet, l'usage tant interne que local des préparations d'opium et de belladone rend ici les meilleurs services.

Pour l'application topique, nous recommandons particulièrement les lavements opiacés, les suppositoires d'extrait de belladone, les frictions d'onguent de chloroforme ou d'un autre narcotique au sacrum et à l'hypogastre ; enfin les pessaires médicamenteux composés de cire, d'axonge et d'extrait de morphine ou de belladone, que l'on introduit dans le vagin, comme nous l'avons dit dans nos remarques générales sur les maladies utérines. Nous avons aussi obtenu d'excellents résultats de l'application locale de vapeurs de chloroforme dans le vagin ; souvent il a suffi de quelques minutes pour faire complétement disparaître les douleurs. Ce traitement est secondé par l'emploi de bains tièdes entiers ou partiels et d'injections intra-vaginales également tièdes.

Pendant les intervalles des paroxysmes, le médecin devra agir sur le sang par un régime convenable ; il prescrira les préparations de fer, l'emploi des bains de mer ou d'eaux minérales ferrugineuses. L'expérience a prouvé que, dans bien des cas, l'emploi prolongé des médicaments dits antihystériques, tels que le castoreum, l'asa fœtida, le musc, l'ambre, etc., ont eu d'heureux résultats. Enfin, nous mentionnerons encore que, dans quelques cas très-opiniâtres, nous avons obtenu une guérison radicale par des cures d'eau froide réitérées.

B. De la dysménorrhée congestive.

Symptômes. Cette forme est essentiellement caractérisée par les phénomènes de la congestion des organes du bassin. Un ou plusieurs jours avant le retour des règles, les malades accusent un sentiment de plénitude, de pesanteur et de chaleur dans le bassin, des douleurs compressives vers le sacrum, un besoin fréquent d'uriner et d'aller à la selle ; puis à ces symptômes viennent se joindre une excitation fébrile plus ou moins prononcée. Les signes de la congestion cérébrale manquent rarement : le visage est rouge, l'œil a un éclat insolite, les carotides battent avec force, le front et l'occiput sont le siége d'une céphalalgie intense. Fréquemment aussi l'activité anormale du système vasculaire donne lieu à des palpitations passagères ou même continues et à des transpirations abondantes. Il y a rarement du délire, des convulsions ou du coma.

Au toucher, on trouve la température du vagin élevée, la région inguinale et l'utérus douloureux ; ce dernier est quelquefois notablement grossi, tuméfié, et cette tuméfaction disparaît d'ordinaire peu de temps après le commencement de l'écoulement ; elle est surtout prononcée lorsque la dysménorrhée congestive est compliquée d'un engorgement chronique de l'organe. Dans ces cas-là, les malades elles-mêmes disent que la tumeur qu'elles sentent au travers des parois abdominales augmente de volume trois ou quatre jours avant chaque période. L'hémorrhagie est au commencement très-peu copieuse, elle se borne quelquefois à quelques gouttes de sang; au bout de deux ou trois jours, quelquefois encore plus tard, les douleurs expulsives diminuent d'intensité ou cessent complétement, en même temps que l'écoulement devient plus abondant; et il n'est pas rare qu'il devienne une véritable ménorrhagie qui dure encore six à huit jours; souvent alors le sang est coagulé en assez gros caillots.

Nous devons mentionner aussi les cas dans lesquels les malades, tout en présentant les symptômes de la dysménorrhée congestive, rendent des fragments membraneux d'une grandeur variable. L'examen minutieux de ces membranes, que nous avons fait à plusieurs reprises de concert avec Kœlliker, nous a convaincu qu'elles n'étaient autre chose que la muqueuse hypertrophiée, décollée de la surface interne de l'utérus. Ce qui le prouve irrécusablement, c'est que nous y avons toujours trouvé de nombreux rudiments des glandes utriculaires. La grandeur de ces membranes est souvent très-variable chez la même femme; quelquefois elles ne dépassent pas les dimensions d'une pièce de cinquante centimes, tandis qu'à la menstruation suivante elles présentent une étendue de cinq à sept centimètres carrés. Nous avons traité des femmes chez lesquelles nous avons observé régulièrement à chaque période la présence de ces membranes, tandis que chez d'autres elles ne se montraient que tous les deux à trois mois; quelquefois même ce phénomène ne se rencontra qu'une seule fois. Leur sortie est toujours précédée de symptômes dysménorrhéiques qui cessent aussitôt après. Deux de nos malades pouvaient toujours dire, avec une entière certitude, une ou deux semaines avant le retour des règles, si elles rendraient ou non des membranes. Toutes les fois que cela était le cas, elles ressentaient huit ou quinze jours avant une douleur vive et pongitive dans la région ombilicale.

La formation de ces membranes, dont la texture histologique offre une grande analogie avec la caduque qui se forme après la conception, est occasionnée sans nul doute par une hyperémie considérable et souvent répétée des parois de l'utérus, laquelle est suivie d'un excès de développement de la muqueuse. Le détachement de la membrane hypertrophiée a lieu, soit à la suite d'une accumulation du liquide exsudé entre elle et la paroi utérine, soit mécaniquement par les contractions du tissu utérin qui précèdent l'hémorrhagie menstruelle. Ajoutons enfin que nous ne nous rappelons qu'un seul cas où une femme, affectée de dysménorrhée membraneuse, n'ait présenté aucune altération appréciable de la matrice ; dans tous les autres cas, ou les parois utérines étaient le siége d'un engorgement chronique, ou bien il existait une flexion, des fibroïdes ou des polypes.

Étiologie. La plupart des auteurs qui se sont occupés de cette matière indiquent une constitution pléthorique comme la cause la plus fréquente de la dysménorrhée congestive. Nous n'avons jamais pu constater la justesse de cette assertion. Toutes les fois que nous avons eu affaire à des sujets jeunes, robustes et sanguins, nous avons toujours pu trouver, avec la plus grande probabilité ou avec une entière certitude, une autre cause du mal. Nous nous voyons même forcé d'aller plus loin et de prétendre que l'anémie, avec la répartition inégale du sang qui la caractérise, constitue l'une des causes les plus frappantes et les plus fréquentes de la maladie qui nous occupe. Il est vrai, et nous ne le nions point, que les symptômes de l'anémie n'apparaissent souvent qu'à la suite de la dysménorrhée ; mais de nombreuses observations nous ont fait reconnaître que tout aussi souvent ils la précèdent, et que la guérison de l'anémie est une condition nécessaire de celle de l'aménorrhée.

Abstraction faite de toutes les affections organiques de l'utérus, qui tendent à congestionner cet organe et qui, par conséquent, sont aussi capables de provoquer ou d'entretenir la dysménorrhée congestive, nous citerons encore, au point de vue de l'étiologie, l'irritation de l'appareil génital qui dépend des fonctions sexuelles. Ainsi on observe très-souvent la dysménorrhée chez les femmes dont l'instinct sexuel ne peut être, par une cause quelconque, suffisamment satisfait. Les vieilles filles et les jeunes veuves fournissent un grand contingent à cette classe de malades ; ces dernières surtout, devant renoncer tout à coup aux jouissances dont elles avaient pris l'habitude, souffrent fréquemment de congestions vers les organes génitaux, que souvent elles augmentent par la satisfaction contre nature des désirs qui les obsèdent. La forme de dysménorrhée que les anciens appelaient *colica scortorum*, et que l'on rencontre chez les filles publiques, rentre dans la même catégorie : elle est due sans doute uniquement à l'irritation immodérée et trop fréquente du système génital.

Si l'on a égard à une observation bien constatée, à savoir que la rupture des vésicules de Graaf, situées dans les couches profondes du tissu des ovaires, exige ordinairement une hyperémie plus considérable de ces organes, qu'elle se fait attendre plus longtemps que celle des vésicules placées superficiellement, et qu'elle entretient par conséquent pendant un temps plus long la congestion menstruelle, on ne nous accusera pas d'imprudence si nous émettons l'opinion que la dysménorrhée peut aussi quelquefois avoir pour cause la maturation habituelle d'ovules situés profondément et l'hyperémie prolongée et anormale qu'exige la rupture des vésicules qui les contiennent.

Enfin nous ne pouvons passer sous silence que certaines affections d'organes plus éloignés, qui causent des troubles divers dans la circulation des vaisseaux de l'abdomen et du bassin, peuvent aussi provoquer des engorgements de sang dans les organes pelviens, et en particulier dans l'utérus. Nous citerons seulement les affections des valvules du cœur, l'imperméabilité du parenchyme pulmonaire par suite d'un engorgement, diverses tumeurs de l'abdomen, etc.

Marche et pronostic. La forme congestive de la dysménorrhée, existant à elle seule sans altération organique de l'utérus et de ses annexes, permet en général un pronostic plus favorable que la forme nerveuse. Ici notre art est moins souvent impuissant, la maladie se guérit aussi plus fréquemment spontanément que la dysménorrhée nerveuse, qui, comme nous l'avons dit, est beaucoup plus opiniâtre. On réussira au moins toujours à soulager la malade par le choix d'un régime et de médicaments convenables. Lorsque le mal est abandonné à lui-même, il peut entraîner des résultats fâcheux en temps que la congestion peut facilement donner lieu à une exsudation et, par là, à des altérations dans la structure de l'utérus et des ovaires. D'après notre expérience, les cas les moins favorables sont ceux où la dysménorrhée est accompagnée de l'expulsion des membranes que nous avons décrites et où elle est due peut-être en partie à la présence de ces membranes. Pour nous, du moins, nous n'avons jamais, dans des cas semblables, obtenu une guérison complète; d'autres veulent avoir été plus heureux. Il est à peine nécessaire d'ajouter que, là où la dysménorrhée congestive se lie à d'autres affections des organes génitaux, le pronostic dépend essentiellement de la gravité de ces dernières.

Traitement. La condition principale de la guérison est toujours la diminution de la congestion anormale des organes pelviens. On l'obtiendra en administrant dans les intervalles des périodes des purgatifs doux, ou par l'emploi prolongé d'eaux minérales salines, telles que celles de Carlsbad, Marienbad, Kissingen, Hombourg, etc., et surtout par des émissions sanguines locales réitérées, soit au moyen de sangsues appliquées sur le museau de tanche, soit, ce qui est peut-être mieux, par des scarifications répétées à de courts intervalles. Ces dernières rendent de très-bons services, même chez des sujets anémiques ; elles dégorgent momentanément la matrice sans entraîner une perte de sang trop considérable, qui, en pareil cas, serait dangereuse. Quoiqu'on prétende en général que l'emploi prolongé du fer donne lieu à une congestion des organes du bassin, nous pouvons cependant certifier que nous n'avons jamais rien observé de semblable après l'emploi des préparations de fer, des eaux minérales ferrugineuses, des bains martiaux, etc. Nous possédons, au contraire, un grand nombre d'observations prouvant que des femmes anémiques, atteintes de dysménorrhée congestive, se rétablirent complétement, uniquement par l'usage du fer. Lorsqu'il existe déjà un engorgement chronique, une induration du tissu utérin, nous recommandons, à côté des émissions sanguines locales et des dérivatifs sur le canal intestinal que nous avons indiqués tout à l'heure, des injections intra-vaginales et des bains tièdes partiels ou entiers, renfermant une certaine quantité d'une eau mère saline.

Les paroxysmes douloureux cessent en général bientôt après l'application de sangsues sur le museau de tanche, par l'effet d'un purgatif agissant rapidement, d'un bain tiède, ou, lorsqu'on le juge nécessaire, d'un narcotique pris à l'intérieur ou en lavement. Nous n'avons jamais été forcé d'avoir recours à la saignée du bras, recommandée par plusieurs de nos confrères.

On a beaucoup préconisé contre l'hypertrophie, le décollement, et l'expulsion de la membrane muqueuse, les cautérisations de la surface interne de l'utérus au moyen du nitrate en substance, de même que les injections intra-utérines de liquides astringents. Nous avons employé ces moyens à plusieurs reprises pendant des mois entiers et nous n'avons jamais vu de soulagement, mais souvent, au contraire, une augmentation des phénomènes de la congestion. Aussi nous bornons-nous maintenant uniquement à l'emploi des antiphlogistiques locaux, qui, s'ils ne servent à rien, ne nuisent du moins jamais.

Bibliographie. — Outre les chapitres relatifs à notre sujet dans les traités et les manuels de gynécologie, on pourra lire, parmi les ouvrages récents : OLDHAM, Membranous dysmenorrhœa. Lond. Gaz. Dec. 1846. — SIMPSON, Dilatation and incision of the cervix uteri in cases of obstructive dysmenorrhœa. Monthly Journ. Aug. 1844. — Simpson, On the nature of the membrane occasionally expelled in dysmenorrhœa. Month. Journ. Sept. 1846. — Oldham, Lond. Gaz. Nov. 1846. — Bennet et Aran, Rem. sur la dilat. du col de l'utérus, etc. Union méd. 1850. N° 53. — Hassing, De colica scortorum. Diss. Havniæ. 1848. — Hardy, Dubl. quart. Journ. Nov. 1853. — Albers, Wien. Wochenschrift. 1853. N° 51. — Charrignon, Gaz. des Hôp. 1854. N° 29. — Faure, Mém. sur la dysménorrhée. Gaz. des Hôp. 1854. N° 49. — Trousseau, Sur la dysménorrhée. Gaz. des Hôp. 1854. N° 49.

Art. XIII. — L'hystéralgie.

Gooch appelle l'hystéralgie une dysménorrhée permanente, et il nous paraît avoir parfaitement raison en temps que la plupart des symptômes de la dysménorrhée appartiennent aussi à cette maladie, avec la seule différence que la douleur caractéristique de l'hystéralgie n'est point liée aux époques de la menstruation, mais incommode la malade d'une manière presque continue, le plus souvent avec des interruptions d'une heure à peine. De plus, ce n'est point une douleur expulsive, et elle siége presque toujours dans la partie inférieure de la matrice.

L'hystéralgie est une maladie assez rare; nous ne l'avons jusqu'à présent observée que trois fois. C'était chez des femmes de trente-cinq à quarante-cinq ans; deux d'entre elles, mariées depuis plusieurs années, n'avaient jamais conçu; la troisième, dont le mari était beaucoup plus âgé qu'elle et ne lui accordait pas tout ce qu'elle aurait désiré, avait eu un enfant. Aucune de nos trois malades ne put nous indiquer une cause certaine de la maladie qui, par des douleurs atroces et presque continues, leur avait rendu la vie insupportable, chez l'une pendant seize ans, chez la seconde pendant neuf et chez la troisième pendant trois ans. Elles avaient toutes trois assez d'embonpoint, mais présentaient cependant les phénomènes d'une anémie au début; l'une d'elles avait tous les signes de l'hystérie, les deux autres n'offraient que quelques symptômes peu prononcés de cette névrose. Les données des trois malades quant au siége et à la nature de la douleur étaient presque absolument conformes. Elles l'éprouvaient profondément dans le bassin; c'était tantôt une sensation très-pénible de cuisson, qu'elles comparaient à celle que ferait ressentir un charbon ardent, tantôt des élancements rapides qui traversaient le bassin pour s'irradier ensuite vers les cuisses le long des nerfs sciatiques ou vers la région inguinale, dans la direction de l'épine iliaque antérieure et supérieure. Dans les trois cas, la douleur restait bornée principalement à la moitié droite du bassin; elle ne se montrait à gauche que lorsqu'elle atteignait une très-grande intensité de l'autre côté. Le moindre mouvement du corps l'augmentait sensiblement, une commotion un peu forte, telle que la marche, la voiture, etc., la rendait presque insupportable. Chez deux des malades le sommeil était interrompu ordinairement une fois, quelquefois plus souvent, par une sensation excessivement pénible, qu'elles appelaient convulsive, et qui, partant du bassin, ébranlait tout le corps comme une décharge électrique; ce symptôme apparaissait toujours le matin après un sommeil tranquille et assez long. La chaleur paraissait exaspérer la douleur; aussi les malades ne pouvaient-elles rester assises longtemps sur un siége rembourré. Couchées ou assises, elles trouvaient un certain soulagement à tenir les jambes très-écartées.

La menstruation était régulière, cependant elle n'était, chez aucune de nos trois malades, très-abondante et ne durait jamais plus de six jours. L'une d'elles éprouvait trois ou quatre jours avant le retour de ses règles un redoublement des douleurs, chez les deux autres cette influence de la menstruation ne put être remarquée. Pendant tout le cours de la maladie, il ne se montra aucune excitation fiévreuse qui pût être mise en rapport avec l'affection utérine.

Au palper, les régions inguinale et utérine se montraient sensibles, sans cependant qu'une pression, même assez forte, occasionnât une douleur notable. En revanche, le toucher vaginal était d'autant plus douloureux pour les malades et l'idée seule des douleurs qui l'accompagnaient les remplissait de terreur. Nous fûmes frappé du rétrécissement anormal du vagin et de la sécheresse insolite de ses parois, dont les malades elles-mêmes se plaignaient. Chez toutes trois, nous trouvâmes le museau de tanche très-bas; hors une légère tuméfaction, il ne présentait, du reste, rien de remarquable; dans un cas, le corps de l'utérus avait un peu augmenté de volume, dans un autre, il était un peu fléchi en avant, dans le troisième, il ne présentait rien d'anormal. Au contact du doigt avec la partie inférieure de l'utérus, les malades se plaignaient d'une douleur très-violente, qui atteignait son maximum à l'attouchement de la partie située à droite du museau de tanche. L'exploration par le spéculum fut très-douloureuse; elle ne fit découvrir aucune altération sensible; l'introduction de la sonde n'accusa aucune modification notable dans les dimensions de la cavité utérine : au moment où l'extrémité de l'instrument passait l'orifice interne, les malades ressentaient une douleur excessivement intense. Nous ajouterons que, dans tous les cas que nous avons observés, les fonctions de la vessie et du rectum n'éprouvèrent aucune espèce d'altération.

Nous croyons que cette affection doit être envisagée comme une véritable névralgie de l'utérus, dont la cause immédiate n'est point encore connue. La douleur qui caractérise l'hystéralgie se distingue de celles que provoquent les affections organiques du parenchyme utérin par sa longue durée, par l'absence d'intervalles complétement libres de douleurs, par sa fixité, sa localisation en un point déterminé qui paraît toujours être la partie inférieure de la matrice, enfin par sa nature non expulsive. Quelquefois l'irritabilité anormale des filets sensitifs de l'utérus et de ses annexes semble être en rapport avec l'état hyperémique des organes du bassin, car il n'est pas rare qu'elle éprouve une augmentation notable à l'époque des congestions menstruelles; nous avons aussi observé plusieurs fois, chez l'une de nos malades, que les paroxysmes les plus violents étaient précédés d'une intumescence considérable et même douloureuse des mamelles. Enfin l'action bienfaisante qu'ont souvent les émissions sanguines locales parle aussi en faveur de l'opinion que nous venons d'énoncer. Quelques médecins, Ashwell par exemple, ont été même beaucoup plus loin, et ont déclaré sans plus de façons que l'hystéralgie était une inflammation chronique ou subaiguë de l'utérus; Dewees dit qu'un examen attentif fera toujours reconnaître dans la matrice des altérations organiques plus graves qu'on ne l'aurait supposé. D'après nos observations, qui ne sont, à la vérité, pas nombreuses, nous ne pouvons nous ranger à cette manière de voir, car la légère intumescence du museau de tanche, la flexion insignifiante et le gonflement du corps utérin que nous trouvâmes chez deux de nos malades, n'expliquent point du tout la violence et l'opiniâtreté de la douleur; chez la troisième, l'exploration la plus minutieuse ne fit pas reconnaître la plus légère altération, de façon que, jusqu'à présent, nous sommes contraint de regarder cette affection comme une véritable névralgie, tout à fait indépendante des altérations du parenchyme, névralgie qui, comme Gooch l'a fait déjà observer, a son analogie dans la *mastodynie*.

Pour ce qui concerne la marche de l'hystéralgie, nous avons déjà dit qu'elle durait ordinairement des années. D'après quelques auteurs, elle pourrait disparaître spontanément, après avoir résisté aux moyens thérapeutiques les plus divers; cette heureuse terminaison fut observée, soit à l'âge de retour, soit après que les malades eurent pu satisfaire suffisamment à leur instinct sexuel. Nous avons nous-même eu l'occasion de reconnaître l'action bienfaisante du coït chez l'une de nos malades qui souffrait déjà depuis trois ans. A l'âge de trente-sept ans elle était veuve ; six mois après la mort de son mari, l'hystéralgie se déclara ; à quarante ans elle se remaria, et trois mois après elle guérit complétement ; elle assurait elle-même que déjà les premières fois qu'elle pratiqua le coït elle s'était sentie soulagée de ses souffrances.

Lorsque la nature n'intervient pas, l'hystéralgie est l'un des maux les plus opiniâtres que notre art ait à combattre. De nos trois malades, il ne guérit jusqu'à présent que celle dont nous venons de parler. La seconde, que Kilian à Bonn, Fischer à Cologne, Lange à Heidelberg et Pfeufer à Munich, ont soumise aux traitements les plus variés et les plus violents, souffre depuis seize ans, et n'a pas même été soulagée. Il en est de même de la troisième, que nous traitons depuis quatre ans.

Le petit nombre de nos observations ne nous permet pas de décider si, comme on l'a prétendu, l'hystéralgie peut déterminer à la longue des altérations dans la texture de l'utérus, et particulièrement les inflammations cancéreuses de cet organe. Cependant nous avons quelque doute à cet égard. Les médecins qui disent avoir observé ces effets funestes se sont-ils persuadés dans tous les cas avec certitude que les douleurs dont se plaignaient les malades étaient vraiment hystéralgiques et n'étaient pas causées par la présence préalable d'une affection organique de l'utérus ou de ses annexes ? Il nous semble, en général, que bien des médecins sont par trop généreux avec le diagnostic de l'hystéralgie, et c'est là, nous le croyons, ce qui explique pourquoi, à l'autopsie de ces malades, on a si souvent trouvé des tumeurs fibreuses, des infiltrations cancéreuses du parenchyme utérin, des dégénérescences des ovaires, etc. Pour le traitement de l'hystéralgie, nous avons à peu près épuisé toute la série des médicaments préconisés dans les ouvrages des auteurs modernes. Les narcotiques à haute dose, les dérivants sur le canal intestinal, le fer, les mercuriaux, la quinine, l'arsenic et bien d'autres moyens, nous avons tout essayé sans le moindre résultat. Les topiques ne nous ont pas été plus utiles ; nous n'avons négligé ni les scarifications profondes du museau de tanche, qu'on a tant vantées, ni l'application de sangsues, ni la dilatation du canal cervical au moyen de sondes et de l'éponge préparée, ni l'introduction d'onguents narcotiques, de morceaux de glace dans le vagin, ni les lavements de teinture d'opium et d'extrait de belladone, etc., etc., le tout sans aucun succès. Une seule fois nous pûmes procurer quelque soulagement à une malade par l'application locale des vapeurs de chloroforme. Mais ce bon effet ne fut pas de longue durée.

D'après tout ce que nous venons de dire, on voit que le traitement de l'hystéralgie est bien l'une des tâches les plus ingrates du praticien, et l'une des épreuves les plus rudes de sa patience.

Bibliographie. — GOOCH, On diseases of Women, 2e édition. London, 1831, in-8. — JOHN SCOTT, Observations on the irritable uterus. Edinb. Journ. 1834. N° 121. — SCHMIDT'S, Jahrb. 1836. I, 47. — GERARD, Mém. sur l'utéralgie. Ann. de thérap. Juill. 1846. — MALGAIGNE, Sur la névralgie du col de l'utérus, etc. Rev. méd. chir. Avril 1848. — ASHWELL, A practicaltreatise on the diseases peculiar to women. Lond. 1848. — JOACHIM, Ueber Neurosen der Gebærmutter. Ztschr. f. Natur- u. Heilk. in Ungarn. IV, 18. — MACKENZIE, On irritable uterus. Lond. Journ. May 1850.

DEUXIÈME PARTIE

PATHOLOGIE ET THÉRAPEUTIQUE DES MALADIES DES LIGAMENTS DE L'UTÉRUS.

ART. I. — MALADIES DES LIGAMENTS DE L'UTÉRUS.

§ 1. *Maladies des ligaments ronds.*

Nous ne trouvons dans les manuels de gynécologie que des données très-défectueuses sur les maladies des ligaments ronds de l'utérus. C'est à Rau qu'appartient le mérite d'avoir appelé sur ce point de la pathologie l'attention du public médical par une compilation très-soignée des faits publiés jusqu'à nos jours[1]. C'est à ce travail que nous empruntons ce qui suit.

A. D'entre les *anomalies* des ligaments ronds, la plus fréquente est sûrement d'en rencontrer un *plus court* que l'autre. Cette anomalie n'est pas sans importance, car par là l'utérus est attiré hors de l'axe du corps, du côté correspondant au ligament le plus court, et il en résulte une déviation ou une flexion latérale. L'*absence complète* des ligaments ronds n'a été observée qu'avec celle de l'utérus tout entier. Nous-même nous avons vu l'absence d'un des ligaments dans un cas d'utérus unicornis.

Bibliographie. — Pour la bibliographie, voyez, d'après RAU, MEISSNER's Frauenzimmerkrankheiten. Bd. I. — MECKREN-FREMERY, De hydrope ligamentorum uteri. Traject. ad Rhen. 1819. — CRUVEILHIER, Anat. path., livr. XXXIV, p. 6. — TIEDEMANN, Ueber die stellvertretende Menstruation. Würzburg, 1842. — LUCAS, Neue Zeitschrift f. Geburtskunde. Bd. VII, p. 306. — ENGEL, De utero deficiente. Regiomonti, 1781.

B. Ruysch[2] décrit sous le nom d'*excès de développement* une difformité assez curieuse ; l'utérus dévié à droite présentait du même côté un second ligament rond s'insérant sur le col.

[1] Neue Zeitschr. für Geburtskunde. Bd. XXVIII, p. 289 et suiv.
[2] Opera omnia. Amst., 1757, p. 82.

C. Petsche[1] mentionne un cas de *rupture du ligament rond*, et dans ce cas ce dernier aurait été visible au travers de l'anus. Toutefois c'est avec raison que l'on mettra en doute l'exactitude de cette observation.

D. L'*hypertrophie* des deux ligaments accompagne constamment une grossesse normale, tandis que, comme nous avons eu l'occasion de le constater nous-même, dans des cas d'utérus bicorné, bipartite ou biloculaire, le ligament correspondant au côté où se trouvait la grossesse était seul hypertrophié[2]. — Wenzel, Boivin et Dugès[3] ont en outre observé une hypertrophie considérable des ligaments ronds, accompagnée d'une dilatation de leurs vaisseaux, à la suite d'un engorgement chronique de l'utérus, de corps fibreux, de tumeurs de l'ovaire, etc.

E. Aucune observation ne constate l'*atrophie* de ces organes.

F. L'*hyperémie* des ligaments ronds a été plusieurs fois reconnue à l'autopsie de femmes mortes pendant la période menstruelle. Nous-même nous en avons vu plusieurs cas ; nous l'avons de même observée plusieurs fois à la suite de troubles circulatoires dans le système de la veine cave inférieure. Aëtius[4] décrit sous le nom de *Hernia varicosa mulierum* une dilatation des veines que l'on observe quelquefois, et Boivin et Dugès figurent dans leur atlas, d'après Cloquet, une varicocèle des cordons suspubiens (planche 32, fig. 3), et ajoutent que les nombreuses sinuosités des veines remplissaient complétement le canal inguinal et simulaient une hernie inguinale bilatérale. Cruveilhier[5] et Teale[6] décrivent aussi des cas pareils.

G. Il est possible que l'accouchement soit suivi de ruptures de vaisseaux avec des *hémorrhagies* consécutives dans l'intérieur du parenchyme des ligaments ronds, ou même à l'extérieur au travers du canal inguinal. Korb[7] a publié un cas de ce genre ; toutefois l'autopsie n'a pas été faite, et il nous manque ainsi la preuve que la tumeur pleine de sang, qui se forma dans la région pubienne droite et dans la grande lèvre, ait vraiment été causée par une hémorrhagie du ligament rond.

H. L'*inflammation du ligament rond* est pour de la Motte, Burns,

[1] Haller, Disp.. anat. elect., vol. I. Goetting, 1746.
[2] Wenzel, Die Krankheiten des Uterus. Mainz, 1816.
[3] Traité prat. des maladies de l'utérus. Paris, 1833.
[4] Tetrabiblos per J. Cornarium apud Froben. Francf. 1549.
[5] Froriep's Notizen. Bd. XIX, p. 349.
[6] Practic. treatise on abdom. hernia.
[7] Richter's chirurg. Bibliothek, 1785. London, 1846, in-8. Bd. VII, p. 119.

Lisfranc et Portal la cause des douleurs que l'on observe quelquefois chez les femmes dans la région inguinale et la partie supérieure des cuisses pendant la grossesse, l'accouchement et les suites de couches. Mais ici aussi cette assertion manque de preuve anatomique. Cependant nous nous rappelons plusieurs cas de femmes mortes à la suite d'une métrite ou d'une périmétrite puerpérale, chez lesquelles un des ligaments ronds ou les deux étaient notablement hypertrophiés, présentaient une vive coloration rouge avec une infiltration séreuse. Nous avons aussi vu quelques cas dans lesquels les veines du ligament rond correspondant au point d'adhésion du placenta étaient remplies d'un pus sanieux. Enfin, nous sommes disposé à mettre sur le compte d'une inflammation, qui, de l'utérus, aurait gagné le ligament rond, la douleur quelquefois très-intense que l'on observe fréquemment dans la région inguinale dans le cours d'une métrite chronique.

J. F. A. Walter[1] et Voigtel[2] mentionnent des cas d'*ossification* des ligaments ronds, et Boivin et Dugès y ont rencontré une fois une concrétion osseuse.

K. Des cas d'*hydrocèle du ligament rond* se trouvent décrits par Œhme[3], Desault[4], Lallemand[5], Scarpa[6], Polant[7], Sacchi[8], et d'autres. Bends[9] distingue trois espèces de tumeurs aqueuses des organes génitaux externes de la femme, qui, au point de vue pathologique et anatomique, correspondent à l'hydrocèle de l'homme. Ce sont une *hydrocèle diffuse* ou *œdémateuse*, dont le siége est dans le canal inguinal et qui ne serait qu'une infiltration séreuse du tissu cellulaire des ligaments ronds, tandis que l'*hydrocèle congénitale* ou *péritonéale* est formée par un amas de liquide dans le canal de Nuck. Enfin, l'*hydrocèle enkystée*, dans laquelle le liquide est contenu dans un sac fermé de toutes parts, qui tantôt est un kyste simple de formation récente, et tantôt est le résultat d'un prolongement du péritoine et se présente sous la forme d'une tumeur dans le canal inguinal, la région pubienne ou dans les grandes lèvres.

[1] Anat. Museum. Berlin, 1796.
[2] Handbbuch der path. Anat. Halle, 1805.
[3] De morbis recens natorum chirurgicis, 1773.
[4] Journal de chirurgie. Paris, 1791, II.
[5] Dict. des scienc. méd. Paris, 1819, p. 193.
[6] Opusc. di chirurgia. Pavia, 1825. T. I.
[7] Prager Vierteljahrschrift, 1845. Bd. I, S. 125.
[8] Œsterr. Jahrbücher, 1833. Bd. XIV.
[9] Hosp. Meddelelser. Bd. V, Heft III, 1853.

L. Enfin Delmanzo[1] décrit sous le nom de *crampe* du ligament rond une affection observée dans la clinique de Tubingue en 1805. Une jeune fille de dix-neuf ans, atteinte d'épilepsie, ressentait quelquefois tout à coup les plus vives douleurs dans la région inguinale droite ; il lui semblait en même temps que quelque chose sortait de l'anneau inguinal. Pendant ces accès, l'on reconnut que la portion vaginale de l'utérus était toujours déviée à gauche, pour reprendre sa position normale dès que l'accès était terminé. — La présence des fibres musculaires que l'on a découvertes dans les ligaments ronds permettent d'admettre la possibilité de l'existence de crampes de ces organes ; cependant le cas dont nous parlons est tout à fait isolé et ne peut par conséquent avoir aucune valeur pour la pratique.

Art. II. — Maladies des replis du péritoine qui entourent la matrice.

Les ligaments larges et les ligaments vésico- et recto-utérins, n'étant que des parties du péritoine, présenteront d'abord toutes les maladies que l'on observe dans cette membrane séreuse. Au premier rang nous voyons les inflammations, puis ici, comme en d'autres points du péritoine, nous avons des dépôts tuberculeux et cancéreux. — Les vaisseaux situés entre les deux feuillets des ligaments larges occasionnent quelquefois des épanchements sanguins considérables, et l'organe de Rosenmuller, situé dans le même endroit, est quelquefois le siége de kystes ; cependant l'on voit aussi des néoplasmes se développer au dehors de ce dernier organe, et les plus fréquents d'entre eux sont les kystes et les tumeurs fibreuses.

L'on nous permettra dans ce qui va suivre de traiter en peu de mots les affections que nous venons de citer.

§ 1. *La périmétrite.*

L'inflammation de la portion du péritoine qui recouvre l'utérus et les organes qui l'avoisinent est le plus fréquemment une maladie puerpérale. On l'observe cependant aussi hors du temps des couches; mais alors c'est ordinairement une affection secondaire, accompagnant une inflammation aiguë ou chronique de l'utérus ou des

[1] Observ. in morbos quosdam lig. uteri rotundi acutos. Tübing, 1811.

ovaires, ou un des divers néoplasmes qui se développent dans ces organes, comme les corps fibreux, les cancers, les kystes, etc.

L'inflammation ne s'étend ordinairement pas au delà des parties du péritoine les plus rapprochées de l'organe primitivement affecté, et l'exsudat plastique auquel elle donne naissance forme des adhérences multiples, non-seulement entre l'utérus, les ovaires, les trompes, les organes avoisinants et les parois abdominales, mais encore avec les portions les plus rapprochées du canal intestinal. Quelquefois, mais plus rarement, la masse de l'exsudat est plus considérable, il est alors résorbé petit à petit, ou bien il subit une décomposition purulente, et le pus se fraye une issue au travers des parois du rectum, du vagin, de l'abdomen, etc., et donne lieu à une suppuration opiniâtre qui consume les forces de la malade ou amène la mort à la suite d'une infection purulente. — Outre l'excitation fébrile qui manque rarement dans le début, les symptômes qui accompagnent cette affection sont une douleur locale, souvent très-vive, et la présence de l'exsudat que l'on reconnaît par la percussion lorsque l'épanchement a été considérable. Le siége de l'épanchement modifie sensiblement l'ensemble des symptômes; car, lorsqu'il se trouve entre l'utérus et la vessie, les fonctions de ce dernier organe sont ordinairement troublées, tandis que, lorsqu'il est postérieur à l'utérus, il est fréquemment la cause d'une constipation opiniâtre accompagnée d'un ténesme douloureux.

Lorsque la masse de l'exsudat est considérable et lorsque petit à petit il s'est solidifié, il peut former une tumeur accessible au toucher par le vagin, faisant saillie dans le bassin et que, à un examen superficiel, l'on pourrait facilement prendre pour une maladie de la matrice ou des ovaires. Mais nous avons déjà parlé de cette cause d'erreur dans d'autres endroits de cet ouvrage, et nous renvoyons, pour le diagnostic de ces épanchements, aux chapitres traitant des tumeurs fibreuses, des déviations, des flexions de l'utérus et des tumeurs ovariques.

Le traitement de la périmétrite est toujours antiphlogistique dans le début, et l'on jugera d'après le degré de l'affection s'il est nécessaire d'avoir recours à des émissions sanguines locales, ou si une dérivation sur le canal intestinal, des cataplasmes et des bains chauds suffisent pour combattre la maladie. Nous ajouterons ici que l'application de quelques sangsues à la portion vaginale et au cul-de-sac du vagin mène ordinairement plus vite au but que les déplétions au travers des parois abdominales. A côté des remèdes susmentionnés, les narcotiques seront souvent nécessaires pendant les paroxysmes douloureux. Lorsque l'épanchement est solidifié, il faudra chercher à lui rendre sa fluidité et à hâter sa résorption au moyen de cataplasmes, de bains tièdes, de frictions avec un onguent mercuriel ou iodé, de vésicatoires réitérés, et, lorsque l'état des malades le permet, essayer les eaux minérales de Kreuznach, Kissingen, Nauheim, etc. Si de nouveaux symptômes fébriles, surtout des frissons fréquents, l'amaigrissement, le dépérissement des malades, ainsi que la plus grande sensibilité et le ramollissement de la tumeur indiquent la dégénérescence purulente de l'épanchement, il faudra passer à une médication reconstituante. L'application locale de la chaleur sera aussi indiquée jusqu'à ce que la tumeur se soit ouverte spontanément, ou que, après avoir donné une issue au pus, les symptômes locaux aient disparu. On choisira pour pratiquer l'ouverture du foyer purulent la place où la fluctuation se sera d'abord fait sentir. Le plus souvent ce sera dans la paroi abdominale antérieure immédiatement au-dessus du ligament de Poupart, d'autres fois dans le cul-de-sac vaginal, plus rarement la paroi antérieure du rectum, ou enfin dans le voisinage de la grande échancrure sciatique.

Quant au traitement de la périmétrite et des abcès péritonéaux, qui doivent leur cause à l'état puerpéral, nous renvoyons à notre *Manuel d'accouchements* (3e édit., p. 95 et suiv.).

Bibliographie. — Kiwisch, Klin. Vortræge. Bd. I. — Battersby, Path. Diagn. und Behandl. d. Beckenabscesse. Dubl. Journ. May. 1847, et Schmidt's Jahrb. 1847. IV, 322. — Nonat, Mémoire sur l'infl. des lig. larges. Gaz. des Hôp. 1850. N° 25-53. — Valleix, De l'infl. du tissu cell. péri-utérin, etc. (Union méd. 1853. N° 125). — Simpson, On vesico-uterine, vesico-intestinal and utero-intestinal fistulæ as results of pelvic abscess. Month. Journ. Oct. 1852. — Bennet, Traité prat. de l'inflamm. de l'utérus. Paris, 1850, p. 225. — Gallard, dans Archives de médecine, 1855, et Schmidt's, Jahrb. 1855. Bd. II, p. 192.

§ 2. *Hématocèle péri-utérine. — Extravasations sanguines dans le voisinage de la matrice.*

L'on a souvent l'occasion de se convaincre par l'autopsie que les nombreux vaisseaux veineux, se ramifiant dans les replis du péritoine qui entourent la matrice, peuvent subir une dilatation variqueuse. On la rencontre surtout chez des femmes qui ont eu plusieurs grossesses, ou chez celles dont la circulation dans les vaisseaux du bassin a été troublée, soit par une maladie organique des valvules du cœur, soit par des maladies de poumons ou du foie, soit enfin par la présence d'une tumeur volumineuse dans la cavité abdominale. Quand une fois cette anomalie des vaisseaux existe, l'on ne s'étonnera pas que quelquefois les veines variqueuses puissent se rompre sous l'influence d'une cause occasionnelle quelconque, et qu'il se forme ainsi, dans le voisinage de l'utérus, une extravasation dont la grosseur variera suivant la quantité du sang épanché. Ces extravasations se forment le plus souvent entre les feuillets du ligament large, plus rarement au-dessous du repli péritonéal qui s'étend de l'utérus à la paroi postérieure du bassin.

A l'exception d'un seul cas, nous n'avons trouvé des épanchements pareils un peu considérables qu'à l'autopsie de femmes en couche, et surtout chez celles qui avaient succombé à la suite d'un accouchement laborieux et qui avait nécessité une opération. Nous avons souvent rencontré des foyers sanguins de la grosseur d'un pois ou d'une cerise, tantôt encore frais, tantôt déjà altérés, complétement indépendants d'un accouchement, mais jamais ils n'avaient donné lieu à des symptômes notables pendant la vie. Nous devons donc, manque d'une expérience personnelle suffisante, emprunter à d'autres auteurs et surtout à des médecins français, ce que nous allons dire au sujet de la symptomatologie, de la marche et du traitement de cette affection, connue sous le nom d'hématocèle péri-utérine.

Les premiers *symptômes* de la maladie sont, d'après Viguès, divers troubles de la menstruation qui tantôt est subitement arrêtée, tantôt au contraire très-abondante, tantôt enfin persiste pendant longtemps, sauf quelques courts intervalles. Puis l'on observe une excitation fébrile, des douleurs vagues dans l'abdomen, une sensation de pesanteur et de tension dans le bassin. L'hypogastre est tendu, météorisé, très-sensible à la pression. En palpant au travers des parois abdominales, on reconnaît une tumeur dans la cavité pelvienne, qui même quelquefois est assez considérable pour remonter jusqu'à l'ombilic. Elle est unie, sphérique, non mamelonnée, et, à l'exception de la base, on peut suivre ses contours de tous côtés; elle est peu mobile et présente une consistance assez considérable. A l'exploration par le vagin, on reconnaît une grosseur qui, suivant son volume, descend plus ou moins bas entre l'utérus et le rectum; elle est également unie, sphérique, mais moins consistante que celle que l'on a sentie au travers des parois abdominales; elle présente quelquefois une fluctuation. Cette tumeur repousse l'utérus en haut et en avant, tellement que quelquefois l'on sent le corps de cet organe au-dessus de la symphyse pubienne, et que l'on peut à peine atteindre l'orifice à cause de sa position élevée. La tumeur s'étend ordinairement un peu vers la fosse iliaque droite. Lorsqu'on exerce sur elle une pression avec le doigt introduit dans le vagin, l'on peut, au travers des parois abdominales, reconnaître que le mouvement s'est transmis jusque dans sa portion supérieure; la même chose a lieu pour l'exploration par le rectum. Ce dernier moyen peut donner les indices les plus sûrs sur la dimension et la consistance de la tumeur. Lorsque cette dernière a atteint un volume considérable, elle peut causer des symptômes très-pénibles en dérangeant les fonctions de la vessie et du rectum. La *marche* de la maladie est différente lorsqu'on a, à temps, frayé une issue au sang épanché, ou lorsque l'on s'est contenté de combattre les symptômes causés par la croissance de la tumeur. Lorsque l'on n'a pas ouvert la tumeur dès l'abord, l'on voit non-seulement augmenter l'intensité de tous les symptômes par suite de l'agrandissement de cette dernière, mais il survient encore quelquefois une inflammation des organes avoisinants et de la tumeur elle-même, qui fait qu'elle contracte alors des adhérences, ou qui cause la formation d'abcès.

L'ouverture de la tumeur fait bientôt disparaître toutes les douleurs; cependant il arrive quelquefois, pendant que le sang s'écoule, que de l'air entre dans le sac; et cause une inflammation des parois ainsi qu'une décomposition du sang qui peut encore être resté dans la tumeur, décomposition que l'on reconnaît à une odeur fétide et à un écoulement sanieux.

Quant à l'étiologie[1], Viguès indique que toutes les malades qu'il a traitées étaient encore jeunes, saines et même robustes, la plupart avaient eu des enfants, et presque toutes une anomalie quelconque de la menstruation. Il ne croit pas que ces extravasations résultent de la rupture d'un des nombreux vaisseaux situés dans le tissu cellulaire sous-péritonéal; mais il croit qu'un des follicules de l'ovaire éclate dans un endroit où ce dernier n'est pas exactement recouvert par le péritoine; le sang se répand alors entre l'ovaire et le péritoine, et s'étend de là jusque vers les organes avoisinants. Laugier pense qu'il ne peut se former une hématocèle que lorsque, par une cause quelconque, l'ovaire se trouve dans un état extraordinaire

[1] Outre les causes prédisposantes, Voisin, dans une thèse remarquable qu'il vient de soutenir à Paris, en 1858, mentionne comme causes efficientes les rapports sexuels, six fois sur vingt; des efforts, des violences extérieures, six fois sur vingt; des émotions morales, etc. — *Note des Traducteurs.*

de congestion, mais il n'admet pas que la rupture des vaisseaux situés entre les feuillets du péritoine puisse donner lieu à la formation de ces tumeurs. Quant à nous, cette dernière manière de voir nous paraît d'autant plus probable, que l'opinion de Viguès, de même que celle de Laugier, ne reposent pas sur des recherches anatomiques suffisantes.

La *terminaison* la plus fréquente et la plus heureuse de l'hématocèle est celle par résorption. L'on observe plus rarement un écoulement du sang par le vagin ou le rectum, ainsi que la formation d'abcès.

La plupart des médecins, dont les observations nous sont connues, recommandent la ponction par le vagin[1], soit au moyen d'un bistouri, soit avec un fort trocart. Il faut seulement avoir la précaution, après avoir fait écouler le contenu liquide, d'enlever aussi tous les caillots sanguins qui pourraient rester dans la tumeur. Pour éviter l'entrée de l'air, il est prudent d'injecter de l'eau dans la tumeur que l'on a vidée. Lorsque, quelques jours après l'opération, le liquide qui s'écoule de la blessure prend un caractère purulent ou sanieux, l'on fera bien de remplacer les injections émollientes employées dans le début par des injections d'eau de chlore. Les symptômes nerveux ou inflammatoires qui restent après l'opération ou peuvent se développer dans la suite doivent être traités d'après les principes connus de la thérapeutique.

Bibliographie. — Nélaton, Des tumeurs sanguines du pelvis. Gaz. des Hôp. 1851. N° 16. — Viguès, Des tumeurs sanguines de l'excavation pelvienne. Rev. med. chir. Octob. 1851. — Laugier, Schmidt's Jahrb. 1855. Bd. III, p. 322. — Tardieu, Annales d'hyg. publ. 1854. T. II, p. 157 — Chaussier, Mém. et consult. de méd. légale. Paris, 1838. — Kauffmann, Verh. d. Ges. f. Gebtsk. Berlin, 1855. — Laborderie, Schmidt's Jahrb. Bd. I, p. 312. — West, Diseases of women., puis plusieurs communications de Robert, Denonvilliers, Huguier, Follin, etc., dans les Comptes rendus de diverses Sociétés[2].

[1] La ponction, pratiquée presque exclusivement dans les vingt dernières années, est maintenant presque abandonnée, et Nélaton lui-même n'y a recours que « lorsqu'il y est contraint par la violence des douleurs, le développement de la tumeur et la crainte de son ouverture dans le péritoine. » D'après les statistiques de Voisin, sur vingt-sept cas non opérés, il y eut neuf morts (un tiers), et, sur huit cas opérés, trois morts (plus d'un tiers). Voisin propose les saignées locales, les révulsifs, les applications émollientes, et, à l'intérieur, les narcotiques, les purgatifs, et, dans la suite, les toniques. Toujours repos absolu. — *Note des Traducteurs.*

[2] Prost, en 1854, Fenerly et Cestan, en 1855, Engelhardt et Gallardo, en 1856, et Voisin, en 1858, ont publié des thèses sur l'hématocèle. Les premiers ne font pas remonter la connaissance de cette affection plus haut que Ruysch, en 1737. Voisin, au contraire, croit avoir retrouvé dans les Œuvres d'Hippocrate des passages ayant trait au sujet qui nous occupe. Il cite entre autres : T. V (trad. Littré), 4ᵉ livre des *Épidémies,* § 38, p. 181. T. V, 5ᵉ livr. § 1, p. 205. T. VIII, 1ᵉʳ livr. § 2, p. 21. — *Note des Traducteurs.*

§ 3. *Néoplasmes.*

Dans ce qui suit nous ne considérerons que les kystes et les tumeurs fibreuses, car l'infiltration tuberculeuse et cancéreuse des feuillets du péritoine dont nous nous occupons, infiltration qui ne se voit que consécutivement à une affection constitutionnelle, n'a pas à occuper le gynécologiste.

A. Kystes formés entre les feuillets du ligament large.

Les kystes se forment tantôt par un amas de liquide dans les canaux de l'organe de Rosenmüller, tantôt ils en sont complétement indépendants. Ils appartiennent presque constamment à la catégorie des kystes simples, et il est rare qu'ils dépassent le volume d'un œuf de poule ; quelques observations mentionnent cependant des kystes qui auraient atteint le volume de la tête d'un homme, et nous nous rappelons nous-même un cas dans lequel nous avons trouvé dans le ligament large du côté droit une tumeur colloïde de la grosseur d'une tête d'enfant. Quelquefois même l'on voit, dans *un seul* ligament, deux ou trois petits kystes simples, même davantage. Ces derniers ne diffèrent en rien, quant à la structure de leurs parois, leur consistance, la couleur et la composition chimique de leur contenu, des affections analogues des ovaires. Les symptômes durant la vie sont aussi complétement identiques dans les deux affections, tellement que, dans l'état actuel de la science, il n'est pas possible, lorsque l'on a reconnu la présence d'un kyste simple de petites dimensions, de décider avec certitude s'il a son point de départ dans l'ovaire ou dans le ligament large. Mais, lorsque le volume de la tumeur est considérable, ou lorsque le kyste est multiloculaire, l'on se trompera rarement si l'on considère l'ovaire comme le siége de la maladie.

Lorsque l'on aura diagnostiqué un kyste ayant son point de départ dans le ligament large, le pronostic sera plus favorable que dans une affection analogue de l'ovaire, parce que, comme nous l'avons déjà dit, les kystes du ligament large atteignent rarement un volume considérable.

Quant au traitement, vu le peu de certitude du diagnostic, nous renvoyons au chapitre traitant des kystes de l'ovaire.

B. Corps fibreux.

Il n'est pas très-rare de rencontrer dans les feuillets du péritoine qui entourent l'utérus de petits corps fibreux de la grosseur d'un pois à celle d'une cerise, et il est probable qu'ils se forment à la suite de petites extravasations sanguines. Les corps fibreux d'un volume plus considérable, que l'on y rencontre quelquefois, naissent toujours sur les côtés de l'utérus, et n'arrivent que plus tard entre les feuillets du ligament. Nous avons vu de pareils corps fibreux reposant avec une large base sur la paroi latérale de l'utérus, tandis que d'autres ne possédaient qu'un pédicule très-mince qui se perdait dans le tissu de la matrice. Lorsque ces derniers ne sont pas assez considérables pour empêcher les fonctions des organes voisins, ils n'ont aucune importance clinique, tandis que les autres tumeurs, adhérant avec l'utérus sur une large surface et faisant saillie entre les feuillets du péritoine, ne diffèrent en rien, dans leurs symptômes, des corps fibreux sous-péritonéaux de la matrice dont nous avons déjà parlé plus haut.

TROISIÈME PARTIE

PATHOLOGIE ET THÉRAPEUTIQUE DES MALADIES DES TROMPES UTÉRINES.

---

§. 1. *Vices de conformation.*

A. Il faut ici mentionner en premier lieu *l'absence complète des deux canaux oviductes*. Elle accompagne ordinairement un état rudimentaire ou l'absence complète de l'utérus, ce qui se comprend facilement, si l'on se rappelle que les trompes, ainsi que l'utérus, ne forment dans le principe qu'un seul organe, connu sous le nom des *canaux de Gartner*. Du reste, comme Rokitansky l'a fait observer, l'absence des oviductes n'est pas nécessairement liée à celle de l'utérus, car l'on a déjà trouvé les trompes sous forme de petits boyaux repliés sur eux-mêmes et terminés en cul-de-sac, lors même qu'il n'existait pas la plus petite trace d'un rudiment de l'utérus. L'absence *unilatérale* des trompes est plus fréquente et accompagne ordinairement le développement rudimentaire de la moitié correspondante de l'utérus. Quelquefois l'on observe en même temps l'absence de l'ovaire et des ligaments utérins du même côté. — L'absence complète des trompes exclut naturellement toute possibilité de conception, et n'a été observée que chez des femmes stériles, tandis qu'il existe quelques observations de femmes qui auraient conçu une ou même plusieurs fois, et chez lesquelles l'autopsie démontra l'absence d'une des trompes. — Il n'est pas nécessaire d'ajouter que ces difformités ne sont accessibles ni au diagnostic ni au traitement, et qu'elles offrent plutôt un intérêt anatomique que clinique.

B. On désigne sous le nom de *développement rudimentaire* des oviductes une anomalie telle, que de l'un ou des deux côtés de l'utérus l'on ne rencontre qu'un rudiment des trompes plus ou moins grand, tantôt fermé, tantôt ouvert à son extrémité extérieure. Il faut faire rentrer dans la même catégorie les restes de ces organes que l'on rencontre quelquefois dans le voisinage des ovaires en l'absence complète de l'utérus, ainsi que le développement insuffisant du parenchyme des trompes, avec le peu d'épaisseur des parois de cet organe, qui en est la conséquence. Il faut enfin aussi désigner sous le nom de développement rudimentaire la trop grande étroitesse de tout le canal, la longueur inégale des deux oviductes, qui accompagne fréquemment une semblable anomalie des ligaments larges de la matrice.

§ 2. — *Anomalies dans la position et le cours des trompes.*

Parmi les anomalies congénitales, nous trouvons ici l'insertion anormale des trompes sur l'utérus, dont Pole a publié un exemple, où la trompe gauche partait du segment inférieur du col de l'utérus et présentait une longueur deux fois plus grande que celle du même organe du côté droit [1].

De même que l'on a rencontré les ovaires dans des sacs herniaires, on y a aussi quelquefois trouvé les trompes, comme le prouvent les observations de Bérard [2], Schiller [3], Voigt [4], Mayer [5], et d'autres encore [6]. Toutes ces observations ne se rapportent qu'à des hernies inguinales.

A la suite des péritonites si fréquentes dans le voisinage des trompes, l'on rencontre très-souvent dans les cadavres des adhérences entre les canaux oviductes et les organes avoisinants, ainsi que les déviations qui en sont la conséquence. Les torsions et les flexions des trompes qui en résultent sont une cause fréquente de rétrécissements et même d'atrésies partielles ou complètes du canal des trompes, à la suite desquelles il se forme souvent les hydropisies tubaires dont nous parlerons plus bas. L'imperméabilité complète du canal sera une cause de stérilité toutes les fois qu'elle sera bilatérale, tandis qu'un simple rétrécissement pourra empêcher l'arrivée de l'ovule fructifié jusque dans l'utérus, et peut donner lieu à une grossesse tubaire. Du reste, de simples adhérences des trompes avec les organes voisins peuvent empêcher la conception en tant que le canal oviducte fixé dans une position anormale ne peut pas recevoir l'œuf à sa sortie des vésicules de Graaf.

[1] Mem. of the med. Society of London. Vol. II, p. 39.

[2] Revue médicale de Paris. Mai 1839.

[3] Neue Ztschr. f. Gbtsk. Bd. XIII, p. 372.

[4] Hufeland's Journ. Bd. VIII, St. III, p. 174.

[5] Salzb. med. chir. Ztg., Bd. IV.

[6] Geoffroy Saint-Hilaire, Hist. des anomalies de l'organisation. Paris, 1832, t. I, p. 390, 529, 638.

§ 3. — *Rétrécissements du canal des trompes.*

On les rencontre constamment dans la vieillesse, à la suite de l'atrophie concentrique des organes génitaux particulière à cet âge. Le rétrécissement est tantôt uniforme dans toute l'étendue de l'organe, tantôt seulement limité à quelques points. L'hypertrophie et le gonflement de la muqueuse, qui accompagnent les affections inflammatoires et catarrhales de ces organes, sont aussi une cause fréquente de ces anomalies, de même que, comme nous l'avons déjà dit, les adhérences péritonéales des trompes. Lorsque le rétrécissement est considérable, et qu'en même temps l'épithélium se détache à l'endroit du rétrécissement, il peut en résulter une occlusion complète, qui occupera rarement toute la longueur du canal, mais restera ordinairement limitée à quelques endroits. Ces oblitérations sont plus fréquentes vers l'extrémité des trompes la plus voisine de l'utérus, parce que c'est dans ce point que le canal est le plus étroit, tandis que le pavillon est rarement obstrué, si ce n'est par un épanchement péritonéal. Nous parlerons encore des occlusions en traitant de l'hydropisie tubaire; nous ajouterons seulement ici que les atrésies bilatérales complètes sont toujours suivies de stérilité, et les rétrécissements dans la plupart des cas.

§ 4. *Dilatations du canal des trompes.*

On ne les observe qu'à la suite d'obstacles mécaniques, tels qu'un amas de mucus, de pus, de sang, de matière tuberculeuse, etc. Nous en reparlerons dans la suite.

§ 5. *Hémorrhagies dans le canal des trompes.*

Il paraît que les hémorrhagies ne sont pas très-rares lorsque la congestion menstruelle est très-vive ; du moins nous avons présentes à l'esprit trois autopsies de femmes, mortes pendant la menstruation, chez lesquelles l'on trouva, dans une ou dans les deux trompes, du sang coagulé, mais il est vrai en très-petite quantité. Nous devons aussi mentionner ici un cas d'une jeune fille de vingt-deux ans, affectée de rougeole, qui mourut immédiatement après l'arrivée des règles avec tous les symptômes d'une péritonite très-intense, et chez laquelle, à l'autopsie, l'on ne reconnut aucune autre cause possible de la mort qu'une hémorrhagie dans la trompe gauche. Cette dernière avait l'épaisseur du doigt indicateur, était très-distendue, présentait une coloration d'un rouge bleuâtre, à cause du sang que l'on reconnaissait au travers de ses parois, et elle contenait, comme l'on put s'en convaincre en l'ouvrant, environ soixante grammes d'un sang moitié liquide, moitié coagulé, qui communiquait par l'orifice abdominal avec un épanchement sanguin, d'environ cinq cents grammes, presque tout coagulé, qui était situé dans la cavité du bassin. Rokitansky décrit, dans son *Anatomie pathologique*, des cas pareils terminés également par la mort.

Une autre cause d'hémorrhagie dans le canal des trompes est l'atrésie de l'utérus ou du vagin et la rétention du sang des règles qui en est la conséquence. Lorsque la dilatation de l'utérus a atteint un certain degré, le sang peut petit à petit passer dans les trompes, et, s'il ne trouve pas une issue dans la cavité abdominale, amener une rupture mortelle des parois des canaux oviductes, comme le prouve un fait raconté par de Haën[1]. Nous ne discuterons pas sur la justesse de l'opinion de F. Hoffmann[2], qui prétend qu'après un avortement, ou même une délivrance à terme, le sang accumulé dans la matrice peut refluer dans les trompes et jusque dans l'abdomen, à la suite de contractions antipéristaltiques de l'utérus. Nous croyons plutôt que la cause de ces hémorrhagies est la rupture survenue pendant l'accouchement d'un des vaisseaux de la trompe elle-même, et nous ajouterons, à l'appui de cette opinion, que, dans le cadavre d'une femme morte à la suite d'une péritonite et d'une endométrite puerpérales, nous avons trouvé dans la trompe droite un épanchement sanguin provenant visiblement de la rupture d'une des veines située dans l'épaisseur de la paroi de l'organe. La rupture traumatique des canaux oviductes avec hémorrhagie consécutive est sûrement très-rare, vu la position de ces organes; cependant un cas, raconté par Godelle[3], prouve qu'elle n'est pas impossible.

Ajoutons encore, en terminant, que la cause la plus fréquente des ruptures des trompes de Fallope est une grossesse tubaire; nous renvoyons, pour ce sujet, aux traités et manuels d'accouchements.

Il n'est pas possible de poser pendant la vie, avec quelque certitude, le diagnostic d'une hémorrhagie tubaire. On pourra peut-être

[1] Ratio med. T. III, p. 33.
[2] Opusc. pathol. pract., p. 358.
[3] Arch. gén. de méd. IIe Série, T. V, p. 103.

la supposer lorsque, dans un cas d'atrésie de l'utérus ou du vagin, le volume considérable de la matrice, résultant de la rétention d'une grande quantité de sang menstruel, diminuera tout d'un coup notablement, et que cette diminution sera accompagnée des symptômes d'une péritonite aiguë; encore faudra-t-il s'assurer si la véritable cause n'est pas une rupture des parois de l'utérus.

Lorsque l'hémorrhagie n'est pas abondante et que le sang se répand simplement dans le canal des trompes sans pénétrer dans la cavité abdominale, elle peut n'avoir aucun danger pour la vie de la malade, ce qui naturellement n'est plus possible lorsqu'une quantité de sang quelque peu considérable a pénétré dans le sac péritonéal. Si l'épanchement sanguin persiste longtemps dans le canal des trompes, il finit par subir les transformations si connues particulières aux épanchements de sang. Ainsi, pendant notre séjour à Prague, nous vîmes une préparation anatomique dans laquelle l'oviducte droit était, entre deux places oblitérées, dilaté jusqu'à la grosseur d'un œuf de pigeon, et renfermait une masse pultacée, d'un brun jaunâtre, composée de fibrine et de corpuscules du sang altérés qui ne pouvait provenir que d'un épanchement sanguin bien antérieur.

Vu l'incertitude du diagnostic des hémorrhagies tubaires, il ne peut naturellement pas être question d'un traitement particulier. Lorsque l'on verra les symptômes d'une hémorrhagie considérable dans la cavité abdominale, l'on n'aura pas autre chose à faire qu'à appliquer des compresses froides sur l'abdomen et à prescrire des lavements et des injections froides dans le vagin, en même temps qu'une médication analeptique, tandis que, lorsque la péritonite sera déclarée, il faudra la traiter d'après les règles habituelles.

§ 6. *Inflammation des trompes.*

Hors de la gestation, l'on n'observe guère que la forme catarrhale de l'inflammation de la muqueuse des trompes, et ordinairement elle est chronique, tandis que l'inflammation aiguë n'existe que pendant la congestion menstruelle de l'utérus, ou simultanément avec le catarrhe aigu de la muqueuse utérine. Le catarrhe chronique accompagne presque toujours une affection analogue de la muqueuse de l'utérus ou du vagin. Par la quantité beaucoup plus considérable du liquide sécrété, il cause ordinairement une dilatation plus ou moins prononcée de l'oviducte dont les parois hypertrophiées présentent une légère infiltration séreuse, tandis que la membrane muqueuse elle-même, surtout lorsque la durée de la maladie a été longue, est ramollie, tuméfiée et d'un rouge foncé presque noirâtre. La mucosité renfermée dans la cavité forme une masse tantôt visqueuse, tantôt semblable à de la dextrine (résultant d'un mélange de mucus et de pus), tantôt tout à fait puriforme, et, lorsque le canal de la trompe n'est pas partiellement oblitéré, il suffit d'une légère pression pour le faire sortir par l'extrémité abdominale. L'inflammation de la membrane muqueuse se continue quelquefois sur la partie du péritoine en rapport avec le pavillon; il se forme alors une exsudation qui entoure quelquefois complétement l'extrémité libre de la trompe, et il en résulte une occlusion, ou tout au moins des adhérences avec les organes voisins.

Le catarrhe chronique des trompes est une des causes prédisposantes aux oblitérations partielles que l'on rencontre souvent en plusieurs endroits dans un seul canal. L'hypersécrétion continuelle fait qu'il s'amasse entre ces atrésies une quantité surnaturelle de mucosité; les parois se dilatent alors, s'amincissent peu à peu, et finissent, après un temps plus ou moins long, par former des vessies de diverse grandeur, remplies d'un liquide aqueux semblable à de la sérosité. Il est plus rare de rencontrer dans ces dilatations une masse brunâtre, verdâtre ou noirâtre, dont la coloration extraordinaire résulte d'hémorrhagies antérieures et des divers résidus de nombreuses inflammations. Cette affection, que l'on désigne sous le nom d'*hydropisie des trompes*, est plus fréquente vers l'extrémité abdominale de ces organes; cependant l'on a souvent l'occasion d'observer des canaux oviductes repliés sur plusieurs points, divisés en cinq, six, ou même un nombre plus considérable de poches de dimensions très-variées, résultant d'autant d'oblitérations du canal. Nous avons observé un cas où la dilatation de la trompe était telle, que la poche qu'elle formait présentait à peu près la grosseur de la tête d'un enfant de dix ans; mais, en général, ces tumeurs ne dépassent pas le volume du poing d'un homme, et les observations d'auteurs anciens qui prétendent en avoir rencontré qui renfermaient jusqu'à dix, quinze, et même cinquante kilos de liquide, sont plus que suspectes.

La littérature médicale ancienne, ainsi que la moderne, renferment un nombre assez considérable d'observations, dans lesquelles les auteurs admettent que le liquide renfermé dans la trompe doit s'être quelquefois frayé une issue au travers de l'utérus et du vagin. Quoique cette *hydropisie profluente des trompes*, comme Rokitansky l'appelle, soit un fait parfaitement démontré, Kiwisch a cependant cru devoir faire observer que les mêmes symptômes peuvent résulter de la perforation d'un kyste de l'ovaire ou d'une hydrorrhée de l'utérus. Il trouve, en outre, étonnant que l'on n'ait encore jamais observé d'écoulement par l'extrémité abdominale des trompes, dans la cavité du péritoine, ce qui paraîtrait plus naturel, vu que l'hydropisie se développe ordinairement davantage dans cette direction que du côté de l'utérus, où, à part cela, le canal est en lui-même plus étroit et présente souvent quelque déviation.

Après avoir reproduit ici les doutes de Kiwisch sur l'existence de l'affection des trompes dont nous nous occupons, nous nous permettrons de rapporter quelques détails sur une autopsie qui servira à prouver la possibilité de pareils écoulements par l'extrémité utérine des canaux oviductes. Nous avons, en 1849, assisté à l'autopsie d'une femme d'environ soixante ans, morte à la suite d'une affection organique du cœur, et chez laquelle la trompe droite était transformée en une tumeur de la grosseur d'un œuf d'oie, remplie d'un liquide séreux, limpide et incolore. La gauche présentait une tumeur semblable, mais un peu plus petite, très-flasque et vacillante, et ne renfermant que dix à quinze grammes d'un liquide sanguinolent. Cette dilatation était située à peu près au milieu de la trompe, et était complétement fermée du côté abdominal, tandis que l'autre extrémité communiquait avec la matrice par un canal de quatre centimètres de long et d'environ un centimètre et demi de diamètre. L'utérus lui-même était légèrement grossi, ses parois un peu amincies, du reste parfaitement normal. Malheureusement les médecins qui avaient traité la malade ne surent pas nous dire si, pendant la vie, il s'était écoulé du vagin une quantité quelque peu considérable de liquide, mais cela nous paraît plus que probable, si l'on considère, d'un côté, la présence d'une large communication entre l'utérus et la partie dilatée de la trompe, et, de l'autre, la grosseur de la tumeur qui avait dû être causée par une quantité de liquide bien plus considérable que celle trouvée à l'autopsie.

Après avoir ainsi prouvé la possibilité d'une telle hydropisie profluente des trompes, nous devons toutefois reconnaître que des écoulements tubaires pareils sont extrêmement rares, car nous n'avons pas jusqu'ici rencontré dans notre pratique un seul cas de ce genre. Et quant au fait, mentionné par Kiwisch, de l'absence d'observations d'écoulements pareils dans la cavité abdominale, nous croyons devoir expliquer par le cours naturel de la maladie. En effet, comme nous l'avons déjà dit plus haut, l'hydropisie tubaire est toujours consécutive à un catarrhe, et cette dernière affection est ordinairement accompagnée d'une exsudation d'où résulte l'oblitération de l'extrémité abdominale des trompes, ainsi que des adhérences avec les organes voisins qui naturellement empêchent complétement l'écoulement du liquide. Dans le cours d'un catarrhe chronique, il arrive quelquefois, mais c'est très-rare, que la paroi des trompes sécrète une quantité abondante d'une matière purulente ou sanieuse qui s'amasse dans le canal et forme un véritable *abcès des trompes*. C'est une des terminaisons les plus fâcheuses de la maladie dont nous nous occupons, car le foyer purulent finit toujours par s'ouvrir et son contenu se répand dans le péritoine ou bien il est expulsé complétement du corps à la suite d'une perforation du rectum, du vagin, etc. Il nous paraît probable que, dans la plupart des cas, si ce n'est toujours, les abcès des trompes sont une conséquence des couches, car l'expérience a démontré que ce n'est qu'alors que la membrane muqueuse des trompes est sujette à une inflammation croupeuse accompagnée d'une exsudation abondante et favorisant, par conséquent, la formation du pus. En outre, tous les cas que nous avons observés étaient chez des femmes qui étaient accouchées un temps plus ou moins long avant le début de la maladie.

Nous n'avons jusqu'ici observé qu'une seule malade chez laquelle l'abcès des trompes se soit ouvert par le rectum. C'était une domestique de l'hospice des aliénés de Prague, que nous avons traitée en 1849 et 1850 à la clinique gynécologique de cette ville; chez elle aussi un accouchement était la cause de la maladie.

Nous avons déjà dit plus haut que, à la suite d'une hydropisie tubaire de longue durée, il pouvait se former une collection purulente dans la tumeur. Il va sans dire alors que cette inflammation, ou plutôt le ramollissement des parois déjà très-amincies de la tumeur qui en résulte, est facilement la cause d'une perforation. Le catarrhe simple des trompes n'est jamais, pendant la vie, accompagné de symptômes tels que l'on puisse en poser le diagnostic, et souvent même l'on a vu des dilatations hydropiques des trompes assez considérables persister pendant des années sans présenter un seul phénomène morbide de quelque importance. Nos propres observations nous ont même convaincu que cette affection se comporte toujours de cette manière tant qu'il ne se joint pas à la maladie des trompes une inflammation du péritoine, dont alors les symptômes sont surtout très-frappants, lorsque la perforation d'un abcès tubaire est la cause de la péritonite. Kiwisch prétend bien que, chez quelques femmes très-amaigries, la présence, des deux côtés du fond de l'utérus, de tumeurs allongées, mamelonnées, élastiques, se dirigeant de la matrice vers les deux côtés du bassin, permet de diagnostiquer une hydropisie tubaire bilatérale, mais nous croyons que ces symptômes ne suffisent pas pour en pouvoir tirer un diagnostic certain, car nous n'avons aucun moyen de distinguer les tumeurs en question de kystes siégeant dans les deux ovaires.

En un mot, nous considérons le diagnostic du catarrhe, de l'hydropisie et des abcès des canaux oviductes comme impossible avec les moyens qui actuellement sont à notre disposition. Et surtout l'on ne parviendra jamais à distinguer les tumeurs des trompes d'affections analogues (kystes, abcès, etc.) des ovaires; c'est pourquoi, pour ce qui est du traitement, nous renvoyons à ce que nous dirons plus tard au sujet des maladies des ovaires. Nous ajouterons pourtant ici, avant de terminer, que la paracentèse des hydropisies tubaires, préconisée par quelques auteurs, est tout à fait inutile, car de pareilles tumeurs n'atteindront que dans de rares exceptions une dimension assez considérable pour pouvoir devenir la cause de douleurs rendant nécessaire une opération. L'on n'observe jamais sur la muqueuse des trompes d'*exsudation* primitive, si ce n'est comme complication des inflammations puerpérales de l'utérus et du péritoine. Nous ne nous étendrons donc pas sur ce sujet, vu qu'il ne rentre pas dans le plan de ce livre.

§ 7. *Néoplasmes.*

A. Tuberculose. De même que dans l'utérus, on ne rencontre les tubercules dans les trompes que sous la forme d'une infiltration tuberculeuse de la membrane muqueuse. Ordinairement l'utérus est en même temps le siége de la même affection, on l'a cependant plusieurs fois vue limitée aux trompes. Nous-même nous avons observé une fois une infiltration tuberculeuse de la muqueuse utérine n'intéressant que la moitié gauche de la matrice, tandis qu'en même temps la trompe droite seule présentait la même affection; Rokitansky décrit très-bien les altérations anatomiques résultant de cette maladie, lorsqu'il dit que toute la muqueuse est transformée en une masse purulente, en décomposition, d'un blanc jaunâtre, d'une consistance caséeuse, onctueuse au toucher et oblitérant tout le canal de la trompe. La trompe elle-même est plus ou moins tuméfiée, contournée comme les intestins, et son parenchyme est transformé en un tissu blanchâtre, lardacé et dur au toucher. La muqueuse du pavillon, également infiltrée de masse tuberculeuse, fait saillie au dehors sous forme d'une tête de chou-fleur et elle est renversée du côté du péritoine.

Il est rare de rencontrer la maladie sous forme de simple granulation, de tuberculose miliaire ; mais, lorsqu'elle existe, c'est surtout vers l'extrémité abdominale.

Lorsque la tuberculose des trompes a duré un temps assez considérable pour que les parois de ces organes puissent être en quelques endroits rongées par les matières purulentes en décomposition, il en résulte quelquefois une perforation dans la cavité abdominale, qui d'autres fois n'a pas lieu à cause des adhérences que la partie malade contracte avec les organes avoisinants.

Comme la tuberculose des trompes accompagne toujours une affection semblable d'autres organes plus importants, tels que, par exemple, les poumons, le canal intestinal, le péritoine, etc., et comme elle ne présente pas de symptômes assez caractéristiques pour qu'un diagnostic soit possible, elle n'a pas un grand intérêt pratique.

B. Cancer. Le cancer des canaux oviductes est toujours une affection secondaire, c'est-à-dire transmise par l'intermédiaire d'autres organes, en particulier de l'utérus, plus rarement des ovaires ou du péritoine. Une altération cancéreuse primitive des trompes est un fait excessivement rare. Dans un cas que nous avons observé, la trompe *gauche*, dont le diamètre avait presque atteint deux centimètres et demi, était rempli d'une substance cancéreuse pultacée, d'un blanc laiteux, qui était visiblement le produit de l'infiltration de la muqueuse; la malade présentait en outre dans l'ovaire *droit* un encéphaloïde ramolli, de la grosseur d'un poing, dont la substance en dissolution s'était frayé un passage dans la cavité abdominale, et fut ainsi la cause de la péritonite qui amena la mort. Ce fait peut en outre servir à prouver la vérité d'une opinion émise par plusieurs auteurs, à savoir que les affections cancéreuses des trompes de Fallope ne sont pas nécessairement transmises par le contact d'autres organes présentant la même maladie.

C. D'entre tous les *kystes* des trompes, la forme la plus fréquente consiste dans la dilatation du canal de Müller dont l'extrémité fait saillie au dehors du pavillon de la trompe. Ces petits kystes sont ordinairement de la grosseur d'un grain de millet ou de celle d'un pois, et il est rare qu'ils atteignent celle d'une noix. Comme cela se comprend aisément, ils ne présentent aucun intérêt pratique. Il en est de même des autres petits kystes que l'on observe quelquefois entre le parenchyme des trompes et leur enveloppe péritonéale, qui eux aussi sont rarement plus gros qu'un pois.

D. Quant à la *grossesse extra-utérine* ayant son siége dans le canal oviducte, nous renvoyons aux chapitres correspondants des traités et des manuels d'accouchements.

QUATRIÈME PARTIE

PATHOLOGIE ET THÉRAPEUTIQUE DES MALADIES DES OVAIRES.

CHAPITRE PREMIER

Considérations générales.

Si nous avons à nous féliciter des progrès qu'ont faits dans ces dernières années le diagnostic et le traitement des maladies de l'utérus, nous devons au contraire reconnaître que les travaux des gynécologistes sur les maladies des ovaires ont été presque sans fruits pour la pratique.

Déjà la position de ces organes cachés dans les profondeurs du bassin, ce qui les rend presque complétement inaccessibles aux moyens d'exploration que nous connaissons actuellement, explique pourquoi le diagnostic d'affections ovariques sans altérations profondes du tissu de ces organes n'est jamais possible avec la même précision que dans les diverses affections de l'utérus pour lesquelles nous pouvons nous aider du toucher, et souvent aussi de la vue. Puis, lorsque la maladie de l'ovaire est plus avancée, qu'il est le siége d'une altération pathologique facile à reconnaître, parce qu'elle est accompagnée d'une augmentation considérable du volume de l'organe, l'affection a alors toujours atteint un tel degré, que le médecin ne pourra que très-rarement obtenir un résultat favorable. Mais, comme les diverses maladies des ovaires sont des plus importantes du domaine de la gynécologie, nous croyons, avant d'étudier spécialement les diverses affections ovariques, devoir d'abord donner ici quelques considérations générales au sujet de l'étiologie, de la symptomatologie et du diagnostic de ces affections.

§ 1. *Étiologie des maladies des ovaires.*

En jetant un regard sur le développement des maladies dont nous nous occupons, nous sommes forcé de reconnaître qu'un grand nombre d'entre elles sont la conséquence des *fonctions physiologiques* de ces organes. — Comme chacun le sait, la congestion qui tous les mois accompagne la chute de l'œuf dépasse fréquemment son degré normal, ou bien elle persiste trop longtemps avec une violence telle, qu'il doit nécessairement tôt ou tard en résulter des altérations pathologiques. Après une congestion brusque et violente, l'on voit fréquemment des vaisseaux se rompre et donner lieu à des hémorrhagies, non-seulement dans la cavité des vésicules, mais encore dans le tissu propre de l'ovaire. Et ces hémorrhagies, pour peu qu'elles soient abondantes, peuvent à elles seules, ou bien à la suite d'une exsudation consécutive dans le tissu ambiant, occasionner des altérations pathologiques qui quelquefois ne sont qu'un obstacle à l'ovulation, mais qui d'autres fois sont beaucoup plus graves par la formation d'abcès, etc., capables de mettre en danger la vie des malades.

Si l'hyperémie cataméniale, quoique trop forte, est moins brusque, mais persiste longtemps à un certain degré, l'on a moins à redouter la rupture des vaisseaux que la formation d'épanchements. Ces derniers sont une cause fréquente d'ovarites aiguës ou chroniques avec toutes les affections qui en résultent, parmi lesquelles nous devons en premier lieu mentionner les diverses formes de kystes qui sûrement sont souvent la conséquence de ces hyperémies continues, ou plutôt de l'hypertrophie des parois des vésicules de Graaf et de l'augmentation considérable de leur contenu qui en sont les suites ordinaires.

Il faut en outre considérer que ces hyperémies peuvent beaucoup contribuer au développement d'une affection ovarique déjà préexistante ; du moins l'on a souvent fait la remarque que les tumeurs ovariques, dont il sera question plus loin, faisaient à l'époque de la menstruation des progrès sensibles et rapides.

La *structure* de ces organes est aussi importante sous le rapport de l'étiologie des maladies ovariques, et surtout la présence des nombreuses vésicules de Graaf, parfaitement closes et pourvues d'une paroi relativement épaisse, est d'une grande importance dans le développement de plusieurs des affections les plus graves. On observe fréquemment une augmentation de leur contenu, qui peut d'autant plus difficilement se frayer une issue, qu'ordinairement il existe en même temps une hypertrophie des parois dans lesquelles il se forme une nouvelle vascularisation entretenant à son tour l'exsudation continuelle dans la cavité des vésicules, et augmentant ainsi la quantité du contenu.

Le colloïde est fréquent dans le parenchyme de l'ovaire, et la grande disposition qu'ont tous les organes glanduleux à subir la dégénérescence cancéreuse explique la fréquence de cette affection dans les ovaires.

En considérant en outre le rapport intime des ovaires avec les organes voisins, et surtout avec l'utérus, dont les vaisseaux fournissent aussi le sang nécessaire aux ovaires, l'on comprendra que de pareils rapports anatomiques seront la cause de bien des maladies des ovaires, et, en effet, l'on voit fréquemment l'extension aux ovaires d'affections inflammatoires, de congestions, de dégénérescences cancéreuses, etc., d'organes voisins. Chacun sait aussi que la déviation des ovaires est une complication fréquente des difformités et des déviations de l'utérus.

Reste encore à examiner l'enveloppe péritonéale des ovaires. L'inflammation du péritoine avec exsudation est malheureusement si fréquente à la suite de la menstruation, de la grossesse, de l'accouchement et des couches, qu'il n'est pas rare de rencontrer les ovaires fixés aux organes voisins par de nombreuses adhérences ou déviés dans diverses directions. Quelquefois même ils sont tellement entourés par les produits de l'exsudation, que non-seulement leurs fonctions sont complétement abolies, mais que, comme l'exsudat, ils subissent une décomposition purulente ou putride qui cause de grands ravages dans ces organes.

Parmi les *causes extérieures* qui peuvent agir sur le corps de la femme, on a de tout temps, et ce n'est pas sans raison, considéré un refroidissement pendant la menstruation, un coït immodéré de même qu'une abstinence complète, comme des causes fréquentes d'affections ovariques. L'avenir a cependant à prouver, mieux qu'on ne l'a fait jusqu'ici, si cette opinion, qui n'est point invraisemblable, est vraie ou non.

§ 2. *Symptomatologie des maladies des ovaires.*

Si d'abord nous voulons parler des symptômes qu'accusent les personnes affectées de maladies des ovaires, nous verrons que le nombre en est assez limité.

Vu le peu de sensibilité de ces organes, l'on ne s'étonnera pas de reconnaître l'existence d'altérations profondes, sans que la malade ait ressenti de vives douleurs. Il arrive même quelquefois que le tissu entier de l'ovaire est altéré ou même complétement détruit, tellement que, même à un examen attentif, l'on ne trouve aucune trace du tissu normal, et cependant, pendant toute la durée de la maladie, qui souvent était de plusieurs années, la malade ne se plaignit jamais de douleurs quelque peu intenses. Il suffit ici de mentionner les immenses tumeurs ovariques qui souvent atteignent un poids de plusieurs kilogrammes, sans être accompagnées d'autres symptômes morbides que ceux dus à la compression mécanique des organes voisins, la dilatation des parois abdominales et le poids énorme de l'abdomen. L'on pourrait cependant nous dire qu'il est des maladies des ovaires, telles que l'ovarite aiguë ou chronique et quelques formes des tumeurs, qui causent de vives douleurs; à cela nous répondrons que ces affections sont toujours accompagnées de l'inflammation de la partie la plus rapprochée du péritoine ou d'autres organes avoisinants, et que cette dernière affection, et non la maladie de l'ovaire, est la cause des douleurs.

Il résulte de tout ce que nous venons de dire que, sans vouloir nier complétement la sensibilité des ovaires, les symptômes dépendant d'une excitation de la sensibilité auront peu d'importance pour le diagnostic des maladies de ces organes, sauf peut-être dans quelques exceptions que nous mentionnerons dans la suite.

Les symptômes résultant des désordres dans les fonctions des ovaires ne conduisent pas à un diagnostic plus certain. L'écoulement menstruel est, comme on le sait, le seul fait duquel on puisse tirer une conclusion sur la régularité ou les anomalies de l'ovulation. Mais cette conclusion n'est ni sûre ni exacte, car la maturation et la chute des œufs suivent quelquefois leur cours normal, tandis que l'on observe les anomalies les plus variées dans l'expression extérieure de ces phénomènes, à savoir, dans l'écoulement cataménial. D'autres fois, au contraire, l'on a rencontré une altération profonde des ovaires, et cependant les règles n'avaient pas cessé d'être régulières, et on a même observé des faits pareils lorsque les deux ovaires étaient affectés, pourvu que, dans une portion de l'un d'eux, il restât encore des vésicules de Graaf à l'état physiologique, dans lesquelles la maturation et la chute des œufs pouvaient suivre leur cours régulier.

Malgré le peu de certitude que les troubles de la menstruation peuvent donner au diagnostic des diverses maladies des ovaires, le médecin ne doit cependant pas les négliger, car ils peuvent avoir quelque utilité lorsqu'il s'y joint d'autres phénomènes morbides, comme dans tous les cas où il existe une douleur quelconque ou une tumeur naissante dans la région des ovaires.

Les désordres dans les fonctions des organes voisins, qui si souvent accompagnent les maladies de l'ovaire, ne sont pas non plus sans importance au point de vue du diagnostic. C'est ainsi que souvent les autres organes génitaux (utérus, trompes, ligaments utérins, vagin) présentent des affections secondaires à la suite de maladies des ovaires. Nous n'avons qu'à mentionner les déviations de quelques-uns, si ce n'est de tous les organes que nous venons de nommer, qui constamment accompagnent les tumeurs volumineuses des ovaires, et ces déviations ne sont naturellement pas sans influence sur les fonctions de ces organes. Nous rappellerons aussi les observations assez fréquentes de l'extension d'une inflammation des ovaires à la matrice, aux ligaments larges et aux trompes, ainsi que le fait bien connu que les néoplasmes des ovaires sont souvent suivis d'affections pareilles dans les organes génitaux avoisinants. D'après ce que nous venons de dire, l'on comprendra que les troubles des fonctions de l'ensemble des voies génitales peuvent aussi fournir au diagnostic des maladies de l'ovaire quelques signes importants. — Il va sans dire aussi que les troubles fonctionnels résultant des déviations et de la compression de la vessie, du rectum, des vaisseaux et des nerfs du bassin, méritent d'attirer l'attention du médecin. De tout temps, l'on a considéré la dysurie, l'ischurie, l'incontinence d'urine, la difficulté de la défécation, les divers symptômes névralgiques, ainsi que l'œdème d'une ou des deux extrémités inférieures résultant de la compression des veines du bassin, comme autant de signes importants des maladies et surtout des diverses tumeurs des ovaires. Dans la suite, nous indiquerons les caractères spéciaux qui sont importants pour bien apprécier les divers groupes de symptômes que nous venons de mentionner.

Il faut enfin convenir aussi que, malgré la fréquence d'affections ovariques sans influence fâcheuse sur l'organisme en général, il n'en est toutefois pas toujours ainsi, et que, fréquemment aussi, le contraire a lieu. Souvent l'on voit apparaître divers désordres dans la digestion, l'hématogénèse et l'innervation, accompagnés des divers symptômes de l'anémie et de l'hystérie, et cela, non-seulement à la suite d'altérations profondes du tissu de l'organe (comme les kystes simples et multiples, les tumeurs cancéreuses, les colloïdes, etc.), mais aussi après une simple congestion ou une inflammation aiguë ou chronique.

Nous avons déjà parlé des troubles qui peuvent survenir dans la circulation des extrémités inférieures, et il ne nous reste qu'à ajouter que la compression des poumons par des tumeurs ovariques très-volumineuses est quelquefois la cause de désordres très-pénibles dans les fonctions de la respiration, qui peuvent devenir dangereux pour la vie de la malade.

§ 3. *Diagnostic des maladies des ovaires.*

Quoique l'examen physique nous fournisse des résultats moins nombreux et moins sûrs pour le diagnostic des maladies des ovaires que pour celui des maladies de l'utérus, ce qui se comprend d'après la position cachée de ces organes si peu accessibles à nos recherches, ces résultats sont pourtant les seuls capables de guider le médecin, non-seulement dans le diagnostic, mais aussi dans le traitement de ces affections.

Tout en renvoyant, pour l'appréciation des résultats de l'exploration au point de vue du diagnostic des maladies des ovaires, aux chapitres spéciaux qui vont suivre, nous dirons ici en passant jusqu'à quel point ces affections sont accessibles à la vue, à l'ouïe et au toucher, et quelles sont les méthodes d'examen dont on doit se servir.

A. Examen au moyen de la vue.

Le médecin peut constater par la vue, d'une manière indirecte il est vrai, toutes les maladies des ovaires qui sont accompagnées d'une augmentation considérable du volume de ces organes. Dans cette catégorie rentrent toutes les tumeurs ovariques, dont la nature est si variée (kystes simples et multiples, cystosarcomes, colloïdes, cancers, tumeurs fibreuses, etc.). D'après les dimensions et le siége de ces tumeurs, la dilatation de l'abdomen est tantôt unilatérale, tantôt égale des deux côtés, et la surface tantôt unie, tantôt bosselée de la portion de la tumeur située immédiatement derrière la paroi abdominale, explique la présence des saillies et des enfoncements que l'on observe quelquefois à la surface de cette paroi elle-même, et qui souvent sont assez marqués pour que non-seulement la palpation, mais la vue seule suffise pour les faire remarquer. Lorsque la peau de l'abdomen a été fortement distendue par une tumeur très-considérable, il n'est pas rare d'observer des déchirures dans les couches profondes du derme. On les remarque surtout dans les deux régions inguinales, d'où quelquefois elles s'étendent jusqu'à la face interne des cuisses, sous forme de raies bleuâtres ou brunâtres ressemblant assez à des cicatrices. La fosse ombilicale disparaît aussi fréquemment, et l'on voit même quelquefois, comme dans les dernières semaines de la gestation, l'ombilic faire au-dessus de la surface de l'abdomen une saillie rappelant la forme et les dimensions d'un dé à coudre. Comme il est très-rare de voir dans la cavité abdominale d'autres tumeurs atteindre les mêmes dimensions que les tumeurs ovariques, les altérations des enveloppes abdominales que nous venons de décrire ne seront pas sans importance pour le diagnostic de ces affections. Nous avons déjà dit plus haut comment les tumeurs ovariques pouvaient donner lieu à une infiltration séreuse visible des extrémités inférieures ; nous en reparlerons avec plus de détails dans les chapitres qui vont suivre.

B. Examen au moyen de l'ouïe.

Il faut ici mentionner en premier lieu les bruits que l'on entend quelquefois, quoique rarement, dans les vaisseaux, en la présence de tumeurs ovariques considérables. Quelques gynécologistes ont prétendu n'avoir jamais entendu de bruits pareils dans l'abdomen de femmes affectées de cette maladie, mais la rareté du fait explique cette assertion erronée. Nous-même, malgré le grand nombre de malades que nous avons traitées pour cette même affection, nous devons convenir que ce n'est qu'après un examen très-attentif que nous avons entendu, dans quelques cas seulement, les bruits en question, et, dans ces cas, l'autopsie est toujours venue dans la suite démontrer la présence d'une tumeur dont l'appareil circulatoire était très-développé. Il résulte de ce que nous venons de dire que, lorsqu'à l'auscultation l'on rencontrera un pareil symptôme, il faudra plutôt supposer la présence d'une tumeur de la matrice que des ovaires. Vu la fréquence des exsudations à la surface de tumeurs ovariques volumineuses, ou à la portion correspondante du feuillet pariétal du péritoine, l'on ne s'étonnera pas d'entendre quelquefois, à l'auscultation de l'abdomen, un bruit de frottement très-caractérisé, surtout lorsque la malade fait quelque mouvement ou respire profondément.

Lorsque la tumeur est remplie d'un liquide, l'on peut, lorsque l'on ausculte et percute simultanément, entendre un bruit caractéristique produit par l'ébranlement du liquide.

Nous verrons dans la suite, en parlant de la pathologie spéciale des maladies des ovaires, jusqu'à quel point l'on peut tirer parti de ces divers symptômes de l'auscultation pour reconnaître la nature des diverses tumeurs ovariques ou pour les distinguer d'autres affections.

C. Examen par le moyen du toucher.

Ici, comme pour le diagnostic des maladies de l'utérus, il faut pratiquer le toucher à l'extérieur et à l'intérieur. La position normale des ovaires dans la cavité du petit bassin ne permettant pas qu'ils soient sensibles à la palpation des régions inguinales, il va sans dire que les maladies de ces organes, qui sont accompagnées d'une augmentation de volume considérable, pourront seules être l'objet d'un examen par la méthode explorative qui nous occupe. Le médecin devra constater d'abord si la tumeur qu'il a reconnue dans la région hypogastrique siége sur la ligne médiane, ou si elle correspond à la situation latérale des ovaires. Malgré les faits très-nombreux de petites tumeurs ovariques de la grosseur d'un œuf de poule à celle d'un poing, situées tantôt d'un côté de l'abdomen, tantôt de l'autre, il n'est cependant pas moins fréquent, lors même qu'elles n'ont pas dépassé le volume indiqué, de les rencontrer plus ou moins dans la ligne médiane. La connaissance de ce fait est importante, parce que nous voyons par là que le siége d'une tumeur dans la ligne médiane du corps n'exclut point la possibilité de sa dépendance des ovaires.

La tumeur est-elle plus considérable, il faudra, à côté de son volume, considérer sa consistance, la présence ou l'absence d'une fluctuation générale ou limitée seulement dans quelques parties de la tumeur. L'on examinera la surface de la tumeur située derrière la paroi abdominale, pour savoir si elle est unie ou si elle présente des saillies plus ou moins considérables; l'on tiendra compte de son degré de mobilité et, autant qu'il sera possible, de ses rapports avec les organes voisins. Quant à l'exploration interne, la main suffit ordinairement. Il faut ici se rappeler que, tant que l'ovaire est sain, qu'il n'a pas subi d'augmentation de volume, le doigt ne peut le sentir ni par le vagin ni par le rectum.

Le procédé ne diffère en rien de celui que nous avons décrit dans la première partie de cet ouvrage en parlant de l'exploration de la matrice. Mais, comme les maladies des ovaires dans lesquelles l'organe présente un volume considérable sont seules accessibles à cette méthode d'exploration, il ne s'agit pas d'en constater la présence;

mais le but principal du toucher vaginal sera de reconnaître si la tumeur appartient ou non à l'ovaire. Le siége de l'affection ne fournissant pas toujours à ce sujet de données certaines, il sera prudent, dans cet examen, de se remémorer toutes les tumeurs indépendantes des ovaires, surtout celles qui partent de l'utérus, afin d'arriver par exclusion à pouvoir déterminer si ces propriétés physiques de la tumeur parlent en faveur d'une affection des ovaires ou d'un autre des organes renfermés dans le bassin. En considérant en outre, avec l'attention nécessaire, l'anamnèse et les divers symptômes subjectifs qui accompagnent la maladie, l'on pourra, dans la plupart des cas, après avoir examiné le siége, la consistance, la mobilité et la sensibilité de la tumeur, reconnaître avec certitude si la tumeur appartient ou non aux ovaires. Il faut, il est vrai, pour ce diagnostic, une connaissance exacte de la situation des diverses tumeurs ovariques et de leur influence sur les organes voisins. Mais, une explication détaillée de ces faits nous forçant d'outre-passer les limites que nous avions posées à ce chapitre, traitant exclusivement des généralités, il suffira d'en avoir fait sentir toute la valeur au point de vue du diagnostic et de renvoyer aux chapitres de cet ouvrage où ce sujet sera traité d'une manière toute spéciale.

Les tumeurs ovariques étant souvent situées dans l'excavation recto-utérine, l'on comprendra que le toucher rectal peut devenir un précieux moyen de diagnostic, surtout dans les cas douteux. Quelquefois aussi, mais plus rarement, il pourra arriver que l'introduction de la sonde utérine sera seule en mesure de donner quelque certitude sur le point de départ d'une tumeur pelvienne. La concomitance fréquente des affections des ovaires et de l'utérus nécessitera aussi quelquefois l'emploi du spéculum, et cela surtout lorsque l'on aura rencontré chez la malade quelques symptômes qui ne trouvent pas leur explication dans la maladie de l'ovaire que l'on a diagnostiquée. Nous n'avons qu'à nommer ici les coliques utérines, si douloureuses, un écoulement cataménial par trop abondant, les métrorrhagies, la leucorrhée, qui, lorsqu'ils se joignent à une maladie des ovaires, indiquent toujours que, d'une manière ou de l'autre, les autres organes génitaux ne sont point dans leur état normal.

Enfin, pour ne rien oublier, disons encore un mot de la ponction exploratrice qui peut être indispensable pour distinguer les tumeurs solides des ovaires de celles qui renferment un contenu liquide. La position plus ou moins élevée de la tumeur décidera s'il faut introduire le trocart au travers des parois abdominales ou par le vagin.

CHAPITRE II

Pathologie spéciale et thérapeutique des maladies des ovaires.

§ 1. *Absence et développement rudimentaire des ovaires.*

L'*absence des deux ovaires* est une anomalie assez rare et accompagnée ordinairement du développement incomplet d'autres portions des organes génitaux de la femme. Quelquefois l'on rencontre en même temps l'absence complète de l'utérus ou des trompes; d'autres fois l'utérus existe, mais à un état rudimentaire, que présentent aussi le vagin, les lèvres, le clitoris et même les mamelles.

Dans plusieurs observations que nous avons sous les yeux, nous voyons l'absence des deux ovaires avoir une influence pareille sur le développement du corps entier; plusieurs des caractères particuliers de la femme disparaissent : le menton se couvre de barbe, la voix devient rauque et masculine, les mamelles ne se développent point, le bassin présente la forme caractéristique au sexe masculin, et l'on n'observe aucune trace de menstruation, quoique le désir du rapprochement sexuel ne soit point constamment aboli.

L'*absence d'un seul ovaire* est plus fréquente. Ce n'est alors ordinairement que la moitié correspondante de l'utérus qui présente un développement rudimentaire. Quelquefois l'on a vu le rein, du côté où l'ovaire manquait, descendre jusque dans les profondeurs du bassin. Cette anomalie peut exister sans que les organes génitaux externes y participent aucunement; souvent même la menstruation a son cours régulier, et l'on connaît plusieurs cas de femmes qui ont conçu et mis au monde des enfants de sexe différent, quoiqu'à leur mort l'on reconnût à l'autopsie l'absence d'un ovaire.

Le *développement rudimentaire* des ovaires se présente sous deux formes différentes : ou bien cet organe est resté au même état qu'il présentait chez le fœtus ; il apparaît sous la forme d'une langue très-petite et très-découpée, dans laquelle les vésicules de Graaf manquent complétement ou sont fort peu développées; ou bien la forme de l'ovaire est la même que chez la femme, mais il est petit, aplati, et ne renferme que quelques vésicules. Ce développement rudimentaire des ovaires se rencontre ordinairement des deux côtés; cependant nous l'avons plusieurs fois observé à un seul ovaire. Dans le premier cas, on trouve quelquefois en même temps l'anomalie analogue de l'utérus, dont nous avons déjà donné la description, et de telles femmes, chez lesquelles les règles manquent complétement ou sont fort peu abondantes, sont naturellement stériles. Dans l'autre cas, tous les autres organes génitaux sont à l'état normal, la menstruation n'est pas nécessairement troublée, et des conceptions réitérées peuvent avoir lieu, comme nous avons pu nous en convaincre par l'exemple d'une femme qui avait eu six enfants, et à l'autopsie de laquelle nous trouvâmes l'ovaire droit parfaitement développé, mais le gauche exactement au même état que chez un fœtus.

Bibliographie. — Franck v. Franckenau, Satiræ medicæ. 1722. pl. 41. — Morgagni, De sed. et caus. morb. Epist. 29, art. 10-20. Ep. 46, art. 20. Ep. 49, art. 16. Ep. 56, art. 20. Ep. 60, art. 10. — Murat, Dans le dict. des sc. méd. T. XXXIX, p. 3. — Pears, Edinb. med. et surg. Journal. III, p. 105. — Meckel, Path. Anat. Bd. I, p. 658. — Granville, Philos. transactions, 1818. — Chaussier, Bull. de la fac. de méd de Paris. 1817, p. 457. — Hunter, Morb. anat. 1807, p. 397.— Lauth, Répert. d'anat. path. 1828. T. V, p. 99. — Gardien, Traité des accouch. I, p. 157. — Thære, Thèses de Paris. 1839. N° 85, p. 6.— Fournier, Dictionnnaire des sc. méd. IV, p. 159.— Boyd, Med. chir. transactions, 1842. Juillet.— Chéreau, Malad. des ovaires. 1844, p. 111.— Rokitansky, Path. Anat. Bd. III, p. 585. — Kiwisch, Klin. Vortræge. Bd. II, p. 33. — Rokitansky, Ztschr. d. Ges. Wien. Ærtzte. Mai 1849.

§ 2. *Atrophie des ovaires.*

L'atrophie des ovaires est tantôt la suite d'un processus sénile qui affecte tous les organes génitaux, tantôt elle apparaît dans un âge moins avancé, soit seule, soit combinée avec celle de la matrice.

Un ovaire atrophié est plus petit dans toutes ses dimensions et il apparaît sous forme d'une masse fibreuse raccourcie, dans laquelle l'on ne rencontre point, ou seulement un nombre très-restreint, de vésicules ovariques, qui elles-mêmes sont souvent transformées en kystes. La surface de l'organe est inégale, ridée et traversée dans toute sa longueur par des sillons semblables à ceux du cerveau. Le tissu est sec et très-anémique. A l'exception de l'atrophie sénile des ovaires, il est impossible de donner une explication suffisante de la cause de cette métamorphose. Lorsqu'elle atteint les deux ovaires, elle est une cause inévitable de stérilité, qu'il est impossible de diagnostiquer et pour laquelle, par conséquent, il ne peut être question d'un traitement, qui, du reste, serait parfaitement infructueux, vu la gravité des altérations de l'organe.

§ 3. *Hypertrophie des ovaires.*

Voyez : Ovarite chronique, p. 339 et suivantes.

§ 4. *Déviations et hernies des ovaires.*

L'ovaire éprouve souvent des déplacements variés, soit à la suite de ses propres affections, soit à la suite de celles d'organes voisins, et surtout par l'augmentation du volume ou les déviations de l'utérus. Leur importance est cependant toujours subordonnée à celle de la maladie primitive. Nous avons, du reste, mentionné à plusieurs reprises ces déviations consécutives, et il ne sera pas nécessaire de faire ici de nouvelles remarques à ce sujet. Quelques mots, au contraire, sur les hernies des ovaires ne seront sûrement pas de trop.

Les *hernies de l'ovaire* sont ordinairement une affection congénitale. C'est surtout dans la hernie inguinale que l'on a rencontré l'ovaire; cependant la présence de cet organe a aussi été constatée dans des hernies crurales, abdominales, vaginales, dans celles du trou sous-pubien et de la grande échancrure ischiatique. Tantôt l'ovaire était accompagné d'une portion de l'intestin ou de l'épiploon, tantôt il était seul dans le sac herniaire. L'étiologie de ces déviations est encore assez obscure, surtout pour ce qui a trait aux cas où l'ovaire a pénétré par des ouvertures éloignées de sa position normale. Nous ne voulons pas enrichir la littérature médicale de nouvelles hypothèses à ce sujet, mais simplement ajouter que nous considérons comme de véritables vices de conformation la plupart des hernies de l'ovaire dont on ne peut pas expliquer l'origine.

Les observations recueillies jusqu'à ce jour permettent de tirer les conclusions suivantes, qui ne sont pas sans importance au point de vue du diagnostic :

La douleur qui accompagne ces hernies s'étend depuis le lieu de l'étranglement jusqu'à l'utérus, et si, avec la pointe du doigt introduit dans le vagin, on imprime à la matrice un mouvement quelque peu fort, l'on sent ce mouvement se transmettre au contenu de la hernie. Dans la hernie ovario-inguinale unilatérale, le fond de l'utérus est légèrement incliné du côté de la hernie, et Seller fait observer que les douleurs dans le sac herniaire augmentent et sont accompagnées d'un sentiment de traction et de tension lorsque la malade se couche sur le côté opposé à celui de l'affection. Churchill affirme que les hernies ovariques augmentent quelquefois de volume et deviennent douloureuses au toucher pendant la menstruation à cause de la congestion qui a lieu dans l'ovaire, et ce signe, si vraiment on venait à le constater, serait très-important pour le diagnostic. Nous croyons cependant avec Kiwisch que l'augmentation du volume de l'ovaire, qui précède et accompagne la menstruation, sera rarement assez considérable pour être perçue au travers du sac herniaire.

Il existe quelques observations de hernies ovariques étranglées. Il s'y développe, dit Meissner, au bout de peu de temps, une inflammation qui se termine par suppuration, ou est suivie d'une péritonite très-étendue. Lassus a, dans une hernie pareille, observé un abcès chez une jeune fille de quatre à cinq ans, et Balling affirme avoir vu une destruction complète de l'ovaire; le pus s'écoula au dehors, et la malade guérit. Boivin et Dugès expriment la crainte que la hernie ovarique, si elle n'est pas inévitablement suivie de stérilité, ne puisse donner lieu à une grossesse extra-utérine; cependant il n'existe, jusqu'à aujourd'hui, aucun fait à l'appui de cette hypothèse.

Dans une hernie ovarique récente et encore mobile, le taxis et l'application d'un bandage convenable seraient, sans aucun doute, le meilleur traitement. Mais, si le taxis ne réussissait pas et que la hernie soit le siége de vives douleurs ou d'inflammations réitérées, l'on pourrait, comme on l'a fait dans les cas rapportés par Pott et Deneux, ouvrir les téguments et extirper l'ovaire. Meissner propose, pour le cas où le taxis ne réussirait pas complétement, de réduire tout ce qui serait réductible, puis de contenir le tout par un bandage bien adapté, espérant développer par ce moyen des adhérences avec les parties voisines et obtenir ainsi une guérison radicale.

Bibliographie. — Perc. Pott, Chirurg. observ. relat. to the cataract, the polypus, etc. Lond., 1775. — Pet. Camper, Genees-, Natuur en huishoudkundig Kabinet, 1799. N° III, p. 196. Demonst. anat. pathol. De Pelvis, lib. II, cap. 2, p. 17. — Deneux, Recherches sur les hernies de l'ovaire. Paris, 1813. — Seller, dans Rust's Handb. d. Chir. Berlin, 1832, Bd. VIII, p. 616. — Tarozzi, dans Meissner's Forschungen, etc. Bd III, p. 55. — Balling, dans Mendel's Geschlechtskrankheiten des Weibes. Gœtting, 1836. Bd. II, p. 102. — Beck, Encycl. Wœrtb. d. med. Wiss. Berlin, 1837. Bd. XVI, p. 263. — Colombat, Traité des maladies des femmes. Paris, 1838. T. I, p. 358. — Néboux, Arch. gén. de méd. Sept. 1846. — Mulert, Zur Lehre von der Hernia ovarii primaria inguinalis et cruralis. Journ. f. Chir. IX, 3. — Cruveilhier, Anatomie pathologique, avec planches, 5e, 6e, 13e, 18e livraisons.

§ 3. *Inflammation des ovaires.*

Les congestions cataméniales, dont nous avons déjà décrit plus haut les caractères anatomiques, atteignent souvent un tel degré d'intensité, qu'elles présentent tous les symptômes d'une inflammation des ovaires. En analysant un grand nombre de faits dans lesquels tous les signes observés pendant la vie, de même que ceux donnés par l'autopsie, démontrent la présence d'une ovarite, l'on est forcé de reconnaître que, dans le plus grand nombre des cas, il faut en chercher la cause dans un désordre quelconque de la menstruation. Toutes les causes qui peuvent augmenter l'hyperémie cataméniale des organes génitaux, ou la maintenir à un haut degré pendant un temps prolongé, jouent un grand rôle dans l'étiologie de l'affection qui nous occupe. Un refroidissement pendant la menstruation, la suppression des règles, l'usage du coït pendant ou immédiatement après cette époque, l'emploi de violents emménagogues, des bains de pieds ou des bains complets très-chauds dans le même temps, telles sont les principales causes capables de causer une ovarite hors de la gestation ou de l'état puerpéral. Souvent ces causes diverses exercent leur influence nuisible d'abord sur d'autres organes, au nombre desquels nous voyons en premier lieu l'utérus, et ainsi l'on voit souvent une métrite aiguë ou chronique, une hypersécrétion de la muqueuse de l'utérus et du vagin durer pendant un temps assez prolongé jusqu'à ce qu'enfin apparaissent tous les caractères indubitables d'une ovarite.

Au point de vue anatomique, l'on peut, avec raison, distinguer trois espèces d'ovarites, suivant que l'inflammation affecte les vésicules, le tissu propre de l'ovaire ou son enveloppe péritonéale, d'où il résulte une *ovarite folliculaire*, une *parenchymateuse* et une *péritonéale*. Cependant il ne faut pas s'attendre à rencontrer fréquemment à l'autopsie une de ces formes complétement isolée, sans complication d'une des deux autres. Ainsi l'inflammation des vésicules s'étend presque toujours au parenchyme environnant, et l'ovarite parenchymateuse est presque toujours suivie d'un épanchement dans les vésicules de Graaf, et, lorsque ces deux formes d'inflammation ont atteint un haut degré, il s'y joint presque inévitablement une exsudation à la surface de l'enveloppe péritonéale de l'ovaire.

Avant de décrire les caractères anatomiques des inflammations de l'ovaire, nous devons faire observer qu'ils diffèrent essentiellement, suivant que la malade a succombé un temps plus ou moins long après le début de l'affection, et, comme les symptômes que l'on observe pendant la vie varient, de même, d'après les périodes de la maladie, nous sommes sûrement en droit de diviser notre description en deux chapitres, dont l'un embrassera l'ovarite *aiguë* et l'autre l'ovarite *chronique*.

A. Ovarite aiguë.

Anatomie pathologique. Nous n'avons jusqu'ici eu qu'une seule fois l'occasion d'étudier sur le cadavre l'ovarite aiguë non puerpérale. La femme dont il est ici question avait succombé à une pneumonie, suite d'un refroidissement. Pendant les derniers jours de sa vie, elle avait accusé plusieurs symptômes, douleurs, etc., qui nous firent croire à la présence d'une péritonite circonscrite dans le voisinage de l'ovaire droit. L'autopsie démontra, en effet, dans le bassin à droite de l'utérus, une masse de fibrine coagulée de la grosseur d'un poing, facile à séparer des organes sous-jacents, et qui, évidemment, résultait d'un épanchement. Après l'avoir enlevée, l'on rencontra l'ovaire, qui présentait un diamètre longitudinal de cinq centimètres et demi, tandis que le transversal était de quatre centimètres, et l'épaisseur de l'organe environ trois centimètres et demi. L'ovaire avait une forme ovoïde, il était considérablement grossi, comme le certifient du reste les mesures indiquées; sa surface était d'un bleu violacé, couverte de nombreuses veines dilatées, et, vers l'angle interne de la face postérieure, l'on remarquait, à sa coloration d'un rouge noirâtre, la place d'une vésicule ovarique qui avait éclaté peu de temps auparavant. La consistance de l'organe était pâteuse, presque fluctuante en quelques endroits. En le coupant, il s'écoula une masse de sang considérable, et la tranche présentait la même coloration violacée et quelques vaisseaux veineux fortement engorgés. La vésicule en question, sur laquelle on reconnaissait parfaitement la place où la rupture avait eu lieu, avait la grosseur d'un pois; elle renfermait encore dans son centre un peu de sang liquide et noir, tandis qu'une couche assez épaisse de fibrine en enduisait les parois. Deux vésicules voisines présentaient à peu près les mêmes dimensions et faisaient une légère saillie au-dessus de la surface de l'ovaire, et, en les ouvrant, on en fit sortir un liquide séreux et sanguinolent. Vers l'autre extrémité de l'organe, où la congestion était moins forte, la tranche d'un rouge moins intense et la consistance un peu plus ferme, il se trouva dans le parenchyme même un abcès de la grosseur d'une fève renfermant un pus sanieux mêlé de sang. A côté de cet abcès assez volumineux il s'en trouvait d'autres plus petits dont la grosseur variait de celle d'un grain de millet à celle d'un petit pois; tous étaient situés assez profondément dans le parenchyme et renfermaient aussi un pus sanieux. Le tissu tout entier était infiltré de sérosité, et la plupart des vésicules étaient visiblement grossies par une accumulation trop abondante de liquide.

Les altérations pathologiques que nous avons rencontrées dans cet ovaire correspondent parfaitement au tableau qu'ont fait quelques auteurs de l'ovarite aiguë : augmentation considérable du volume de l'organe, hyperémie notable, traces d'épanchements dans les vésicules, foyers purulents dans le parenchyme et exsudation fibrineuse sur l'enveloppe péritonéale de l'organe. D'après ce qui précède, l'on voit qu'il y avait dans ce cas une combinaison des trois formes de l'ovarite, ce qui constate notre assertion au sujet de la rareté de l'existence comme forme isolée.

Symptômes. Les symptômes de l'ovarite aiguë sont très-variables, ce qui ne facilite pas le diagnostic. Tandis que, quelquefois, elle débute par un appareil fébrile très-intense, frissons suivis de chaleur, accélération du pouls, etc., l'on voit d'autres fois tous ces signes manquer, et la douleur dans la région des ovaires est le seul symptôme qui indique au médecin la possibilité d'une pareille affection. Mais la douleur aussi varie tant en qualité qu'en intensité. Nous avons observé plusieurs cas dans lesquels la marche de la maladie ne laisse aucun doute sur la nature de l'affection, et cependant la douleur était, dès le début, relativement très-modérée. Les malades accusaient simplement une sensation désagréable de pesanteur, de cuisson dans le voisinage de l'ovaire affecté, accompagnée de douleurs névralgiques dans l'extrémité inférieure correspondante, d'une défécation pénible et d'un fréquent besoin d'uriner. D'autres fois, la douleur était intense dès le début, ou bien elle arrivait, durant le cours de la maladie, à un tel degré, que le plus léger attouchement de l'abdomen était insupportable, et que chaque mouvement du corps augmentait les douleurs. Elle restait alors rarement limitée à la région des ovaires, mais s'étendait plus ou moins aux parties voisines, tellement que non-seulement l'attouchement de l'hypogastre était presque insupportable, mais encore celui de l'utérus, du vagin, de l'urèthre, etc. Dans un pareil cas, l'on est toujours en droit de conclure que l'inflammation s'est transmise à la matrice, à la vessie et à l'enveloppe péritonéale des organes du bassin, et souvent l'on peut, par la palpation et la percussion, reconnaître l'épanchement qui s'est formé dans le sac du péritoine. Les altérations du segment inférieur de l'utérus démontreront la présence de la métrite, et les douleurs accompagnant la mixtion de l'urine, ainsi que les caractères de ce liquide indiqueront le catarrhe de la vessie et de l'urèthre.

Il va sans dire, vu la situation des organes du bassin, qu'une accumulation trop considérable de matières fécales dans le cœcum augmentera les douleurs de l'ovarite droite, tandis que les mouvements du rectum dans la défécation auront la même influence sur l'ovarite gauche.

Ni l'exploration externe ni l'interne ne fournissent des signes certains pour le diagnostic de l'ovarite parenchymateuse et folliculaire, l'ovaire ne présentant, dans ces formes de la maladie, jamais une dimension assez considérable pour qu'on puisse le reconnaître au travers des parois abdominales ou par le vagin. Et lorsque, en présence des symptômes indiqués plus haut, l'on constatera une tumeur dans la région des ovaires, elle résultera sûrement, sauf quelques rares exceptions, d'un épanchement solidifié autour de l'ovaire. L'on voit donc que l'ovarite péritonéale est la seule forme accessible à la palpation. Mais, comme l'on rencontre aussi dans cette partie du péritoine des épanchements complétement indépendants d'une ovarite, le diagnostic de cette dernière maladie ne sera justifié que lorsque l'anamnèse fera reconnaître comme une des causes un désordre quelconque des fonctions de la menstruation, qu'il n'y aura pas lieu à admettre une péritonite, et que, dès le début, la position de la tumeur aura répondu à celle de l'ovaire.

Disons encore en terminant que, lorsqu'une ovarite survient pendant la menstruation, les règles sont souvent subitement arrêtées, tandis que, d'autres fois, elles deviennent excessivement abondantes, ou enfin peuvent ne subir aucune altération.

Terminaisons. L'ovarite aiguë se développant chez une femme bien portante du reste, l'on peut ordinairement, par un traitement convenable, en obtenir la guérison complète, c'est-à-dire que la femme n'aura plus à ressentir, pendant toute la durée de sa vie, aucune douleur qu'elle doive rapporter à cette affection antérieure. Nous ne voulons cependant point dire par là que l'ovaire et son enveloppe soient revenus à l'état physiologique; bien au contraire, l'autopsie a souvent démontré qu'une induration des ovaires ou des adhérences avec des organes voisins pouvaient très-bien subsister pendant des années sans qu'aucun symptôme les fasse soupçonner pendant la vie. Mais ces résultats de l'autopsie étant toujours la suite d'inflammations des ovaires et des organes voisins, l'on peut en tirer la conclusion qu'un ovaire, qui une fois a été le siége d'une inflammation dont il ne reste aucun symptôme, subit cependant quelquefois des modifications importantes dans sa structure, capables de créer des obstacles insurmontables à une ovulation régulière, et, par là même, à la conception.

Ces modifications accompagnent surtout l'ovarite chronique, dont nous allons donner la description dans les pages qui vont suivre.

Une autre terminaison importante de l'ovarite aiguë est la formation d'abcès et la décomposition purulente du tissu de l'ovaire, et cela est d'autant plus dangereux que l'épanchement qui enveloppe l'ovaire malade peut subir lui-même une décomposition pareille et amener une péritonite générale qui ne tarde pas à devenir léthale. Ou bien, lorsque cela n'a pas lieu, il se fait des perforations des organes voisins (rectum, vagin, utérus, vessie, parois abdominales) qui se transforment en fistules et en abcès fistuleux qui résistent avec opiniâtreté à tous les moyens employés pour les guérir, et qui finissent par causer la mort des malades, soit par une infection purulente, soit par le marasme. C'est le plus souvent à la suite d'une ovarite puerpérale que l'on rencontre de pareils accidents; cependant on les a observés aussi à la suite d'ovarites idiopathiques, et notre pratique nous en a même fourni quelques cas. Nous verrons, en parlant des tumeurs ovariques, que l'inflammation aiguë de l'ovaire est une cause fréquente du développement des diverses tumeurs que l'on rencontre dans ces organes.

Traitement. La médication antiphlogistique joue le plus grand rôle dans le traitement de l'ovarite aiguë et les émissions sanguines locales ne serviront pas seulement à modérer les douleurs, mais encore à empêcher la formation de nouveaux épanchements dans le tissu de l'ovaire ou dans ses alentours. Il va sans dire que l'application de sangsues à la portion vaginale et au cul-de-sal du vagin atteindra plus vite et plus sûrement son but que les émissions sanguines au travers des parois abdominales, et le premier de ces procédés est d'autant plus préférable, que l'ovarite est fréquemment accompagnée d'une hyperémie ou même d'une inflammation de la matrice. Il faut, en outre, recommander l'emploi de la chaleur sous forme de cataplasmes, de bains et d'injections, car c'est non-seulement un des narcotiques les plus sûrs, mais encore elle favorise la liquéfaction et la résorption de l'épanchement. A l'intérieur, l'on donnera de préférence de légers laxatifs alcalins ou des narcotiques lorsque les douleurs l'exigeront. Quant à l'hygiène, nous insisterons surtout sur la nécessité d'éloigner de la malade tout ce qui, étant à même de produire une excitation des organes génitaux, occasionnerait une congestion vers ces organes.

B. Ovarite chronique.

Anatomie pathologique. L'ovarite chronique est tout d'abord caractérisée par une déformation sensible de l'ovaire affecté, dont les contours deviennent irréguliers, la surface bosselée, mamelonnée, et dont la consistance est beaucoup plus dure qu'à l'état normal. Cette induration résulte de l'hypertrophie du parenchyme qui se fait pendant le cours de la maladie, et qui elle-même provient de la transformation de l'épanchement en tissu cellulaire. Par suite de la surabondance de ce dernier, le parenchyme glandulaire proprement dit de l'organe disparaît peu à peu, puis, la rétraction cicatricielle qui survient pendant l'organisation de ce tissu nouvellement formé donne à la surface de l'organe l'aspect irrégulier et bosselé dont nous avons parlé. Peut-être résulte-t-il aussi d'un épaississement partiel, considérable et presque cartilagineux de la tunique propre de l'ovaire. C'est avec raison que Henkel (sav. Virchow) compare cet état de l'ovaire avec l'inflammation chronique ou l'hyperplasie interstitielle du tissu conjonctif d'autres glandes, par exemple, la cirrhose du foie et des poumons, les diverses formes de la dégénérescence granuleuse des reins, etc., et considère cet état comme une cirrhose ou une dégénérescence granuleuse de l'ovaire. Après avoir subi les altérations que nous venons de décrire, le tissu de l'ovaire est rarement hyperémique, et, si quelquefois l'on a rencontré dans les vaisseaux des collections de sang considérables, elles étaient ordinairement limitées à quelques points de l'organe, et se rencontraient surtout dans le voisinage de gros follicules remplis d'un sang frais ou ayant déjà subi quelque transformation. L'épaisseur de la tunique propre de l'ovaire, ainsi que l'hypertrophie du tissu entourant les vésicules, empêchent qu'elles n'éclatent et que l'œuf puisse sortir de leur cavité. L'œuf périt dans le sang épanché dans la vésicule, qui, elle-même, avec son contenu, subit les transformations que l'on observe dans les corps jaunes. Sur plusieurs ovaires que nous avons nous-même examinés, nous avons reconnu d'une manière évidente que l'épanchement sanguin n'avait pas lieu seulement dans l'intérieur des vésicules, mais encore dans leur voisinage immédiat, et il nous paraît indubitable que la friabilité du tissu qui accompagne quelquefois l'ovarite chronique est une cause importante de l'affection connue sous le nom d'apoplexie de l'ovaire.

Nous chercherons à démontrer dans la suite que l'ovarite chronique est une cause très-importante dans la production des divers kystes ovariques, et nous mentionnerons seulement ici en passant que l'on rencontre fréquemment dans les ovaires affectés d'ovarite chronique des dilatations des vésicules de Graaf, formant des kystes plus ou moins grands.

En même temps que les altérations du tissu de l'ovaire, que nous venons de décrire, l'on rencontre fréquemment des adhérences entre l'enveloppe péritonéale de l'organe et les parties voisines, avec ou sans déviation de l'ovaire, une hyperémie des trompes, des ligaments larges, de la matrice et du vagin, jointe ordinairement à une hypersécrétion de la muqueuse de ces organes.

Étiologie. L'ovarite chronique est quelquefois, comme le fait supposer la marche de la maladie, la suite de la forme aiguë, et peut en conséquence reconnaître pour causes toutes celles qui peuvent produire cette dernière, ou bien elle a, dès le début, un caractère latent. Elle se joint aussi quelquefois à l'inflammation chronique de l'utérus et de ses annexes, et nous avons aussi observé plusieurs cas où elle s'était développée à la suite d'une inflammation de la portion avoisinante du canal intestinal et surtout du rectum; l'affection dysentérique de la muqueuse de l'intestin colon a surtout ici unegrande influence. L'on sait aussi qu'un coït immodéré ainsi que l'emploi de moyens surnaturels pour satisfaire l'appétit vénérien causent souvent la maladie en question, ce qui explique pourquoi l'on rencontre relativement si fréquemment ces altérations du tissu de l'ovaire chez des filles publiques. Lors même que les vieilles filles ont donné de semblables résultats, il n'en faut pas conclure que l'abstinence des plaisirs vénériens puisse aussi causer la maladie, car ce sont elles surtout qui ont recours aux moyens surnaturels. Enfin il faut encore ajouter que l'ovarite chronique demeure quelquefois après le puerpérium; dans ce cas, la cause probable est l'hyperémie continue de l'ovaire durant la gestation et le puerpérium. Enfin une vraie inflammation puerpérale aiguë de ces organes peut avoir marqué le début de la maladie qui nous occupe.

Symptômes. Lorsque l'ovarite chronique a été précédée d'une même affection aiguë, l'on voit se modifier peu à peu les symptômes que nous avons indiqués pour cette dernière. Le mouvement fébrile disparaît, la douleur dans la région des ovaires, d'abord si intense, fait place à une sensation plutôt désagréable que vraiment douloureuse.

C'est cette même sensation désagréable qui appelle l'attention du médecin sur la possibilité d'une maladie des ovaires, lorsqu'il n'y a pas eu de période aiguë. Les malades se plaignent d'un poids incommode dans la place malade, qui augmente par le toucher, par la marche, en restant trop longtemps debout, par le coït, et surtout à l'époque de la menstruation. Dans des cas plus rares, c'est une douleur intense, continue, tantôt brûlante, tantôt piquante, dans la région de l'ovaire malade, que plusieurs de nos malades disaient être limitée dans une surface ayant à peine deux centimètres carrés, et comparaient à la douleur que leur causerait un charbon ardent situé dans le bassin. D'autres fois, la douleur s'irradie au loin, et l'on observe en même temps des crampes dans les organes voisins; il en résulte alors souvent un fréquent besoin d'uriner, des constrictions douloureuses du vagin, des coliques utérines, un ténesme très-pénible, joint à la formation de tumeurs hémorrhoïdales, etc. Il n'est pas rare non plus d'observer, dans le cours de l'affection, des névralgies dans l'extrémité correspondante au siége du mal.

Le plus souvent l'on rencontre divers désordres du côté de la menstruation, sans qu'il soit toujours possible de comprendre pourquoi quelquefois les règles sont presque supprimées, ou bien l'aménorrhée est même complète, tandis que d'autres fois elles sont beaucoup trop abondantes. Comme la maladie n'affecte très-souvent qu'*un seul ovaire*, les règles ne sont pas nécessairement chaque fois accompagnées de phénomènes dysménorrhéiques; l'on voit même très-fréquemment l'écoulement cataménial avoir lieu deux ou trois fois sans sensation particulière de douleur, ce qui permet alors de tirer la conclusion que l'œuf parvenu à maturité dans chacune de ces périodes appartenait à l'ovaire sain. D'autres fois, chaque menstruation est accompagnée d'une violente dysménorrhée, et alors, ou bien les deux ovaires sont malades, ou bien, quoique la chute de l'œuf ait eu lieu de l'organe sain, l'hyperémie générale du bassin qui accompagne ce travail d'ovulation a affecté à un haut degré l'organe malade. Après une longue durée de la maladie, la digestion et l'hématogénèse finissent par s'en ressentir à tel point que les symptômes de l'anémie, manquent rarement chez ces malades. La constitution du sang cause tôt ou tard des désordres dans la nutrition du système nerveux, et l'excitabilité surnaturelle qui en résulte se manifeste fréquemment par tous les divers symptômes de l'hystérie.

Diagnostic. Le fait le plus important pour le diagnostic de l'ovarite chronique est toujours la douleur dont nous avons parlé plus haut, douleur limitée à la région des ovaires, ou s'irradiant du moins de là. Lorsqu'il n'y a pas eu d'exsudation abondante dans le voisinage de l'ovaire, il ne sera pas facile de reconnaître la présence d'une tumeur par la palpation de l'abdomen ou le toucher vaginal. Quant à nous, cela ne nous a jamais réussi, et toutes les fois que nous avons constaté une augmentation du volume de l'ovaire, la marche ultérieure de la maladie nous fit reconnaître que nous n'avions pas affaire à une ovarite, mais à une des tumeurs dont il sera question plus bas. Du reste, la présence d'un épanchement considérable empêche en elle-même de reconnaître s'il y a, oui ou non, augmentation du volume de l'ovaire.

Le diagnostic de l'ovarite chronique n'est donc possible qu'à l'exclusion des autres affections des organes du bassin, qui présentent des symptômes analogues, et l'on ne peut admettre la présence de l'ovarite que lorsqu'un examen attentif aura démontré qu'il n'existe aucune affection de l'utérus, du vagin, de la vessie, etc., capable de causer les symptômes que l'on a sous les yeux. La certitude du diagnostic augmente encore lorsque la douleur siégeant dans la région des ovaires persiste pendant longtemps, qu'elle présente des exacerbations peu de temps avant et pendant la durée de la menstruation, et qu'enfin le toucher du cul-de-sac vaginal du côté malade est très-douloureux.

Quoique le diagnostic d'une ovarite chronique ne puisse pas présenter la même précision et la même exactitude que l'on peut exiger pour d'autres affections du système génital, une erreur serait bien difficile pour peu que le médecin ait quelque expérience et qu'il veuille se donner la peine d'examiner le malade avec soin et pendant un temps prolongé.

Terminaisons et pronostic. La terminaison la plus fréquente de l'ovarite chronique est le racornissement et l'atrophie du parenchyme avec une destruction plus ou moins étendue des vésicules. Lorsque la maladie affecte les deux ovaires et qu'elle se termine comme nous venons de l'indiquer, il en résulte non-seulement une aménorrhée incurable, mais encore une stérilité complète. Les exsudations qui, dans le cours de la maladie, ont lieu dans des vésicules isolées, ne sont pas sans importance, car elles sont fréquemment le point de départ du développement de ces kystes de l'ovaire, si funestes pour la santé des femmes. — Une terminaison plus rare de l'ovarite chronique est celle par suppuration. Nous ne l'avons observée que quelquefois, et dans ces cas-là l'autopsie permettait de croire que l'abcès s'était formé, comme nous l'avons décrit plus haut, à la suite d'une extravasation sanguine dans le parenchyme.

L'extravasation sanguine détermine autour d'elle la formation d'une exsudation, et l'exsudat peut être entraîné dans la décomposition putride, qui dans l'intervalle s'est emparée du sang, et c'est ainsi que l'on trouve dans le cadavre un abcès dont la cavité est remplie de pus, de sang décoloré et décomposé. Le pus ou cette matière ichoreuse parvient-elle à se frayer un passage dans la cavité abdominale, il en résulte nécessairement une péritonite qui souvent a été la cause de la mort; mais, lorsque la perforation a lieu à l'extérieur, le plus souvent par le rectum, plus rarement par le vagin et les parois abdominales, l'on observe alors un écoulement purulent interminable et qui consume à la longue les forces de la malade.

Traitement. Le traitement local de l'ovarite chronique consiste en moyens dérivatifs ou moyens qui activent la résorption. Ce sont les émissions sanguines locales, les sinapismes, les vésicatoires et l'application par la méthode endermique de médicaments narcotiques. Nous n'avons jamais obtenu de résultat satisfaisant des onguents mercuriels et iodés préconisés par tant d'auteurs, tandis que nous recommandons vivement l'application prolongée de cataplasmes émollients, ainsi que l'usage de bains de siége et de bains complets, tièdes et renfermant une eau-mère naturelle ou artificielle. Il va, du reste, sans dire que l'on atteint bien plus facilement son but lorsque la malade a les moyens de se transporter dans un des bains de Kreuznach, Reichenhall, Krankenheil, etc., etc.

Bibliographie. — Pour les ouvrages anciens, voyez Busch et Meissner, l. c. Parmi les travaux modernes, nous mentionnerons : Boivin et Dugès, Maladies de l'utérus. Paris, 1833. T. II, p. 564. — Chéreau, Maladies des ovaires. Paris, 1844, p. 48. — Heinrich, Zwei Beob. v. Oophoritis mit Eiterfistelbildung, etc. Henle's und Pfeuffer's Ztschr. 1846. V, 1. — Kiwisch, Klin. Vortræge. Bd. II, p. 44. — E. J. Tilt, Diseases of women and ovarian inflammation. London, 1853. — Veit, dans Virchow. Handb. d. spec. Path. und Therap. Bd. VI, p. 215.— Henkel, Ueber chronische Oophoritis, in d. Wiener med. Wochenschr. 1856. N° 12.

§ 6. *Apoplexie de l'ovaire.*

Chaque congestion cataméniale est accompagnée d'un léger épanchement sanguin dans la cavité des vésicules de Graaf. Mais, lorsque cette congestion atteint un très-haut degré, ou qu'elle est subite, ou bien encore lorsque le tissu de l'ovaire et, en particulier, les parois des vaisseaux altérées par des affections précédentes se rompent facilement, il peut en résulter un épanchement sanguin plus considérable. Ces hémorrhagies ont lieu, ou bien, comme c'est le cas le plus fréquent, dans la cavité des vésicules, ou bien le sang se répand dans le parenchyme de l'organe. Il n'est pas rare de rencontrer une apoplexie vésiculaire de la grosseur d'une cerise; mais les épanchements plus abondants, les collections sanguines de la grosseur d'une noix, sont beaucoup plus rares. Nous avons même observé un cas où le foyer sanguin présentait les dimensions d'une orange. Dans le premier cas le sang subit ses transformations habituelles, et l'on rencontre alors à l'autopsie, tantôt du sang encore liquide, tantôt en partie coagulé, et tantôt un sang couleur de rouille renfermant des caillots de fibrine. Mais, lorsque l'épanchement a été très-abondant et qu'il s'est écoulé un temps considérable depuis sa formation jusqu'à la mort de la malade, il n'en reste souvent plus rien qu'une tumeur fibreuse plus ou moins volumineuse. Les hémorrhagies très-considérables déterminent quelquefois, à la surface du péritoine qui recouvre l'ovaire, une exsudation abondante qui finit par les envelopper plus ou moins complétement. Cette exsudation peut dans la suite subir une transformation purulente, et, conjointement au sang avec lequel elle est mélangée, se frayer un chemin à l'extérieur au travers d'un organe voisin, et surtout du rectum. Il existe aussi des observations où un épanchement sanguin considérable à la suite de la rupture de ses parois se répandit dans la cavité abdominale et finit par amener la mort par la continuation de l'hémorrhagie ou bien en causant une péritonite mortelle, comme nous-même en avons observé un cas, en 1845, chez une jeune fille de dix-huit ans qui était morte subitement pendant la menstruation avec tous les signes d'une hémorrhagie interne. L'autopsie démontra la présence, dans l'ovaire droit, légèrement amplifié, d'une poche de la grosseur d'un œuf de poule remplie de sang coagulé, dans la paroi postérieure de laquelle se trouvait une ouverture d'environ deux centimètres et demi de long au travers de laquelle environ trois kilogrammes de sang avaient pénétré dans la cavité abdominale.

Les hémorrhagies parenchymateuses sont rarement très-abondantes, et les plus considérables que nous ayons vues atteignaient à peine le volume d'une cerise. Nous ne connaissons aucun cas terminé par une mort semblable à celle que nous venons de décrire, il paraît au contraire que le sang épanché est toujours résorbé de nouveau ou transformé en un petit corps fibreux.

Le diagnostic d'une apoplexie de l'ovaire nous paraît impossible, car il arrive fréquemment qu'elle n'est accompagnée d'aucun phénomène morbide particulier ou quelque peu frappant, et, dans le cas où l'on en observerait, il serait impossible de les distinguer de ceux que causerait une ovarite aiguë ou une péritonite limitée à cette région. On pourrait supposer la rupture d'une poche enveloppant un épanchement sanguin considérable, lorsque, comme cela arriva dans le cas que nous avons décrit plus haut, l'on verrait survenir chez une femme, ayant justement ses règles, une douleur vive dans la région des ovaires et les symptômes d'une hémorrhagie interne. Nous ferons cependant observer que nous avons rencontré tous les mêmes symptômes dans un cas où la cause de la mort avait été la rupture d'une veine variqueuse située entre les feuillets du ligament large.

Vu l'incertitude du diagnostic, le traitement ne pourra être que symptomatique. Il faudra se borner à combattre la douleur locale par des émissions sanguines et les narcotiques, ou bien, lorsque l'on verra apparaître les symptômes de l'anémie, ordonner l'application locale du froid en même temps qu'une médication reconstituante.

Bibliographie. — Rokitansky, Handb. d. path. Anat. Bd. III, p. 586. — Nélaton, Des tumeurs sanguines du pelvis. Gaz. d. Hôp. 1851. N° 16. — Viguès, Des tumeurs sanguines de l'excavat. pelvienne. Rev. méd. chir. Oct. 1851. — Olbers, Die Blutgeschwülste in den Eierstœcken. Deutsche Klinik, 1853. N° 23. — Laugier, Dans Schmidt's Jahrb., 1855. Bd. III, p. 322.

§ 7. *Tumeurs de l'ovaire.*

Au point de vue pratique l'on peut séparer les tumeurs des ovaires en deux catégories, celles qui renferment dans leur intérieur des cavités plus ou moins grandes et celles qui sont formées par une masse compacte et solide. A la première classe appartiennent les kystes simples ou multiples, les cystosarcomes, les tumeurs colloïdes et les cystocarcinomes, tandis que la seconde classe comprend les corps fibreux, les enchondromes et les tumeurs cancéreuses dépourvues de cavités.

Nous allons considérer séparément les particularités anatomiques de chacune de ces tumeurs. Au point de vue clinique, au contraire, nous les réunirons dans un seul chapitre, parce qu'il n'est pas souvent possible de distinguer au lit du malade les différentes formes avec la même certitude et la même exactitude que l'on peut apporter à l'autopsie.

Anatomie pathologique. A. Les *kystes simples* se forment à la suite d'une augmentation surnaturelle du contenu liquide des vésicules de Graaf; aussi n'est-ce point à tort que l'on a désigné cette affection sous le nom d'hydropisie des vésicules de Graaf. Le point de départ de cette augmentation de liquide est presque toujours une hyperémie plus ou moins prolongée des ovaires, hyperémie qui, comme on le comprend facilement, se communique aux parois des vésicules, et est ainsi la cause de l'hypersécrétion qui a lieu à leur surface interne. Mais, pour que le liquide ainsi sécrété puisse demeurer dans la vésicule de Graaf, il faut que la rupture des parois de cette dernière soit rendue impossible à la suite d'une hypertrophie. Si cela n'avait pas lieu, l'hyperémie en question et l'amas de liquide qui en résulte amèneraient toujours une rupture de la vésicule semblable à celle que nous avons décrite plus haut comme un des phénomènes physiologiques de la menstruation.

Cet épaississement anormal de la paroi des vésicules, qui en empêche la rupture, peut être la suite d'un vice de conformation des ovaires particulier à la malade affectée, ou bien il résulte de la même hyperémie qui fut la cause de l'hypersécrétion. A l'appui de la première opinion, nous rapporterons que souvent déjà nous avons examiné des ovaires présentant une hydropisie enkystée de plusieurs vésicules sur lesquels, quoique les femmes dont ils provenaient aient été régulièrement réglées pendant leur vie, nous ne pûmes reconnaître aucune trace de la rupture des vésicules, ou, s'il se trouvait quelques cicatrices, elles étaient très-rares en comparaison de la fréquence de la menstruation. Si l'on ajoute à ces données anatomiques que toutes ces femmes étaient stériles, l'on reconnaîtra qu'il est plus que probable que, malgré la régularité de la congestion menstruelle, la rupture des vésicules ovariques n'avait pas lieu, et qu'ainsi la conception était rendue impossible, tandis que, d'un autre côté, cette même congestion était la cause de l'hypersécrétion surnaturelle des vésicules. Mais, la congestion cataméniale existant avec son intensité physiologique, sans cependant causer la rupture des vésicules ovariques, il faut en chercher la raison dans une plus grande résistance de la paroi des vésicules, et, par conséquent, dans un épaississement antérieur.

Mais une congestion et une hyperémie peuvent aussi avoir les mêmes conséquences, car l'on observe presque constamment l'hydropisie des vésicules à la suite d'ovarites chroniques, et l'on sait, en outre, qu'une aménorrhée complète, ou bien une menstruation peu abondante ou revenant à des époques très-éloignées précède souvent la formation des kystes simples de l'ovaire. Nous avons déjà cherché à démontrer plus haut que, malgré l'aménorrhée, la maturation périodique des œufs pouvait avoir lieu, et que, malgré l'absence d'un écoulement sanguin par les organes génitaux, l'on pouvait cependant souvent reconnaître cet état à plusieurs des symptômes qui accompagnent ordinairement la chute de l'œuf. Mais l'absence même de l'écoulement cataménial est, dans un pareil cas, une preuve indubitable que la congestion des organes du bassin n'a pas atteint le degré nécessaire pour causer la rupture des vaisseaux. Cela étant, il va sans dire que l'hyperémie relativement faible des ovaires n'amènera qu'une augmentation peu considérable du contenu de la vésicule renfermant l'œuf arrivé à maturité, et que cette augmentation pourra d'autant moins causer la rupture de la paroi vésiculaire, que cette dernière est plus résistante et plus épaisse à la suite de cette hyperémie. La vésicule, quoique renfermant une plus grande quantité de liquide, reste intacte ; le liquide sécrété se solidifie, et amène ainsi un épaississement définitif des parois. Et, lorsque la congestion cataméniale apparaît de nouveau avec la même faiblesse relative d'intensité, le contenu augmente encore, l'épaississement des parois devient plus considérable et la vésicule amplifiée fait une saillie plus volumineuse à la surface de l'ovaire.

Il va sans dire que les mêmes phénomènes peuvent se reproduire dans plusieurs des vésicules d'un ovaire, et l'on ne voit pas même pourquoi ils n'existeraient pas successivement dans les deux ovaires. En effet, plusieurs observations démontrent la vérité de ces hypothèses, car l'on rencontre fréquemment l'hydropisie enkystée de plusieurs, souvent même d'un nombre considérable des vésicules d'un des ovaires, et l'on voit même quelquefois cette affection atteindre les deux organes.

Tant que le kyste n'a pas atteint rapidement un volume considérable, par l'augmentation brusque de son contenu, l'on trouvera toujours les parois plus épaisses que celles d'une vésicule ovarique à l'état physiologique. Leur tissu est de nature fibreuse, et la surface interne est recouverte d'une couche plus ou moins épaisse d'un épithélium pavimenteux. C'est ordinairement en vain que l'on recherche la présence d'un œuf dans une vésicule hydropique pareille[1]. Cependant Rokitansky[2] a dernièrement, dans un cas semblable, re-

[1] Cruveilhier, Anatomie pathologique, avec planches, 5e livraison.
[2] Wiener Wochenbl. 1855. N° 1.

connu avec certitude la présence d'un œuf dans toutes les vésicules qui n'avaient pas dépassé la grosseur d'un haricot, et il a prouvé par là, de la manière la plus certaine, la possibilité de l'existence d'une hydropisie des vésicules ovariques.

Lorsque l'hydropisie n'affecte qu'une seule vésicule, le reste de l'organe peut ne subir aucune altération dans sa texture; cependant il est plus fréquent de voir un grand nombre de ces vésicules transformées en kystes séreux. Alors, ou bien l'une d'elles dépasse de beaucoup les autres en grandeur et atteint même le volume d'une tête d'homme, ou bien le développement de ces kystes est assez égal, de telle sorte que tout l'ovaire est changé en un organe formé par dix, vingt ou un nombre plus considérable de kystes de la grosseur d'un pois, d'un haricot ou d'une noisette. Lorsque les kystes sont très-nombreux et très-rapprochés les uns des autres, ils s'aplatissent mutuellement et finissent par présenter la forme anguleuse et polyédrique des calculs biliaires. Souvent alors les deux surfaces des kystes qui se touchent se soudent ensemble, la paroi qui sépare leurs cavités s'atrophie par suite de la pression exercée sur elle par le liquide, elle disparaît totalement ou en partie, et les deux petits kystes sont ainsi transformés en une cavité commune plus considérable. Lorsque, à la suite de l'augmentation rapide de son contenu, un des kystes se développe davantage que les autres, ses parois s'amincissent souvent à un tel point qu'il se rompt déjà sous l'influence de la légère traction qu'on doit exercer sur lui lorsque l'on veut le sortir du cadavre. D'autres fois, au contraire, à la suite d'hyperémies réitérées et de l'exsudation qui a lieu à la surface de son enveloppe péritonéale, la paroi d'un pareil kyste peut atteindre une épaisseur de cinq à six millimètres. L'abondance des vaisseaux tant artériels que veineux, mais surtout de ces derniers, est alors très-remarquable. Il arrive même souvent, lorsque la dilatation de la paroi du kyste a lieu quelque peu brusquement, que des vaisseaux se rompent et qu'une quantité de sang plus ou moins considérable se déverse dans la cavité du kyste. Les kystes les plus volumineux renferment, à la suite des hémorrhagies, tantôt un liquide limpide, séreux ou sanguinolent, tantôt une masse visqueuse brunâtre ou même noirâtre. Dans les kystes plus petits, il n'est pas rare de rencontrer, après de pareilles ruptures des vaisseaux, des caillots sanguins décolorés, d'un brun rougeâtre, recouverts d'une couche de fibrine pure, tandis que, dans les couches profondes, l'on trouve au milieu des fibres de fibrine entre-croisées dans tous les sens, ainsi que de nombreuses agglomérations de pigment, des corpuscules de sang incolores ou au moins décolorés, et renfermant des nucéoles graisseux. La couche superficielle de fibrine dont nous venons de parler adhère souvent, sous forme de fausse-membrane, à la surface interne de la paroi du kyste, et contribue ainsi à la rendre plus épaisse ; cependant de pareilles fausses-membranes peuvent aussi être le résultat d'une exsudation.

Dans l'intérieur de ces kystes à parois hypertrophiées, l'on voit quelquefois des néoplasmes qui, sous forme de nombreuses papilles plus ou moins volumineuses, finissent par en remplir complétement la cavité et transforment de la sorte le kyste en une tumeur solide. D'autres fois ces papilles elles-mêmes se transforment en nouveaux petits kystes, et ainsi, par un développement endogène de kystes, le kyste simple devient un kyste multiple.

B. Tandis que, dans la plupart des cas, les kystes que nous avons décrits dans ce premier paragraphe A, résultaient du développement excessif des vésicules de Graaf, les *kystes multiples*, au contraire, dépendent d'une altération particulière (dont nous allons donner la description) du tissu, qui constitue le parenchyme normal de l'ovaire. Les lamelles du tissu conjonctif qui forment ce parenchyme adhèrent en effet les unes avec les autres, en nombre plus ou moins considérable, et forment ainsi des capsules complétement closes, qui, tant qu'elles n'ont pas dépassé un certain volume, s'aplatissent sur plusieurs points par leur contact réciproque, renfermant ainsi des cavités polyédriques. La transformation de ces cavités en véritables kystes peut se faire alors de plusieurs manières.

Quelquefois l'une des capsules en question se développe plus que toutes les autres et forme un véritable kyste dépassant de beaucoup la surface du reste de la tumeur. A son tour il renferme dans ses parois le germe de nouveaux kystes secondaires qui ne tardent pas à se développer, soit dans ses propres parois, soit dans le tissu primitif de la tumeur et qui, de petites cavités simples, finissent quelquefois par acquérir des dimensions telles, qu'ils remplissent complétement le kyste primitif. Quelquefois ces kystes secondaires ne se développent que sur quelques points de la paroi du kyste primitif, formant ainsi une tumeur à base large ou pédiculée faisant saillie dans la cavité de ce dernier. Mais cette tumeur renferme elle-même un tissu dans les mailles duquel il se forme des kystes tertiaires, et cette nouvelle génération de kystes hâte le développement du kyste secondaire qui remplit bientôt complétement la cavité du kyste primitif. Ou bien il peut se faire que dans ce dernier plusieurs kystes secondaires se touchent par leurs parois et adhèrent ensemble, et il devient alors très-difficile, si ce n'est complétement impossible, de reconnaître à l'examen des pièces anatomiques le mode de développement des diverses cavités d'une tumeur pareille.

Il est assez rare de voir les cellules développées dans la paroi du kyste primitif faire saillie dans la cavité de ce dernier sous forme d'excroissances poreuses nettement limitées, et il est beaucoup plus rare encore de voir la paroi interne du kyste recouverte dans sa totalité d'un pareil tissu poreux, réticulaire, les orifices des cellules regardant du côté de la cavité du kyste. L'on rencontre aussi dans de pareils cas des excroissances papillaires de formes très-variées, à base large ou pédiculée et formant même quelquefois des tumeurs volumineuses, composées de nombreux vaisseaux entourés de tissu conjonctif, qui perforent même parfois la paroi du kyste qui les renferme. Ou bien encore il se forme de nouveaux kystes dans l'intérieur de ces excroissances papillaires qui prennent alors une forme allongée, fusiforme. Quelquefois aussi l'on rencontre au sommet de ces excroissances des petits kystes de la grosseur d'un grain de millet, d'un pois ou d'un haricot dont le contenu varie beaucoup.

Suivant que les kystes en question, le tissu réticulaire dans lequel ils se développent, ou bien les excroissances papillaires des parois renferment un liquide séreux ou sanguinolent, ou une substance graisseuse, colloïde ou médullaire, l'on distingue parmi les kystes composés les tumeurs colloïdes proprement dites et les cystocarcinomes.

Les véritables kystes composés renferment dans leurs cavités un liquide purement séreux ou mêlé avec un peu de sang à la suite de la rupture des vaisseaux dans leur intérieur, ou bien l'on y rencontre, mais ce n'est ordinairement que dans quelques cavités isolées, une masse graisseuse, ou enfin des poils, des cartilages, des os ou des dents en plus ou moins grande quantité. Il faut ajouter ici que dans de pareilles tumeurs le contenu varie ordinairement dans les divers compartiments et qu'il n'est pas rare de rencontrer dans un seul kyste multiple toutes les substances diverses que nous venons de mentionner. Les collections graisseuses que l'on rencontre si souvent dans ces organes sont en rapport de causalité avec le développement excessif de la couche de cellules d'épithélium pavimenteux qui se trouve fréquemment à la surface interne des kystes. La graisse qui les forme est le plus souvent liquide, d'une couleur orangée ou bronzée; quelquefois cependant elle forme des grumeaux graisseux solides jaunâtres renfermant ordinairement une quantité considérable de cholestéarine. Les *poils* que l'on voit souvent dans ces kystes graisseux sont diversement colorés et enchevêtrés de manière à former des pelotes plus ou moins épaisses; ils ont leur racine dans la paroi du kyste pourvue de follicules sébacés ou dans la couche d'épiderme qui, comme nous l'avons déjà dit, recouvre quelquefois cette paroi. — Les *dents* que l'on observe parfois dans quelques cavités isolées des tumeurs en question se développent dans l'intérieur de la paroi même de la poche dans un sac dentaire ordinaire, et quelquefois leur abondance est telle, que l'on a vu des cavités assez vastes remplies de dents libres et dégagées d'adhérences.

Les *matières osseuses* proviennent de l'ossification du tissu cellulaire des parois du kyste; ce sont tantôt des os longs, tantôt des os plats, mais qui n'ont de ressemblance avec aucun des os du squelette. Le siége le plus fréquent de la *cartilaginification* est dans ces excroissances papillaires que nous avons vues plus haut occuper la paroi interne des kystes; mais elle est en général plus rare que l'ossification.

Les kystes multiples de l'ovaire atteignent des dimensions très-diverses; au bout de plusieurs années ils arrivent quelquefois à peine à la grosseur d'un œuf d'oie ou d'un poing, tandis que d'autres présentent au bout de quelques mois seulement le volume d'un utérus à la fin de la gestation. Dans ce dernier cas ce ne sont ordinairement que quelques kystes isolés qui présentent un développement si rapide, et l'on trouve souvent à la partie déclive de la tumeur un nombre considérable de petits kystes du volume d'un grain de millet, d'un pois, d'une fève ou d'un œuf de pigeon, retardés pour ainsi dire dans leur développement, tandis qu'à la partie supérieure l'on rencontre des poches de la grosseur du poing d'un homme, ou même au delà. Enfin, dans ces mêmes kystes composés, quelques portions ont subi quelquefois une telle altération dans leur structure, qu'il faut les considérer comme de véritables colloïdes, sarcomes ou cancers.

C. Les *tumeurs colloïdes de l'ovaire* (cancer alvéolaire gélatiniforme) résultent, d'après les recherches de Virchow, du développement dans le parenchyme des ovaires de petites poches remplies d'une *masse gélatiniforme*, et dont les parois sont recouvertes d'une couche épithéliale assez épaisse. Le volume de l'ovaire augmente toujours par suite de la quantité toujours croissante du contenu gélatiniforme et par la formation de nouvelles poches; chacune des alvéoles se développe vers la périphérie et prend ainsi la forme d'un cône, dont la base serait à l'extérieur et la pointe à l'intérieur. Les parois qui séparent les différentes poches s'atrophient peu à peu, leur tissu cellulaire disparaît, et il ne reste que leur couche d'épithélium qui, pendant ce temps, a subi une dégénérescence graisseuse, et le résultat final est la réunion de plusieurs des alvéoles primitives pour former une cavité plus grande renfermant un contenu composé de morceaux coniques d'une substance semblable à de la gélatine. — Si l'on coupe une tumeur pareille, l'on reconnaît, en faisant bien attention, sur la tranche, qui d'abord semble homogène, que la tumeur est formée d'une charpente réticulaire formant des cavités de formes variées remplies de la masse gélatiniforme en question. C'est dans cette charpente de tissu conjonctif que circulent les vaisseaux. Cette matière gélatineuse semble, selon la description si vraie et si exacte de Virchow, traversée par des lignes parallèles blanches et opaques que l'on rencontre également à la surface d'une seconde coupe faite perpendiculairement sur la première et qui forment ainsi un filet à mailles nombreuses, irrégulières, ordinairement polygonales. La masse gélatineuse est ainsi divisée en une suite de cylindres, de prismes ou de colonnes polyédriques situées les unes à côté des autres. Les lignes blanchâtres sont formées par des petits corps opaques, anguleux, serrés les uns contre les autres et d'un aspect légèrement granuleux. En en isolant une partie du reste de la masse gélatiniforme, on y reconnaît quelquefois une agglomération régulière de globules graisseux et des cellules à noyaux, tandis que les autres parties ont conservé la forme anguleuse et l'aspect vaguement granuleux. Il est plus rare d'y rencontrer des cellules simples et des cristaux de choléstéarine. Un fait singulier est la présence de petits corps très-étroits, recourbés ou droits, paraissant être cylindriques, de la forme d'un fil et ressemblant beaucoup aux fibres élastiques. Virchow est enclin à les considérer comme des cristaux gras, résultant de la décomposition de cellules.

L'on voit quelquefois, mais ce n'est pas toujours le cas, la matière gélatiniforme se ramollir et se liquéfier dans un point de la tumeur qui alors semble remplie d'une masse liquide. Ce liquide lui-même est d'un jaune de paille ou d'un gris jaunâtre ; il est floconneux, laiteux et visqueux, à réaction toujours alcaline; il renferme une quantité considérable d'albumine ou de métalbumine, des matières extractives, non encore déterminées et des sels alcalins, surtout du chlorure de sodium; la dégénérescence graisseuse des cellules épithéliales qui lui sont mélangées est la source de toute la graisse et des nombreux cristaux de cholestéarine que l'on y rencontre.

La paroi alvéolaire qui entoure la cavité pleine de liquide peut devenir le siége d'une exsudation albumineuse ou fibrineuse, qui tantôt se dépose sur les parois et s'y coagule, tantôt est transformée en une matière purulente ou septique. Le sang qui est quelquefois mélangé au liquide renfermé dans ces tumeurs provient de la rupture des vaisseaux à la suite de la distension et de la dilatation des parois, ou bien, comme l'admet Virchow, l'hémorrhagie provient de vaisseaux restés intacts pendant l'atrophie des parois alvéolaires et qui, subissant alors l'influence du travail de ramollissement qui a lieu dans la tumeur, sont facilement détruits et répandent ainsi leur contenu dans la cavité.

Malgré l'exactitude et la précision que Virchow, auquel nous avons en grande partie emprunté ce qui précède, a apportées à la description du développement et de la structure des tumeurs colloïdes des ovaires, nous ne pouvons cependant pas partager son opinion lorsqu'il prétend que tous les kystes ovariques composés, même ceux qui possèdent quelques appendices plus ou moins volumineux ou ceux dont la surface est couverte de rides et de bosses, que tous ces kystes, disons-nous, résultent de ce que divers obstacles ont empêché le développement d'une tumeur colloïde et que toutes les formes si variées n'en sont que des degrés différents. D'après ses propres données, la charpente réticulaire et la masse gélatiniforme sont les seuls signes caractéristiques des tumeurs colloïdes. Mais il résulte de ce que nous avons déjà dit et de ce que nous verrons encore dans la suite qu'il y a dans les ovaires des tumeurs dépourvues complétement de ces particularités, et, supposant vraie l'opinion de Virchow, nous serions forcé de dire comme Kiwisch qu'il y aurait alors un cancer alvéolaire sans alvéoles et un colloïde sans masse colloïde. Nous devons encore ajouter avec Kiwisch que, contrairement à l'opinion de Virchow, il n'est pas si rare de rencontrer dans l'ovaire de petits kystes multiples dont le contenu ne ressemble au colloïde ni au point de vue chimique ni au point de vue physique, ce qui pourtant serait nécessaire s'il était vrai que tous les kystes ovariques multiloculaires résultaient d'une dégénérescence gélatiniforme de ces organes.

D'un autre côté, il faut faire observer que le colloïde n'est pas rare à côté d'autres tumeurs ovariques, comme, par exemple, les kystes composés que nous avons décrits plus haut, les cystosarcomes et surtout le cancer médullaire. Quant à la forme du colloïde de l'ovaire, elle est assez généralement arrondie, depuis les plus petits jusqu'à ceux qui présentent le volume d'un poing; mais, lorsque le volume de la tumeur est plus considérable, quelques parties se développent ordinairement aux dépens des autres, et l'on rencontre fréquemment les cavités les plus grandes du côté supérieur de la tumeur, tandis que la partie inférieure est constituée par une quantité d'alvéoles de la grandeur d'un grain de millet, d'un pois ou d'une noix. Ces tumeurs volumineuses ont ordinairement une forme irrégulière, à plusieurs lobes; elles sont retenues dans le bassin par une base large et étendue ou par un pédicule étroit et présentent souvent, à la suite de péritonites fréquentes, de nombreuses adhérences avec la paroi abdominale antérieure et les autres organes voisins.

D On désigne sous le nom de *cystosarcomes* des tumeurs des ovaires composées de tissu cellulaire au milieu duquel se sont formées des cavités plus ou moins considérables, remplies en partie de liquide; ce sont des sarcomes accompagnés d'une hydropisie enkystée. Ils diffèrent des kystes composés, dont il a été question plus haut, par l'épaisseur notable des parois qui séparent les diverses cavités, ainsi que par le fait que quelques parties de la tumeur sont complétement dépourvues de kystes pareils et présentent la structure fibreuse, quelquefois grossière, qui caractérise les sarcomes. Les cavités que l'on rencontre dans les cystosarcomes de l'ovaire résultent ou de l'écartement des faisceaux de tissu conjonctif entre-croisés dans tous les sens qui originairement formaient la tumeur, ou du développement d'une poche membraneuse renfermée, dès le début, dans la masse fibreuse. Rien, jusqu'à aujourd'hui, ne prouve la vérité de l'assertion de Kiwisch, qui admet que même dans les sarcomes les vésicules de Graaf peuvent être le siége d'une hydropisie enkystée.

Ici, comme dans les kystes multiples, la paroi interne des cavités est tantôt parfaitement unie et recouverte seulement d'une couche d'un épithélium pavimenteux, et tantôt l'on y trouve des excroissances papillaires à vascularisation très-abondante et faisant plus ou moins saillie dans la cavité. Nous avons aussi observé déjà plusieurs fois dans de pareilles tumeurs un développement de kystes endogènes. Nous devons donc, malgré l'assertion contraire de Kiwisch, en reconnaître la possibilité; toutefois c'est un fait très-rare.

Le contenu de ces kystes est très-varié. Tandis que quelques-uns ne renferment qu'un liquide limpide, ordinairement légèrement coloré en jaune, d'autres contiennent du sang, du pus ou plus rarement de la graisse ou des poils. L'ossification et la cartilaginification ont été moins fréquemment observées dans les cystosarcomes que dans les kystes composés ordinaires. Le tissu cellulaire qui sépare les kystes les uns des autres présente, en divers points de la tumeur, une consistance variable ; il est tantôt fin, tantôt grossier, et le développement des vaisseaux y est plus ou moins considérable. Ces derniers présentent fréquemment sur quelques points de leur trajet une disposition semblable à celle des corps caverneux et leurs parois se rompent facilement, ce qui donne lieu à des hémorrhagies tant dans la cavité des kystes que dans les couches du tissu conjonctif.

Les cystosarcomes de l'ovaire atteignent quelquefois, soit par un développement continuel de nouveau tissu cellulaire, soit par l'augmentation du contenu des kystes, un volume considérable qui dépasse même souvent celui d'une tête d'homme ; cependant il n'arrive en général pas à des dimensions aussi colossales que celles que présentent quelquefois les kystes composés. Ici aussi l'on voit ordinairement quelques kystes superficiels se développer considérablement et, pour ainsi dire, aux dépens des autres, ce qui donne à l'ensemble de la tumeur une forme bosselée et irrégulière. Les péritonites et les adhérences avec les organes voisins sont d'autant plus fréquentes que la tumeur est plus volumineuse et que son développement a été plus rapide.

Enfin disons encore en terminant que les cystosarcomes accompagnent fréquemment d'autres tumeurs, comme les cystocarcinomes et les kystes multiples, et qu'ils n'affectent ordinairement qu'un ovaire. On en a cependant déjà rencontré dans les deux ovaires ; mais, en général, l'affection était alors beaucoup plus développée dans un de ces organes que dans l'autre.

E. Le *cystocarcinome* est un kyste multiple rempli de cancer médullaire. Cette masse cancéreuse se développe tantôt dans le tissu des parois du kyste, tantôt elle adhère seulement à la surface interne de cette paroi sous forme de tumeurs médullaires plus ou moins considérables faisant saillie dans la cavité du kyste, ou bien ce dernier est tapissé d'excroissances papillaires remplies de tissu médullaire. Ces excroissances sont tantôt pédiculées, tantôt fixées sur une base large ; elles sont toujours molles, tuméfiées, très-riches en vaisseaux ; elles remplissent quelquefois complétement la cavité du kyste, et l'on en a même vu qui avaient fini par en perforer les parois et qui se développaient dans une cavité voisine ou à l'extérieur de la tumeur.

Lorsque, à côté des végétations cancéreuses, le kyste contient encore un liquide, ce dernier est ordinairement limpide; il présente quelquefois des restes d'hémorrhagies, d'autres fois il a une consistance semblable à de la gélatine (le colloïde et le cystocarcinome se rencontrent, du reste, fréquemment ensemble). Ce n'est qu'exceptionnellement que l'on trouve dans ces cavités de la graisse, des poils, des dents ou des os; cependant, nous en avons nous-même observé déjà plusieurs cas.

Le cystocarcinome diffère de toutes les autres tumeurs ovariques par son développement rapide; il atteint souvent, au bout de quelques mois, les dimensions d'un utérus vers la fin de la gestation, et l'on reconnaît facilement à sa surface de nombreuses protubérances, plus grosses que le poing d'un homme, formées chacune d'un kyste isolé rempli d'une masse cancéreuse assez consistante.

Nous avons jusqu'ici considéré, au point de vue anatomo-pathologique, toutes les tumeurs enkystées de l'ovaire et renfermant, par conséquent, une quantité plus ou moins grande de liquide; il nous reste maintenant à parler des néoplasmes de l'ovaire qui forment des *tumeurs* parfaitement *solides*. Au premier rang, nous voyons :

A. Les corps fibreux. Ce sont des tumeurs plus ou moins volumineuses formées de tissu cellulaire dont les fibres, comme dans les corps fibreux de la matrice, présentent quelquefois une organisation concentrique, tandis que, d'autres fois, elles s'entre-croisent dans tous les sens; les vaisseaux y sont en général peu développés. C'est une des affections les plus rares des ovaires, et nous ne connaissons que quatre cas dans lesquels l'autopsie ait démontré la nature fibreuse d'une tumeur diagnostiquée pendant la vie. La plus petite de celles que nous avons observées avait la grosseur d'un œuf d'oie; elle était sphérique, allongée, dure comme du cartilage et presque sans vaisseaux. La plus grosse avait dépassé le volume d'une tête d'homme; sur la tranche, l'on reconnut l'organisation concentrique de ses fibres autour de plusieurs centres; le tissu en était lâche, renfermant de nombreux vaisseaux, et, sur quelques points de la tumeur, les veines présentaient une organisation semblable à celle des corps caverneux. La tumeur entière pesait neuf kilogrammes; elle était irrégulière et comme formée de plusieurs tumeurs pressées les unes contre les autres. Il ne restait plus aucune trace du tissu normal de l'ovaire, et, dans l'autre de ces organes, l'on trouva plusieurs vésicules hydropiques, dont quelques-unes avaient atteint les dimensions d'un œuf de pigeon. La malade avait succombé à une maladie de Bright.

B. Kiwisch dit avoir observé deux fois des *enchondromes* de l'ovaire. Une fois ces concrétions cartilagineuses entouraient l'ovaire sous forme de nombreuses plaques ou de protubérances arrondies et plus ou moins grandes, ce qui donnait à l'organe entier un volume plus considérable et un aspect tout à fait tubéreux. Une autre fois, l'ovaire droit tout entier était transformé en une tumeur, de la grosseur du poing, entourée de nombreuses fausses-membranes dont les couches extérieures renfermaient des noyaux cartilagineux, grossiers et durs, tandis que l'intérieur de la tumeur ressemblait à une masse cartilagineuse hyaline et d'une moins grande dureté.

Nous ne connaissons pas dans la littérature médicale d'autres faits de ce genre. Ces deux pièces anatomiques, décrites par Kiwisch, se trouvent dans la collection anatomo-pathologique de Prague. Nous avons examiné la seconde de ces pièces au moment où on la sortit du cadavre, et plusieurs fois encore dans la suite, mais nous ne pouvons pas la considérer comme un enchondrome; nous croyons plutôt que c'est une tumeur fibreuse composée de tissu conjonctif, au milieu duquel aurait eu lieu une cartilaginification très-rare, il est vrai, dans l'organe qui nous occupe. Nous regrettons de ne pas avoir profité de notre séjour à Prague pour examiner cette tumeur d'une manière plus approfondie.

En tous cas, s'il est vrai qu'il existe des enchondromes de l'ovaire, c'est sûrement la forme la plus rare des tumeurs de cet organe.

C. L'on ne rencontre guère dans les ovaires de *tumeurs cancéreuses* solides dépourvues de kystes, que comme une affection secondaire, à la suite d'une dégénérescence cancéreuse d'autres organes, et surtout de la matrice, du péritoine et du rectum; on y rencontre plutôt le cancer médullaire que les divers cancers fibreux, et rarement ces tumeurs dépassent le volume d'un poing. Nous avons quelquefois observé le cancer fibreux de l'ovaire comme affection primitive, entre autres, une fois, en même temps qu'un cancer médullaire de la plèvre pariétale et viscérale, et une autre fois en coexistence avec un cancer fibreux du sein; dans le premier cas, les deux ovaires étaient affectés; dans le dernier, le droit seul était malade, mais à tel point, qu'il n'était plus possible de reconnaître la moindre trace du tissu normal de l'organe. Au point de vue microscopique, ces tumeurs ne diffèrent pas des affections semblables d'autres organes ; nous n'entrerons donc pas dans plus de détails à ce sujet.

Quant aux *cystocarcinomes* ou dépôts cancéreux des ovaires accompagnés d'hydropisie enkystée, nous en avons déjà suffisamment parlé plus haut.

L'affection de l'ovaire, que l'on a décrite sous le nom de *mélanose*, ne s'est pas jusqu'ici présentée à notre observation. Nous donnons ici la description d'un cas pareil, telle que, empruntée à Liston, nous la trouvons dans l'ouvrage si souvent cité de Th. S. Lee (p. 270). Tout le péritoine ainsi que l'épiploon étaient parsemés de dépôts de substance mélanotique. La même affection se rencontrait dans la plèvre, les poumons et le péricarde; le sternum, les côtes, les os pariétaux et l'os occipital, de même que toute la face interne de la voûte crânienne, étaient noircis, cassants, ramollis, et les enveloppes membraneuses du cerveau étaient elles-mêmes traversées par des lignes noires. L'ovaire était considérablement grossi par suite du dépôt de la substance mélanotique, et transformé en une masse uniforme, noire et molle. Son enveloppe péritonéale paraissait tachée à cause de la substance noire qu'elle recouvrait et que l'on apercevait par transparence. Des quelques observations que nous avons pu recueillir sur ce sujet, nous pouvons tirer la conclusion que la mélanose de l'ovaire n'est jamais isolée dans cet organe et que la même affection se rencontre toujours simultanément dans d'autres organes plus importants, surtout les enveloppes séreuses des poumons, du cerveau, etc. Elle a donc une faible importance au point de vue pratique.

Étiologie des tumeurs ovariques. Les tumeurs des ovaires, dont nous venons de donner la description, sont au nombre des affections les plus fréquentes des organes génitaux de la femme. Sur 1,823 cas gynécologiques, dont nous avons pris note exacte, 97 sont des tumeurs ovariques. Vu que, comme nous le démontrerons plus loin, il n'est pas toujours possible de reconnaître avec une entière certitude la nature de la tumeur pendant la vie de la malade, nous ne ferons reposer nos observations étiologiques que sur 41 cas dans lesquels la mort de la malade nous permit de déterminer exactement la nature de la tumeur dont la présence avait été constatée pendant la vie.

Sur ces 41 cas il y avait :

13 hydropisies vésiculaires simples,
12 kystes composés,
9 tumeurs colloïdes,
5 cystosarcomes,
et 2 cystocarcinomes.

Plus de la moitié des cas que nous avons observés étaient donc des kystes simples ou composés.

Dans ces 41 cas, l'ovaire droit était 14 fois le siége de l'affection, le gauche 13 fois, et les deux ensemble 14 fois; dans ces derniers cas, l'ovaire droit était 9 fois, et l'ovaire gauche 5 fois le siége principal de l'affection.

Comparant ces résultats au sujet du siége de la tumeur avec ceux de Lee et de Chéreau, nous arrivons aux chiffres suivants.

Le siége de la tumeur était d'après

Lee,	sur 93 cas,	50 fois à droite,	35 à gauc.,	8 des deux côtés,
Chéreau,	215	109 —	78 —	28 —
Scanzoni,	41	14 —	13 —	14 —

Il en résulte que, sans même tenir compte des cas où la tumeur, affectant les deux ovaires à la fois, était plus développée à droite qu'à gauche, l'affection en question est plus fréquente à droite, car en effet, sur 349 cas, nous voyons l'ovaire droit affecté 173 fois, et le gauche seulement 126 fois.

Quant à l'âge dans lequel on reconnaît les premiers symptômes de la maladie, nous voyons que d'entre nos 97 malades,

5	avaient de	18 à 25 ans.
12	—	25 à 30
21	—	30 à 35
32	—	35 à 40
14	—	40 à 45
6	—	45 à 50
2	—	50 à 55
5	—	55 à 60

Lee observa cette affection :

	sur 135 cas,	82 fois entre	20 et 40 ans.
Chéreau,	230	133 —	17 et 37
Scanzoni,	97	70 —	18 et 40

Il n'y a donc aucun doute que dans le plus grand nombre des cas, le développement des différentes tumeurs ovariques coïncide avec la période d'activité des organes sexuels de la femme.

Quant à l'influence des fonctions sexuelles, nous voyons, dans les observations de Lee, sur 136 malades, 88 mariées, 37 célibataires et 11 veuves, et sur nos 97 malades, 45 mariées, 40 célibataires et 7 veuves ; il faut pourtant ajouter ici que sur les 45 mariées, 15 n'avaient jamais eu d'enfants, tandis que sur les 40 célibataires, 7 en avaient eu un ou même plusieurs. D'entre les 7 veuves, 5 étaient stériles. Ainsi, sur 97, chez 51 de nos malades il n'y avait pas eu de conception. Si l'on considère en outre que, sur les 40 célibataires, 16 étaient complétement vierges, il nous sera permis de tirer la conclusion qu'une abstinence complète des plaisirs vénériens, observée jusque dans un âge avancé, de même que l'absence de la conception, sont, jusqu'à un certain point, une des causes prédisposantes des maladies des ovaires qui nous occupent. Il ne faut cependant pas oublier qu'une légère altération des ovaires peut exister pendant un temps prolongé, sans incommoder les personnes qui en sont affectées, et que dès le début elle peut être un obstacle à la conception, de telle sorte que dans quelques cas, il pourra être difficile de décider si la stérilité est la cause ou le résultat de la maladie des ovaires.

Quant à l'état de la menstruation, nous n'en avons pris note que chez 57 de nos malades; 20 d'entre elles étaient régulièrement réglées jusqu'à l'apparition des premiers symptômes indubitables de la maladie ovarique; 19, atteintes de chlorose, avaient une menstruation peu abondante ou même complétement nulle; chez 12, chaque retour de l'écoulement cataménial était accompagné d'une dysménorrhée plus ou moins violente; 5 avaient, dès l'époque de leur puberté, des règles très-abondantes, et chez 1 l'aménorrhée avait été complète jusqu'à l'âge de 41 ans, où nous la prîmes en traitement. Il résulte de ce qui précède que, 37 fois sur 57 malades, des anomalies de la menstruation avaient existé avant le début de l'affection. Quant aux causes occasionnelles, nous voyons, d'après Lee, la maladie dépendre 16 fois des fonctions de la reproduction; 7 fois les malades indiquaient comme cause de la maladie une suppression subite des règles, 2 fois l'aménorrhée et 3 fois une menstruation irrégulière. Dans les autres 7 cas, ils admettaient comme causes des émotions vives, des refroidissements ou des violences extérieures. Dans nos propres observations, nous avons tenu peu de compte des données des malades, car c'est ici surtout que l'on applique souvent le faux raisonnement : *Post hoc, ergo propter hoc.*

Il suffira donc d'indiquer que, sur 27 malades, l'affection apparut chez 2 peu de temps après leur mariage; 6 fois elle fut précédée d'une suppression brusque des règles, et 13 fois nous vîmes, après la délivrance, une douleur persister dans la région inguinale pendant un temps plus ou moins prolongé et faire ainsi reconnaître la présence de la tumeur; 3 fois, en outre, des avortements réitérés furent la cause de la maladie, et 3 fois une violente métrite, suite de refroidissement. Dans les autres 70 cas, les données des malades étaient si peu sûres, que nous nous passons d'en faire mention ici.

Pour résumer ce que nous enseignent les observations d'autrui et les nôtres propres au sujet de l'étiologie des tumeurs ovariques, nous voyons, sauf de rares exceptions, le début de cette maladie tomber dans l'époque où la femme est susceptible de concevoir, et, même dans les cas où les symptômes ne deviennent évidents qu'après l'âge critique, l'on doit admettre que l'origine de la maladie remonte plus haut. L'abstinence des plaisirs vénériens semble prédisposer à ces affections, qui, comme on le sait, sont surtout fréquentes chez les femmes qui ont souffert pendant un temps plus ou moins long de divers désordres de la menstruation. Des hyperémies des ovaires fréquentes, vives et de longue durée, jouent aussi un grand rôle dans l'étiologie de ces affections; un fait que nous avons déjà cherché à démontrer plus haut en parlant de la pathogénèse des kystes simples de l'ovaire, et à l'appui duquel nous ajouterons que, comme on peut le conclure des chiffres que nous avons cités, ces tumeurs commencent souvent à se développer après l'apparition d'une hyperémie intense des organes du bassin en général et des ovaires en particulier, provenant d'excès vénériens, d'une grossesse, d'une suppression brusque des règles, etc. Enfin il résulte encore de notre statistique que l'ovaire droit est plus fréquemment le siége de l'affection.

Les recherches sur l'étiologie des tumeurs ovariques n'ont pas eu, jusqu'à aujourd'hui, d'autres résultats, et toutes les assertions des divers auteurs, surtout d'auteurs anciens, qui s'éloignent de ce que nous venons de dire, doivent être considérées comme des hypothèses hasardées et complétement sans fondement. Nous les passons donc sous silence, et nous terminerons en faisant observer que le rapport de causalité que l'on croyait autrefois exister entre ces affections et diverses maladies constitutionnelles, comme les scrofules, la tuberculose et la syphilis, a été complétement réfuté par les dernières recherches anatomo-pathologiques, qui ont prouvé que la tuberculose des ovaires est une des affections les plus rares de ces organes, et qui est même complétement niée par quelques pathologistes distingués. La seule exception à cette règle se rapporte au cancer médullaire des ovaires, qui, comme nous l'avons dit plus haut, n'est pas rare comme affection secondaire à la suite de la dégénérescence cancéreuse d'autres organes.

Symptômes. Sauf quelques exceptions, une sensation douloureuse à la place de l'ovaire affecté indique toujours le début des diverses tumeurs ovariques. Ordinairement c'est une douleur pongitive, ou simplement une sensation vague de pression ou de cuisson, qui s'irradie fréquemment sur l'extrémité inférieure correspondante et simule quelquefois une névralgie. Souvent les malades se plaignent d'un engourdissement accompagné de picotements et de formication dans la jambe, du côté affecté, mais il est plus rare d'observer déjà dans cette période des varices ou une infiltration séreuse, un œdème de cette extrémité. Quelques-unes seulement de nos malades ont accusé la douleur du périnée, signalée comme un symptôme presque caractéristique par quelques auteurs, et seulement après avoir, par nos demandes, attiré leur attention sur ce point. Presque toutes, au contraire, se plaignaient d'un besoin d'uriner fréquent et très-pénible, et chez la plupart d'entre elles la défécation était déjà alors difficile ou douloureuse. L'état de la menstruation est très-variable dans les premiers temps de la maladie; tandis que dans quelques cas l'on observe une aménorrhée complète, l'écoulement cataménial est d'autres fois plus fréquent et même plus abondant, et chez quelques malades enfin l'affection de l'ovaire parvient à un haut degré sans que la menstruation en soit le moins du monde troublée.

Il n'y a pas de doute que l'état de la menstruation dépend de celui des ovaires, et plusieurs fois nous avons pu nous convaincre par des autopsies que l'écoulement sanguin persiste tant qu'une partie, ne serait-ce même que d'un *seul* ovaire, a conservé sa structure physiologique. Lorsque les règles cessent complétement dès le début de la maladie, nous croyons, nous fondant sur de nombreuses observations, pouvoir en tirer la conclusion que l'affection ovarique est accompagnée d'une altération profonde du tissu de ces organes, comme cela a lieu dans les kystes multiples et les tumeurs colloïdes ou cancéreuses. Nous avons souvent pu reconnaître à l'autopsie que des kystes vésiculaires simples même des deux ovaires n'arrêtent pas nécessairement l'écoulement menstruel, car il y a presque toujours une portion de l'organe qui conserve pendant longtemps sa structure normale. L'aménorrhée, au contraire, n'est point rare lorsque les ovaires renferment des kystes multiples, des tumeurs colloïdes ou cancéreuses, lors même que l'affection n'est pas très-avancée. Il va sans dire que les phénomènes dysménorrhéiques qui précèdent souvent le début de cette maladie ne disparaissent point pendant son cours, si toutefois la menstruation elle-même persiste. D'entre les phénomènes morbides consensuels qui accompagnent le début des tumeurs ovariques, nous signalerons surtout l'intumescence des seins, qui est liée aux périodes de la menstruation, et divers troubles dans les fonctions de l'estomac, mais qui ici sont rarement si considérables que dans les maladies de l'utérus. Enfin les affections qui nous occupent causent quelquefois dès leur début des désordres dans l'hématogénèse, à la suite desquels on voit apparaître tous les symptômes connus de la chlorose et de l'hystérie.

A mesure que, dans le cours de la maladie, la tumeur grandit et passe de la cavité du bassin dans celle de l'abdomen, l'on voit quelquefois diminuer les symptômes provenant de la compression des organes du bassin. La sensation de pression et de pesanteur dans le bassin se modère, le besoin d'uriner devient moins fréquent, la défécation moins pénible, et l'on voit aussi reparaître le mouvement dans l'extrémité inférieure du côté malade qui retrouve en même temps sa sensibilité normale. Cependant les cas sont nombreux dans lesquels on attend en vain une pareille amélioration dans l'état de la malade, et il arrive même quelquefois, quoique la tumeur se développe du côté de la cavité abdominale, qu'une partie reste fixée dans le bassin et y devienne toujours plus volumineuse; tous les symptômes augmentent alors sans cesse et finissent par être presque insupportables pour la malade.

Mais à ces symptômes morbides il s'en joint encore d'autres qui augmentent en intensité à mesure que la tumeur gagne en volume. L'accroissement rapide du volume de l'abdomen rend pénible chaque mouvement, empêche la malade de vaquer à ses occupations habituelles, et souvent cette dernière cherche en vain une position dans laquelle elle soit moins obsédée par le poids énorme de son ventre. A cette époque de la maladie, la compression de l'estomac et du canal intestinal amène des désordres dans les fonctions digestives, qui, de leur côté, exercent une influence nuisible sur l'hématogénèse, et cela d'autant plus, que le rétrécissement progressif de la cavité thoracique gêne aussi les fonctions des poumons. L'hydrémie qui en résulte produit une infiltration de liquide dans le tissu sous-cutané des extrémités inférieures, des organes génitaux externes et des parois abdominales, dans le sac du péritoine et quelquefois même dans le thorax, et cette infiltration, conjointement à l'œdème aigu des poumons qui survient facilement dans un cas pareil, vient encore augmenter les tourments déjà excessifs des malades.

L'enveloppe péritonéale de la tumeur devient fréquemment le siége d'une inflammation aiguë ou chronique qui se communique souvent à d'autres portions du péritoine, et est la cause de paroxysmes douloureux intenses et réitérés.

A cette époque de la maladie l'on observe de nouveaux désordres du côté de la vessie, parce que cet organe, en rapport médiat avec la tumeur par l'entremise du péritoine et de l'utérus, est attiré toujours plus haut, fait qui à lui seul suffit pour rendre plus fréquent le besoin d'uriner. La compression que la tumeur exerce sur la vessie d'avant en arrière y contribue aussi en empêchant la dilatation de cet organe dans la direction indiquée. L'on a aussi vu quelquefois la compression de la portion inférieure de la vessie empêcher l'écoulement de l'urine au travers des uretères et occasionner ainsi une dilatation souvent considérable de ces organes et du bassinet. Nous avons traité une malade chez laquelle, dans le cours de trois ans, nous fîmes vingt-sept fois la paracentèse, et dans la dernière année cette opération était surtout nécessaire, parce que, la tumeur se remplissant toujours très-vite, il en résultait une rétention complète d'urine qui ne disparaissait pas par le cathétérisme, vu que l'obstacle dont nous avons parlé empêchait que l'urine n'arrivât dans la vessie au travers des uretères. Quelques jours après la paracentèse les fonctions de la vessie suivaient leur cours physiologique, mais bientôt l'urine commençait à s'écouler en moins grande quantité, et au bout de cinq à six semaines la rétention était de nouveau complète. A l'autopsie nous trouvâmes un cystosarcome du volume de deux têtes d'homme, dont la partie inférieure, comprimant le col de la vessie, occasionna par la rétention de l'urine une dilatation telle des deux uretères, que le droit présentait un diamètre de cinq centimètres et le gauche de quatre. C'est probablement dans la même catégorie qu'il faut ranger les cas cités par Lee, Burns, etc., dans lesquels ces auteurs indiquent que la sécrétion de l'urine avait été complétement supprimée par la pression que la tumeur exerçait sur les reins.

De même que, sur la vessie, la tumeur ovarique peut aussi, par son développement excessif, exercer sur le rectum une compression telle, qu'il est presque impossible aux matières fécales de franchir le lieu de la compression; les conséquences nécessaires sont un météorisme douloureux du canal intestinal et de l'estomac, des vomissements perpétuels, et même un iléus, si l'on n'a pas recours à la ponction pour diminuer le volume de la tumeur, ou, si cela n'est pas possible, à cause de sa nature solide.

Telle est la succession ordinaire des symptômes que l'on observe ordinairement dans le cours des affections qui nous occupent. Cependant il ne faut pas oublier que l'on rencontre des tumeurs ovariques qui atteignent des dimensions très-considérables sans causer aux malades d'autre incommodité que celle qui résulte du développement et du poids de l'abdomen. Il arrive même quelquefois, surtout chez des femmes très-grasses ou affectées d'un météorisme habituel, qu'elles ne s'aperçoivent de la présence d'une tumeur assez volumineuse que lorsque le médecin la leur a fait remarquer. Ceci est surtout le cas, comme nous avons pu nous en convaincre, pour les kystes vésiculaires simples, tandis que les kystes composés et les autres tumeurs sont ordinairement dès le début accompagnés des symptômes que nous avons décrits plus haut.

Nous donnerons quelques détails sur les terminaisons des affections ovariques qui nous occupent après les avoir considérées sous le point de vue du diagnostic.

Diagnostic. L'appréciation exacte des altérations causées par la présence d'une tumeur ovarique, et accessibles à nos moyens d'exploration, exige nécessairement la connaissance précise des rapports de ces tumeurs avec les organes voisins dans les différentes périodes de leur développement.

L'on comprend, vu la situation normale des ovaires sur la partie externe de la surface postérieure des ligaments larges, qu'une tumeur se développant dans ces organes peut, tant qu'elle ne dépasse pas le volume d'un œuf de poule, conserver sa position derrière les ligaments qui de la matrice se dirigent vers les côtés du bassin. En effet, sauf quelques exceptions dont il sera question dans la suite, les tumeurs ovariques présentant les dimensions sus-mentionnées sont situées dans la partie postérieure du bassin. Mais, lorsque la tumeur grossit, elle rencontre dans la paroi latérale du bassin un obstacle à son développement, et, comme si elle était repoussée du côté vers le milieu du bassin, elle avance toujours plus vers l'espace limité par les replis de Douglas. Elle se développe alors de bas en haut et dans la direction de la paroi opposée du bassin, et c'est ainsi qu'il se fait que des tumeurs ovariques de la grosseur d'un poing, d'une tête d'enfant ou même d'une tête d'homme, sont presque constamment situées derrière la matrice, dans le cul-de-sac recto-utérin.

On ne trouve guère d'exceptions aux règles que nous venons de donner sur la position des tumeurs ovariques que lorsque l'ovaire était, avant sa dégénérescence, sorti de sa position normale par suite d'adhérences péritonéales, ou lorsque la tumeur se développant dans l'ovaire a, dès le début, dépassé le bord supérieur du ligament large correspondant, et est ensuite tombée, par son propre poids, dans l'espace du bassin situé au-devant de ce ligament. C'est dans de pareilles circonstances que l'on a trouvé des tumeurs grosses comme le poing ou comme une tête d'enfant au-devant ou au-dessus de la matrice.

L'utérus subit ordinairement, pendant le cours de l'affection des ovaires qui nous occupe, des déviations plus ou moins considérables. Ainsi de petites tumeurs, situées dans la portion latérale et postérieure du bassin, repoussent le fond de la matrice vers le côté opposé, tandis que la portion vaginale se rapproche de la paroi du bassin correspondant au siége de la tumeur, occasionnant ainsi une déviation latérale de la matrice compliquée ordinairement d'antéversion.

Lorsque la tumeur se développe dans le cul-de-sac recto-utérin, elle abaisse souvent la portion postérieure du cul-de-sac vaginal, et pousse en avant le col de la matrice en le faisant quelquefois remonter sensiblement. Le corps et le fond de la matrice subissent naturellement des déplacements correspondants.

La tumeur située dans le cul-de-sac recto-utérin vient-elle à se développer davantage, elle s'élève alors du bassin dans la cavité abdominale, comme un utérus renfermant le produit de la conception, et il en résulte une élévation de la matrice, cet organe étant attiré hors de sa position normale par les ligaments de l'ovaire, les replis du péritoine et les adhérences péritonéales, qui jusqu'alors auront sûrement eu le temps de se former. Si la traction a lieu directement de bas en haut, l'utérus conserve une position verticale; mais, si elle est plus forte d'un côté que de l'autre, l'élévation de la matrice est alors accompagnée d'une latéroversion. Cette dernière déviation peut du reste ne se former que plus tard, lorsque la tumeur, parvenue dans la cavité abdominale, se développe surtout d'un côté, qu'elle se penche par son propre poids, ou enfin qu'elle est retenue dans cette position par des adhérences résultant d'une inflammation.

Mais, lorsque la tumeur, après avoir franchi le ligament large, est descendue dans la partie antérieure du bassin, le fond de l'utérus est repoussé en arrière, et il peut en résulter une antéversion complète si la tumeur continue à se développer, si toutefois elle reste dans la ligne médiane. Elle s'appuie alors par sa surface inférieure sur la paroi antérieure de la matrice qui regarde en haut, et elle abaisse ainsi petit à petit le fond de l'utérus, tellement qu'il finit par être beaucoup plus bas que la portion vaginale. La pression exercée sur la matrice était-elle plutôt latérale, le corps de l'utérus est alors repoussé vers le côté opposé au siége de la tumeur, et, dans ce cas-là, il arrive quelquefois que le diamètre longitudinal de l'utérus prend une direction horizontale, et que la matrice est couchée transversalement ou obliquement au-dessous de la tumeur ovarique.

Lorsque celle-ci a atteint un volume considérable et que son développement ultérieur en avant et sur les côtés est arrêté par les parois abdominales incapables de se dilater davantage, elle repousse toujours plus bas les organes qui forment le plancher de la cavité abdominale, et occasionne ainsi une descente ou un prolapsus de la matrice ainsi que du vagin.

L'utérus subit aussi dans sa structure diverses altérations par suite de l'influence mécanique des tumeurs des ovaires. Ainsi l'élévation de l'utérus, que nous avons signalée précédemment, est presque toujours accompagnée d'un allongement de cet organe, résultant ordinairement de ce que l'utérus, attiré du côté d'en haut, est fixé en bas par les parois résistantes du vagin. Souvent aussi cet allongement de l'organe est accompagné d'une hypertrophie de ses parois, et ici cet engorgement chronique provient tantôt des congestions qui ont eu lieu dans les organes du bassin pendant le développement de la tumeur, tantôt des troubles circulatoires causés par la pression exercée par cette dernière sur les vaisseaux du bassin.

Lorsque l'élévation de l'utérus subsiste depuis longtemps, et que la traction exercée sur cet organe, par suite du développement continuel de la tumeur, ne cesse pas, elle finit par élever aussi le vagin. Ce dernier s'allonge, les plis de sa membrane muqueuse s'effacent, le cul-de-sac se rétrécit, par suite de la violente traction, et prend quelquefois la forme d'un entonnoir dont la pointe serait tournée du côté de la portion vaginale. La stase sanguine, qui affecte tous les organes du bassin, se communique aussi au vagin et est la cause de la leucorrhée vaginale, qui, dans un pareil cas, manque rarement.

Nous avons déjà, en parlant des symptômes, mentionné l'influence que les tumeurs des ovaires ont sur la vessie, les uretères et les reins.

Les intestins eux-mêmes sont aussi constamment déplacés. La tumeur, s'élevant de la cavité du bassin dans celle de l'abdomen, les repousse ordinairement de bas en haut et en même temps en arrière, à cause de leur adhérence avec la paroi postérieure de l'abdomen au moyen du mésentère. C'est pourquoi, lorsqu'à l'autopsie l'on ouvre l'abdomen d'une femme affectée d'une tumeur ovarique volumineuse, l'on ne voit pas les intestins, ou l'on n'en trouve que dans les deux régions inguinales. Il n'y a d'exceptions à cette règle que celles qui résultent d'adhérences contractées par quelques anses des intestins avec les parois abdominales antérieure et latérales, l'utérus, la vessie, etc., pendant le développement de la tumeur. Lorsque cette dernière occupe surtout une des moitiés de l'abdomen, et qu'elle est tellement adhérente à la paroi abdominale adjacente qu'elle ne peut pas tomber du côté opposé lorsque la malade change de position, la moitié libre de l'abdomen renferme tous les intestins, et, dans de pareils cas, l'estomac lui-même peut être déplacé. Nous signalerons ici un cas dans lequel une tumeur colloïde, située dans la moitié droite de l'abdomen et remontant jusqu'à la surface inférieure du foie avec lequel elle avait contracté des adhérences, avait tellement dévié à gauche l'extrémité pylorique de l'estomac que cet organe avait une position presque perpendiculaire.

Nous avons déjà dit plus haut que le rectum est ordinairement comprimé par les tumeurs ovariques, mais nous ajouterons encore ici que le degré de la compression n'est point constamment dans un rapport direct avec la grosseur de la tumeur. Nous avons souvent vu des tumeurs peu volumineuses, mais solides et fixées dans le bassin, causer des phénomènes de compression beaucoup plus violents que des tumeurs plus grosses, mais situées en grande partie dans la cavité abdominale et renfermant un contenu liquide. Enfin, il arrive quelquefois que les tumeurs qui se développent dans le bassin font dévier le rectum de sa position normale, le poussant tantôt en avant, tantôt du côté droit du bassin, et par ce fait-là la compression est souvent diminuée, mais les désordres fonctionnels n'en persistent pas moins.

Lorsque les tumeurs des ovaires se développent rapidement et atteignent un volume considérable, la tension de leur enveloppe péritonéale donne souvent lieu à des exsudations partielles et des adhérences entre la tumeur et les parois abdominales ainsi que les divers organes voisins. Une autre cause de péritonite est la rupture des parois du kyste avec épanchement consécutif de son contenu dans la cavité abdominale que l'on observe quelquefois dans le cours de la maladie. Enfin, l'on rencontre aussi parfois des péritonites chroniques, qui sans être accompagnées de symptômes très-violents, causent cependant une exsudation séreuse continue qui avec le temps devient souvent un véritable ascite.

Les ouvertures naturelles de la paroi abdominale antérieure se dilatent souvent considérablement lorsque cette dernière est distendue par des tumeurs très-considérables. Cela est surtout fréquent pour l'anneau ombilical qui souvent est dilaté à un tel point, que la tumeur forme une véritable hernie. Lorsque la malade était déjà affectée d'une hernie inguinale, le canal inguinal se dilate ordinairement beaucoup, comme nous avons pu nous en convaincre dans deux cas. Cette dilatation n'a cependant pas une grande importance, parce que les organes renfermés dans le sac herniaire, si toutefois ils n'avaient pas déjà contracté des adhérences avec le sac lui-même ou avec l'anneau inguinal, sont ordinairement refoulés dans la cavité abdominale par suite du développement de la tumeur. Il arrive aussi quelquefois, lorsque la tumeur est très-volumineuse, qu'il se forme dans la ligne médiane de la paroi abdominale des éraillements considérables, de telle sorte que la tumeur est située immédiatement au-dessous du derme. Ainsi dans un cas nous avons vu l'anneau ombilical présentant un diamètre de sept centimètres et demi, une personne qui en même temps avait dans la paroi abdominale antérieure, au-dessous de l'ombilic, une fente d'environ dix centimètres.

Les tumeurs volumineuses font souvent remonter considérablement le diaphragme, et cette élévation est ordinairement plus forte à droite qu'à gauche à cause de la présence du foie. Nous avons dernièrement assisté à une autopsie où nous avons vu le diaphragme repoussé jusqu'à la hauteur de la seconde côte par un cystosarcome énorme de l'ovaire gauche.

La thrombose des veines du bassin et des extrémités inférieures, qui n'est point si rare à la suite de tumeurs ovariques, peut avoir quelque importance au point de vue du diagnostic. Elle ne se forme ordinairement que du côté où la tumeur exerce une forte pression, cependant on l'a observée des deux côtés, accompagnée d'un œdème et d'une dilatation variqueuse des veines.

Après avoir indiqué l'influence que les tumeurs des ovaires exercent sur des organes plus ou moins éloignés, essayons maintenant d'en tirer quelques conclusions pour le diagnostic. — Au travers de parois abdominales peu résistantes et dont le tissu graisseux est peu développé, l'on peut quelquefois reconnaître par le palper des tumeurs qui n'ont pas dépassé le volume d'un œuf de poule. Elles sont ordinairement situées sur les côtés dans l'une ou l'autre des régions inguinales, ou plus rapprochées de la ligne médiane de l'abdomen. Mais dans ce dernier cas, lorsque la malade se sera déjà aperçue depuis quelque temps de la présence de la tumeur, l'on apprendra toujours qu'elle était d'abord située plus sur le côté et qu'elle s'est peu à peu rapprochée de la ligne médiane. Déjà à cette époque les tumeurs simples, formées d'une seule cavité, sont élastiques, cèdent à la pression, si toutefois elles ne présentent pas déjà une véritable fluctuation; leur forme est parfaitement sphérique ou légèrement allongée, et l'on ne reconnaît à leur surface ni saillie ni enfoncement. Toutes les autres tumeurs au contraire, même lorsqu'elles renferment plusieurs cavités remplies de liquide, présentent une dureté considérable et ont quelquefois déjà une forme irrégulière et mamelonnée. La pression dans la région où sont situées ces petites tumeurs ne cause en général aucune douleur, de telle sorte que, lorsque cette dernière apparaît, l'on peut en conclure qu'il existe une inflammation du péritoine qui enveloppe l'ovaire. Souvent ces petites tumeurs sont très-mobiles, et, lorsqu'on peut les saisir au travers des parois abdominales, elles se laissent pousser facilement de deux à cinq centimètres à droite ou à gauche.

Des tumeurs plus volumineuses, environ de la grosseur d'une tête d'homme, occupent ordinairement la ligne médiane, à moins qu'elles ne soient retenues dans les côtés de l'abdomen par des adhérences du péritoine. Dans le premier cas, l'augmentation du volume de l'abdomen est assez uniforme ; dans le second, elle affecte plutôt un des côtés. Ces tumeurs, malgré leur volume, sont encore quelquefois assez mobiles pour que l'on puisse les repousser d'un côté à l'autre en appliquant la main à plat sur l'abdomen. Souvent même les malades s'aperçoivent elles-mêmes de cette mobilité, car elles ont alors le sentiment qu'un corps plus ou moins gros se roule d'un côté à l'autre dans leur abdomen lorsqu'elles changent de position. Mais, lorsque la tumeur n'est pas plus grosse qu'une tête d'homme et que l'on ne peut pas lui faire changer sa position de la manière que nous venons d'indiquer, la présence d'adhérences entre le péritoine qui enveloppe la tumeur et la paroi antérieure de l'abdomen est très-probable. Les hydropisies vésiculaires simples atteignent rarement un pareil volume, et, lorsque cela arrive, la tumeur est toujours ronde ou ovale avec une surface unie, non bosselée ou mamelonnée, et elle présente toujours une fluctuation très-sensible que l'on perçoit déjà en frappant légèrement avec le doigt sur un point quelconque de la tumeur. Les kystes composés, les tumeurs colloïdes et les cystosarcomes ont ordinairement une forme plus irrégulière, et l'on reconnaît sur leur surface, correspondant à la paroi abdominale, des saillies plus ou moins nombreuses, séparées par des sillons de diverse profondeur, qui tantôt présentent une légère fluctuation, et tantôt apparaissent sous forme de corps durs et résistants. La fluctuation dans ces kystes composés n'est sensible que sur quelques points de la tumeur, ou bien elle l'occupe tout entière, mais elle n'est ni aussi sensible ni aussi facile à produire que dans les kystes vésiculaires. Les tumeurs en question sont rarement situées dans la ligne médiane, le plus souvent elles se développent plutôt d'un côté, ou bien elles y sont retenues par leur propre poids ou par des adhérences antérieures.

L'on peut, dans la plupart des cas, reconnaître par la percussion les contours de la tumeur, car dans toute son étendue elle rend un son vide et mat qui devient tympanique dans la région lombaire à cause des intestins qui y sont refoulés. La seule exception à cette règle a lieu lorsque la tumeur est accompagnée d'un ascite; car alors, la malade étant dans une position horizontale, le liquide libre descend vers la région des lombes et modifie les résultats de la percussion. L'on voit aussi, mais plus rarement, des anses intestinales adhérer à la paroi abdominale antérieure à la suite d'inflammations et rester ainsi au-devant de la tumeur. L'on trouve alors, au moins sur quelques parties de la tumeur, un son tympanique, et ce dernier est surtout très-marqué lorsque la pression exercée par la tumeur donne lieu à des rétrécissements du canal intestinal, au-dessus desquels il se forme toujours des dilatations avec amas de gaz. Enfin, il ne faut pas oublier que l'on rencontre quelquefois à l'intérieur même du kyste de pareilles collections de gaz qui rendent à la percussion un son plein et tympanique. Ces gaz sont quelquefois, comme nous en avons eu dernièrement un exemple, le résultat de la putréfaction et de la décomposition du contenu du kyste, ou bien ils proviennent d'une communication qui s'est formée entre ce dernier et le canal intestinal. Une tumeur ovarique qui jusque-là rendait à la percussion un son mat peut tout d'un coup présenter une résonnance tympanique.

Mais, si la tumeur augmente toujours de volume, c'est-à-dire qu'elle devienne plus grosse qu'un utérus à la fin de la grossesse, l'on observera alors les éraillements et les déchirures des parois abdominales dont nous avons parlé plus haut. La peau devient brillante, blanche, translucide; de nombreuses veines sous-cutanées se dilatent et deviennent apparentes, et il se fait dans le réseau muqueux de Malpighi de nombreuses ruptures, qui apparaissent sous forme de lignes blanchâtres, grises ou bleuâtres, semblables à des cicatrices. La dilatation de l'abdomen est ordinairement irrégulière; les mamelons et les sillons sont mieux dessinés sur les diverses parties de la tumeur, et la fluctuation devient plus sensible, car des tumeurs si volumineuses renferment toujours des kystes considérables. La fluctuation s'étend même quelquefois sur tout l'abdomen, lors même que la tumeur est formée par plusieurs kystes séparés les uns des autres par des cloisons souvent fort épaisses; cependant il faut ajouter que, dans de pareils cas, il existe presque toujours en même temps un ascite qui favorise la transmission de la fluctuation d'un point de l'abdomen à l'autre. La percussion donne presque toujours un son mat dans toute l'étendue de l'abdomen, et ce n'est qu'avec peine que l'on reconnaît quelquefois vers les hypochondres le son tympanique de l'intestin. Lorsqu'une tumeur de l'ovaire a atteint des dimensions aussi colossales, c'est presque toujours un kyste composé, et, lors même qu'à l'autopsie quelques parties de la tumeur présentent la nature du sarcome, du colloïde ou du carcinome, la structure générale est toujours celle des kystes multiples. Il est rare de voir de véritables cystosarcomes ou cystocarcinomes atteindre un pareil volume, et l'on ne peut en soupçonner la présence pendant la vie que lorsque la surface de la tumeur, tournée du côté de la paroi antérieure de l'abdomen, est couverte de protubérances très-dures et proéminentes, de la grosseur d'un œuf de poule à celle d'une tête de fœtus. On supposera une affection cancéreuse, lorsque l'aspect de la malade sera cachectique, que l'on verra disparaître rapidement la couche graisseuse sous-cutanée, que les forces diminueront sensiblement ou que l'on aura reconnu la présence d'une affection pareille dans d'autres parties du corps.

Avant d'indiquer les résultats de l'exploration interne, nous devons mentionner quelques symptômes tirés de l'auscultation. Il arrive quelquefois, lorsque les grands vaisseaux situés dans le bassin sont comprimés par la tumeur qui repose sur eux, ou qu'il s'est développé dans l'intérieur même de cette dernière des vaisseaux quelque peu considérables, surtout des vaisseaux artériels, que l'on entend à l'auscultation de l'abdomen et plus particulièrement des régions inguinales un bruit identique à celui que, pendant la grossesse, l'on désigne sous le nom de *bruit utérin*. Quoique quelques auteurs, et entre autres Kiwisch, aient mis en doute l'existence de ces bruits provenant de tumeurs ovariques, nous pouvons assurer en avoir entendus dans quelques cas, peu nombreux, il est vrai, où l'autopsie démontra la présence d'une tumeur ovarique, et nous sommes d'autant plus sûr de ne point nous être trompé, que plusieurs fois les personnes présentes ont pu constater la vérité de notre observation. Il est bon de dire cependant que nous n'avons jamais rencontré ces bruits dans les kystes simples et qu'ils n'accompagnent que des tumeurs solides, composées et pourvues d'une vascularisation très-développée.

Un second symptôme fourni par l'auscultation de l'abdomen est le bruit de frottement que l'on entend quelquefois sur quelques points de la paroi antérieure de l'abdomen, lorsque les malades changent de position ou simplement lorsqu'elles respirent. Il résulte indubitablement du frottement de la surface rude de la tumeur contre la surface interne de la paroi abdominale, qui, elle aussi, s'est recouverte d'aspérités. Celles-ci sont le produit d'une exsudation qui a lieu sur les deux surfaces en contact l'une avec l'autre; en effet, nous l'avons toujours reconnue à l'autopsie dans tous les cas semblables que nous fûmes à même d'observer et qui se terminèrent par la mort. Mais, à côté de ces aspérités, nous avons constamment rencontré des adhérences plus ou moins nombreuses entre la paroi abdominale et la tumeur, et nous croyons, en conséquence, être en droit de prétendre que le bruit de frottement en question est un signe presque certain de la présence d'adhérences à la surface de la tumeur. Souvent même les aspérités des deux surfaces en contact l'une avec l'autre sont si considérables, qu'on sent facilement le frottement en plaçant simplement la main sur l'endroit où il se produit.

Lorsque la cavité remplie de liquide est très-vaste et que l'on applique l'oreille sur l'abdomen en même temps que l'on percute, l'on entend souvent un bruit de *glou-glou* plus ou moins fort.

A l'*exploration interne*, il importe d'abord de constater la présence de la tumeur, son siége, sa consistance et ses autres propriétés; puis il faut reconnaître quelle influence elle exerce sur la position et la structure des autres organes génitaux, et surtout de l'utérus, car, comme nous l'avons dit plus haut, l'état de ces derniers est souvent très-important à connaître pour le diagnostic.

D'après les détails que nous avons donnés plus haut sur les rapports des ovaires, l'on comprendra qu'il sera plus facile de constater et de sentir au travers des parois du vagin une tumeur petite encore, c'est-à-dire qui n'a pas dépassé le volume d'une tête d'enfant, que des tumeurs plus volumineuses qui déjà sont remontées dans la cavité abdominale. C'est le plus souvent au travers de la partie postérieure du cul-de-sac vaginal, plus rarement sur les côtés de cet organe, que l'on perçoit la tumeur qui se présente sous forme d'une masse tantôt élastique et pâteuse, tantôt dure et résistante, suivant que son contenu est liquide ou solide. Ces petites tumeurs sont ordinairement assez fixes pour que, même en exerçant avec le doigt une pression assez considérable, l'on ne puisse pas les faire changer de place. L'on peut cependant quelquefois reconnaître par le vagin une légère mobilité dans les cas où il est possible, au travers des parois abdominales, de pousser la tumeur d'un côté ou de l'autre. Le cul-de-sac du vagin est toujours alors très-distendu, surtout dans la partie qui recouvre la tumeur, où ordinairement les rides ont complétement disparu. La portion vaginale a fréquemment conservé ses dimensions normales; cependant nous l'avons souvent vue tuméfiée à la suite des troubles circulatoires occasionnés par la tumeur. Lorsque celle-ci est située très-bas dans le bassin, de manière à exercer une pression sur la portion inférieure du corps de l'utérus, l'extrémité de la portion vaginale est repoussée du côté opposé à la tumeur, tandis que, lorsque la pression agit surtout sur la partie supérieure de la matrice, la portion vaginale est dirigée vers le côté où se trouve l'ovaire malade. L'on peut, du reste, ce qui cependant n'est ordinairement pas nécessaire, reconnaître ces déviations au moyen de la sonde utérine, qui, dans le premier cas, se dirigera du côté de la tumeur, tandis que, dans le second, elle prendra une direction opposée. Lorsque la structure de l'utérus n'est pas altérée, surtout lorsqu'il n'y a pas d'engorgement, ses dimensions ne différeront pas beaucoup de ce qu'elles sont à l'état normal; mais, dans le cas contraire, le diamètre longitudinal de sa cavité sera toujours plus ou moins allongé.

Mais, lorsque la tumeur remonte dans la cavité abdominale, sa portion inférieure se soustrait au toucher vaginal, et l'on ne sent plus, au lieu de la tumeur à contours nettement limités, qu'une résistance sur une portion plus ou moins étendue du cul-de-sac vaginal. Lorsqu'il s'agit d'un kyste considérable, le doigt appuyé sur ce point du vagin sent souvent une fluctuation très-distincte lorsque l'on percute sur l'abdomen. L'élévation de l'utérus produit un allongement du vagin, qui, dans sa portion supérieure, est rétréci et se termine souvent en entonnoir du côté de la portion vaginale qui, elle-même, semble raccourcie, et c'est à peine si elle fait une légère saillie sur le fond du cul-de-sac. Lorsque la portion inférieure de la tumeur est située derrière l'utérus, ce dernier organe est tantôt poussé en avant dans sa totalité, de telle sorte que la portion vaginale est fortement pressée contre la paroi abdominale antérieure, et tantôt il en résulte une véritable antéversion, la portion vaginale étant dirigée d'avant en arrière. Quelquefois même l'utérus prend au-dessous de la tumeur une position tout à fait horizontale, et l'on peut alors, au travers de la paroi antérieure du vagin, suivre avec le doigt, dans toute leur étendue, les contours de sa surface antérieure. L'on observe, au contraire, les déviations opposées à celles que nous venons de décrire, lorsque la tumeur est située devant l'utérus, dans le cul-de-sac vésico-utérin; lorsque l'organe entier est repoussé en arrière, la portion vaginale se trouve dans la partie postérieure et supérieure du bassin, tandis que, lorsqu'il y a rétroversion, le col de la matrice est dirigé en avant et l'on peut, par le toucher, sentir, dans une étendue plus ou moins grande, la portion postérieure de cet organe qui regarde en bas et vers la paroi postérieure du bassin. Les déviations latérales dépendent d'une pression plus forte d'un côté que de l'autre, et nous renvoyons, quant aux résultats que pourrait, dans un pareil cas, procurer l'exploration interne, aux détails anatomiques que nous avons donnés plus haut.

Lors même que ces tumeurs sont très-volumineuses et remplissent presque complétement la cavité abdominale, elles sont toujours, sur une étendue plus ou moins considérable, accessibles au toucher vaginal, et, lorsque leur portion inférieure n'a pas une structure compacte et solide, qu'elles ne sont pas composées de cavités par trop nombreuses, et que leur contenu est liquide, le doigt introduit dans le vagin reconnaît parfaitement la fluctuation lorsque l'on percute la paroi antérieure de l'abdomen. Le cul-de-sal vaginal, surtout dans sa portion postérieure, est déprimé ainsi que la portion vaginale, et, lorsque la pression exercée par la tumeur atteint un haut degré, il peut en résulter un prolapsus irréductible de l'utérus et du vagin, qui se développe d'autant plus facilement que le vagin, de même que les autres organes destinés à maintenir l'utérus dans sa position, ayant, dans une période moins avancée de la maladie, subi une tension et un allongement considérables, ne peut plus opposer la résistance nécessaire à la pression exercée par la tumeur. Comme le prolapsus de la matrice ne se forme qu'après que cet organe a pendant longtemps subi une traction de haut en bas, il est clair que l'examen avec la sonde fera toujours reconnaître un allongement de sa cavité.

Le toucher par le rectum n'aura d'utilité pratique que pour de petites tumeurs, car il pourra contribuer à donner au médecin une connaissance plus exacte de leur position, leur situation, leur grosseur et leur consistance.

Pour rendre aussi complet que possible le chapitre que nous avons consacré au diagnostic des tumeurs de l'ovaire, passons maintenant en revue les diverses affections avec lesquelles on pourrait les confondre.

1. *Lorsque la tumeur est encore en grande partie dans le bassin* et que l'on ne peut pas en suivre exactement les contours, l'on pourra pendant quelque temps se demander si la grosseur que l'on sent ne provient pas d'un *épanchement solidifié dans les replis du péritoine.* C'est surtout lorsque le premier développement de l'affection ovarique est accompagné de phénomènes inflammatoires que l'on aura de pareils doutes, et nous devons avouer avoir nous-même vu plusieurs cas dans lesquels une observation prolongée put seule assurer le diagnostic. Pour arriver autant que possible à connaître la véritable nature de la maladie, il faut, dans un pareil cas, se rappeler que les tumeurs ovariques sont plus fréquentes dans un âge avancé, après une abstinence prolongée des plaisirs vénériens; que l'on observe en général, pendant un temps plus ou moins long, divers désordres du côté de la menstruation avant de découvrir la tumeur; que cette dernière atteint souvent un volume assez considérable, sans occasionner de douleurs ou d'autres symptômes d'une inflammation, et que, située d'abord dans un des côtés de l'abdomen, ce n'est que plus tard qu'elle se rapproche de la ligne médiane. On sait, en outre, que les petites tumeurs des ovaires, lorsqu'on peut les saisir au travers des parois abdominales, présentent encore une certaine mobilité, que leur forme est en général arrondie ou légèrement allongée, et que, même avant d'avoir atteint des dimensions plus considérables, elles sont molles et élastiques lorsqu'elles ne renferment qu'un seul ou que quelques kystes, tandis que les tumeurs solides sont très-dures et très-résistantes. Enfin il ne faut pas oublier que ces tumeurs crois-

sent souvent très-rapidement et pour ainsi dire sous les yeux du médecin. Si l'on se rappelle, au contraire, que les épanchements dans le péritoine, assez considérables pour pouvoir être reconnus à l'exploration vaginale, sont toujours précédés de violents symptômes inflammatoires, de vives douleurs et d'une fièvre intense; qu'on ne les observe guère que pendant les couches; que la tumeur est plus aplatie, étendue, ses contours moins nettement dessinés que ceux des tumeurs ovariques, l'on aura sûrement des signes nombreux bien importants au point de vue du diagnostic. Puis, dans la suite, l'on voit l'épanchement, après être resté quelque temps stationnaire, sinon complétement disparaître, du moins diminuer peu à peu et se durcir par un travail d'organisation, tandis que le contraire a lieu pour les tumeurs de l'ovaire, à cause du développement considérable que prennent les kystes. L'on voit, d'après ce que nous venons de dire, qu'il sera en général facile de distinguer les deux affections dont il est ici question, surtout lorsqu'à l'exploration vaginale l'on trouve un épanchement tout autour de l'utérus, car les petites tumeurs des ovaires ne se rencontrent ordinairement que d'un côté de l'utérus, à moins qu'elles ne se développent simultanément des deux côtés, ce qui n'a lieu que dans de rares exceptions.

Il serait aussi possible de prendre pour une tumeur de l'ovaire un *corps fibreux de la matrice*, de la grosseur d'un œuf de poule à celle d'un œuf d'oie, surtout s'il est situé dans la paroi postérieure de l'utérus, car c'est là à peu près la position qu'occupent les petites tumeurs de l'ovaire. Il suffit, pour le diagnostic, de se rappeler que les corps fibreux de la matrice du volume dont il est ici question sont, à moins qu'ils ne soient sous-péritonéaux, presque toujours accompagnés de vives coliques utérines, d'hémorrhagies abondantes et de leucorrhée, que la substance de l'utérus et particulièrement de la portion vaginale est ordinairement hypertrophiée, et que, pour peu que l'on ait un peu d'exercice dans le toucher, il est presque toujours facile de reconnaître l'union intime qui existe entre la tumeur et la matrice. Mais, si malgré tout cela le diagnostic ne paraissait pas bien établi, l'introduction de la sonde utérine pourrait peut-être lever les doutes. Nous renvoyons à ce sujet à ce que nous avons dit en traitant du diagnostic des corps fibreux de l'utérus.

Comme il est déjà arrivé plusieurs fois que l'on a cru à une *rétroversion de l'utérus*, lorsqu'il n'y avait autre chose qu'une tumeur ovarique dans le cul-de-sac péritonéal recto-utérin, nous dirons seulement en deux mots que, dans la rétroversion, l'on peut toujours suivre les contours de l'organe depuis la portion vaginale située derrière la symphyse pubienne, jusqu'au sommet de l'organe dans l'excavation du sacrum, de manière à se convaincre que la grosseur que l'on sent dans la portion postérieure du bassin se continue immédiatement avec la portion vaginale. Si en même temps la paroi antérieure de l'abdomen est peu tendue, l'on reconnaîtra facilement qu'entre la main placée sur l'abdomen et le doigt introduit dans le vagin, il ne se trouve que l'utérus renversé en arrière et nullement une tumeur de nouvelle formation. Si l'on ne suppose pas l'existence d'une grossesse, l'on peut alors essayer d'introduire la sonde utérine; pour cela il faut, dans la rétroversion, tourner la concavité de l'instrument en arrière, et, si le corps de l'utérus n'est pas retenu dans sa position anormale par des adhérences, il suivra les mouvements que l'on imprimera à la sonde, et il échappera même complétement au toucher vaginal lorsque la pointe de l'instrument sera dirigée vers la paroi abdominale antérieure. Il va sans dire que l'on n'emploiera pas la sonde si l'on peut soupçonner une grossesse; mais, dans un cas pareil, la rétroversion de l'utérus occasionnerait, par la compression de la vessie, du rectum et de la matrice elle-même, des douleurs telles, qu'elles ne pourraient jamais être causées par une tumeur aussi peu volumineuse que celles dont il est ici question.

L'on pourrait, aussi dans la *rétroflexion*, prendre le *fond de la matrice*, situé au-dessus de la paroi postérieure du cul-de-sac du vagin, pour une tumeur ovarique développée dans le cul-de-sac recto-utérin. Il sera cependant en général très-facile de distinguer ces deux affections, si l'on pense à la violence que présentent tous les symptômes qui accompagnent les flexions utérines, aux hémorrhagies et métrorrhagies souvent très-abondantes, aux douleurs vives et semblables à celles de l'accouchement, à l'énorme sécrétion de la muqueuse et à la tuméfaction de la portion vaginale. L'orifice de l'utérus est, en outre, souvent largement ouvert, le corps de cet organe est mobile et cède à la pression du doigt, enfin la tumeur disparaît complétement de la partie postérieure du bassin, lorsque l'on introduit la sonde dans la cavité de l'utérus, la concavité de cet instrument étant dirigée en avant.

2. *Lorsque, au contraire, la tumeur ovarique est très-volumineuse, qu'elle remonte très-haut dans la cavité abdominale et qu'elle dilate considérablement l'abdomen*, il faut, avant de poser un diagnostic définitif, penser à la possibilité de la présence des maladies suivantes :

L'on a souvent confondu avec un *ascite* des kystes composés de l'ovaire, renfermant en grande quantité un contenu liquide, et cela ne serait sûrement pas arrivé aussi fréquemment si l'on n'avait jamais oublié que ce n'est que dans de rares exceptions que l'ascite dilate l'abdomen d'une manière égale, lorsque les malades sont couchés ou qu'ils sont debout. En outre, l'on voit presque toujours les intestins, à moins qu'ils ne soient fixés par de nombreuses adhérences avec la paroi abdominale, surnager, pour ainsi dire, à la surface du liquide renfermé dans l'abdomen. C'est ainsi que, par la percussion, on reconnaît qu'ils sont repoussés vers le voisinage de l'ombilic, lorsque la malade est couchée sur le dos, tandis que, lorsqu'elle a, pendant quelque temps, été couchée sur un côté, ils sont refoulés vers le côté opposé. Les régions lombaires donneront toujours un son mat à la percussion, si l'ascite est considérable et que la malade soit dans une position horizontale. La fluctuation est aussi beaucoup plus marquée et plus uniformément répartie sur tout l'abdomen dans un ascite que dans un cas de kystes multiples, auxquels seuls l'on pourrait penser; ces derniers dilatent d'une manière irrégulière la paroi abdominale antérieure, au travers de laquelle l'on sent diverses protubérances plus ou moins volumineuses. Nous avons vu plusieurs fois, et cela n'est pas sans importance pour le diagnostic de l'ascite, que, dans cette dernière maladie, la matrice et le cul-de-sac du vagin ont souvent une position très-basse; l'utérus présente, en outre, une mobilité très-considérable, de telle sorte que le corps de cet organe change déjà de place lorsque l'on exerce une légère pression sur la portion vaginale, et, réciproquement, l'on voit la portion vaginale suivre les mouvements que l'on imprime au liquide renfermé dans la cavité abdominale, en percutant la paroi antérieure de cette cavité. Nous n'avons jamais observé ce signe dans les kystes de l'ovaire, et nous le recommandons pour cela à l'attention de nos lecteurs. Il faut encore, dans les cas douteux, considérer l'état d'autres organes, dont les affections peuvent être le point de départ de l'ascite, et l'on ne devrait jamais se dispenser d'examiner très-soigneusement le cœur, les poumons, le foie, ainsi que les urines. Ajoutons encore que l'ascite, quelle que soit, du reste, la cause qui l'ait produit, est beaucoup plus fréquemment et plutôt accompagné d'anasarque que les tumeurs des ovaires, qui souvent atteignent un volume considérable, sans que l'on observe d'infiltration séreuse du tissu cellulaire sous-cutané.

L'on a aussi confondu plusieurs fois une *grossesse* avec un kyste de l'ovaire, et l'on a même fait la paracentèse au travers des parois abdominales pour faire écouler le liquide dont on supposait la présence. Plus la distinction entre ces deux états semble facile, même aux personnes les moins expérimentées, et plus elle est quelquefois difficile dans la pratique. Nous avons nous-même, en 1850, observé pendant plusieurs semaines une malade affectée d'un kyste composé très-volumineux de l'ovaire, avant de pouvoir reconnaître d'une manière certaine qu'il ne s'agissait pas d'une grossesse, et notre illustre collègue Seyfert, après avoir examiné la même malade, fut forcé de partager nos doutes. Le diagnostic est encore plus difficile lorsqu'une tumeur de l'ovaire se développe aussi rapidement que le produit de la conception renfermé dans l'utérus. Si, avec tout cela, la malade, croyant à la présence d'une grossesse, prend les mouvements que l'on observe dans la tumeur suivant les différentes positions du corps, ou les contractions péristaltiques des intestins, pour des mouvements de l'enfant; si les tumeurs solides situées dans les parois du kyste simulent les contours du corps de l'enfant ; si la fluctuation est peu évidente, comme cela arrive pour des tumeurs colloïdes, des cystosarcomes et des cystocarcinomes, le diagnostic est des plus difficiles, surtout si l'on entend en outre des bruits circulatoires dans les régions inguinales, si la malade est aménorrhéique, et si l'époque de la dernière menstruation correspond à la durée présumée de la grossesse. Ajoutez encore que, par suite de la traction exercée de bas en haut sur l'utérus, la portion vaginale semble diminuer progressivement, comme cela arrive dans la grossesse. Dans de pareils cas, une observation prolongée et souvent répétée, et un examen très-attentif, tendant surtout à reconnaître les diverses parties de l'enfant, ses mouvements, ainsi que le pouls du fœtus, sont seuls capables d'éclairer le diagnostic. Cependant, pendant le cours de la maladie, différents symptômes morbides, qui n'accompagnent pas en général une grossesse normale, finissent toujours par mettre le médecin sur la bonne voie, et, lorsque la présence d'une grossesse devient toujours moins probable, et que des symptômes menaçant la vie de la malade nécessitent un prompt secours, il sera alors permis d'avoir recours à la sonde pour se procurer une connaissance exacte des dimensions de la cavité utérine. Mais, s'il peut être difficile de distinguer une grossesse ordinaire des affections qui nous occupent, cela est bien plus difficile encore lorsqu'il s'agit d'une *grossesse extra-utérine*. Lorsqu'on peut en supposer l'existence, l'on cherchera tout d'abord à reconnaître les divers signes caractéristiques d'une grossesse, et, lorsqu'on ne parvient pas à les découvrir, l'on ne sera autorisé à considérer la tumeur comme une grossesse extra-utérine que lorsque ses dimensions répondent à la durée de la grossesse et que la malade ressent de temps en temps dans l'abdomen des contractions douloureuses, suivies d'un écoulement abondant, par les organes génitaux, d'une mucosité sanguinolente, et que ce liquide renferme de nombreux fragments membraneux, qui, à l'examen microscopique, apparaissent comme des morceaux détachés de la membrane caduque. La présence de bruits circulatoires dans une tumeur relativement petite ne sera pas sans importance pour le diagnostic. Si une tumeur pareille, sur la nature de laquelle l'on aurait encore des doutes, était accessible au toucher par le vagin, et si, par ce moyen l'on reconnaissait qu'une partie du moins de son contenu est liquide, l'on n'aurait pas à hésiter à faire la ponction par le vagin. En effet, nous verrons plus tard que c'est là un des meilleurs procédés pour la guérison des kystes de l'ovaire, et, d'un autre côté, si le sac renfermait un fœtus extra-utérin, cette même opération serait utile en causant la mort du fœtus par l'écoulement du liquide amniotique, en prévenant ainsi la rupture du sac, qui sans cela serait probablement arrivée, et en permettant d'espérer une terminaison heureuse de cette anomalie, à savoir l'ossification du fœtus. Il ne faut pas oublier que l'examen microscopique et surtout chimique du liquide retiré par la paracentèse lèvera tous les doutes au sujet du diagnostic.

Les tumeurs solides des ovaires peuvent être prises pour des *corps fibreux* de la matrice, et réciproquement ; et des gynécologistes même très-distingués, comme Heath, Otter, Atlee et d'autres, ont commis cette erreur. En effet, après avoir commencé l'extirpation d'une tumeur qu'ils croyaient provenir de l'ovaire, ils durent suspendre leur opération ; car, après avoir ouvert la cavité abdominale, ils virent qu'ils n'avaient pas affaire à une dégénérescence de l'ovaire, mais à des tumeurs fibreuses de la matrice. Nous avons indiqué plus haut, en parlant du diagnostic différentiel des tumeurs fibreuses de la matrice, les signes qui pouvaient servir à prévenir de pareilles erreurs, et nous renvoyons à ce chapitre pour ne pas faire des répétitions inutiles.

Nous trouvons, chez les divers auteurs qui ont écrit sur les affections de la matrice, des cas nombreux de *cystosarcomes*, ayant leur point de départ dans les parois de l'*utérus*. Nous n'avons jamais observé de cas pareils, et par conséquent nous ne savons rien par notre propre expérience sur le diagnostic différentiel de ces tumeurs et de celles de l'ovaire. Nous nous bornerons donc à citer l'opinion de Kiwisch, qui dit que, dans les cystosarcomes de l'utérus, cet organe, et avec lui la portion vaginale et le cul-de-sac du vagin, adhèrent très-intimement avec la tumeur ; que la matrice est située au-devant de la tumeur et presque toujours sur la ligne médiane; qu'elle est hypertrophiée en même temps que sa cavité est allongée, et qu'enfin la structure de la tumeur, ainsi que les divers troubles que l'on observera peut-être dans les fonctions de la matrice, seront les points les plus importants à considérer pour le diagnostic. Mais, si l'on compare avec cela ce que nous avons dit au sujet des caractères des tumeurs de l'ovaire, l'on comprendra facilement que les signes différentiels indiqués par Kiwisch n'ont pas une grande valeur. Heureusement les cystosarcomes de l'utérus sont si rares, qu'il n'en est pas même fait mention dans les ouvrages des gynécologistes et des professeurs d'anatomie pathologique les plus distingués. Th. S. Lee décrit une pièce anatomique de cette espèce appartenant au musée du Collége royal des chirurgiens de Londres; c'est un fragment d'utérus dans lequel il s'était formé un kyste volumineux. Le kyste avait été vidé deux fois par la ponction ; il avait été pendant la vie regardé comme un kyste de l'ovaire. L'on voit aussi des kystes se former dans le tissu cellulaire sous-péritonéal, ou bien au milieu d'épanchements péritonéaux considérables. Nous n'avons jamais vu de kystes pareils assez gros pour qu'on puisse les reconnaître au travers des parois abdominales et les confondre avec des tumeurs ovariques. C'est encore dans l'ouvrage de Th. S. Lee que nous trouvons la description d'un cas de ce genre : c'était un kyste qui partait, immédiatement au-dessous du pancréas, de la paroi postérieure de l'abdomen, dont il remplissait presque entièrement la cavité. Il contenait environ vingt litres d'un liquide trouble et blanchâtre, dans lequel se trouvaient de nombreuses pelotes de poils mêlés à des matières calcaires et graisseuses. Dans le côté gauche du kyste se trouvait une masse composée d'os, de dents, etc., et qui ressemblait beaucoup à un fœtus incomplet. Cette tumeur présenta pendant la vie tous les caractères d'un kyste de l'ovaire; elle n'avait cependant aucun rapport avec les organes génitaux, car elle était en dehors du péritoine. Nous n'osons pas, vu que nous n'avons aucune expérience personnelle à ce sujet, décider s'il est possible, au point de vue clinique, de distinguer des kystes pareils de ceux de l'ovaire; cependant cela nous paraît fort peu probable. Il en est de même des tumeurs qui se développent entre les feuillets de l'épiploon, et qui sont formées de kystes, de dépôts cancéreux, d'exsudats fibrineux ou d'amas graisseux, et qui, lorsqu'elles ont atteint un développement considérable, peuvent descendre jusque dans le détroit inférieur du bassin et simuler une tumeur ovarique. Il faudra, dans tous ces différents cas, examiner avec une grande attention l'état des fonctions des organes génitaux, ainsi que la position et le degré de mobilité de la matrice, sans que nous voulions affirmer que l'on puisse ainsi arriver à un diagnostic certain.

Une *hypertrophie considérable de la rate* pouvait aussi faire croire à la présence d'une tumeur ovarique, lorsque le bord inférieur de cet organe descend jusque dans le bassin et que l'on ne peut plus en suivre les contours au travers des parois abdominales. Mais l'aspect leukémique de ces malades, la fièvre intermittente et prolongée qui est le début ordinaire de cette affection, rendront, dans la plupart des cas, le diagnostic facile, surtout si l'on se rappelle que l'on peut reconnaître le bord antérieur de la rate à son hilus très-prononcé, et que ces tumeurs n'ont en général aucune influence sur la position et les fonctions des organes génitaux que l'on peut sentir au travers du vagin.

Les altérations pathologiques des reins et les acéphalokystes du foie atteignent rarement un volume assez considérable pour simuler des tumeurs des ovaires.

Les amas de matières fécales dans le cœcum ou dans l'S iliaque diffèrent des tumeurs ovariques par leur grosseur variable, leur disparition quelquefois complète, leurs contours irréguliers, les coliques et le météorisme qui les accompagnent, ainsi que par l'absence de troubles quelconques du côté des organes génitaux. Si l'on avait quelques doutes, l'on aurait recours à des lavements et à des purgatifs. — La dilatation de l'abdomen, par un *amas de gaz dans les intestins*, ne sera jamais la cause d'une erreur de diagnostic pour peu que l'on percute avec quelque attention. Mais l'on pourrait au contraire prendre des kystes de l'ovaire pour un météorisme lorsque de l'air aurait pénétré dans leur cavité, soit par la perforation des parois du kyste et de l'intestin, soit par un développement spontané à la suite d'une décomposition des matières contenues dans le kyste. Mais, dans un cas pareil, lors même qu'à la percussion de l'abdomen l'on rencontre un son tympanique dans la région du kyste, le diagnostic aura déjà précédemment été posé d'une manière certaine, ou bien l'on pourra facilement par la suite constater la présence de la tumeur ovarique par les autres symptômes que nous avons déjà indiqués plusieurs fois.

Nous avons vu nous-même, en 1845, à la clinique gynécologique de Prague, que l'on peut confondre avec un kyste de l'ovaire une *vessie très-distendue* et remplie d'urine. Une femme âgée de cinquante-quatre ans, affectée de cancer de la matrice, et qui, pendant plusieurs semaines, avait souffert d'ischurie, présentait, à son entrée à l'hôpital, dans le côté gauche du bas-ventre, une tumeur de la grosseur d'une tête d'homme, qui, à un premier examen, fut prise pour un kyste de l'ovaire. Pendant l'exploration vaginale, cette tumeur disparut subitement sous l'influence de la pression exercée par la main placée sur l'abdomen. Aussitôt la malade se plaignit d'une douleur cuisante dans le bas-ventre, l'on pratiqua le cathétérisme, et il s'écoula environ un kilogramme et demi d'urine normale. L'on diagnostiqua une rupture de la vessie, et pour éviter un nouvel épanchement de l'urine dans l'abdomen, on fit fréquemment cathétériser la malade. Le lendemain l'on fut frappé de voir s'écouler par la sonde plus de cinq kilogrammes d'un liquide jaune rougeâtre, très-riche en albumine, n'ayant qu'une faible odeur d'urine et qui ne pouvait provenir que de la cavité abdominale. L'on vit en même temps apparaître les symptômes d'une péritonite circonscrite; mais ils disparurent au bout de trois jours, et la région vésicale resta seule douloureuse au toucher. Mais l'on vit bientôt se développer les symptômes d'une cystite croupeuse avec décomposition ammoniacale de l'urine et collapsus général, et l'urémie fit succomber la malade quatorze jours après la rupture de la vessie. — L'on trouva à l'autopsie un cancer de l'utérus et du cul-de-sac vaginal déjà en voie de décomposition, la vessie très-dilatée, tachée et décolorée à l'extérieur, adhérente aux organes voisins, les parois de cet organe durcies, deux fois plus épaisses qu'à l'état normal et d'un gris foncé, sa surface interne complétement couverte d'une couche assez épaisse de fausses membranes et enduite en outre d'une sanie fétide d'un brun chocolat. Nulle part d'infiltration cancéreuse dans les parois de la vessie, mais le fond de cet organe présentait une ouverture de la grosseur d'une pièce de dix sous, fermée par les parties avoisinantes de l'intestin. — Ce cas intéressant sous bien des rapports peut servir à démontrer qu'il faut toujours appliquer la sonde dès que l'on peut supposer que la tumeur renfermée dans l'abdomen provient d'une dilatation de la vessie.

Il faut enfin mentionner, en terminant, *les tumeurs partant des parois du bassin* (corps fibreux, cancers, exostoses), qui, franchissant le détroit supérieur de cet organe, croissent jusque dans la cavité abdominale et simulent quelquefois une tumeur ovarique solide, surtout lorsqu'elles sont situées dans un des côtés de l'abdomen. L'adhérence intime de ces tumeurs avec un point quelconque des parois pelviennes éclairera le diagnostic ; du reste, nous ne connaissons, sauf peut-être l'enchondrome de l'ovaire dont l'existence est encore problématique, aucune tumeur de cet organe qui puisse présenter une dureté et une solidité pareille à celle des exostoses ou même des dégénérescences cancéreuses des os.

TERMINAISON. Nous avons déjà fait observer qu'il y a des tumeurs ovariques qui, malgré une durée de plusieurs années, n'exercent aucune influence sur l'état général de l'organisme. Nous voyons dans cette catégorie surtout les kystes simples provenant de la dilatation des vésicules de Graaf, qui atteignent rarement la grosseur d'une tête d'homme et qui, lors même que cela a lieu, n'occasionnent pas d'autres symptômes que ceux qui résultent de la compression des organes voisins. En effet, l'on voit souvent des femmes affectées de kystes simples pareils atteindre un âge avancé sans que pendant la vie un symptôme quelconque eût fait soupçonner la présence de cette affection. La marche des kystes composés est moins favorable; cependant nous avons vu plusieurs fois des kystes composés, des cystosarcomes et des tumeurs fibreuses des ovaires se développer très-lentement, rester même stationnaires pendant plusieurs années et n'occasionner aucun désordre dans les fonctions des organes voisins. Les colloïdes, les tumeurs médullaires et les cystocarcinomes diffèrent au contraire par leur développement rapide et parce que dans un temps relativement très-court ils épuisent les malades, qui au bout de quelques mois sont considérablement amaigries et finissent par succomber dans le marasme.

Nous ne connaissons aucun cas bien constaté où une semblable tumeur aurait complétement disparu, soit par une guérison spontanée, soit par l'usage de remèdes pharmaceutiques, et nous sommes obligé, nous appuyant sur de nombreuses observations, de déclarer que tous les cas d'hydropisie enkystée de l'ovaire guéris par résoption qui se trouvent rapportés par plusieurs auteurs reposent sur un faux diagnostic. Une telle résorption n'est possible que lorsque le liquide contenu dans le kyste passe dans le sac du péritoine, ce qui naturellement ne peut avoir lieu que lorsque la paroi du kyste s'est rompue à la suite d'une dilatation trop forte ou sous l'influence d'une pression extérieure, ou bien que par la ponction ou par l'excision d'un morceau de la paroi du kyste, son contenu peut s'écouler dans la cavité abdominale. L'on a en effet vu la maladie se terminer heureusement de cette manière ; cependant il arrive aussi fréquemment que la présence dans le péritoine du liquide provenant du kyste cause une péritonite mortelle. Dans un pareil cas, la terminaison heureuse ou malheureuse dépend, d'après ce que nous avons pu voir, principalement de la qualité du liquide épanché. En effet, une résorption complète n'est guère possible que lorsque ce dernier est purement séreux et peu excitant, tandis que lorsque le liquide est sanguin, purulent ou sanieux, la rupture du kyste amène presque toujours la mort, surtout si cette rupture provient d'un ramollissement inflammatoire de ses parois, dans quel cas l'on aura toujours constaté pendant la vie de vives douleurs et une forte excitation fébrile. L'on admettra qu'il y a eu rupture du kyste lorsque, à la suite d'un développement trop rapide de la tumeur ou après une violence extérieure (pression, chute, coup) la malade ressent tout d'un coup une vive douleur dans le bas-ventre et qu'elle a le sentiment qu'un liquide chaud se répand dans la cavité abdominale. A côté de cela l'on observe un prompt collapsus, des syncopes, un pouls très-accéléré et filiforme, et surtout l'on voit tout d'un coup la consistance de l'abdomen varier sensiblement, la tumeur qui auparavant était tendue et dure est maintenant molle et élastique, et quelquefois même on ne peut plus en reconnaître la présence au moyen du palper abdominal, enfin la percussion démontre un épanchement liquide dans le péritoine, tandis qu'il n'existait nullement avant la rupture.

Si la terminaison est heureuse, les symptômes que nous avons indiqués disparaissent peu à peu, la grosseur de l'abdomen diminue par suite de la résorption du liquide épanché, dans sa cavité, et, si le kyste ne se remplit pas de nouveau, l'on reconnaît au travers des parois abdominales flasques et peu résistantes, à la place occupée autrefois par le kyste, une tumeur plus ou moins volumineuse, tantôt arrondie, tantôt à surface inégale. Les forces de la malade reviennent peu à peu, les troubles divers dans les fonctions des poumons, du canal intestinal et des voies urinaires, disparaissent petit à petit, et la santé finit par se rétablir complétement. Mais, si la rupture amène une issue fâcheuse de la maladie, l'on voit, quelques heures déjà après l'accident, apparaître tous les symptômes d'une péritonite violente et très-étendue à laquelle la malade succombe au bout de quelques jours.

La rupture d'un kyste de l'ovaire n'amène pas toujours un épanchement de liquide dans la cavité abdominale, car ce dernier peut aussi se frayer une issue au travers d'autres organes. C'est le plus souvent par le rectum que cela arrive ; nous nous rappelons, entre autres, une malade qui, en 1849, était couchée dans un des lits du service de M. Hamernjk, à Prague, et chez laquelle on observa plusieurs fois la rupture d'un kyste de l'ovaire avec écoulement consécutif par le rectum d'une quantité considérable de liquide. Chez une autre malade, nous vîmes, en 1853, un kyste de l'ovaire se vider par le rectum pendant l'accouchement. Dans tous les cas semblables que nous avons eu l'occasion d'observer, nous avons toujours vu la tumeur descendre très-bas dans le bassin ; elle était fortement distendue, et la cause prédisposante à la rupture fut probablement un ramollissement inflammatoire de la paroi du kyste et de la portion voisine du rectum, résultant d'une pression considérable exercée sur la partie de la tumeur située dans la cavité pelvienne, tandis que la cause occasionnelle fut un mouvement forcé, des efforts pour la défécation, un accès de toux, des éternuments, etc. Ajoutons encore que dans tous ces cas la rupture n'eut point de suite fâcheuse, c'est-à-dire qu'elle n'entraîna jamais la mort des malades, mais toujours le kyste se remplit de nouveau. Le contenu du kyste se fraye aussi quelquefois une issue au travers du vagin ou de l'anneau ombilical, mais moins fréquemment que par le rectum. Nous n'avons jamais vu de perforation du cul-de-sac vaginal ; mais, dans deux cas de kystes multiples, nous vîmes une partie de la tumeur faire hernie par l'ombilic et les parois du kyste se dilater beaucoup et devenir toujours plus minces, à tel point qu'elles finirent par se rompre et livrer passage à une quantité considérable de liquide. Chez une de ces malades, la même chose se répéta jusqu'à huit fois dans le cours d'une année. La malade mourut, et à l'autopsie on trouva la paroi antérieure de la tumeur adhérant presque dans toute son étendue avec la paroi abdominale antérieure, et le kyste, qui avait ainsi été vidé plusieurs fois, avait la grosseur d'une tête d'homme.

Fréquemment, dans la maladie qui nous occupe, la mort arrive à la suite d'une hydropisie générale. Celle-ci provient souvent d'une dégénérescence graisseuse des reins, résultant de la compression des grands troncs vasculaires de l'abdomen par la tumeur qui remplit presque complétement la cavité abdominale. Les troubles circulatoires qui en résultent causent au bout d'un temps plus ou moins long une hyperémie des reins qui finit par devenir une vraie inflammation parenchymateuse, à la suite de laquelle on voit se développer l'albuminurie et l'hydropisie générale. D'autres fois celle-ci provient de l'anémie qui accompagne presque constamment la maladie qui nous occupe; le sang renferme alors fréquemment une quantité d'eau trop considérable qui donne lieu à des épanchements séreux dans le tissu cellulaire sous-cutané. dans la cavité abdominale et dans les plèvres, et qui peut même causer la mort à la suite d'un œdème aigu des poumons.

Il resterait encore à mentionner l'influence des tumeurs ovariques sur le cours de la grossesse, sur l'accouchement et les suites de couches; mais, pour éviter des répétitions inutiles, nous renvoyons à notre *Traité des accouchements* (3e édit., Vienne, 1855, page 543).

Traitement. Nous n'avons pas l'intention d'indiquer ici toutes les méthodes recommandées et employées par divers auteurs pour le traitement des tumeurs ovariques. Si nous mentionnons en passant les émissions sanguines générales et locales, les préparations iodées, la potasse caustique, l'hydrochlorate de chaux, les mercuriaux et tous les diurétiques, ce n'est absolument que pour ajouter que nous n'en avons jamais obtenu le moindre résultat satisfaisant dans la maladie qui nous occupe. C'est pourquoi nous renonçons complétement à toute médication interne dans cette maladie, et cela d'autant plus, que les médicaments auxquels on attribue les meilleurs résultats, savoir les préparations iodées ou mercurielles, exercent nécessairement, si on les emploie pendant longtemps, une influence nuisible sur l'organisme tout entier et minent ainsi prématurément les forces des malades, dont elles ont cependant un si grand besoin pour résister à l'influence fâcheuse et prolongée de la maladie elle-même. Nous croyons devoir rejeter toute médication débilitante, car nous sommes persuadé que le premier devoir du médecin est de soutenir autant que faire se peut les forces des malades, et l'on y réussira beaucoup mieux en régularisant les diverses fonctions du corps par une hygiène bien entendue, que par une médication quelconque. Le médecin doit avant tout éloigner de la malade tout ce qui pourrait occasionner ou entretenir une congestion de l'organe affecté, car l'on sait qu'une hyperémie prolongée des organes du bassin favorise le développement ultérieur de la tumeur. Il doit en conséquence combattre la constipation, souvent très-opiniâtre, qui accompagne cette maladie, par des laxatifs salins et faire sentir à la malade combien il est nécessaire de maintenir dans leur état physiologique toutes les fonctions des organes du bassin en se promenant en plein air, en prenant une nourriture fortifiante, mais facile à digérer, et surtout en usant modérément des plaisirs vénériens, car des excès quelconques seraient toujours accompagnés d'une hyperémie des organes du bassin qui favoriserait le développement de la tumeur. Lorsque, malgré les précautions hygiéniques que nous venons d'indiquer, l'on observera les symptômes d'une hyperémie ou d'une véritable inflammation, l'on aura recours aux émissions sanguines locales, et pour cela nous préférons beaucoup appliquer quelques sangsues dans le cul-de-sac vaginal, parce qu'ici l'émission sanguine atteint les vaisseaux les plus rapprochés de l'organe affecté, et parce que l'expérience a démontré qu'une telle émission, lors même qu'elle est peu considérable, agit beaucoup plus promptement et d'une manière plus durable que si on applique les sangsues sur les parois abdominales. On préférera au contraire cette dernière méthode lorsque les symptômes indiqueront que le siége de l'inflammation est dans les régions supérieures de l'hypogastre. Les émissions sanguines locales sont aussi très-bonnes lorsque la congestion cataméniale est accompagnée de douleurs dans le bas-ventre, de météorisme, d'un besoin fréquent d'uriner et d'un léger mouvement fébrile, et que l'écoulement sanguin naturel est insuffisant ou même complétement nul. Mais nous rejetons toujours les saignées générales pour les motifs que nous avons indiqués plus haut.

Mais, lorsque la tumeur a atteint un volume assez considérable pour causer une tension douloureuse des parois abdominales, l'on modère souvent les douleurs d'une manière sensible par des bains tièdes, par l'application de cataplasmes émollients ou par des frictions d'onguents ou de liniments narcotiques. Lorsque les malades sont forcées de rester longtemps debout ou de vaquer à leurs occupations domestiques, il est bon de soutenir le bas-ventre au moyen d'une ceinture bien adaptée. Quelques médecins (Hamilton, Isaak B. Brown) ont même voulu guérir complétement les kystes de l'ovaire par une compression prolongée, mais les espérances que cette nouvelle méthode avait fait concevoir ne se sont nullement réalisées.

L'on a beaucoup préconisé contre les maladies qui nous occupent les sources minérales iodées et bromées de Kreuznach, Reichenhall, Krankenheil, etc. Nous ne voulons pas nier que ces bains aient pu, dans certains cas, être employés avec avantage, en tant que la tumeur resta quelque temps stationnaire; mais nous n'avons jamais observé qu'elle ait diminué ou même disparu complétement, comme plusieurs médecins l'ont prétendu. Nous avons même vu plusieurs fois des tumeurs augmenter considérablement pendant l'emploi des bains, et les malades qui moururent peu de temps après leur retour des bains ont peut-être succombé à cause de la congestion des organes du bas-ventre, occasionnée par la trop grande chaleur de l'eau employée pour les bains ou les compresses. Nous conseillons donc de ne point avoir recours à ces moyens lorsque de fréquents mouvements fébriles, une sensibilité excessive de l'abdomen et une augmentation rapide du volume de la tumeur indiquent encore l'existence d'une congestion, ainsi que dans tous les cas où, d'après l'ensemble des symptômes, on soupçonnera une affection de nature cancéreuse. En pareil cas la tumeur ovarique est un véritable *noli me tangere*, et le médecin prolongera relativement la vie de la malade en s'abstenant de tout traitement actif.

Mais, malheureusement, cela n'est pas toujours possible, car souvent les douleurs causées par des tumeurs volumineuses atteignent un tel degré, que la vie de la malade est vraiment en danger et qu'un prompt secours est nécessaire; dans ce cas, ce n'est que par une opération, et nullement par des médicaments, que l'on arrivera à un résultat quelconque.

Les *opérations*, dont nous devons maintenant nous occuper, sont: la ponction des kystes de l'ovaire au travers de la paroi abdominale antérieure, la ponction par le cul-de-sac vaginal, les injections de liquides irritants, l'excision d'une portion de la paroi du kyste et enfin l'excision de la tumeur entière après l'ouverture de l'abdomen.

A. La *ponction des kystes ovariques au travers de la paroi abdominale antérieure* a pour but de soulager, par la diminution du volume du kyste résultant de l'écoulement de son contenu, des malades que cette tumeur incommodait beaucoup ou dont la vie était même en danger; ce n'est alors qu'un moyen palliatif; d'autres fois, au contraire, l'on tâche d'obtenir l'obstruction définitive du kyste.

Il va sans dire, si l'on considère ce que nous avons dit au sujet de la structure, du développement et de la terminaison des diverses tumeurs ovariques, que la ponction ne pourra atteindre ce dernier but que lorsqu'il s'agira d'un kyste simple. Si, au contraire, la tumeur est un kyste composé, un cystosarcome, une tumeur colloïde ou un cystocarcinome, la ponction ne donnera jamais un résultat définitivement favorable, soit parce que les nombreux vaisseaux des parois du kyste sécrètent rapidement une nouvelle quantité de liquide, soit, lors même que le kyste ponctionné ne se remplit point de nouveau, parce que les kystes voisins ne sont plus arrêtés dans leur développement et peuvent grossir rapidement. Mais, même pour les kystes simples, la ponction par les parois abdominales n'amène pas toujours une guérison définitive, parce que ordinairement l'on ne peut pas pratiquer l'ouverture assez bas pour que tout le liquide puisse s'écouler. En effet, si une partie du liquide reste dans le kyste, les parois de ce dernier ne peuvent pas s'appliquer l'une contre l'autre, ce qui est nécessaire pour l'oblitération de la tumeur, et le liquide, continuant à être sécrété, souvent, il est vrai, très-lentement, finit toujours par remplir de nouveau la cavité. Si donc l'on veut, par la ponction, obtenir une guérison radicale, il faudra toujours la faire par le cul-de-sac vaginal, car de cette manière le liquide peut s'écouler complétement, et l'on se trouve dans les conditions nécessaires pour amener l'oblitération complète du kyste. Mais la ponction vaginale n'est pas toujours possible, car la portion inférieure de la tumeur ne descend pas toujours assez bas pour qu'on puisse la sentir au travers du vagin, ce qui cependant est nécessaire, si l'on ne veut pas courir le risque d'enfoncer le trocart dans la cavité abdominale. L'on sera donc quelquefois forcé d'avoir recours à la ponction abdominale, et l'on hésitera d'autant moins à la pratiquer, que, dans un grand nombre de cas, cette opération a fourni des résultats tout à fait favorables. Nous pouvons même citer deux malades chez lesquelles, pour un kyste simple, nous avons pratiqué la ponction abdominale et où il en est résulté l'occlusion et l'oblitération définitive du kyste.

En conséquence, nous n'hésitons pas à recommander cette opération dans tous les cas où l'ensemble des symptômes indique la présence d'un kyste ovarique simple, d'un volume considérable, incommodant beaucoup la malade, et que la ponction vaginale, dont les résultats sont plus sûrs, n'est pas possible, parce que la tumeur ne descend pas assez bas dans le bassin pour être accessible au toucher par le vagin.

D'après ce que nous avons pu voir, la guérison radicale des kystes de l'ovaire par la méthode indiquée est très-rare, lorsque la tumeur dépasse beaucoup le volume d'une tête d'homme, et c'est là un fait qu'il faut bien considérer avant de choisir un traitement. En effet, pour les kystes volumineux, l'on n'aura pas si souvent recours à une opération inutile et quelquefois même nuisible, si l'on se rappelle que, après la ponction, ils se remplissent ordinairement en peu de temps, que les masses énormes de liquide que l'on fait écouler au dehors enlèvent à l'organisme des substances protéiques nécessaires pour la sustentation des forces, et que ces ponctions, que souvent il faut répéter à de courts intervalles, peuvent être la cause d'un ramollissement inflammatoire des parois du kyste et même amener, ou tout au moins hâter la mort, par les hémorrhagies internes ou les péritonites étendues qui en résultent quelquefois. C'est pourquoi nous croyons qu'il ne faut pratiquer la ponction des diverses tumeurs ovariques, remplies de liquide et dont le volume est plus grand que celui d'une tête d'homme, que lorsque la tumeur incommode beaucoup la malade par ses dimensions énormes, ou que sa vie est vraiment en danger par suite de la compression d'organes importants, comme les poumons, la vessie, l'estomac, le rectum, etc.

Quelques auteurs ont dit que la ponction était indiquée toutes les fois que l'on avait à craindre une rupture du kyste; mais nous répondrons que nous n'avons aucun signe auquel nous puissions reconnaître l'imminence d'un pareil danger, et que, lors même que cela serait, la ponction serait le meilleur moyen pour hâter cette catastrophe, en augmentant l'inflammation et le ramollissement des parois qui sont la cause la plus fréquente des ruptures.

Si l'on s'en tient à ce que nous venons de dire et que l'on considère les tumeurs volumineuses des ovaires comme un *noli me tangere*, le nombre des cas où la ponction abdominale sera indiquée sera bien moins considérable qu'on ne l'admet généralement. Mais nous croyons aussi qu'en pratiquant plus rarement cette opération on prolongera la vie à un nombre de malades beaucoup plus grand que lorsque l'on regardait la présence d'un kyste comme une indication suffisante pour pratiquer la paracentèse. Nous renvoyons ceux de nos lecteurs que ce sujet intéresserait particulièrement à l'ouvrage si souvent cité de Lee[1], dans lequel l'on trouvera des aperçus synoptiques démontrant que la ponction des kystes de l'ovaire, comme moyen palliatif, est très-dangereuse, qu'il faut la répéter fréquemment lorsqu'on y a eu recours une fois, et que, d'une ponction à l'autre, le soulagement qu'elle procure diminue toujours, tandis que le danger augmente à proportion.

Du reste, avant de se décider à pratiquer cette opération, il faut se rappeler qu'elle n'est point si innocente que quelques auteurs ont bien voulu le prétendre. Nous avons déjà dit plus haut qu'il n'est

[1] Loc. cit., p. 202-213.

pas très-rare de voir la ponction suivie d'inflammations du péritoine, d'un marasme très-précoce, d'un ramollissement du kyste, etc. Mais, outre cela, il ne faut pas oublier qu'il est déjà arrivé plusieurs fois qu'en enfonçant le trocart dans la tumeur, l'on a divisé des vaisseaux assez considérables situés dans les parois du kyste, et qu'il en est résulté des hémorrhagies promptement mortelles soit dans la cavité abdominale, soit dans l'intérieur du kyste lui-même. Quelquefois aussi l'on peut atteindre un des vaisseaux de l'épiploon situé entre la paroi antérieure de l'abdomen et la tumeur, comme cela nous arriva en 1851 dans un cas où nous fîmes, avec l'aide du docteur Schierlinger, la ponction d'un kyste multiple. La malade mourut environ vingt-quatre heures après l'opération avec tous les symptômes d'une hémorrhagie interne, et l'autopsie démontra que nous avions ouvert une veine très-dilatée située dans l'épiploon qui adhérait à la surface antérieure de la tumeur. Quelquefois aussi, peu de temps après l'opération, l'on voit les malades sangloter, avoir des vomissements, des évanouissements, du délire, des convulsions, et finir par succomber dans un profond abattement nerveux; cela arrive surtout à la suite de la tension et des déplacements considérables que subissent les organes du bas-ventre lorsque l'on a vidé très-rapidement un kyste volumineux.

L'opération de la paracentèse au travers de la paroi antérieure de l'abdomen ne présente pas ordinairement de grandes difficultés, et l'on n'a, pour cela, besoin que d'un trocart dont la longueur et la grosseur varient, suivant le volume de la tumeur, de dix à vingt centimètres et dont la canule doit au moins avoir un diamètre de huit millimètres pour que des liquides, même assez denses, puissent s'écouler aussi librement que possible. Il faut, en outre, avoir une sonde en baleine pour l'introduire, dans la canule du trocart, si elle est obstruée par des morceaux de graisse ou des caillots de fibrine, puis plusieurs petits vases pour recevoir le liquide et un plus grand pour l'y verser lorsqu'il s'écoule en grande quantité. Si l'on n'a pas un nombre d'aides suffisant pour pouvoir exercer avec les mains une compression régulière sur le bas-ventre pendant l'écoulement du liquide, il faudra, avant l'opération, passer autour du corps de la malade une bande percée d'un trou à l'endroit où l'on veut faire la ponction, et que l'on serrera toujours plus à mesure que l'abdomen diminuera de volume. Il va sans dire aussi qu'il faut avoir sous la main les analeptiques nécessaires pour combattre les syncopes.

Pour l'opération on fait asseoir la malade sur une chaise ordinaire, si ses forces le lui permettent, ou bien, si cette position ne convient pas, on la fait coucher sur le côté, de telle sorte que la partie la plus proéminente de l'abdomen avance de quelques centimètres sur le bord du lit.

Comme, dans cette opération, il importe toujours de ponctionner la paroi du kyste aussi bas que possible, et que, comme nous le verrons plus tard, la ponction se fait presque toujours sur la ligne médiane, il est bon, pour éviter de blesser la vessie, de la vider par l'introduction d'une sonde. L'émission spontanée de l'urine n'est jamais aussi sûre que celle par le cathétérisme, car, justement chez les malades affectées de kystes ovariques, elle est souvent incomplète. En effet, nous avons plusieurs fois vu s'écouler par la sonde des quantités considérables d'urine, lors même que les malades déclaraient avoir complétement vidé leur vessie.

Pour choisir la place où il faut pratiquer la ponction, il faut se rappeler que l'on doit, à la vérité, ouvrir la tumeur dans sa partie inférieure ; mais il est aussi nécessaire d'éviter de blesser des anses intestinales ou des vaisseaux quelque peu considérables de la paroi abdominale. Comme c'est dans la ligne médiane du corps que les tumeurs ovariques un peu considérables s'appliquent le plus exactement contre les parois de l'abdomen, et qu'en outre cette région ne renferme pas de vaisseaux importants, l'on devra, en général, choisir pour la ponction un point situé vers le tiers inférieur d'une ligne tirée de l'ombilic à la symphyse. Et l'on ne devra s'écarter de cette règle que lorsqu'on voudra ponctionner un kyste moins volumineux et situé plus sur le côté de l'abdomen, lorsque la percussion démontrera la présence d'anses intestinales dans la ligne médiane, ou lorsque enfin l'on n'y rencontrera aucune fluctuation, et qu'au contraire le palper abdominal y fera découvrir des tumeurs solides comme sont, par exemple, les cystosarcomes et les cystocarcinomes. En pareil cas, il faudra choisir pour la ponction le lieu où la fluctuation est le plus apparente, où la percussion ne produit pas le son tympanique des intestins, et où l'on n'a pas à craindre de blesser une veine sous-cutanée de quelque importance. Ce ne sera que dans de rares exceptions que l'on choisira le nombril pour y pratiquer la ponction, parce qu'il est situé beaucoup trop haut pour qu'on puisse espérer un écoulement quelque peu suffisant du liquide. Nous croyons que l'on ne doit choisir cette place pour la ponction que lorsque l'anneau ombilical est largement ouvert et laisse passer une partie de la paroi antérieure du kyste, surtout si l'on ne croit pas pouvoir ouvrir un kyste plus grand en choisissant un autre endroit de l'abdomen. Il suffira ici de mentionner le cas d'une femme que nous avons vue dans l'hôpital de Julius, à Wurzbourg, et qui, dans l'espace de trois ans, se fit elle-même vingt-deux fois la paracentèse, en ouvrant avec un rasoir la paroi du kyste qui faisait hernie au travers de l'anneau ombilical. En tous les cas, lorsque l'on fait la ponction par le nombril, il faut toujours faire coucher la malade sur le côté, comme nous l'avons dit plus haut, car il est plutôt possible de vider ainsi le kyste d'une manière complète que si l'on opérait la malade assise sur une chaise.

Pour pratiquer la paracentèse, l'opérateur se met à genoux devant la malade ; il tend la peau avec les doigts de la main gauche, saisit le trocart de la main droite et l'introduit, par un mouvement de demi-rotation, assez profondément dans la tumeur pour ne plus sentir de résistance, et par conséquent être sûr d'avoir pénétré dans la cavité du kyste. Ce temps de l'opération exige quelquefois une force assez considérable, lorsque les parois de l'abdomen et celles du kyste sont très-épaisses. Lorsque le trocart a pénétré dans la cavité du kyste, l'on retire le stylet de la canule et l'on se prépare à recevoir le liquide qui s'écoule aussitôt s'il n'est pas trop épais. Souvent il arrive que la canule est bouchée par des caillots de fibrine ou des morceaux de graisse et que le liquide s'arrête subitement, ce qui a lieu aussi lorsque des portions de tumeurs gélatineuses ou solides s'introduisent dans la canule. Il faut alors écarter l'obstacle en introduisant plusieurs fois la sonde de baleine, et le liquide s'écoule de nouveau. C'est surtout lorsque le kyste renferme des matières colloïdes encore peu ramollies que l'écoulement du liquide est fréquemment interrompu, et quelquefois même, en pareil cas, l'opération est complétement inutile, parce que rien ne peut s'écouler. A part l'introduction de la sonde dans la canule, la compression de l'abdomen par les mains de l'opérateur ou d'un aide peut beaucoup faciliter l'écoulement des matières contenues dans le kyste ; il en est de même des violents efforts des muscles abdominaux pour tousser, éternuer, aller à la selle, etc.

Lorsque l'on a ouvert par la ponction une tumeur formée d'un seul kyste, la paroi antérieure de l'abdomen s'affaisse considérablement, tandis que, lorsque l'on a affaire à des kystes multiples, la diminution du volume de l'abdomen n'est point si complète et varie suivant que le kyste ponctionné était une portion plus ou moins grande de la tumeur entière. Lorsque, dans un cas pareil à ce dernier, il s'est écoulé une quantité assez considérable de liquide, la peau de l'abdomen s'affaisse suffisamment pour permettre de reconnaître les contours du reste de la tumeur, et la ponction devient ainsi quelquefois un moyen adjuvant pour déterminer la nature d'une tumeur ovarique.

Dès que l'on voit qu'il ne s'écoule plus rien, l'on retire la canule du trocart, et, si l'on a opéré la malade assise, on la transporte dans son lit, où elle doit se coucher sur le côté. Il ne faut pas alors fermer la blessure avec un bandage serré, car, lors même qu'il ne s'écoulait plus rien par la canule, l'on voit cependant plusieurs heures, et même plusieurs jours après l'opération, l'écoulement continuer par la plaie. Le liquide qui s'épanche est tantôt un reste du contenu du kyste, tantôt il sort du sac péritonéal; car, comme nous l'avons déjà dit plus haut, les kystes ovariques volumineux sont fréquemment accompagnés d'ascite. Lorsque décidément il ne sort plus rien de la plaie, on la couvre avec un bourdonnet de charpie que l'on maintient en place par des bandes agglutinatives.

Lorsque, par la ponction, l'on a lésé un vaisseau important, et qu'après avoir enlevé la canule du trocart l'on constate une forte hémorrhagie, on la fera cesser en appliquant des compresses trempées dans de l'eau froide ou dans un liquide styptique, en comprimant entre ses doigts le voisinage de la plaie, ou en y introduisant un petit cône de charpie que l'on fixera avec du sparadrap. Dans un cas pareil, où tous les moyens indiqués ne suffisaient pas pour arrêter une hémorrhagie assez abondante, nous la fîmes cesser en réunissant les deux bords de la plaie par une forte épingle autour de laquelle nous enroulâmes un fil en forme de 8.

Si la malade vient à s'évanouir, le médecin lui donnera aussitôt les stimulants nécessaires en pareil cas, et nous ajouterons seulement que l'on peut souvent éviter les syncopes en empêchant que le liquide ne s'écoule tout d'une fois, et en l'arrêtant fréquemment en maintenant la canule fermée pendant un temps plus ou moins prolongé. Si, après la ponction, l'on observe des symptômes inflammatoires, il faudra avoir recours à la médication antiphlogistique, en se rappelant toutefois que la malade est souvent déjà très-affaiblie. Lorsque, pendant ou immédiatement après la ponction, l'on voit les symptômes de l'anémie augmenter rapidement, qu'il se mêle du sang au liquide qui s'écoule, ou qu'il sort même du sang pur en assez grande quantité, l'on peut en conclure que l'on a blessé, dans la paroi du kyste, un vaisseau d'assez gros calibre, et que le sang qu'il contenait s'écoule dans le kyste. Dans un cas pareil, nous avons trouvé à l'autopsie d'une femme morte trois heures après l'opération, dans la cavité du kyste, environ trois kilogrammes d'un sang moitié coagulé et moitié liquide. La tumeur était un cystosarcome, et le trocart avait atteint la paroi, dont l'épaisseur était de plusieurs millimètres dans un endroit où les veines formaient, par leurs nombreuses anastomoses, un vrai plexus caverneux. Lorsque l'on observe les symptômes d'une pareille hémorrhagie interne, le pronostic est presque toujours mortel, car, outre les remèdes analeptiques et l'application de compresses froides sur l'abdomen, le médecin ne possède pas d'autres hémostatiques dont l'action soit quelque peu sûre.

Plusieurs auteurs ont conseillé d'empêcher le kyste de se remplir de nouveau par l'application d'une ceinture hypogastrique très-serrée, mais ce moyen ne nous a jamais réussi dans la pratique, ce qui, du reste, se comprend facilement, car il ne remplit pas les conditions nécessaires pour l'oblitération du kyste. Comme, en outre, une ceinture si fortement serrée est très-incommode, et comme il est impossible d'empêcher qu'elle ne devienne humide par le liquide qui s'écoule de la plaie, ce qui peut causer des refroidissements, l'on ne nous blâmera pas si nous rejetons un traitement consécutif pareil.

Nous l'avons déjà dit plus haut, la ponction des kystes de l'ovaire n'est ordinairement qu'un moyen palliatif. Au bout d'un temps plus ou moins long, le kyste se remplit de nouveau, et l'on sait que la longueur des intervalles diminue avec le nombre des ponctions.

Dans les cas très-rares où la ponction abdominale est suivie d'une guérison radicale, l'on voit que la tumeur, encore assez grosse après l'opération, diminue peu à peu et devient toujours plus dure jusqu'à ce que l'on ne sente plus au travers des parois abdominales qu'un petit corps insensible situé ordinairement sur un des côtés du bas-ventre.

B. La ponction des kystes ovariques au travers du cul-de-sac vaginal, comme nous l'avons déjà dit plusieurs fois, mène plus souvent à une guérison radicale que l'autre méthode dont il vient d'être question, et cela surtout parce que le kyste, ouvert dans sa partie la plus déclive, peut se vider plus complétement. Si la ponction par le vagin était toujours possible, la ponction abdominale disparaîtrait bientôt complétement de la pratique chirurgicale; mais malheureusement cela n'est pas le cas, car les conditions nécessaires pour cette opération se rencontrent chez peu de malades ; en effet, il est rare que la portion inférieure de la tumeur descende assez bas dans le bassin pour être accessible au toucher vaginal, et en outre, dans bien des cas où l'on pourrait atteindre la tumeur, elle ne présente dans sa partie inférieure aucune cavité remplie de liquide, mais seulement des masses solides de nature sarcomateuse, colloïde ou cancéreuse.

Lorsque l'on veut faire la ponction par le vagin, il faut avant tout s'assurer que le trocart rencontrera une cavité assez vaste et remplie de liquide. Mais, sauf de rares exceptions, ce ne sera jamais le cas que pour les kystes simples, car, comme on le sait, dans les kystes multiples, les cavités de dimensions quelque peu considérables occupent presque toujours la partie supérieure de la tumeur. Il résulte de ce qui précède que le procédé opératoire en question ne sera applicable qu'aux kystes simples, dont la partie inférieure descend assez bas dans le bassin et qui présenteront à la percussion une fluctuation évidente démontrant ainsi le peu d'épaisseur de leurs parois. Lorsque toutes ces conditions seront remplies, la paracentèse par le vagin sera de beaucoup préférable à celle par les parois abdominales, vu que les résultats de l'opération sont plus sûrs et plus favorables et que les dangers sont les mêmes dans les deux cas. C'est au moins ce que nous démontrent les résultats de nos propres opérations. En effet, nous avons jusqu'ici pratiqué quatre fois la ponction par le vagin : huit de nos malades sont complétement guéries, chez deux d'entre elles le kyste se remplit de nouveau au bout de quelques semaines, trois se sont soustraites à notre observation, et une mourut de fièvre typhoïde deux mois après la paracentèse, mais les parents ne permirent point de faire l'autopsie, et nous ne pouvons donc pas porter de jugement sur le résultat de l'opération.

Voici le procédé que nous avons suivi dans cette opération et dont nous avons pu constater les avantages pratiques dans un nombre de cas suffisant. La malade est moitié couchée, moitié assise sur le lit d'opération, les pieds reposent sur deux chaises, et deux aides tiennent les genoux et les écartent autant que possible l'un de l'autre. L'opérateur introduit alors le doigt indicateur de la main gauche dans le vagin et recherche la partie la plus proéminente de la tumeur, il place ensuite sur son doigt la canule d'un trocart d'environ vingt-sept centimètres de longueur, la presse fortement contre la tumeur, introduit le stylet et fait pénétrer tout l'instrument au travers du vagin et de la paroi du kyste à environ cinq centimètres de profondeur dans la cavité de ce dernier. Après avoir retiré le stylet, le contenu du kyste s'écoule et l'on en facilite l'écoulement en pressant extérieurement sur la tumeur. Dans la majorité des cas, ce contenu est très-liquide et s'écoule facilement au travers de la canule du trocart; trois fois cependant nous fûmes, à cause de la densité du liquide, forcé de dilater au moyen d'une incision l'ouverture pratiquée. Nous recommandons dans ce but le procédé suivant : On introduit dans la canule du trocart un bistouri *ad hoc*, à large dos et muni d'un long manche, et on le fait pénétrer environ quatre centimètres dans la cavité du kyste; on retire alors la canule sous la direction du doigt resté dans le vagin jusqu'à ce que l'extrémité du bistouri qui sort d'environ quatre centimètres de la canule, se trouve dans l'ouverture pratiquée par le trocart, puis on l'incise d'un côté ou de l'autre jusqu'à ce que la place présente une longueur de deux centimètres et demi à quatre centimètres. Lorsque malgré cela le contenu du kyste, vu sa consistance, ne s'écoule pas suffisamment, on introduit le bec d'une seringue dans l'extrémité extérieure de la canule que l'on a eu soin de laisser en place, et l'on fait, avec les précautions nécessaires, une injection d'eau tiède afin de diluer le contenu du kyste et de lui permettre de s'écouler plus facilement. — Quelquefois l'opération n'est suivie d'aucune réaction, et l'on ne voit pas de symptômes inflammatoires ni locaux ni généraux, la tumeur dont on a fait la ponction devient toujours plus petite, et déjà au bout de quelques jours il ne s'écoule plus rien par la canule. Dans de pareilles circonstances l'on peut, déjà vers le huitième ou le dixième jour après l'opération, quelquefois même plus tôt, enlever la canule et faire fermer l'ouverture. D'autres fois, l'on voit, vingt-quatre à trente-six heures après l'opération, apparaître des symptômes indiquant une inflammation dans l'intérieur du kyste, dans ses parois ou dans son enveloppe péritonéale. La malade a de la fièvre, elle se plaint de douleurs extraordinaires

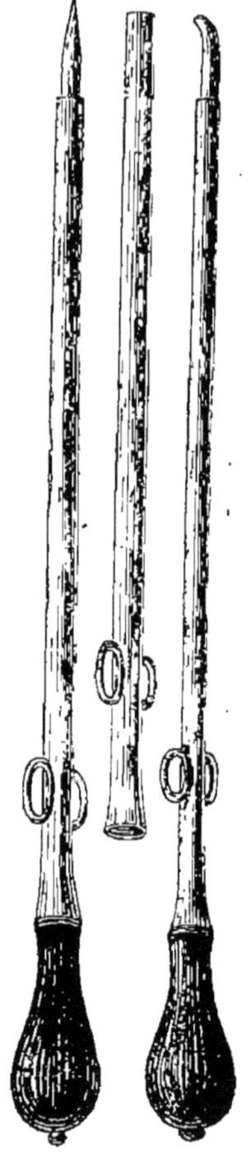

Fig. 39.
Trocart pour la ponction vaginale des kystes de l'ovaire. Bistouri pour dilater l'ouverture pratiquée.

dans le voisinage de la tumeur, et le liquide qui s'écoule de la canule du trocart où de l'ouverture que l'on a agrandie devient purulent, quelquefois sanieux, de mauvaise nature et fétide. En pareil cas, il ne faut pas tarder à appliquer un nombre de sangsues en rapport avec l'intensité des symptômes, à couvrir de cataplasmes émollients la place douloureuse de l'abdomen et à faire des injections tièdes dans le kyste, afin d'empêcher les matières sécrétées purulentes ou septiques d'y séjourner longtemps. Nous avons, chez trois de nos malades, eu à combattre des accidents pareils, mais toutes les trois furent guéries radicalement, au moins les malades en question ont été opérées, l'une il y a cinq ans, la seconde il y a trois ans, et la troisième il y a deux ans, toutes vivent à Wurzbourg et n'ont jusqu'ici accusé aucune récidive. Chez toutes les malades que nous avons opérées nous n'avons jamais observé d'accidents mortels, comme des hémorrhagies abondantes ou des péritonites intenses; cependant nous ne prétendons point que cela ne puisse arriver, car nous-même nous avons, en 1845, assisté à une opération pareille faite par Kiwisch sur une jeune fille de dix-neuf ans qui succomba à une péritonite consécutive.

Lorsque, après la ponction vaginale, le kyste se remplit de nouveau, nous ne voyons pas pourquoi l'on ne répéterait pas cette opération si la tumeur présente les conditions nécessaires. C'est ainsi qu'il y a quatre ans nous avons opéré de la sorte une femme chez laquelle Kiwisch avait fait la même opération deux ans auparavant. La tumeur avait de nouveau atteint la grosseur d'une tête d'homme, et jusqu'à aujourd'hui elle ne s'est point remplie de nouveau.

C. Un autre procédé, vivement préconisé dans ces derniers temps pour la guérison radicale des kystes de l'ovaire, consiste à faire des *injections irritantes dans la cavité du kyste*, afin de causer une inflammation adhésive sur sa surface interne et d'en obtenir ainsi l'oblitération. Un des défenseurs les plus zélés de cette méthode est Boinet. D'après son conseil, l'on fait d'abord la ponction avec un gros trocart dont on laisse la canule en place tant que le liquide s'écoule, on introduit alors dans la canule une sonde élastique, de petit calibre et munie de deux ouvertures latérales, qui doit être conservée à demeure après l'éloignement de la canule. Lorsque la consistance trop épaisse du liquide empêche qu'il ne s'écoule, l'on fait par la sonde des injections d'eau tiède ou d'une solution faible d'iodure de potassium, on masse le kyste et l'on fait prendre à la malade diverses positions afin de mélanger complétement le liquide du kyste avec celui que l'on a injecté et afin de mettre autant que possible la paroi du kyste en contact avec la solution d'iodure de potassium. On ferme alors la sonde avec un bouchon, on la maintient en place au moyen d'une bande ou de bandelettes agglutinatives, et l'on veille à faire écouler de temps en temps le contenu de la cavité. Il faut répéter ces injections tous les deux ou trois jours, et ce n'est que lorsque le liquide sécrété deviendrait fétide qu'il faudrait y recourir plus souvent. D'après Boinet, le volume du kyste diminue sensiblement au bout de peu de temps. Il faut souvent remplacer la sonde par une nouvelle, mais jamais avant le septième ou le huitième jour, car alors l'ouverture pratiquée dans la ponction doit avoir contracté des adhérences avec la paroi abdominale, et le liquide renfermé dans le kyste ne peut plus pénétrer dans la cavité du péritoine. Boinet conseille, lorsqu'on change la sonde, d'en prendre toujours une plus forte et de maintenir la malade très-tranquille pendant l'opération, afin que, si le kyste n'a pas encore contracté des adhérences avec la paroi abdominale, la sonde, et partant les injections, ne pénètrent point dans la cavité de l'abdomen. Plus tard, l'on doit remplacer le cathéter par une canule métallique munie d'un robinet. Il est impossible de fixer d'avance le nombre d'injections nécessaires pour une guérison radicale, et la composition du liquide à injecter doit aussi varier. L'on prend d'abord un liquide composé de cent grammes d'eau, cent grammes de teinture d'iode et quatre grammes d'iodure de potassium; plus tard l'on augmente la dose de la teinture d'iode, de telle sorte qu'il y en ait deux parties pour une partie d'eau, et, lorsque le volume du kyste a beaucoup diminué, on doit même employer la teinture d'iode pure.

Boinet prétend n'avoir jamais observé de suites fâcheuses après un traitement pareil; mais les observations d'un grand nombre de gynécologistes démontrent le contraire. D'abord le kyste peut, après la ponction, se contracter de telle sorte, que la pointe de la sonde ressorte de sa cavité et pénètre dans l'abdomen, et l'injection du liquide irritant causerait nécessairement, dans ce cas, une vive péritonite. Boinet est encore dans l'erreur s'il croit que, à l'entour de l'ouverture pratiquée dans le kyste, il se forme toujours des adhérences avec la paroi abdominale; mais, si celles-ci n'existent pas, on court, en changeant la sonde, le risque de l'enfoncer dans la cavité du péritoine, où pénétrerait naturellement aussi le liquide. Mais, même dans le cas où il n'arriverait aucun des accidents indiqués, l'injection de liquides irritants dans un kyste de l'ovaire est toujours dangereuse en elle-même, car il n'est pas dans la puissance du médecin de déterminer le degré de l'inflammation qui résultera de l'injection. Si une simple ponction peut déjà causer une inflammation et une suppuration de la tumeur qui peut se terminer par la mort, combien plus faudra-t-il le craindre lorsque l'on use d'un procédé dont le premier but est de provoquer une pareille inflammation! Si l'on nous répliquait que cette méthode n'a été proposée que pour des kystes simples, dans lesquels l'on n'observe pas souvent une inflammation intense, nous répondrions qu'un pareil accident n'est cependant point impossible, même dans les kystes simples, car on en a vu plusieurs exemples, et que, en outre, le diagnostic de la nature d'une tumeur ovarique n'est pas toujours si certain. Nous nous rappelons en particulier d'un cas que nous avons observé en 1854, avec MM. Schmidt et Langheinrich, et où tous les symptômes faisaient croire que l'on avait affaire à un kyste simple. La ponction avait déjà été faite plusieurs fois, et le kyste s'était toujours promptement rempli de nouveau. Nous nous décidâmes alors à suivre les préceptes de Boinet et à faire les injections; mais déjà, après la seconde injection, l'on vit apparaître des symptômes nerveux très-graves, le sac commença à suppurer, et la malade succomba cinq jours après l'opération. Quoique nous ayons cru notre diagnostic certain, l'autopsie démontra cependant que nous nous étions trompé, car la tumeur n'était point un kyste simple, mais un colloïde énorme de l'ovaire droit.

Il résulte de tout ce que nous venons de dire au sujet des injections que les dangers que présente cette méthode ne sont point compensés par des avantages suffisants; en conséquence, l'on fera mieux de la laisser complétement de côté, d'autant plus que plusieurs auteurs ont démontré qu'elle n'était point si sûre qu'on a bien voulu le dire.

D. L'incision des kystes ovariques a été pratiquée avec succès par Ledran, Bégin, Velpeau, Bühring et d'autres. Le but principal de cette opération, exécutée d'une manière différente par chacun des chirurgiens que nous venons de citer, est de procurer, par une incision plus ou moins étendue, une issue continuelle au contenu du kyste. Quoique nous n'ayons pas d'expérience personnelle sur cette méthode opératoire, nous croyons, d'après les observations d'autres gynécologistes, pouvoir là-dessus prononcer le jugement suivant : Pour des kystes simples remplis de matières très-liquides, la ponction abdominale et surtout celle par le vagin sont préférables à l'incision, car cette dernière nécessite une blessure plus grande et plus dangereuse du péritoine. Lorsque le contenu du kyste est plus consistant, l'incision en facilite sûrement l'écoulement; cependant il faut encore considérer ici que l'on ne rencontre un contenu pareil que dans les tumeurs ovariques composées, et que, par le résultat le plus favorable que l'on puisse attendre de l'opération, à savoir l'oblitération du sac, il n'y a pas beaucoup de gagné, car l'on sait que, après l'opération, des kystes voisins, qui auparavant étaient encore relativement petits, se développent avec une grande rapidité et rendent nul le résultat d'une opération qui sûrement peut compromettre la vie des malades. Il ne faut pas non plus oublier que l'ouverture pratiquée dans le kyste, à moins que, par hasard, il n'adhère à la paroi abdominale, peut, après l'écoulement du liquide, changer sa position, par rapport à l'ouverture de la peau; le pus ou les matières septiques qui, pendant la guérison, pourraient s'être formées dans le kyste s'épancheraient alors nécessairement dans la cavité abdominale et une péritonite consécutive serait inévitable. L'on a, à la vérité, essayé de déterminer ces adhérences, avant l'opération, avec des caustiques, en plantant des aiguilles à réitérées fois, etc.; mais tous ces moyens ont jusqu'ici été tout à fait inutiles et même nuisibles, car la péritonite circonscrite que l'on voulait obtenir de la sorte peut devenir très-dangereuse.

C'est pour les motifs que nous venons d'indiquer que nous ne recommandons point l'incision, et nous croyons qu'on doit la réserver pour les cas où, ayant voulu pratiquer l'extirpation de la tumeur, procédé dont il sera question plus loin, l'on est forcé d'y renoncer, parce que des adhérences nombreuses et solides opposent à l'opération un obstacle insurmontable. Alors, l'incision de la peau étant déjà faite, on obtiendra, en incisant le kyste, un résultat au moins en partie satisfaisant d'une opération qui, sans cela, serait complétement inutile, et l'on n'aura pas de danger à craindre de l'incision, car la présence même des adhérences maintiendra l'ouverture du kyste constamment en rapport avec celle de la peau.

E. Mais, si déjà l'incision du kyste est une opération très-hasardée et ne présentant que très-peu de chances de succès, cela est surtout vrai de l'*excision* d'une portion de la paroi de la tumeur, une opération que, dans ces derniers temps, Baker Brown et d'autres ont fait plusieurs fois et qu'ils ont vivement préconisée. L'on ouvre la paroi abdominale entre le nombril et la symphyse, on fait la ponction du kyste, l'on excise une portion de sa paroi antérieure et l'on referme la plaie. Brown s'attend à ce que le liquide sécrété s'écoule alors librement dans l'abdomen, qu'il y soit résorbé par le péritoine et excrété par les reins. Le kyste, dit-il, sécrète encore quelque temps après l'opération, puis il s'affaise peu à peu, il perd ses propriétés d'organe sécréteur et n'apparaît plus, dans la suite, que comme une petite tumeur située derrière la paroi abdominale.

Laissons de côté les dangers inhérents à l'opération elle-même, malgré les assertions contraires du médecin anglais, en qui, du reste, l'on sait assez que l'on ne peut avoir aucune confiance, et mentionnons seulement le danger qpe l'on court de causer une hémorrhagie dans la cavité abdominale ou dans celle du kyste, en coupant de la sorte les vaisseaux souvent assez considérables que ce dernier renferme quelquefois dans ses parois. Brown dit bien qu'il ne faut employer cette méthode que pour des kystes dont les vaisseaux sont peu développés; mais il n'ajoute pas comment, avant d'ouvrir la paroi abdominale, l'on peut reconnaître si la vascularisation du kyste est plus ou moins considérable. En outre, l'excision d'un morceau de la paroi du kyste sera presque toujours la cause d'une vive inflammation, et alors rien ne garantit que le liquide sécrété par le kyste et qui s'épanche dans l'abdomen ne devienne purulent ou sanieux, dans quel cas le médecin ne pourra rien faire pour empêcher le développement d'une péritonite intense. Bref, tant que nous n'aurons pas d'une source plus sûre des résultats favorables à cette opération, nous ne suivrons jamais dans notre pratique les préceptes de Baker Brown.

F. L'*extirpation totale* d'ovaires dégénérés ou l'*ovariotomie* fut, dans ces vingt dernières années, le sujet de bien des discussions. Schlenker a, le premier, parlé de cette opération comme d'un moyen de guérir les affections ovariques. Il passe très-légèrement sur ce sujet qu'il ne fait que mentionner dans une thèse sur un squirrhe volumineux de l'ovaire, dans laquelle il pose seulement la question s'il ne serait pas possible d'extirper les ovaires, en ouvrant l'abdomen, mais il en laisse la solution à l'expérience et à la sagacité des héros de l'art. Plus tard, il est question de ce même sujet dans Tozzetti[1], Willius[2], Ulrich Peyer[3] et de Haen[4], et ce dernier arrive à la conclusion qu'il est dangereux de mettre ainsi en avant cette

[1] Prima raccolta di osservazioni medice. Firenze, 1752.
[2] Specimen medicum inaugurale. Basileæ, 1754.
[3] Act. helvet. phys. mathem. botan. med., vol. I. Basileæ, 1757.
[4] Ratio medendi, pars IV, cap. 3.

opération, de peur qu'il ne vienne à l'idée de quelque chirurgien téméraire de la tenter pour la perte de sa malade : *Consultum igitur mihi videtur, hanc operationem haud ita promovere, ne forte temerarii nonnulli chirurgi eadem in humanam perniciem abutantur.* Van Swieten la juge moins sévèrement, car il dit qu'il ne semble pas impossible d'attendre de cette opération un heureux résultat lorsque la maladie est encore peu avancée et qu'il n'y a pas encore d'adhérences à craindre.

Si nous sommes bien informé, c'est Laumonier qui, en 1781, exécuta pour la première fois cette opération à Rouen, avec un heureux résultat, chez une femme âgée de vingt-deux ans. Après lui, ce fut Eph. M'Dowell qui, en 1809, répéta cette opération en Amérique, également avec succès. Dès lors l'extirpation des tumeurs ovariques se répandit un peu partout, et ce furent surtout des chirurgiens anglais et américains qui la recommandèrent et la firent même quelquefois avec bonheur. Les médecins français lui furent moins favorables, et Velpeau disait encore en 1857 [1] : « Je repousse l'extirpation; pour la légitimer il faudrait que la vie fût menacée, et pour être rationnellement *praticable* elle exigerait que le kyste eût un petit volume; or, dans cet état, il permet à la vie de continuer pendant de longues années. N'envions donc pas l'ovariotomie à nos confrères d'Amérique. La chirurgie française est aujourd'hui dans une excellente voie : à la fois très-hardie et très-prudente, elle doit renoncer à toute opération aventureuse; pour qu'elle intervienne, il faut, en somme, que le remède soit moins dangereux que le mal. » En Allemagne, ce fut surtout Kiwisch qui, par ses paroles et son exemple, chercha à introduire cette opération, et c'est en grande partie l'autorité de ce gynécologiste distingué qui encouragea d'autres médecins d'Allemagne à l'imiter, et qui fut la cause que, dans les vingt dernières années, notre patrie vit un si grand nombre d'opérations pareilles.

Les ouvrages de Lee [2], de Kiwisch [3], d'Ulsamer [4], et d'autres encore, renferment tout ce que l'on peut désirer au sujet de cette opération; les motifs pour et contre y sont soigneusement discutés, et l'on y trouve un tableau synoptique de l'issue de tous les cas connus, ainsi qu'une description des divers procédés opératoires. Comme

[1] Bulletin de l'Académie de méd., t. XXII, p. 192.
[2] Loc. cit., p. 200.
[3] Loc. cit., t. II, p. 140.
[4] Ueber die Ovariotomie. Inaugural diss. Würzburg, 1851.

nous ne pouvons rien ajouter de neuf à ce qui a été rapporté par ces auteurs, nous nous contenterons de donner notre opinion au sujet d'un procédé que non-seulement nous avons étudié avec soin, mais que nous avons même mis à exécution, de telle sorte que nous sommes parfaitement à même de porter un jugement là-dessus.

Nous considérons l'ovariotomie comme une témérité chirurgicale; mais, si elle réussit, la malade, sans cela complétement incurable, en parle avec beaucoup de reconnaissance, et le public s'en étonne. C'est une opération téméraire, car, d'après les nombreuses observations rassemblées jusqu'à ce jour, le médecin ne peut jamais en prédire l'issue avec la même certitude qui le guide dans toutes les autres opérations chirurgicales importantes, car l'expérience a démontré que des extirpations d'ovaires, faites par les chirurgiens les plus habiles, sans qu'aucun accident vienne troubler l'opération, et dans les meilleures conditions pour obtenir un plein succès, causèrent la mort des malades quelques jours et même quelques heures après avoir été terminées. Lors même que les statistiques que l'on a publiées constatent un nombre assez considérable de guérisons et démontrent ainsi que l'issue de cette opération n'est pas nécessairement mortelle, nous ne pouvons cependant pas nous prononcer en faveur d'une méthode qui a enlevé à un Langenbeck cinq malades sur six, et à Kiwisch quatre sur cinq. En effet, tout en convenant que, sur ces onze malades, deux ont vraiment été radicalement guéries, nous devons reconnaître que la vie des neuf autres a été considérablement abrégée, et, si des opérateurs si distingués que ceux que nous venons de nommer doivent publier des résultats si défavorables, comment des chirurgiens moins habiles pourraient-ils ne pas perdre courage? Et, si l'on nous réplique que les résultats de l'ovariotomie ne sont si défavorables que parce qu'ordinairement l'on ne fait cette opération que lorsque la tumeur a déjà atteint un volume considérable, qu'elle a contracté des adhérences avec les organes voisins, et que les forces des malades sont presque complétement épuisées, nous demanderons à notre tour quel chirurgien sensé et bien pensant voudrait entreprendre une opération si dangereuse à une époque où le volume de la tumeur est encore si petit qu'elle n'incommode point ou très-peu la malade, et où le médecin lui-même ne peut pas décider si peut-être elle ne restera pas stationnaire, ou du moins si elle ne se developpera pas assez lentement pour permettre à la malade de vivre encore plusieurs années? Si l'on est d'accord avec nous sur ce point, l'on sera alors forcé d'opérer dans de pareilles circonstances, et l'on pourra tout d'abord s'attendre à une issue fâcheuse, ou bien, si l'on se décide à faire cette opération dans une période moins avancée de la maladie, ce ne sera que sur la demande expresse de la malade. En conséquence, quelques auteurs ont prétendu que le médecin, lors même qu'il ne serait pas bien disposé en faveur de l'ovariotomie, est cependant autorisé à la pratiquer lorsque la malade l'accable de prières, et que, malgré toutes les objections, elle persiste à vouloir plutôt mourir que supporter les douleurs que lui cause sa maladie. Nous nous sommes une fois trouvé dans une pareille situation, et nous avons cédé aux instances de la malade, mais nous sommes parfaitement décidé de ne plus le faire à l'avenir. En effet, l'on ne peut nier que tout homme a jusqu'à un certain point le droit de décider de sa propre personne; mais aussi il est certain que ce droit n'est pas sans bornes, et c'est une véritable folie qu'un malade, pour échapper aux tourments de sa maladie, veuille se soumettre à une opération dont l'on peut admettre que, selon toute probabilité, elle se terminera par la mort. Cependant ici le malade est encore excusable, car son jugement est troublé par les douleurs qu'il a à supporter; mais on ne peut excuser le médecin qui consent à devenir l'instrument d'un suicide, il est vrai, involontaire.

Il résulte de ce qui précède que nous devons rejeter complétement l'ovariotomie, et que nous renonçons à la gloire d'avoir accompli avec succès une pareille opération, jusqu'à ce que des faits soient venus démontrer qu'elle ne se termine pas aussi fréquemment par la mort que nous le croyons maintenant.

Cependant, pour que nos lecteurs apprennent aussi à connaître la manière dont se pratique cette opération, nous reproduisons ici, d'après Wagner, la description du procédé de Langenbeck comme étant celui qui aujourd'hui paraît préférable.

La malade étant placée comme pour l'opération de la taille latéralisée, l'on incise la paroi abdominale sur une étendue de cinq à six centimètres, en allant prudemment couche par couche. L'incision se fait dans la ligne blanche, environ à égale distance du nombril et de la symphyse, ou un peu plus sur les côtés lorsque l'on sait quel ovaire est affecté. Dès que le péritoine est légèrement incisé, on dilate l'incision avec un bistouri boutonné jusqu'à ce qu'elle soit aussi grande que celle de la peau. Les mains des aides pressent la tumeur contre la paroi abdominale, et, après l'incision du péritoine, elle apparaît dans la blessure avec la coloration blanche et brillante qui lui est particulière. On la maintient dans cette position avec des érignes et l'on vide le kyste au moyen d'un gros trocart. Une douce pression sur l'abdomen empêche tant la sortie des intestins que l'entrée de l'air ou du liquide dans cette cavité. A mesure que le kyste se vide, on le tire au dehors de l'ouverture pratiquée, soit avec les érignes, soit avec les doigts, jusqu'à ce qu'enfin le pédicule de la tumeur apparaisse dans la blessure. On coupe alors ce dernier petit à petit, en ayant soin de faire isolément la ligature de chaque vaisseau important. L'on maintient dans la plaie la portion qui reste du pédicule, de telle sorte que la partie du péritoine qui recouvre ce dernier demeure en contact avec celle de la paroi abdominale. On ferme alors avec soin la plaie au moyen d'une suture à points séparés qui n'intéresse point le péritoine, mais dont quelques fils passent dans le pédicule.

Quant au traitement consécutif, ajoutons en peu de mots que le premier devoir du médecin est de prévenir la péritonite qui suit fréquemment l'opération, ainsi que les hémorrhagies qui quelquefois ont lieu à l'extrémité du pédicule de la tumeur ; et, pour cela, le meilleur moyen est d'appliquer sur l'abdomen des compresses trempées dans de l'eau de glace et de les changer fréquemment, tandis que, lorsqu'une fois l'inflammation est déclarée, il faut avoir recours aux émissions sanguines locales, aux dérivations sur le canal intestinal et à l'emploi prolongé du calomel. Si au travers de l'incision il s'écoule une quantité considérable de sang liquide, et que l'on observe, en même temps les symptômes d'une hémorrhagie interne, l'on est quelquefois forcé de rouvrir la blessure déjà recousue, de rechercher le vaisseau d'où provient le sang et d'en faire la ligature. Les violentes douleurs qui persistent quelquefois après l'opération, ainsi que les symptômes nerveux qui souvent apparaissent dans la suite, parmi lesquels nous voyons en premier lieu des vomissements opiniâtres et fréquents (qui, lorsqu'ils ont atteint un haut degré, peuvent être considérés comme un avant-coureur certain d'une mort prochaine), nécessitent l'emploi des narcotiques, et surtout de l'opium et de ses diverses préparations. Les exsudations limitées, les collections de pus ou de sanie qui peuvent se former plus tard pendant la convalescence, doivent être traitées suivant les règles habituelles de la pratique.

Addition. Nous avons reproduit ici, aussi fidèlement que possible, l'opinion de M. Scanzoni sur le traitement des kystes ovariques. Nous nous sommes gardé d'y rien changer, car c'est la manière de voir d'un grand praticien, et l'on peut presque dire de l'Allemagne entière. Cependant nous avons cru devoir ajouter ici pour nos lecteurs français une note très-abrégée sur la discussion qui dernièrement a, pendant plusieurs mois, agité le sein de l'Académie de médecine. C'est tout spécialement du traitement *par les injections iodées*, pour lesquelles, comme on a pu le voir, M. Scanzoni n'est pas très-favorable, que nous voulons nous occuper un instant.

En France, comme en Allemagne, ces injections, préconisées vivement par M. Boinet, ont trouvé des admirateurs et des adversaires. M. Velpeau lui-même, qui a eu le grand mérite d'introduire dans la pratique chirurgicale l'emploi de l'iode dans les cavités closes, a déclaré au sein de l'Académie qu'il n'en était pas très-grand partisan pour les kystes de l'ovaire[1]. M. Malgaigne de même pense que la ponction simple doit être adoptée; puis il ajoute : « Quant à la ponction combinée avec les injections iodées, j'attendrai que son opportunité soit bien établie, car les guérisons, s'il y en a eu, et je le crois, sont très-rares, et la méthode par elle-même présente plus d'un danger[2]. » M. Moreau prend aussi place au rang des adversaires des injections iodées; mais, lui, il se demande encore s'il est nécessaire d'avoir recours à une opération quelconque! — Mais, d'un autre côté, des observations nombreuses et recueillies avec soin, des faits positifs, ont été rapportés en faveur de la méthode de Boinet, et cela par les hommes les plus capables. MM. Cazeaux, Huguier, Jobert, Cruveilhier, Robert, Barth, Trousseau, Gimelle, Piorry, Demarquay, et d'autres encore, ont tous pris la défense de l'injection iodée, et l'on vit cette dernière sortir victorieuse de la lutte qui s'était engagée. Ce fut à tel point, que, chose rare dans les discussions académiques, ceux qui doutaient encore se laissèrent convaincre, et nous entendons de la bouche de M. Malgaigne lui-même[3] « que les praticiens sont suffisamment autorisés désormais à pratiquer des injections iodées dans des kystes uniloculaires à produits séreux et limpides. » M. Velpeau de même se prononce en faveur de la méthode de Boinet, car il dit « que la ponction palliative du kyste n'est pas une opération grave[4] et que la ponction suivie d'injection iodée n'est guère plus dangereuse que la ponction simple[5]. »

[1] Bulletin de l'Acad. impér. de méd., 1856. T. XXII, p. 34.
[2] Ibid., p. 26.
[3] Ibid., p. 206.
[4] Ibid., p. 200.
[5] Ibid., p. 268.

Mais, si l'immunité, nous dirons même l'action favorable des injections iodées est ainsi reconnue, il va sans dire qu'elles ne sont pas susceptibles d'être employées dans tous les cas avec le même avantage. Nous ne nous étendrons pas sur cette question suffisamment débattue à l'Académie impériale de médecine, mais nous donnerons ici sommairement les conclusions auxquelles l'on est arrivé par la discussion.

Les voici :

1° La ponction dite palliative ne guérit que dans les cas très-exceptionnels, ne soulage que pour peu de temps, expose la malade à des dangers sérieux, sans lui offrir, en compensation, les chances probables d'une vie moyenne[1] ;

2° La ponction suivie d'injections iodées est, dans l'état actuel de la science, le moyen le plus sûr et le moins dangereux de guérir cette maladie, jusqu'alors incurable ;

3° Il est aujourd'hui plus que rationnel d'y recourir dans tous les cas de kystes séreux, hydatiques et uniloculaires ;

4° Si ces kystes séro-purulents ou séro-sanguinolents offrent moins de chances de guérison, les résultats obtenus par M. Boinet autorisent à en tenter la cure radicale ;

5° Les kystes à loges nombreuses, comme tous ceux dont les liquides sont épais ou gélatineux, ne paraissent pas susceptibles de guérir par la nouvelle méthode ;

6° Le moment opportun pour opérer est celui où le kyste, n'ayant pas encore acquis un grand volume, commence à faire souffrir la malade ou à exercer une fâcheuse réaction sur les fonctions[2];

7° On devra autant que possible attaquer le kyste par le vagin, plutôt que par la paroi abdominale.

Ajoutons enfin que, selon M. Huguier[3], l'on doit respecter autant que possible :

1° Tous les kystes qui se manifestent vers l'âge de cinquante ans, et à plus forte raison ceux qui se montrent chez les vieilles femmes : cependant ce n'est pas là une contre-indication absolue ;

2° Ceux qui, chez des femmes beaucoup moins âgées, ne font plus de progrès et ne causent aucun trouble fonctionnel important ;

3° Les kystes multiples, aréolaires et multiloculaires, surtout s'ils ont un grand volume ;

[1] Discours de M. Cazeaux, Bulletin de l'Académie, t. XXII, p. 180.
[2] Discours de M. Robert, p. 125.
[3] Discours de M. Huguier, p. 110.

4° Les kystes très-volumineux qui ont contracté de larges adhérences avec les viscères supérieurs de l'abdomen ou la paroi abdominale, parce que ces adhérences s'opposent à leur rétraction définitive ;

5° Enfin les kystes qui existent chez des personnes très-débiles.

Ces quelques considérations suffiront sûrement pour montrer la différence entre la manière de voir de la majorité des chirurgiens français et celle de M. Scanzoni. Pour nous, nous ne nous permettrons pas de discuter. Nous avons exposé les opinions, c'est à notre lecteur à choisir.

Quant aux autres méthodes préconisées plus récemment encore, comme la ponction sous-cutanée, l'électricité, l'acupuncture, etc., si M. Scanzoni n'en parle pas, c'est parce que le cadre limité de son ouvrage ne lui permettait pas d'entrer dans des détails au sujet de méthodes qui, pour le traitement des maladies qui nous occupent, n'ont pas encore droit à réclamer une place dans la science médicale. — *Note des Traducteurs.*

Bibliographie. — Parmi les nombreux ouvrages publiés sur ce sujet, nous ne nommerons que : Blasius, Comm. de hydrope ovariorum profluente. Halle, 1834. — Truckmüller, Beitrag zur Lehre des Hydrops ovarii. Græfe's und Walther's Journ. XXI, Heft. 4. — Hamilton, Pract. obs. on various subjects relating to midwife. Edinb., 1836. — Dubreuil, Rech. anat. path. sur l'hydropisie des ovaires. Journ. hebd. 1833. N° 22. — Dohlhoff, Ueber die Punction und Extirpation krankhaft vergrœsserter Ovarien. Rust's Mag. Bd. LI, Heft 1. — Fuchs, Ein Beitrag zur Nosologie der Ovarien. Hannov. Annal. 1838. Bd. III, Heft 2. — Kohlrausch, Ueber den Bau der Haar- und Zahn-haltigen Cysten des Eierstocks. Müller's Arch. 1843. Heft 4. — C. Clay, Cases of the perit. section for the extirp. of diseas. ovar., etc. London, 1842. — Kiwisch, Neues operatives Verfahren gegen die einfache Cystenentartung der Ovarien. Prag. Vierteljahrschr. 1846. Bd. II. — Bennet, Pathol. und klin. Bemerk. über Eierstockbalggeschwülste. Edinb. Journ. April 1846. — Schmidt's Jahrb. 1847. Bd. III, p. 305. — Buhring, Die Heilung der Eierstockgeschwülste. Berlin, 1848. — Virchow, Das Eierstockcolloïd. Vhdl. d. Ges. f. Gebtsk. Bd. VIII, p. 197. — Th. S. Lee, On tumours of the uterus and its appendages. London, 1847. — Kilian, Einige Bemerk. über das Eierstockcolloïd, etc. Rhein. Monatschr. Bd. III, Heft 2. — Pagenstecher, Ibid. — Filt, On the rise, progress and various terminations of chronic ovarian tumours. Lond. Gaz. Janv. et seq. 1851. — Bird, Diagnosis, pathology and treatment of ovarian tumours. Med. Times. July 1851. — R. Lee, An analysis of 162 cases of Ovariotomy, etc. Dubl. med. Press, Dec. 1850. — Kiwisch, Klin. Vortræge, Bd. II. 2te Aufl., p. 76 et 77. — Boinet, De la cure radicale de l'hydropisie enkystée de l'ovaire, etc. Bull. de thérap. Août 1852. — J. B. Brown, Neue Operationsmethode bei Eierstockwassersucht. Verhandl. d. Ges. f. Gebtsk. Bd. VI, p. 105. — Simpson, Obstetric Memoirs, etc. Edinb., 1855. I, p. 247-280. — Rokitansky, Wochenbl. d. Ztschr. d. Ges. d. Ærtzte zu Wien, 1855. N° 1. — Pour les opinions de MM. Barth, Malgaigne, Moreau, Huguier, Cazeaux, Velpeau, Trousseau, Jobert, Piorry, Cruveilhier, Robert, J. Guérin, etc., voy. Bulletin de l'Acad. de méd., t. XXI, p. 383; t. XXII, p. 20 et suivantes. — En dehors de l'Académie, la presse médicale parle aussi en faveur des injections iodées. M. Nélaton obtient plusieurs succès, etc. — J. Rouyer, Du traitement des kystes de l'ovaire par les injections iodées. Moniteur des hôp. Paris, 1856.

CINQUIÈME PARTIE

PATHOLOGIE ET THÉRAPEUTIQUE DES AFFECTIONS DU VAGIN.

Art. I. — Anomalies et difformités.

§ 1. *Absence et développement rudimentaire.*

L'*absence complète* du vagin ne se rencontre jamais que conjointement avec l'absence ou la formation rudimentaire de la matrice, et elle est presque toujours accompagnée de certaines difformités des parties génitales externes, de l'absence complète ou d'un développement défectueux de quelqu'un de ces organes. Après avoir découvert la vulve en écartant les lèvres, on ne rencontre, outre le méat urinaire, aucune ouverture conduisant dans l'intérieur du bassin; l'entrée du vagin est oblitérée par un tissu dense qui ne cède pas à la pression du doigt.

Nous croyons qu'il n'est pas toujours possible de distinguer l'absence complète du vagin de la formation rudimentaire; quelquefois la partie inférieure de cet organe est transformée en un cordon solide de tissu cellulaire, tandis que sa partie supérieure présente encore une cavité, quoique peu spacieuse.

Un autre genre de développement rudimentaire consiste en ce qu'il existe aux deux extrémités de l'organe un canal très-court et en cul-de-sac; entre ces deux cavités, les parois du vagin ne forment plus qu'un cordon plus ou moins long et complétement solide. Dans ces cas-là, l'on rencontre entre les petites lèvres une fossette peu profonde, de deux à cinq centimètres de long, allant, en se rétrécissant, en arrière. Cette difformité se rapproche de l'atrésie, dont nous parlerons plus tard, et dans laquelle la cavité du canal vaginal est divisée en deux moitiés superposées par une couche de tissu cellulaire ou une membrane transversale d'épaisseur variable.

L'absence complète du vagin, alors même qu'on pourrait la diagnostiquer avec certitude, ne peut donner lieu à un procédé opératoire; la formation rudimentaire, au contraire, pourrait rendre nécessaire le secours de l'art, lorsqu'il y aurait accumulation du sang menstruel au-dessus de la partie oblitérée, ce qui pourrait provoquer des accidents mortels. En traitant des atrésies, nous parlerons plus au long de ces opérations qui sont des plus graves et des plus dangereuses. Nous mentionnerons ici seulement que la formation rudimentaire du vagin y donne rarement lieu, parce que, le plus souvent, il existe simultanément des anomalies analogues de l'utérus et des ovaires qui rendent impossible le flux menstruel.

§ 2. *Développement défectueux.*

Nous avons rencontré à plusieurs reprises des filles et des femmes nubiles dont le vagin présentait, tant en longueur qu'en largeur, si peu d'étendue, que cet état pouvait être considéré comme appartenant encore à l'enfance. Il n'y a pas longtemps que nous eûmes encore l'occasion d'examiner une femme, d'une apparence florissante et robuste, mais souffrant d'une aménorrhée; les douleurs violentes que lui occasionnait le coït lui en rendaient l'exécution impossible. Le pubis était complétement dépourvu de poils; les grandes lèvres, trop distantes l'une de l'autre vers le bas, étaient très-peu développées, de même que le clitoris; le méat urinaire se trouvait très en arrière et en haut, et le vagin si étroit, qu'il n'était pas même possible d'y introduire le petit doigt. Nous eûmes de la peine à y faire entrer une sonde métallique d'un centimètre d'épaisseur; elle pénétra cependant à une profondeur de douze centimètres. Nous rencontrâmes chez une autre de nos malades un rétrécissement encore beaucoup plus considérable; l'entrée du vagin n'était plus indiquée que par une petite fossette, au fond de laquelle se trouvait une petite ouverture de la grandeur d'une tête d'épingle; une sonde cannelée ordinaire y entrait jusqu'à une profondeur de onze centimètres; nous vîmes suinter par cette ouverture le sang menstruel.

Entre ces extrêmes degrés d'exiguïté et les dimensions normales, il peut y avoir naturellement un grand nombre d'intermédiaires, et, si les cas, comme ceux que nous venons de communiquer, sont rares, il arrive, en revanche, assez souvent que, chez des femmes mariées depuis des années, le coït n'a jamais pu être exercé d'une manière complète à cause de l'exiguïté du vagin. Malgré cela, l'on a observé que, même dans ces circonstances, la conception est possible, et l'augmentation de volume et la dilatation insensible du vagin que produit la grossesse semble être le moyen le plus sûr pour faire disparaître cette anomalie. L'observation suivante le prouve : En 1851, nous fûmes consulté par une femme, âgée d'environ trente ans, qui, quoique mariée depuis huit ans, avait jusqu'alors été stérile. A l'exploration, nous trouvâmes le vagin si étroit, que ce ne fut qu'avec peine que nous pûmes y introduire le petit doigt; la femme nous avoua que son mari n'avait jamais pu réussir à y faire entrer le membre viril. Nous jugeâmes que cet état ne pouvait pas être l'objet d'un traitement médical, et nous fûmes très-étonné, en revoyant la malade six mois après, de lui trouver tous les symptômes d'une grossesse de trois mois. Le vagin était déjà assez dilaté pour permettre à l'index de pénétrer jusqu'au museau de tanche; cela n'avait cependant lieu qu'avec quelque peine et assez de douleurs pour la malade. La marche de la grossesse fut régulière, l'accouchement normal, malgré l'étroitesse considérable du vagin; les dimensions du canal augmentèrent assez par le passage de l'enfant pour permettre, dans la suite, un coït régulier, et, peu de temps après, une seconde conception eut lieu.

Quant au diagnostic de l'anomalie qui nous occupe, nous ferons remarquer qu'à une exploration peu minutieuse il serait possible de la confondre avec le rétrécissement spasmodique du canal vaginal. Il arrive quelquefois que les parois se contractent convulsivement autour du doigt. Cette contraction, qui est particulièrement intense à la hauteur du muscle constricteur, est ordinairement de peu de durée et disparaît d'elle-même lorsqu'on laisse le doigt quelques minutes sans le mouvoir; elle est, de plus, accompagnée généralement d'une sensation très-pénible pour la malade et qu'elle appelle convulsive; en explorant, nous pûmes quelquefois parfaitement bien sentir les parois vaginales se contracter insensiblement et finir par comprimer l'index assez fortement. Cependant ce phénomène ne se présente guère que chez des femmes souffrant de crampes du vagin spontanées et indépendantes d'irritations extérieures.

L'étiologie de l'exiguïté anormale du vagin est encore très-obscure. Quelquefois elle est due à un état analogue des parties génitales internes; plusieurs de nos malades, souffrant de cette anomalie, étaient atteintes d'aménorrhée; cependant nous l'avons rencontrée tout aussi souvent chez des sujets parfaitement bien portants, robustes et ne présentant aucun trouble de la menstruation.

Les tentatives de dilatation ne réussiront guère dans les hauts degrés de cette difformité; pour les cas moins prononcés, nous recommandons l'emploi de bains de siége et d'injections tièdes et émollientes, de même que l'introduction et le séjour à demeure d'éponges préparées d'abord petites, puis toujours plus grandes. En les appliquant sans relâche pendant plusieurs mois, nous en avons, du moins dans quelques cas, obtenu de bons résultats.

§ 3. *Atrésies.*

Au point de vue de la genèse, on distingue deux formes d'oblitération du vagin : l'atrésie congénitale et l'atrésie acquise.

Les *atrésies congénitales* sont formées ou par de simples membranes, ordinairement assez minces, transversales et partageant le vagin en deux moitiés superposées, ou bien, comme nous l'avons déjà mentionné plus haut, l'organe est transformé en un cordon solide, dans une partie très-variable de sa longueur.

Nous n'avons rencontré jusqu'à présent les membranes oblitérantes que dans la partie supérieure du vagin, au point de réunion du tiers moyen et du tiers supérieur. Nous faisons naturellement abstraction des cas d'imperforation de l'hymen qui sont d'une autre nature. Quelquefois ces membranes sont minces comme une feuille de papier, très-peu tendues, de façon que le doigt peut les repousser avec facilité vers le fond du vagin; dans ces cas-là, elles ne se composent que de tissu cellulaire; d'autres fois, elles ont une épaisseur d'un demi à un centimètre, sont beaucoup plus tendues et résistent à la pression du doigt. A l'examen microscopique, elles présentent alors, à côté des fibres du tissu conjonctif, une quantité plus ou moins considérable de fibres musculaires lisses. Quelquefois elles possèdent une petite ouverture et constituent alors les *atrésies incomplètes*, sur lesquelles nous reviendrons plus tard à l'occasion des divisions du vagin.

Lorsque les parois vaginales adhèrent dans une plus grande étendue, nous avons déjà dit qu'elles formaient alors un cordon solide, d'un à trois centimètres d'épaisseur, formé de tissu conjonctif et de fibres musculaires, et ne contenant ordinairement qu'un petit nombre de vaisseaux sanguins. Ce cordon est le produit d'une formation primitive, et l'atrésie est alors congénitale, ou bien il ne se développe que plus tard, à la suite d'une adhérence plus ou moins considérable que contractent entre elles les parois du vagin en se touchant. C'est pendant les couches que se forment le plus souvent ces oblitérations, lorsque des accouchements artificiels difficiles ont entraîné des inflammations ulcéreuses et croupeuses des parois du vagin ; on les voit plus rarement à la suite des phlegmasies vaginales qui accompagnent le typhus, la dysentérie, la variole, etc. En 1850, nous avons eu l'occasion d'observer, à la clinique chirurgicale de Prague, une femme chez laquelle, à la suite d'une vaginite puerpérale, il s'était formé une atrésie complète oblitérant le canal vaginal dans une longueur de quatre centimètres. Nous avons traité nous-même une jeune fille de dix-sept ans, chez laquelle l'atrésie s'était développée après une petite vérole très-violente. La première malade fut opérée en notre présence, par M. le professeur Pitha, et mourut quelques jours après d'une péritonite, suite de la lésion du péritoine résultant de l'opération ; quant à la seconde malade, nous ne savons ce qu'elle est devenue.

Les femmes atteintes d'atrésie ne viennent ordinairement consulter le médecin que lorsque cette anomalie met obstacle au libre exercice du coït, ou bien lorsque la rétention et l'accumulation du sang menstruel au-dessus de l'oblitération provoque des accidents graves. Ces derniers sont à peu près les mêmes que ceux que nous avons signalés en parlant des atrésies de l'utérus. Lorsque l'oblitération n'est formée que par une membrane mince, il arrive quelquefois qu'elle se rompt sous la pression du sang, et que la malade est tout d'un coup délivrée de ses souffrances. On ne peut pas espérer une si heureuse terminaison dans la seconde forme de l'atrésie, où les parois adhèrent dans une plus grande étendue. Abandonnée à elle-même, l'accumulation du sang augmente continuellement et amène toujours la mort ; les malades ne tardent pas à tomber dans un marasme complet, ou elles succombent à une péritonite générale due à la rupture de l'utérus ou du vagin et à l'épanchement du sang dans l'abdomen, ou bien encore à la distension, la dilatation continue et toujours croissante de la partie du péritoine qui revêt l'utérus.

Le diagnostic des atrésies complètes n'est en général pas difficile, lorsqu'on a égard aux rapports anatomiques que nous avons décrits. En revanche, il est souvent très-difficile de déterminer l'épaisseur du tissu constituant l'oblitération ; cela est même tout à fait impossible tant qu'il ne s'est pas amassé au-dessus de l'atrésie une certaine quantité de sang, qui, lorsqu'il n'y a qu'une simple membrane transversale, la dilate toujours plus et la pousse devant soi vers l'entrée du vagin, de façon qu'à l'exploration le doigt rencontre une tumeur sphérique plus ou moins distendue, laquelle, lorsque la tension de la membrane n'est pas trop considérable, présente même un certain degré de fluctuation et se distingue de la dilatation de la partie inférieure de la matrice en ce que, nulle part, on n'y peut découvrir la moindre trace de l'orifice utérin. Pour déterminer si l'on a affaire à une atrésie du vagin ou à l'oblitération de l'orifice externe de l'utérus, on aura égard à ce que, dans la première de ces anomalies, le canal vaginal est toujours sensiblement raccourci. Lorsque les parois du vagin ont contracté des adhérences plus étendues, le toucher fera reconnaître que cet organe a beaucoup perdu de sa longueur; de plus, le doigt ne trouvera jamais la partie du vagin située au-dessus de l'oblitération aussi dilatée que dans l'atrésie membraneuse, et, s'il peut percevoir, à travers le tissu oblitérant, la tumeur due à l'accumulation du sang, ce ne sera jamais que vaguement, de façon qu'il est souvent facile de reconnaître qu'entre l'extrémité du doigt et la cavité dilatée il doit exister une couche de tissu assez épaisse. Nous sommes parvenu, dans deux cas, à déterminer cette épaisseur d'une manière assez précise par la manœuvre suivante. Lorsque l'oblitération n'est pas trop haute, on introduit le pouce dans le vagin aussi profondément que possible, en même temps on fait entrer l'index de la même main dans le rectum. Si l'accumulation du sang est quelque peu considérable, l'index découvrira aisément une tumeur saillante dans la concavité du sacrum, assez élastique et nettement circonscrite du côté inférieur. En pressant fortement l'extrémité de ce doigt en avant et en dirigeant en même temps celle du pouce en arrière, on pourra, en faisant glisser dans cette position l'index le long de la paroi antérieure du rectum, déterminer assez exactement la distance qu'il y a entre la surface inférieure de l'atrésie et la partie la plus déclive de la cavité située au-dessus d'elle, et ainsi on se fera une idée de l'épaisseur du tissu oblitérant. Si le vagin était trop long pour permettre au pouce d'atteindre l'oblitération, on pourrait se servir de l'index de l'autre main; mais nous avons fait l'expérience que cette manœuvre est bien moins commode que la précédente. Enfin, dans les cas où la présence de l'hymen interdit le toucher au moyen du doigt, on pourrait le remplacer par une sonde métallique ou une forte bougie.

Lorsque la présence de l'atrésie vaginale est bien établie, une opération seule peut faire espérer d'en délivrer la malade. Quand il n'existe qu'une simple membrane, qu'elle est très-mince et distendue par le liquide accumulé au-dessus d'elle, il suffit ordinairement, pour la faire céder, de la simple pression du doigt, d'un cathéter métallique ou d'une sonde utérine. Si l'on n'y parvient pas de cette manière, on y enfonce un bistouri pointu, puis on agrandit l'ouverture de plusieurs côtés, jusqu'à ce que le doigt puisse commodément y passer. Aussitôt que la membrane est incisée, il s'écoule un sang noir, de la consistance de la poix et d'une odeur très-fétide. L'écoulement a lieu spontanément ou à la suite des contractions du vagin, dont les parois étaient violemment distendues. Il dure souvent assez longtemps ; dans un cas que nous avons opéré, le sang coula pendant quinze jours consécutifs. Lorsque la membrane est plus épaisse et contient un nombre considérable de fibres musculaires, elle se contracte aussitôt que la dilatation a cessé. Cette contraction est souvent assez forte pour rétrécir notablement l'ouverture qu'a faite le bistouri ; les deux bords de l'incision peuvent même adhérer de nouveau l'un à l'autre et annuler ainsi, du moins en partie, les résultats de l'opération. C'est ce qui nous arriva une fois dans notre clinique gynécologique de Prague. Aussi croyons-nous qu'après l'opération et l'écoulement du sang il est bon de maintenir l'ouverture béante au moyen de morceaux d'éponge préparée.

L'opération des oblitérations membraneuses est aussi simple, ses résultats sont aussi favorables, que le procédé opératoire qu'exigent les adhérences plus étendues, les atrésies vaginales solides, est compliqué, difficile et même dangereux ; cependant on ne peut l'éviter dès que l'accumulation continue du sang menstruel met en danger les jours de la malade. Toute la prudence et la dextérité du chirurgien le plus habile ne peuvent souvent empêcher les lésions de la vessie, du péritoine et du rectum, car il est très-facile au bistouri ou au trocart de dévier de la direction du cordon fibreux formé par les parois vaginales et de pénétrer dans un des organes adjacents. Les tristes résultats dont nous avons toujours vu cette opération être la suite nous ont engagé à renoncer dorénavant à toute tentative de donner une voie d'écoulement au sang menstruel par le rétablissement artificiel du vagin, et nous sommes décidé à pratiquer à l'avenir, dans des cas analogues, l'ouverture du fond du vagin ou la ponction de l'utérus au travers de la paroi antérieure du rectum, opération qui est, en tous cas, plus facile et moins dangereuse que le procédé usité jusqu'à présent. Dans ce but, nous introduirions un trocart courbe et de gros calibre dans le rectum, et nous l'enfoncerions dans la partie la plus déclive de la tumeur. Après l'écoulement du sang, la canule pourrait séjourner pendant quelque temps pour établir une communication durable entre la cavité contenant le sang et le rectum ; alors même que cela ne réussirait pas et que l'opération devrait être réitérée au bout d'un certain temps, cet inconvénient ne saurait faire renoncer à un procédé qui bien certainement offre beaucoup moins de dangers que l'établissement d'une ouverture au travers d'un vagin oblitéré dans une grande partie de sa longueur.

Pour pratiquer cette dernière opération, on introduit préalablement une sonde métallique dans la vessie, pour éviter autant que possible la lésion des organes adjacents. Dans le même but, un aide introduit son index dans le rectum, en passant son bras par-dessous la cuisse de la malade. L'opérateur enfonce alors son doigt indicateur aussi profondément que possible dans le vagin, et fait pénétrer sous sa direction, et avec beaucoup de ménagement, un bistouri pointu à travers le tissu qui oblitère cet organe, mais il n'avancera que lentement et par de petites incisions. Aussitôt que le toucher et la sortie d'un sang noir et fétide ont fait reconnaître que la pointe de l'instrument a pénétré dans la partie supérieure du vagin dilatée par l'accumulation du liquide, on retire le bistouri et l'on introduit dans le canal qu'il a formé une grosse canule de trocart, par laquelle on fait une injection d'eau tiède pour faciliter l'écoulement du liquide souvent fort épais. Après l'opération, il est urgent que la canule reste assez longtemps à demeure dans la plaie pour l'empêcher de s'oblitérer, ce qu'elle a d'autant plus de tendance à faire que la couche du tissu incisé est plus épaisse.

Quelques chirurgiens, et en particulier Kiwisch, ont proposé de ne pas employer le bistouri, mais bien un trocart courbe de gros calibre que l'on enfoncerait d'un seul coup au travers du tissu oblitérant. Si l'on considère que celui-ci est souvent, non-seulement très-épais, mais aussi très-dense, quelquefois presque cartilagineux, on comprendra facilement que d'abord la pointe d'un trocart pourra avoir de la peine à y pénétrer, puis qu'elle déviera aisément de la direction qu'on veut lui donner, et pourra occasionner des lésions mortelles, ou du moins très-dangereuses des organes adjacents. Aussi trouvons-nous ce procédé encore bien moins convenable que la méthode ordinaire que nous avons décrite plus haut.

§ 4. *Divisions du vagin*.

On appelle *divisions* les difformités dans lesquelles la cavité du vagin est séparée par des cloisons transversales ou longitudinales[1].

[1] Voyez Isid. Geoffroy Saint-Hilaire, *Histoire des anomalies de l'organisation*. Paris, 1832, t. I, p. 551.

A. Les *cloisons transversales*, partageant le vagin en deux parties surperposées, ne se distinguent en rien par rapport à leur disposition anatomique des atrésies membraneuses que nous avons déjà décrites. Elles se composent aussi en majeure partie de fibres de tissu conjonctif auxquelles sont mêlées une quantité variable de fibres musculaires lisses. Ce sont ou bien des cloisons membraneuses qui ne possèdent qu'en un point, généralement assez près du centre, une petite ouverture, ou bien ce n'est qu'un rebord circulaire, plus ou moins saillant, rétrécissant légèrement le canal vaginal. Elles se trouvent le plus fréquemment au point de réunion du tiers supérieur avec le tiers moyen de l'organe et paraissent, dans bien des cas, être congénitales; dans d'autres elles semblent être le résultat des atrésies membraneuses complètes; le sang, qui s'accumule en grande quantité au-dessus de ces dernières, les dilate toujours davantage et finit par les faire crever en quelque point. L'observation suivante, faite en 1849 à la clinique gynécologique de Prague, nous semble être une preuve de ce dernier mode de développement de cette sorte de cloisons. Une jeune femme, mariée depuis peu, souffrait depuis l'âge de dix-sept ans environ d'aménorrhée; il y avait cependant à des époques régulières des efforts menstruels bien caractérisés, puis l'on vit se développer dans la suite tous les symptômes de la chlorose. Dans sa vingt et unième année, la malade, après avoir été tourmentée pendant quelques jours d'une colique utérine très-violente, rendit tout à coup une grande quantité d'un sang noir et fétide. Dès lors sa menstruation fut régulière, mais peu abondante; elle vint à l'hôpital nous consulter parce que le coït ne pouvait avoir lieu qu'imparfaitement et était toujours accompagné des douleurs les plus violentes. A l'exploration, le peu de longueur du vagin nous frappa; à son extrémité supérieure il était obstrué par une membrane transversale très-mince à laquelle le doigt ne reconnaissait aucune trace d'ouverture. Ce ne fut qu'en explorant minutieusement avec le spéculum que nous aperçûmes, à peu près au milieu de cette membrane, une ouverture irrégulière, en forme d'entonnoir, par laquelle nous pûmes introduire une sonde métallique de petit calibre jusqu'à environ deux centimètres et demi de profondeur. Kiwisch dilata cette ouverture au moyen du bistouri à fistule de Savigny, de manière à pouvoir pénétrer avec le doigt dans le fond du vagin dans lequel se trouva le museau de tanche parfaitement normal.

Ces divisions du vagin, que l'on a aussi appelées *atrésies incomplètes*, n'ont d'importance pratique que lorsque l'ouverture de la cloison est trop petite, met obstacle au libre écoulement du sang menstruel, et que l'accumulation de ce dernier dans la partie supérieure du vagin provoque des accidents ; elles peuvent aussi gêner le coït ainsi que l'entrée des spermatozoïdes dans l'utérus. Cependant elles ne mettent pas un obstacle absolu à la fécondation, lorsque l'ouverture n'est pas par trop petite, car on a souvent rencontré des divisions de ce genre chez des femmes grosses ou en couches. Pour les divers troubles qu'elles peuvent apporter dans l'acte de la parturition, nous renvoyons le lecteur aux traités sur l'art des accouchements.

Lorsque l'ouverture que présente la cloison a une certaine grandeur, le toucher suffira pour établir le diagnostic. Il en est autrement lorsqu'elle est si petite, que le doigt ne peut la percevoir. Dans ces cas-là une exploration minutieuse avec le spéculum pourra seule lever tous les doutes ; on ne la négligera jamais toutes les fois qu'une femme dont le vagin est très-court présentera des hémorrhagies menstruelles ; ces dernières pourront faire supposer avec la plus grande vraisemblance la présence d'une ouverture. Pour trouver celle-ci plus facilement, nous conseillons, d'après l'observation de plusieurs faits analogues, de nettoyer préalablement avec soin le vagin au moyen d'injections d'eau et de pinceaux de charpie. Dans un cas nous ne vîmes l'ouverture, qui était excessivement petite, que grâce à un petit bourbillon de mucus qui en sortait ; dans un autre cas, où pendant longtemps nous l'avions cherchée en vain, nous ne la découvrîmes qu'en pratiquant l'exploration pendant la menstruation ; nous vîmes alors le sang suinter toujours au même endroit. D'après cette dernière observation, on devrait, dans des cas difficiles et où l'exploration au spéculum n'aurait jusque-là donné aucun résultat, pratiquer celle-ci pendant la menstruation : il va sans dire qu'il faudra alors toujours déterger préalablement avec le plus grand soin les parois vaginales.

La guérison du mal qui nous occupe n'est possible qu'au moyen d'une opération chirurgicale ; elle consiste dans l'élargissement par le bistouri de l'ouverture qui existe déjà. Lorsque celle-ci est assez grande pour permettre l'introduction d'un doigt, c'est l'index qui servira de conducteur à la lame, si au contraire elle est si étroite qu'on ne peut la découvrir qu'à l'aide du spéculum, on y introduira une sonde cannelée sur laquelle sera faite l'incision. Après le débridement, le traitement sera le même qu'après l'opération de l'atrésie membraneuse complète.

B. Les *cloisons longitudinales* peuvent s'étendre du fond du vagin jusqu'à son entrée, de façon à partager cet organe en deux moitiés latérales complétement séparées; dans ces cas-là il existe toujours aussi une division de la cavité de l'utérus. D'autres fois elles sont plus courtes que le canal vaginal et offrent alors des rapports assez variés. La cloison peut exister dans le fond du vagin et s'étendre plus ou moins haut dans la cavité utérine; les deux moitiés du cul-de-sac ont alors chacune un orifice utérin; ou c'est la partie inférieure qui est divisée, et le fond du vagin reste simple, ou bien enfin on rencontre une cloison irrégulière, d'une étendue très-variable et percée de plusieurs ouvertures. Dans les divisions complètes qui descendent jusqu'à la vulve, il est remarquable que chacun des deux canaux a son hymen à son extrémité inférieure. Toutes ces difformités ont une origine commune; elles sont dues à ce que dans le fœtus les deux bouts inférieurs des conduits de Müller ne se réunissent pas, mais se développent plus ou moins complétement sans se confondre. Lorsque cet arrêt de développement s'étend plus haut, il existe à côté de la division du vagin les anomalies de la matrice connues sous les noms d'utérus biloculaire, bicorne et biparti.

Que la cloison longitudinale soit complète ou incomplète, l'un des deux canaux est ordinairement toujours plus large que l'autre, et c'est lui seul alors qui dans le coït remplit les fonctions du vagin. Du reste, cette règle n'est pas sans exception; nous avons vu une femme, à l'hôpital de Prague, chez laquelle les deux moitiés du vagin étaient assez vastes pour permettre d'introduire un spéculum indifféremment dans le canal droit ou dans le gauche.

Nous devons encore mentionner une anomalie toute particulière du vagin et qui n'est pas très-rare; ce sont des *cordons celluleux* s'étendant en biais dans la partie supérieure de l'une des parois à un point plus inférieur de la paroi opposée. Il faut les considérer comme les rudiments de la forme d'atrésie constituée par une couche épaisse de tissu cellulaire et dans laquelle la cloison oblitérante n'est pas toujours parfaitement transversale, mais quelquefois oblique, de façon que les extrémités en cul-de-sac des deux portions du vagin, au lieu d'être superposées, se trouvent juxtaposées.

Le diagnostic des divisions du vagin ne présente pas ordinairement de difficulté; un examen attentif les fera toujours reconnaître; une erreur ne serait possible que lorsque l'un des canaux serait très-peu développé et que la cloison, appliquée contre l'une des parois latérales de l'organe, échapperait à l'exploration.

Ces difformités n'ont d'importance pratique qu'en temps qu'elles gênent le coït et provoquent, pendant l'accouchement, de graves accidents. En renvoyant le lecteur aux traités d'obstétrique, nous ajouterons seulement que l'on peut facilement remédier au premier de ces inconvénients, en incisant de bas en haut, au moyen de ciseaux à pointes mousses, toute la longueur de la cloison qui divise et rétrécit le vagin. S'il s'ensuivait une hémorrhagie abondante, on l'arrêterait au moyen d'un tampon de coton ou de charpie trempé dans l'eau fraîche ou dans un liquide astringent.

§ 5. *Cloaques.*

On désigne sous le nom de *cloaque* la réunion anormale des appareils urinaire, sexuel et digestif.

La forme la moins avancée de cet arrêt de développement est, sans contredit, celle dans laquelle les ouvertures des conduits urinaire, sexuel et intestinal se trouvent à la paroi antérieure de l'abdomen. Dans ces cas-là, l'endroit de leur embouchure ne se distingue en rien par sa structure des autres parties de la paroi abdominale; il forme seulement un petit enfoncement, ou bien, et c'est déjà un degré plus élevé de développement, cette fossette fait contraste avec son alentour par la finesse et la ténuité de son tissu. Ordinairement alors on la prend pour la vessie; mais, comme fréquemment le conduit de communication entre l'intestin grêle et la vésicule ombilicale (*canal omphalo-mésentérique*), le vagin, et, lorsqu'il existe, le rectum, viennent y aboutir, il faut envisager cette excavation comme le rudiment d'une cavité commune à tous ces organes, qui, s'il n'y avait pas eu arrêt de développement, n'auraient pas tardé à se séparer les uns des autres.

Au point de vue pratique, les formes de cloaques qui ne réunissent en une cavité plus ou moins commune que les dernières extrémités de l'appareil urinaire des organes internes de la génération et du canal intestinal sont d'une bien plus grande importance.

Dans la disposition de ces organes, on distingue les variétés suivantes :

A. Absence complète de la vessie; les deux uretères viennent s'ouvrir dans la partie supérieure du vagin, dont la configuration est assez normale; en arrière, il communique largement avec le rectum.

B. La vessie s'est développée régulièrement, mais l'urèthre, qui n'existe qu'à l'état rudimentaire, perce la paroi antérieure du vagin et vient déboucher dans sa cavité dans laquelle s'ouvre aussi le rectum.

C. La vessie et l'urèthre ne présentent aucune anomalie; le vagin communique avec le rectum.

D. Le vagin est en communication avec les voies urinaires, mais il est séparé du rectum.

E. Il n'existe qu'un rudiment du vagin qui s'ouvre à la vulve dans une excavation en entonnoir, dans laquelle viennent aussi aboutir l'urèthre et le rectum.

Les difformités les plus fréquentes sont celles où le rectum s'ouvre dans le vagin sans anomalies de l'appareil urinaire. La communication est établie soit par un canal très-étroit, soit par une large ouverture; quelquefois il s'y trouve une disposition toute particulière des fibres musculaires, une sorte de sphincter obéissant à la volonté de la malade et permettant ainsi l'occlusion volontaire de l'extrémité du canal intestinal.

Enfin nous mentionnerons encore les quelques faits rares où l'on a observé la réunion du vagin et du rectum à côté d'un anus normal et conduisant à l'extérieur. Chez les adultes, on établit le diagnostic des diverses formes de cloaques que nous avons signalées, en ayant égard à la voie que prennent les matières contenues dans le rectum et la vessie; on ne rencontrera aucune difficulté lorsque les communications entre le vagin et les autres organes sont assez larges pour être senties par le doigt au toucher ou aperçues à l'exploration par le spéculum. Le diagnostic est beaucoup plus difficile lorsqu'on a affaire à un nouveau-né présentant une atrésie de l'anus qui peut encore être compliquée de l'absence du méat urinaire, et qu'il s'agit de savoir si, pour sauver les jours de l'enfant, une opération est nécessaire ou non. Comme ces cas-là ne sont proprement pas de notre ressort, nous renvoyons le lecteur aux ouvrages spéciaux sur les maladies des enfants. Nous ajouterons seulement que chez l'adulte nous ne croyons l'opération motivée que lorsque les tourments qui résultent pour la malade de la défécation involontaire par le vagin sont devenus insupportables et que l'ouverture qui fait communiquer les deux organes n'est pas trop large, car, dans ce dernier cas, alors même que l'on réussirait à établir un anus artificiel à l'endroit normal, on ne pourrait espérer d'empêcher le passage des matières fécales par le vagin. Du reste, les opérations de ce genre sont non-seulement très-graves, mais encore elles sont rarement couronnées d'un plein succès. Elles sont du ressort de la chirurgie proprement dite, et nous pouvons les passer sous silence. En traitant des fistules vésico-vaginales, nous indiquerons le traitement qu'exigent les communications congénitales du vagin et de la vessie.

ART. II. — ABAISSEMENT ET CHUTE.

ÉTIOLOGIE. La chute du vagin existe à elle seule ou est accompagnée du prolapsus de la matrice. Dans ce dernier cas, elle est *compliquée;* nous avons déjà parlé de cet accident à l'occasion du prolapsus de l'utérus. Aussi n'allons-nous nous occuper ici que des cas où la chute du vagin existe à elle seule, indépendamment du prolapsus utérin.

Les rapports anatomiques et physiologiques du vagin favorisent tellement le déplacement de cet organe que l'on doit s'étonner de ce qu'on ne les observe pas plus souvent encore que cela n'a lieu. Chacun sait qu'il se trouve dans le voisinage immédiat du vagin plusieurs organes qui éprouvent, à certaines époques, des changements notables de position et de volume et qui par là doivent aussi nécessairement modifier sensiblement les rapports normaux du vagin.

Considérons, en premier lieu, la vessie. On sait que le fond de cet organe repose, dans une étendue assez considérable, sur la paroi antérieure du vagin; aussi ne s'étonnera-t-on pas que, lorsqu'elle est fréquemment remplie, elle dilate insensiblement et toujours plus cette partie du vagin et la repousse en arrière, en rétrécissant ainsi le canal de cet organe. Les devoirs de la société imposant aux femmes bien plus qu'aux hommes la nécessité de retenir pendant longtemps leurs urines, il arrive assez souvent que le besoin d'uriner et l'occlusion volontaire et violente du sphincter provoquent chez elles des contractions spasmodiques du sommet et de la partie supérieure de la vessie, contractions qui, en poussant avec violence l'urine vers le fond de l'organe, font éprouver une tension considérable à la vessie, ainsi qu'à la paroi antérieure du vagin, et peuvent amener, en se répétant souvent, une dilatation permanente de la paroi vaginale, à la suite de laquelle celle-ci perd sa tonicité, se relâche et finit par former une poche flasque faisant saillie dans le canal du vagin. Lorsque la cause dont nous parlions continue d'agir, cette espèce de diverticule de la paroi vaginale descend toujours plus bas, finit par passer par la vulve et constitue alors un prolapsus partiel.

Quoique tous les cas analogues ne reconnaissent pas pour seule cause les rapports de la vessie que nous avons mentionnés, il est cependant incontestable que ces rapports secondent essentiellement l'action des autres forces tendant à produire le même effet nuisible.

L'utérus joue aussi un rôle important dans l'étiologie du mal qui nous occupe. Encore une fois, nous faisons ici abstraction des chutes de vagin qui accompagnent la procidence ou l'abaissement de la matrice, et nous ne voulons parler que de l'influence qu'exercent certaines altérations dans la forme de l'utérus sur cette anomalie du vagin. Les excès de volume et l'élévation passagère de la partie inférieure de la matrice qu'occasionne la grossesse amènent déjà une dilatation et un allongement notable du canal vaginal qui sont toujours accompagnés d'une certaine distension de ses parois. C'est pendant l'accouchement que cette distension atteint le degré le plus élevé, et le retrait puerpéral n'est pas toujours assez complet pour permettre aux parois du vagin de reprendre toute la tonicité qu'elles ont à l'état physiologique. Lorsque les grossesses se répètent fréquemment, ces parois deviennent encore plus lâches, plus souples, et cèdent facilement aux forces qui tendent à les déplacer. Quelquefois alors la pression seule des anses intestinales, qui reposent sur la partie postérieure du fond du vagin, suffit pour repousser peu à peu cette partie en dedans et en bas; cet accident est encore plus à craindre lorsque les contractions des muscles abdominaux, un corset trop serré, etc., viennent augmenter cette pression en comprimant violemment les intestins. Lorsqu'à toutes ces circonstances favorables viennent encore se joindre des troubles de la défécation, que le rectum reste pendant longtemps rempli de matières fécales dures et volumineuses, la paroi postérieure du vagin est souvent tellement distendue et dilatée, qu'en s'allongeant elle est poussée toujours plus bas et finit par faire saillie à la vulve. Indépendamment de la grossesse et de l'état puerpéral, l'utérus peut encore occasionner la procidence du vagin, lorsque des néoplasmes, comme, par exemple, des polypes fibreux ou des accumulations pathologiques de liquide, lui ont fait subir une augmentation considérable de volume qui, en disparaissant, laisse le vagin dans un état de relâchement et d'atonie. Ce relâchement est aussi fréquemment la suite d'une leucorrhée chronique, car, lorsque cet état morbide dure longtemps, le ramollissement de la muqueuse se communique souvent à la tunique musculaire et au tissu cellulaire qui relie le vagin aux organes adjacents, et qui, lorsqu'il est simultanément le siége d'une infiltration séreuse, ne fixe plus assez cet organe pour le maintenir dans sa position normale.

On sait que le muscle constricteur constitue dans la partie inférieure du vagin un rétrécissement considérable, de façon que, lorsque son activité n'est point altérée, il n'est guère possible qu'une partie située plus haut puisse vaincre sa résistance. Si donc il doit y avoir prolapsus des deux tiers supérieurs du vagin, il est nécessaire que ce muscle soit complétement relâché, ou du moins ne possède pas le degré de contractilité qu'il présente à l'état normal. Nous croyons qu'on n'a pas jusqu'à présent attaché assez d'importance à cette condition nécessaire des chutes du vagin. Il est vrai que souvent cette altération du muscle constricteur n'est sensible que lorsqu'il s'est déjà formé un abaissement des parties supérieures du vagin, mais tout aussi souvent elle précède les déplacements et ne manque jamais dans un prolapsus prononcé.

Enfin nous avons encore à considérer les ruptures complètes et incomplètes du périnée qui sont très-importantes pour l'étiologie des chutes du vagin. On dit ordinairement que la présence d'une solution de continuité au périnée enlève à la partie inférieure du vagin l'appui dont elle a besoin pour se maintenir dans sa position normale et qu'il en résulte le prolapsus de cette partie. Il est possible que pour certains cas cette manière de voir soit juste; cependant nous sommes convaincu que la rétraction du tissu cicatriciel qui a lieu après la guérison de la rupture et qui entraîne la partie inférieure du vagin en arrière et en bas est d'une bien plus grande importance, et que la seule absence de l'appui pourrait expliquer tout au plus la chute d'une petite partie de la paroi inférieure, mais non les prolapsus considérables et dont le volume augmente continuellement, que l'on observe si souvent après les ruptures du périnée.

Symptomatologie et diagnostic. Le symptôme le plus important est la présence d'une tumeur située entre les grandes lèvres et formée par la paroi vaginale déplacée. Lorsque le prolapsus n'est ni très-considérable ni très-ancien, la partie du vagin qui est à découvert ne présente ordinairement, par rapport à sa couleur et à l'état de sa muqueuse, aucune altération notable; cependant il n'est pas rare que, surtout à la suite de certaines influences nuisibles, sa surface soit rougie, excoriée, ou même couverte d'ulcérations plus profondes. Dans les prolapsus plus volumineux, compliqués le plus souvent d'un abaissement de l'utérus, la tumeur reste pendant longtemps exposée à l'action de l'atmosphère et de la friction de la surface interne des cuisses; elle est continuellement humectée par l'urine, etc., et sa surface ne tarde pas à se couvrir d'une couche épaisse d'épithélium pavimenteux, la sécrétion muqueuse cesse complétement, ou sèche très-rapidement, de façon que les parois du vagin ne sont plus lisses et glissantes au toucher, mais rudes et sèches, et souvent le siége d'ulcérations nombreuses et étendues.

En général, c'est la paroi antérieure du vagin qui est déplacée; les prolapsus de cette partie forment une tumeur saillante à la vulve et d'une grosseur variable, devant la surface antérieure de laquelle le doigt rencontre une cavité plus ou moins profonde qui la sépare de la paroi antérieure du bassin, tandis qu'en longeant la surface postérieure de la tumeur il rencontre le museau de tanche, quelquefois dans sa position normale, ordinairement cependant un peu plus bas.

Si c'est la paroi postérieure qui est descendue, la tumeur se continue en arrière immédiatement avec la commissure inférieure des lèvres, ou elle n'en est séparée que par une petite poche peu profonde pouvant à peine loger le bout du doigt. En glissant sur la circonférence antérieure de la tumeur, l'index pénètre bien plus haut et arrive au museau de tanche qui généralement est aussi déplacé.

Lorsque le prolapsus est formé par les parois antérieure et postérieure du vagin, la chute de l'antérieure est ordinairement plus complète; à de rares exceptions près ce déplacement du vagin se combine toujours avec un abaissement considérable de la matrice; les plus hauts degrés du prolapsus vaginal sont ceux qui accompagnent la chute complète de l'utérus.

Nous avons déjà dit plus haut qu'au prolapsus de la paroi vaginale antérieure vient souvent se joindre une dilatation en forme de diverticule du fond de la vessie; les troubles fonctionnels qui en résultent sont une source fréquente d'incommodités pour la malade. Il arrive aussi que la paroi antérieure du rectum est attirée en avant et forme ainsi une poche dans laquelle viennent s'arrêter les matières fécales; celles-ci se durcissent en y séjournant, occasionnent une constipation opiniâtre, entretiennent un état continu d'irritation de la muqueuse, et sont ainsi la source d'accidents hémorrhoïdaux, d'écoulements muqueux, etc.

Lorsque conjointement au déplacement du vagin il existe un prolapsus de la matrice, il vient se joindre à ces phénomènes tous les symptômes propres à la chute de l'utérus que nous avons déjà décrits plus haut. Cependant nous ajouterons qu'alors même que cet organe n'éprouve aucune déviation il est souvent le siége d'altérations organiques consécutives parmi lesquelles la métrite parenchymateuse, le catarrhe de la muqueuse du col, les érosions et les ulcérations du museau de tanche, sont celles qu'on observe le plus fréquemment. Nous n'avons pas besoin d'ajouter que ces maladies utérines ne font qu'aggraver encore davantage l'état de la malade.

TRAITEMENT. En parlant du prolapsus utérin nous avons déjà mentionné les moyens thérapeutiques qu'exige la chute du vagin. Nous avons signalé les divers médicaments qui peuvent être utiles, les procédés opératoires que l'on a proposés ; nous avons décrit aussi les pessaires et les appareils propres à maintenir, après la réduction, le vagin dans sa position normale. En conséquence, pour éviter des répétitions inutiles, nous renvoyons le lecteur à ce que nous avons dit à cette occasion.

Pour la *Bibliographie*, voyez le chapitre intitulé : Abaissement et chute de la matrice, p. 124.

ART. III. — HERNIES DU VAGIN.

On appelle *hernies vaginales* les déplacements d'organes adjacents à la suite desquels ceux-ci viennent faire saillie dans le vagin en formant une tumeur plus ou moins considérable. Nous considérerons la *hernie vésico-vaginale*, la *hernie recto-vaginale*, et enfin la *hernie entéro-vaginale*.

§ 1. *Hernie vésico-vaginale. — Cystocèle vaginale.*

Le relâchement si fréquent de la paroi antérieure du vagin, dont il vient d'être question, et la chute de cette partie, qui en est la suite, occasionnent souvent une dilatation en cul-de-sac de la partie de la vessie située derrière le col de cet organe. Cette dilatation est due à l'adhérence intime du vagin et du fond de la vessie, combinée au peu de mobilité que possède le sommet de ce dernier organe. Lorsque la paroi antérieure du vagin se déplace et descend vers la vulve, elle forme une poche, dans laquelle est entraînée la partie correspondante de la vessie, qui, en se remplissant, fait saillie dans le canal vaginal, y forme une tumeur bien circonscrite et très-tendue. Dans d'autres cas, la maladie commence par la difformité de la vessie, qui est alors due à ce que la partie supérieure du corps et le sommet de cet organe sont le siége de contractions spasmodiques et involontaires, tandis que le col reste fermé ; l'effet de ces contractions est de refouler l'urine vers le fond de la vessie qui se dilate insensiblement et finit par déplacer la paroi antérieure du vagin. Quelquefois le diverticule qui se forme de cette manière dans le fond de la vessie est séparé très-nettement du reste de la cavité par un rebord saillant, de façon que cet organe se compose de deux cavités distinctes, une supérieure plus grande et une inférieure plus petite.

Ce cul-de-sac, par sa position au-dessous du niveau de l'ouverture de la vessie et par le manque de contractilité des parois dilatées, prolonge la durée du séjour de l'urine dans sa cavité, et, lorsqu'il existe un prolapsus vaginal, il contribue beaucoup à l'augmenter.

Aux incommodités dues au prolapsus viennent s'ajouter celles qu'occasionne la déplétion incomplète de la vessie. Il y a des douleurs lancinantes et brûlantes dans la tumeur et dans l'urèthre ; elles sont surtout violentes dans cette dernière pendant et immédiatement après la mixtion. Souvent le déplacement du fond de la vessie exerce des tiraillements sur le col de cet organe ; il y a alors un ténesme vésical presque continu et excessivement pénible. Une autre série d'accidents provient de l'inflammation catarrhale de la muqueuse du cul-de-sac; le séjour prolongé de l'urine, sa décomposition , son contact permanent, provoquent un état inflammatoire de la muqueuse qui s'étend bientôt à toute la vessie et jusqu'à l'urèthre dans laquelle le contact du liquide décomposé exaspère les douleurs à chaque émission. L'urine excrétée est ordinairement très-fétide et ne tarde pas à déposer un sédiment abondant consistant en mucus, acide urique et urate d'ammoniaque.

Lorsque la cystocèle a atteint un volume considérable, elle apparaît entre les grandes lèvres sous la forme d'une tumeur de grosseur variable, augmentant chaque fois que l'urine est retenue dans la vessie, et disparaissant ou diminuant beaucoup après l'application du cathéter. Quand la vessie est pleine, la tumeur est molle, donne presque une sensation de fluctuation, et le doigt s'assure facilement qu'elle est formée par la descente de la paroi antérieure du vagin. Lorsqu'on introduit une sonde d'homme dans la vessie et qu'on en tourne la concavité en arrière, la pointe de l'instrument pénètre dans le cul-de-sac et le doigt porté sur la surface de la tumeur la perçoit facilement. En introduisant la sonde, la concavité tournée en avant, on ne parvient souvent pas à la faire pénétrer au delà du col de la vessie ; cet arrêt peut avoir deux causes : ou bien l'urine ne s'accumule que dans le cul-de-sac qu'elle dilate, le corps et le sommet de l'organe restent contractés, et la pointe de la sonde vient heurter contre le sommet de la vessie; ou bien l'état de réplétion permanente du fond de la vessie éloigne l'organe tout entier de la paroi antérieure du bassin, l'entraîne en arrière de façon qu'il vient prendre une position analogue à celle de l'utérus dans sa rétroversion; la pointe de l'instrument alors est arrêtée par la paroi vésicale antérieure.

La réduction de la tumeur est une condition *sine qua non* de l'amélioration ou de la guérison complète de la cystocèle vaginale, guérison qui est bien rare et qu'on ne peut guère espérer que dans des cas très-récents. D'après nos expériences, l'hystérophore de Roser[1], avec la modification que nous y avons apportée, remplit le mieux ce but. On seconde l'action de cet instrument en la combinant avec des injections astringentes vaginales et vésicales et des bains de siége de même nature. Pour le vagin on choisira une solution de perchlorure de fer, pour la vessie une solution de nitrate d'argent peu concentrée; on peut ajouter aux bains de siége une décoction de noix de galle ou d'écorce de chêne, des boules de mars, etc. Lorsqu'un excès de sensibilité de la vessie ou du vagin ne permet pas l'emploi de l'appareil de Roser, on recommandera à la malade le décubitus dorsal, et l'on tâchera d'empêcher une trop forte dilatation du fond de la vessie en faisant un fréquent usage de la sonde et en la laissant séjourner pendant un certain temps: son action sera secondée d'une manière efficace par l'introduction et le séjour dans le vagin d'une éponge douce trempée dans un liquide astringent qui mette obstacle à la chute de sa paroi antérieure.

Mais, après s'en être servi un temps assez long, alors même que ce dernier procédé ne suffirait pas, il a cependant cela de bon qu'il diminue peu à peu la trop grande sensibilité des parties malades de façon à rendre plus tard possible l'application de l'appareil de Roser. Ce dernier prévient la chute et la dilatation du fond de la vessie, empêche l'accumulation et la décomposition de l'urine et délivre peu à peu la malade des incommodités que lui causaient la rétention de ce liquide et l'inflammation de la muqueuse vésicale et uréthrale qui en était la suite.

Bibliographie. — V. Abaissement et chute de la matrice, p. 124. En outre Burns, dans Astley Cooper. The anatomy and surgical treatment of abdominal hernia, p. 64. — Rondet, Mém. sur la cystocèle vaginale. Paris, 1835. — Malgaigne, Journ. de chir. Nov.

[1] Voir le chapitre : Abaissement et chute de la matrice.

1843. — FORGET, Cystocèle vaginale. Bull. thérap. Janv. 1844. — KIWISCH, Klin. Vortræge, Bd. II, p. 410. — GOLDING BIRD, Prolapsus of the anterior wall of the vagina. Med. Times. Jan. 1853. — SCANZONI, Klin. Vortræge. Prag, 1855, p. 282.

§ 2. *Hernie recto-vaginale. — Rectocèle vaginale.*

En parlant du prolapsus de la paroi vaginale postérieure, nous avons déjà fait la remarque que la partie inférieure de la paroi antérieure du rectum cède souvent à la traction qu'exerce sur elle le vagin et éprouve une dilatation en cul-de-sac qui va toujours en augmentant et finit par devenir si considérable, que la poche formée par le rectum sort par la vulve avec le prolapsus vaginal. Souvent ce déplacement ne gêne la malade en aucune façon; mais souvent aussi il devient une grave infirmité, les matières fécales s'arrêtent dans le diverticule du rectum, y séjournent, s'y dessèchent et entretiennent un état permanent d'irritation de la muqueuse, qui, ou devient le siége d'une phlegmasie catarrhale chronique, ou provoque par la dilatation variqueuse de ses veines tous les symptômes des hémorrhoïdes. Nous nous rappelons d'un cas de rectocèle dans lequel la paroi postérieure du vagin formait entre les grandes lèvres une tumeur de la grosseur du poing qui contenait l'extrémité de la paroi antérieure du rectum remplie de matières fécales arrondies et très-dures. L'index introduit par l'anus pénétrait de presque toute sa longueur dans cette cavité, et l'extrémité du doigt pouvait être sentie nettement à travers les parois de la tumeur. Cette exploration est le moyen le plus sûr d'établir le diagnostic; le doigt porté dans le rectum constate aisément la poche qui forme la paroi antérieure, il y entre toujours immédiatement au-dessus du pourtour antérieur du sphincter.

Pour le traitement de la rectocèle nous renvoyons le lecteur à ce que nous en avons dit à l'occasion du prolapsus de l'utérus et du vagin.

Bibliographie. — LÉON COZE, De la rectocèle vaginale. Thèse. Strasbourg, 1842. — MALGAIGNE, Mém. de l'Acad. de méd. T. VII. — KIWISCH, Klin. Vortræge. Bd. II, p. 416.

§ 3. *Hernie entéro-vaginale. — Entérocèle vaginale.*

Lorsqu'une portion relativement étendue des anses de l'intestin pénètre dans le cul-de-sac recto-vaginal, et que les parois du fond du vagin possèdent une souplesse, une tensité anormale, elles cèdent à la pression exercée sur elles, et descendent dans le conduit vaginal; il peut se faire une inversion complète ; le fond du vagin est repoussé jusqu'entre les grandes lèvres où il forme alors une tumeur sphérique, ou en forme de poire, très-tendre et remplie d'anses intestinales. Il est excessivement rare que la hernie se développe entre la vessie et l'utérus, nous n'avons du moins jamais observé cet accident. Quelquefois le prolapsus du vagin est l'affection primitive, et ce n'est que plus tard que les intestins viennent tomber dans le sac que forme la paroi postérieure de cet organe.

Aussi longtemps que la hernie ne paraît pas à l'extérieur, nous croyons qu'il est difficile de la distinguer d'un simple abaissement du fond du vagin ; ce ne serait que lorsque la tumeur est très-volumineuse que le toucher pourrait y faire reconnaître la présence de l'intestin ou de l'épiploon. Mais, dès que la tumeur paraît à la vulve, la percussion ne permettra plus aucun doute.

Nous n'avons jamais observé que la hernie vaginale fût la cause de grandes incommodités ; cependant quelques auteurs rapportent que ce déplacement est accompagné quelquefois de troubles digestifs, de vomissements, de météorisme, d'une constipation opiniâtre, etc. On n'a jamais vu les symptômes de l'étranglement si ce n'est pendant l'accouchement.

Il va sans dire qu'il faudra toujours s'efforcer de réduire la tumeur, et, après la réduction, chercher à donner un appui convenable au fond du vagin. A l'occasion des prolapsus utérins et vaginaux, nous avons déjà décrit les procédés qui peuvent ici être employés avec avantage.

Bibliographie. — GARENGEOT, Mém. de l'Acad. de chir. Paris, 1753. T. II. — LEBLANC, Précis des opér. de chir. T. II, p. 459. — STARK, Diss. exh. quædam de hernia vaginali, etc. Jena, 1796. — SANDIFORT, Obs. anat. path. Lugd. Bat. 1777. Lib. I, p. 65. — KIWISCH, Klin. Vortræge. Bd. II, p. 415.

ART. IV. — FISTULES DU VAGIN.

Les rapports anatomiques du vagin font comprendre la facilité avec laquelle les solutions de continuité de cet organe s'étendent à ses annexes, et comment des communications s'établissent entre ce conduit et la vessie, l'urèthre, ou les parties adjacentes du tube intestinal. Selon donc que le vagin communique avec l'appareil urinaire ou avec un point quelconque de l'intestin, nous distinguons les fistules urinaires et les fistules stercorales du vagin. Quoique ces affections soient du ressort de la chirurgie proprement dite, elles ont cependant une si grande importance pour les fonctions sexuelles de la femme, que nous croyons convenable d'en faire le sujet de deux articles spéciaux.

§ 1. *Fistules urinaires.*

ANATOMIE. La solution de continuité peut conduire directement du vagin dans la vessie, la fistule est alors *vésico-vaginale;* ou bien elle se trouve dans la partie du vagin qui correspond à l'urèthre, fistule *uréthro-vaginale.* C'est la première qui est la plus fréquente; les perforations peuvent avoir lieu sur tous les points du bas-fond de la vessie. Leur étendue est très-variable, il y en a qui sont à peine de la grosseur d'une tête d'épingle et échappent à la vue et au toucher, tandis que d'autres laissent aisément passer deux doigts, de façon que toute la partie du bas-fond de la vessie qui correspond au vagin manque complétement, et que ces deux organes ne forment plus qu'une seule cavité partagée en deux moitiés superposées par un rebord peu saillant. Les fistules de cette étendue ont ordinairement une forme ronde plus ou moins régulière, tandis que les perforations plus petites sont plutôt ovales, ou ne présentent qu'une fente longitudinale ou en forme de croissant. Les bords de l'ouverture, quand celle-ci n'est pas due à des ulcérations cancéreuses et lorsque l'affection est récente, sont toujours minces et lâches, tandis que, lorsque le mal est plus ancien, ils s'épaississent, se couvrent de callosités et se distinguent par leur dureté des parties avoisinantes.

La vessie ne pouvant retenir qu'une très-petite quantité ou même pas du tout d'urine, ses parois restent dans un état permanent de contraction, la tunique musculaire ne tarde pas à s'hypertrophier, et la cavité perd insensiblement en capacité, de façon que, alors même que la guérison de la fistule réussit, il se passe bien du temps avant que la vessie puisse contenir une quantité quelque peu considérable de liquide. L'urèthre aussi se rétrécit souvent ; nous avons traité, dans notre clinique gynécologique, une femme chez laquelle toute la partie de l'urèthre située au-devant de la fistule s'était complétement oblitérée à la suite d'un travail inflammatoire de la muqueuse.

ÉTIOLOGIE. C'est à la suite d'une inflammation cancéreuse du col utérin, qui s'était étendue au fond du vagin et de là à la paroi vésicale, après avoir ulcéré ou modifié les tissus attaqués et y avoir laissé des pertes de substances, que nous avons le plus souvent observé les fistules vésico-vaginales. Les perforations dues à des accouchements laborieux ne viennent, pour la fréquence, qu'en seconde ligne. Voici comment elles ont lieu : la tête du fœtus, retenue longtemps dans le bassin, étrangle entre elle et le pubis la paroi antérieure du vagin et le bas-fond de la vessie, et provoque dans ces parties une vive inflammation suivie de gangrène ; il se forme une escharre plus ou moins étendue qui finit par tomber en laissant une fistule urinaire. Souvent aussi ce sont les manœuvres opératoires qu'exige l'accouchement qui donnent lieu à la perforation et particulièrement l'application du forceps lorsqu'elle rencontre des difficultés et qu'elle demande un grand déploiement de force, ou la perforation de la tête de l'enfant, lorsque, à l'extraction, des esquilles aiguës et saillantes des os du crâne frottent contre la paroi vaginale, y pénètrent et en déchirent le tissu. Les lésions de la vessie occasionnées par l'introduction dans le vagin d'instruments obstétricaux pointus ou tranchants, sont bien rares de notre temps, car, d'une part, leur emploi a été beaucoup restreint, et, d'autre part, on les a tellement perfectionnés, que ce ne serait que dans des mains bien imprudentes et bien maladroites qu'ils pourraient compromettre les organes du bassin. Une autre cause de fistule sont les ruptures de la partie inférieure de l'utérus ou du vagin, qui ont lieu pendant l'accouchement et qui peuvent s'étendre jusqu'à la vessie ; elles sont dues à l'étroitesse du bassin, au retard qu'apporte l'orifice externe à se dilater, à des difformités congénitales du vagin, etc. Les ulcérations et la gangrène des parois vaginales, que l'on observe pendant le cours des fièvres puerpérales, sont aussi une cause fréquente de fistules vésico-vaginales ; la chute de l'escharre amène la perforation. Un long emploi de pessaires durs et peu élastiques, des abcès de nature diverse s'ouvrant dans la vessie et le vagin, sont aussi des sources de fistules ; dans d'autres cas, elles sont dues à un calcul vésical, à une esquille osseuse provenant de la fracture de quelqu'un des os du bassin, et perçant les parties situées devant elle, ou bien c'est une cystite violente, suivie de la suppuration des parois vésicales, qui amène la perforation. Nous connaissons une demoiselle, âgée maintenant de trente-deux ans, qui possède une fistule urinaire du vagin, survenue après un typhus très-grave qu'elle eut à l'âge de vingt-quatre ans, et auquel succéda une cystite très-violente. Enfin, une application brutale et inopportune du cathéter métallique peut aussi être la cause d'une fistule. C'est ce qui est arrivé il y a peu de temps, dans les environs de Wurzbourg, à une sage-femme qui, en voulant sonder une femme en couches, lui perça violemment l'urèthre.

SYMPTÔMES. L'écoulement involontaire des urines par la vulve est le symptôme le plus important. Dans les fistules larges intéressant le bas-fond de la vessie, le suintement du liquide est continu, il a lieu dans toutes les positions de la malade ; mais, lorsque la fistule est petite ou qu'elle siége dans l'urèthre, et que le sphincter vésical est encore susceptible de se contracter à volonté, il arrive quelquefois que la malade peut retenir ses urines au moins à certaines époques et dans certaines positions. Malheureusement cette condition favorable à la rétention de l'urine manque fréquemment, même dans les fistules uréthrales, et cela pour deux causes : ou bien il y a un rétrécissement permanent du canal vaginal, dû à la vaginite qui a précédé et occasionné la fistule, rétrécissement qui tiraille la paroi postérieure du col vésical et en empêche l'occlusion; ou bien le corps et le fond de la vessie sont dans un état permanent de contraction spasmodique qui trouble les fonctions du sphincter, leur antagoniste. Souvent l'écoulement des urines, qui ordinairement a lieu goutte à goutte, est interrompu brusquement par une éjaculation plus considérable de ce liquide ; cela arrive surtout à chaque secousse, à chaque mouvement rapide du corps. Lorsque l'urèthre n'est pas notablement rétréci, que la solution de continuité de la vessie n'est pas trop étendue, et que les parois vésicales sont encore susceptibles d'une certaine dilatation, de façon que la cavité puisse encore contenir une certaine quantité de liquide, l'écoulement, malgré l'incontinence, peut encore avoir lieu en partie par l'urèthre ; nous avons même observé plusieurs cas où, la fistule étant très-petite, la majeure partie de l'urine était encore excrétée par cette voie. Les fistules vésico et uréthro-vaginales sont presque toujours accompagnées d'une inflammation de la muqueuse des conduits urinaires, les urines sont troubles, blanchâtres, déposent un sédiment muqueux très-abondant et sont très-disposées à devenir alcalines. La partie inférieure du vagin, les organes génitaux externes, la surface interne des cuisses, toujours exposés au contact de ce liquide, sont dans un état permanent d'irritation et deviennent le siége d'inflammations continuelles ; le vagin et l'extérieur de la vulve se couvrent de fausses membranes à la suite d'une inflammation croupeuse excessivement douloureuse, et il se développe sur les cuisses des érythèmes qui rendent difficile tout mouvement. La malade répand autour d'elle une odeur très-désagréable et est à charge à elle-même et à ses alentours. Aussi ne tarde-t-elle pas à tomber dans la mélancolie, et, renonçant à tous les plaisirs de la société, elle s'isole complétement et se laisse facilement entraîner à commettre de fréquentes fautes de régime, qui, jointes à l'abattement moral, deviennent la source de toutes sortes de maux ; nous citerons seulement la chlorose compliquée d'hystérie, la phthisie pulmonaire et le marasme, qui finit par amener une mort prématurée.

Diagnostic. Lorsqu'il existe une perte de substance considérable, un explorateur, même peu exercé, ne pourra pas commettre une méprise, d'autant plus que l'incontinence lui fera déjà soupçonner la présence d'une solution de continuité de la vessie. De très-petites fistules, au contraire, échappent facilement au toucher ; pour les reconnaître, on est souvent obligé d'avoir recours au spéculum. Pour cette exploration, nous conseillons de faire toujours placer la malade sur les genoux et les coudes et d'employer un spéculum qui, tout en maintenant les parois du vagin écartées, rende accessible à l'œil la partie qui correspond à la vessie. Les instruments les plus propres à cet usage sont les spéculums à plusieurs valves, de Ségalas ou Charrière, où l'on peut enlever la valve correspondant à la partie antérieure du vagin ; nous les avons fait représenter page 22, ou bien encore le spéculum à branches mobiles, représenté page 23. Lorsque la fistule est située profondément, on pourra la rendre accessible à la vue au moyen des dépresseurs de Gerdy. L'emploi de ces derniers instruments nécessite aussi la position sur les genoux et les coudes. La valve *a* est introduite dans le vagin, de façon que sa convexité corresponde à l'excavation du sacrum. Pendant qu'un aide soulève autant que possible, au moyen de cette valve, la paroi postérieure du vagin et le périnée, et dilate ainsi la vulve en arrière, le chirurgien applique les instruments *b* et *c* sur les parois vaginales latérales et les maintient suffisamment écartés l'un de l'autre pour pouvoir examiner commodément la surface antérieure du vagin.

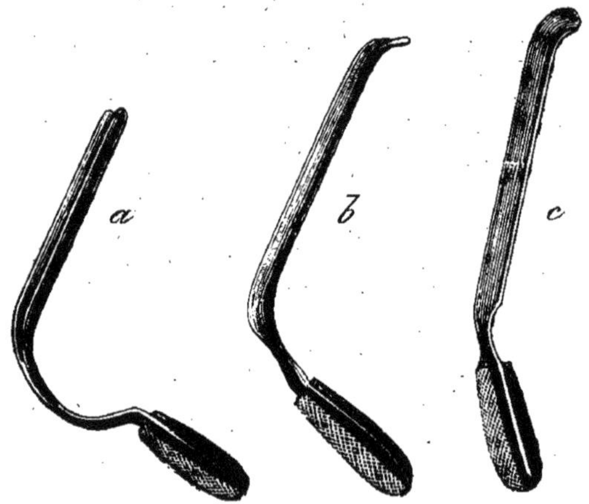

Fig. 40. — Dépresseurs de Gerdy.

Mais l'inspection même de l'ouverture fistuleuse n'en donnera pas toujours une idée très-exacte ; il arrive souvent que les bords boursouflés, quelquefois très-relâchés, se rapprochent et font facilement paraître la solution de continuité plus petite qu'elle n'est véritablement. Aussi est-il prudent d'introduire une sonde métallique dans l'urèthre, de l'appuyer contre le vagin, puis d'explorer minutieusement avec le doigt la paroi antérieure de cet organe.

Kiwisch, Mayer, Veit et d'autres ont indiqué la manœuvre suivante pour faire reconnaître la présence et le siége des fistules très-étroites. Nous dirons d'avance que jusqu'à présent nous n'avons jamais eu besoin d'y recourir. On tamponne le vagin avec de la charpie ou du coton, puis on injecte dans la vessie un liquide coloré quelconque (encre de Chine); le tampon se colore à l'endroit de l'ouverture et indique à peu près la position de la fistule, ce qui la fait mieux retrouver plus tard au moyen du spéculum.

Quant à l'état du reste de l'appareil génital, il dépend essentiellement de la cause de la fistule. Lorsque celle-ci s'est formée à la suite d'une inflammation puerpérale du vagin, par la gangrène et la perforation consécutive de la vessie, on rencontre souvent le conduit vaginal rétréci, dans une étendue variable, par un tissu inodulaire, dur et calleux, et, comme les vaginites de cette nature se compliquent fréquemment d'affections analogues de l'utérus et du péritoine, il en résulte souvent des tumeurs et des déplacements de la matrice. Nous ferons surtout remarquer la fréquence des rétroversions comme complication des fistules urinaires. Lorsque la solution de continuité est due à une ulcération cancéreuse, on trouvera toujours à l'exploration une infiltration très-avancée de la partie inférieure de la matrice et du fond du vagin; ces organes sont ulcérés et en partie mortifiés. Du reste, il n'est pas rare d'observer des fistules très-étendues qui n'exercent sur le reste de l'appareil reproducteur aucune autre influence fâcheuse que celle qui résulte du contact permanent d'une urine âcre et irritante.

Pronostic. Abstraction faite de tous les inconvénients et de toutes les souffrances dont les fistules urinaires du vagin sont la source pour la personne qui en est affectée, cette infirmité gagne encore en gravité, en ce qu'il est excessivement rare qu'elle se guérisse spontanément et que les secours mêmes de l'art, malgré tous les progrès qu'a faits la chirurgie dans ces derniers temps, restent bien souvent sans résultats. Le peu de succès de l'opération s'explique, parce que, d'une part, le suintement continuel de l'urine met obstacle à la réunion des bords ravivés de la plaie, et que, d'une autre part, lorsqu'il y a une perte de substance considérable, le rapprochement des lèvres de l'ouverture exige une tension violente des parties environnantes, qui, à leur tour, exercent, tant pendant le séjour des fils qu'après leur éloignement, une traction excentrique continue, tendant toujours à rétablir l'ouverture. Lorsque le pourtour de la fistule était calleux et qu'il a fallu l'enlever, il peut arriver, si la guérison n'a pas lieu, que l'opération n'ait fait qu'agrandir le trou qui existait déjà. L'état du reste du vagin est aussi d'une grande importance pour le succès de l'opération; lorsqu'il existe des rétrécissements cicatriciels de ce conduit, le peu d'élasticité des tissus environnant la fistule ne pourra guère faire espérer la guérison. Il va sans dire que des pertes de substances considérables seront bien moins favorables que les fistules de la grandeur d'un grain de millet à celle d'un pois, et que les solutions de continuité de l'urèthre permettront, en général, un meilleur pronostic que celles de la vessie, tant parce qu'elles sont plus accessibles aux instruments que parce que l'occlusion spontanée du sphincter ou l'introduction d'une sonde préservera plus facilement la plaie du contact de l'urine. Enfin il faudra aussi, pour le pronostic, avoir égard à l'état de la vessie; l'hypertrophie des parois de cet organe, qui ne manque presque jamais dès que le mal est ancien, met obstacle à la dilatation du corps et du bas-fond, la contraction permanente des fibres musculaires longitudinales pousse avec violence les urines contre le bas-fond et empêche la réunion des lèvres de la plaie. Aussi le pronostic sera d'autant moins favorable que le mal est plus ancien et que la capacité de la vessie est diminuée; il sera très-fâcheux lorsque les embouchures des uretères se trouvent dans le domaine de la fistule, et, par conséquent, dans celui de la plaie. Nous n'avons pas besoin d'expliquer l'incurabilité complète des fistules dues aux ravages du cancer.

Traitement. Nous n'avons pas l'intention de décrire ici en détail tous les moyens proposés pour guérir les fistules uréthro et vésico-vaginales; leur nombre est si considérable et le peu de succès de beaucoup d'entre eux si bien constaté, que l'on ne nous blâmera pas de n'avoir égard qu'aux procédés fondamentaux et sanctionnés par l'expérience.

Dans les fistules toutes récentes, peu étendues et dont les bords ne se sont pas encore recouverts d'une membrane, on pourra au moins essayer le procédé de Cederschjoeld, pour amener, si ce n'est l'occlusion complète, du moins la diminution de la solution de continuité. Ce chirurgien fit l'observation que l'une de ses malades pouvait, tant qu'elle était assise, parfaitement retenir ses urines et les rejeter à volonté; il profita de cette particularité et fit garder cette position à la malade pendant tout le temps que les lèvres de la plaie furent en suppuration; la guérison se fit attendre, mais fut complète. Quoique ce moyen si simple ne réussisse pas toujours aussi brillamment, et qu'il soit hors de doute qu'à lui tout seul il ne guérira jamais d'anciennes fistules, cependant il mérite considération, lorsqu'on a affaire à une fistule soit récente, soit ancienne, qui, dans certaines positions du corps, ne laisse passer que peu ou point d'urine. Combiné à d'autres moyens, ce procédé pourra beaucoup favoriser la guérison.

Nous citerons, en premier lieu, le *tamponnement* du vagin et l'emploi d'une sonde à demeure dans l'urèthre, pour mettre obstacle à l'écoulement des urines par le vagin, en rétablissant leur cours naturel. Le tampon a été appliqué de diverses manières; on s'est servi d'éponges simples ou recouvertes d'une fine toile, de vessies élastiques en caoutchouc, de pessaires cylindriques mous et de vessies d'animaux que l'on remplissait d'air après leur introduction. Pour conduire plus sûrement l'urine dans la sonde, Ségalas y plaça une mèche de coton qui devait s'imbiber du liquide à mesure qu'il s'accumulait dans la vessie. Il est certain que ce procédé peut, dans beaucoup de cas, mettre obstacle au suintement des urines par la fistule, et en diminuer par là les inconvénients pour la malade; cependant nous ne pouvons lui attribuer une grande utilité pratique, car, outre qu'il est certainement bien rare que l'on puisse, par ce moyen, obtenir une guérison complète, le suintement même des urines par la fistule n'est presque jamais complétement évité, et l'éponge, s'imbibant alors du liquide qu'elle retient dans la partie supérieure du vagin, ne fait qu'augmenter l'irritation de cet organe. Lorsque celui-ci est excorié ou enflammé, sa grande sensibilité déjà empêchera le séjour prolongé du tampon. Ajoutant encore à tout cela que cette méthode ne peut mener au but que très-lentement, que les malades sont forcées de garder le lit pendant des mois et qu'enfin le résultat en est très-incertain, on comprendra pourquoi, de nos jours, le tampon est presque tombé dans l'oubli; on s'en sert tout au plus encore dans les cas où une cause quelconque empêche l'emploi des autres procédés et lorsque le vagin est assez peu sensible pour supporter, sans trop d'inconvénients, le séjour de ce corps étranger.

La *cautérisation* a été appliquée de diverses manières; Monteggia et Dupuytren se servaient du fer chauffé à blanc; Dieffenbach de la teinture de cantharides; Lallemand, Jobert, Plamant, Czekierski, du nitrate d'argent et de la pierre à cautère; Ermann, de l'eau de Belloste[1], etc. D'autres (Czekierski, Tillefer, Leroy d'Étiolles) faisaient précéder la cautérisation de la scarification des bords de la fistule. Tandis que les uns ne faisaient agir le caustique que sur les lèvres de la solution de continuité, d'autres (Chelius) conseillaient de cautériser profondément tous les alentours de la plaie sur une étendue aussi grande que possible. La cautérisation ne guérira jamais des pertes de substance considérables; mais elle peut être utile dans les cas où l'on n'a affaire qu'à de petites fistules; elle mérite surtout d'être employée lorsque après la suture il est resté une petite ouverture. Dans ces circonstances le crayon de nitrate ou la teinture de cantharides suffiront souvent, et ce n'est que lorsque ces deux moyens sont trop faibles que nous conseillons d'avoir recours au cautère actuel. — Pour cautériser, nous faisons placer la malade dans la position quadrupède; puis, au moyen d'un spéculum à plusieurs valves ou des dépresseurs que nous avons décrits, nous tâchons de rendre, autant que faire se peut, l'ouverture de la fistule accessible à la vue. Une sonde métallique placée dans l'urèthre et poussant la fistule dans le canal du vagin peut rendre dans ce but de bons services. Après cela on applique la teinture de cantharides au moyen d'un pinceau sur les bords de l'ouverture dans une étendue d'environ deux centimètres carrés, ou bien l'on cautérise avec le crayon de nitrate aussi profondément que possible. Nous avons obtenu une fois par la teinture de cantharides la guérison complète d'une fistule du col de la vessie de la grandeur d'un pois. Pour l'application du fer rouge, on choisira des cautères de vingt centimètres de long, minces, terminés par un bouton arrondi de la grosseur d'un pois, et recourbés à douze millimètres et demi de leur extrémité. Ici encore on touchera, non-seulement les bords proprement dits de la fistule, mais aussi les alentours. Après l'opération on place un tampon de charpie dans le vagin. Dieffenbach conseille de remplacer le cathéter métallique par une sonde élastique. Plus tard on lavera tous les jours le vagin au moyen d'injections, et l'on maintiendra pendant tout le temps de la cicatrisation de la plaie un tampon dans le vagin et une sonde élastique dans l'urèthre. Lorsque la suppuration a cessé et qu'on n'a pas obtenu une occlusion complète de la fistule, ce qui est généralement le cas après une seule opération, on cautérise de nouveau.

[1] Liquide contenant principalement du nitrate acide de mercure. Voyez R. Philipeaux, Traité pratique de cautérisation, Paris, 1856, p. 121.

Pour la *suture* des bords de la fistule, on a employé tantôt la suture simple à points séparés, tantôt la suture entortillée, tantôt enfin la suture enchevillée. Une description détaillée de tous les procédés que l'on a proposés nous mènerait beaucoup trop loin; plusieurs d'entre eux sont déjà complétement tombés dans l'oubli; nous nous contenterons d'indiquer celui qui a obtenu dans ces derniers temps les résultats les plus heureux et qui est le plus généralement employé, c'est la *méthode autoplastique par glissement* de Jobert de Lamballe avec les modifications essentielles qu'y a apportées Simon dans le cours de ces dernières années. — Voici le procédé de Jobert : La malade est placée comme pour l'opération de la taille ; à l'aide de la pince de Museux implantée dans le col utérin, l'utérus est attiré vers la vulve autant que cela est possible sans violence; une sonde introduite par l'urèthre dans la vessie fait faire saillie à la fistule dans le vagin, puis on excise largement les bords de la solution de continuité, de façon à former une plaie en entonnoir et presque toujours transversale ; la surface saignante doit comprendre toute l'épaisseur de la paroi vésico-vaginale. Après le ravivement on affronte par la suture les bords de la plaie. On emploie pour cela des fils ordinaires assez larges, ou bien des fils de soie double passés dans des aiguilles fortes et très-recourbées, que l'on manie à l'aide d'un porte-aiguille. Les points de suture sont disposés de façon à ce que les points d'entrée et de sortie des fils soient éloignés d'un demi à un centimètre du bord correspondant de la plaie. L'aiguille traverse

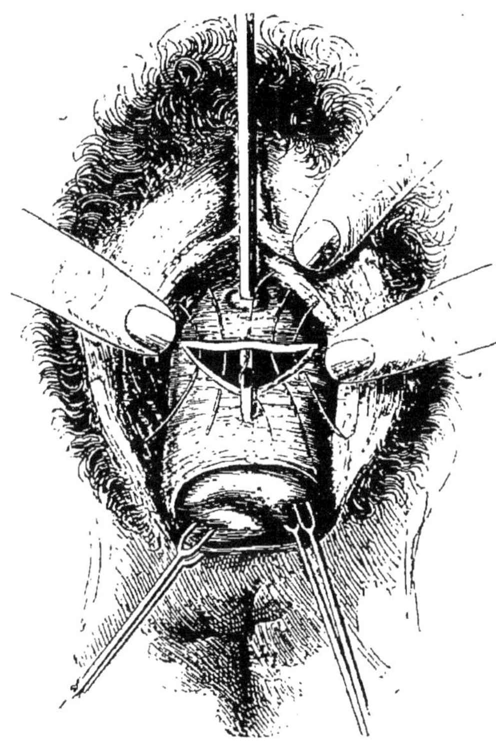

Fig. 41. — Opération de Jobert pour la fistule vésico-vaginale.

toute la paroi vésico-vaginale, passe dans la vessie par-dessus la fistule et revient dans le vagin ; en nouant les anses on rapproche les bords de la plaie sans que ceux-ci soient traversés nulle part par les fils. Le quatrième acte de l'opération consiste à pratiquer des incisions latérales qui ont pour but de faire céder les tissus avoisinant la fistule, en particulier la muqueuse vaginale, de diminuer la tension de ces parties et de faire disparaître ainsi un des obstacles les plus puissants qui s'opposaient à la réunion de la plaie. Après l'opération on place dans la vessie une sonde qui y demeure jusqu'à la guérison de la fistule.

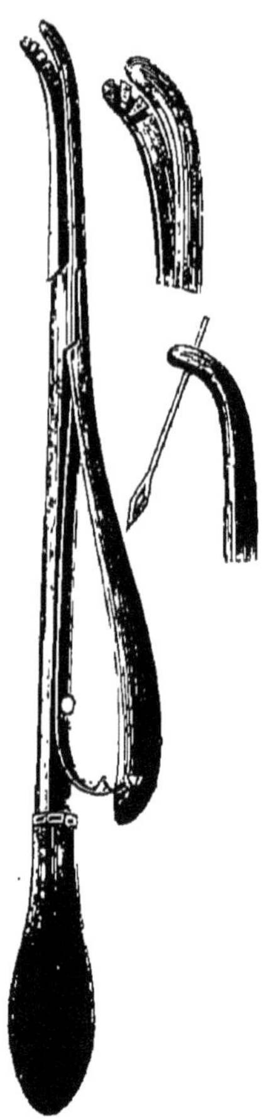

Fig. 42. — Porte-aiguille pour la suture des fistules vésico et recto-vaginales.

Simon a apporté une attention toute particulière aux incisions latérales proposées par Jobert. Ce dernier chirurgien les fait dans les directions les plus variées aussi bien transversalement que longitudinalement, enfin il pratique aussi une incision transversale qui détache le vagin, et par là la vessie de la face antérieure du col utérin, et s'étend jusqu'au repli vésico-utérin du péritoine (*incision de Jobert*). Dans certains cas les lèvres du museau de tanche furent également incisées et le vagin fut détaché à son insertion postérieure par des incisions transversales. Simon fit l'expérience que toutes ces incisions proposées par le chirurgien français, non-seulement sont peu utiles, mais peuvent même n'être pas sans danger, et il inventa un procédé qui, tout en remplissant le même but que les incisions de Jobert, le fait plus sûrement et avec plus de ménagements. Simon applique, dans les fistules d'une certaine dimension, une double rangée de points de suture dont l'une est plus éloignée que l'autre des lèvres de la plaie. La plus éloignée, la rangée externe, qu'il appelle *suture de détention*, n'a pas d'autre but que d'attirer vers les bords de la solution de continuité les tissus avoisinants, et cela assez pour faire cesser toute tension dans les lèvres de la plaie ; tandis que la seconde, la rangée interne ou *suture de réunion*, située plus près des bords de la fistule, les maintient exactement affrontés après le ravivement. Vu la mobilité de l'utérus d'arrière en avant et du col vésical d'avant en arrière, la rangée externe peut faire disparaître une perte de substance considérable; elle est formée de deux ou trois points de suture faite avec un fil de soie double ou de petits rubans; la grandeur de la fistule et le degré de distension détermineront le nombre des points et leur distance des bords de la plaie. Avant de nouer les fils de la rangée externe on place préalablement les fils de la suture interne; ils doivent passer à une distance de trois à quatre millimètres de chacun des bords de la plaie soigneusement ravivée; la rangée interne se composera aussi de deux à trois points de suture de soie simple. Les points des deux rangées doivent alterner entre eux, de façon que ceux de la suture externe ne viennent pas, une fois noués, couvrir les fils de la suture de réunion, mais se trouvent dans leurs intervalles; on empêche par là que les fils de la suture externe, alors même qu'ils couperaient profondément les tissus, ne viennent se joindre à ceux de la rangée interne de façon à percer la paroi vésicale par une ouverture commune. Après avoir placé les fils de la rangée interne, on noue premièrement ceux de la suture de détention pour attirer vers la fistule les tissus avoisinants, de façon que les bords de la plaie se touchent déjà; puis on noue les fils internes qui achèvent l'occlusion complète de la solution de continuité. Dans la suture double, ce n'est que du cinquième au septième jour que les fils de la rangée externe ont déchiré assez les tissus pour se relâcher complétement; à cette époque l'accollement des lèvres de la fistule doit déjà avoir eu lieu.

Pour de plus amples données sur les détails de ce procédé opératoire, nous renvoyons le lecteur à la monographie publiée par Simon[1]. Nous ajouterons seulement que, dans deux cas opérés par nous d'après ce procédé, nous avons été à même de reconnaître que la suture double de Simon est parfaitement suffisante pour faire disparaître la tension des tissus dans les petites fistules qui ne dépassent pas en étendue la grandeur d'une pièce de deux francs. Mais nous croyons avec ce chirurgien que, pour les fistules d'une grande étendue, l'une quelconque des incisions de Jobert pourrait être nécessaire; du reste, nous devons reconnaître que, d'après nos observations, le procédé de Simon a souvent obtenu un plein succès et laisse bien loin derrière lui, par sa sûreté et sa simplicité, tous ceux que l'on a proposés jusqu'à présent. Il est bien préférable à la suture enchevillée de Burchard et Betschler, à la suture en surjet préconisée

[1] Ueber die Heilung der Blasenscheidenfisteln. Giessen, 1854.

par Colombat (de l'Isère), et à la méthode dite anaplastique pratiquée par Wutzer, Roux, Velpeau et d'autres, qui consiste à couvrir la perte de substance par un lambeau emprunté à la muqueuse environnante.

Les instruments en forme d'érignes ou de crochets, proposés par plusieurs chirurgiens, tels que Naegele, Lallemand, Laugier, Spezel, Coglioso, etc., sont pour la plupart d'une construction très-compliquée ; ils avaient pour but de maintenir longtemps en contact les bords de la fistule ; mais ils ne sont plus employés de nos jours et avec raison. On ne se décidera pas non plus facilement, surtout chez une jeune femme, à pratiquer la cystoplastie et l'érythroplastie proposées et exécutées par Vidal de Cassis, Dieffenbach et d'autres. Ce dernier procédé consiste à amener l'oblitération complète de la partie du vagin située au-dessous de la fistule, soit par la suture, soit par des cautérisations répétées.

L'expérience a démontré que les divers récipients et réservoirs d'urine proposés pour les cas incurables ne répondent nullement à leur but. La manière la plus simple et la meilleure de soulager la malade est de lui faire porter constamment à l'entrée du vagin une éponge fixée par un bandage en T, et de lui recommander des soins minutieux de propreté.

§ 2. *Fistules entéro-vaginales*.

Étiologie. Les auteurs rapportent quelques faits qui prouvent que le fond du vagin peut, à la suite de déchirures traumatiques ou de perforations ulcéreuses, entrer en communication avec une des parties de l'intestin qui l'avoisinent. Nous ne nous arrêterons pas à cette variété de fistules, parce que, d'une part, elles provoquent généralement, dès le début, des symptômes si graves, que l'affection locale n'a plus qu'une importance très-secondaire, et que d'une autre part, alors même qu'elles sont compatibles avec la vie, nous ne connaissons encore aucun procédé qui puisse leur être opposé avec quelque espérance de succès. Nous en laissons donc la description aux traités de chirurgie et nous ne nous occuperons ici que des fistules qui établissent une communication anormale entre l'extrémité inférieure du vagin et la partie correspondante du rectum.

Les *fistules recto-vaginales* sont le plus fréquemment la suite des lésions qu'éprouve la paroi postérieure du vagin pendant l'accouchement, soit par une distension violente exercée par la tête du fœtus, soit par l'emploi imprudent d'instruments obstétricaux, soit enfin à la suite de la déchirure des parois vaginale et rectale par une esquille des os du crâne à la suite de la craniotomie ou après l'emploi du céphalotribe. Les fistules de ce genre sont souvent compliquées de ruptures du périnée; ces dernières peuvent s'étendre aussi au sphincter de l'anus, et alors, après la guérison, il reste au-dessus de ce muscle une ouverture d'une grandeur variable; ou bien le sphincter plus résistant est resté entier, et l'extrémité inférieure du vagin et du rectum s'est déchirée en même temps que le périnée. Quelquefois la fistule ne se forme qu'après l'accouchement à la suite de l'ulcération de la paroi postérieure du vagin qui finit par être perforée; ou bien c'est à la suite d'une exsudation dans la cavité recto-vaginale qui, se terminant par suppuration ou mortification, ouvre un passage à travers les parois vaginale et rectale. Nous avons vu une fois survenir une fistule de la manière suivante : il existait une rectocèle vaginale; les matières fécales durcies que contenait la poche formée par le rectum y entretenaient un état permanent d'irritation, et provoquèrent une périproctite qui se termina par la perforation du sac.

C'est d'une façon analogue que des pessaires trop durs, dilatant et comprimant trop fortement le vagin, peuvent établir une communication entre cet organe et le rectum, en ulcérant ces parties. Nous avons déjà dit que la fistule recto-vaginale constitue souvent une complication très-pénible pour la malade, dans les dernières périodes du cancer de l'utérus et du vagin; et que, dans certaines formes de cloaques, il peut aussi exister une communication entre le vagin et le rectum.

Diagnostic. Ordinairement c'est la malade qui rend le médecin attentif à la présence de l'infirmité qui nous occupe. Elle se plaint de la sortie involontaire par le vagin de matières fécales à demi liquides et de gaz intestinaux. Lorsque cette anomalie a eu quelque durée, elle est généralement accompagnée d'inflammations douloureuses de la muqueuse du vagin, d'érythèmes et d'excoriations des parties génitales externes. Quand la fistule a quelque étendue, le doigt porté dans le vagin ou dans le rectum la constate sans difficulté; mais, lorsqu'elle est très-petite, de la grandeur d'un grain de millet à celle d'une lentille, le diagnostic ne pourra être établi qu'à l'aide de la vue, d'autant plus qu'alors les matières fécales ne passent pas dans le vagin et que les gaz seulement prennent cette voie anormale. Dans ces cas-là, on écarte les parois latérales de la vulve au vagin au moyen des dépresseurs que nous avons fait représenter plus haut; on pose l'index d'une main dans le rectum et l'on cherche à en pousser la paroi antérieure, ainsi que la partie correspondante du vagin, aussi en avant et aussi bas que possible ; cette manœuvre rend l'ouverture de la fistule accessible à la vue, si celle-ci se trouve dans le tiers inférieur du vagin, ce qui est le plus souvent le cas. Lorsque la fistule siége plus haut, on se sert pour l'exploration d'un spéculum à plusieurs valves distendant transversalement le vagin et permettant d'en mettre à découvert la partie postérieure.

Pronostic. Les fistules du rectum sont en général moins à craindre que celles de la vessie. Les cas de guérison spontanée ne sont pas très-rares ; et, lorsqu'on se voit forcé d'avoir recours à une opération, le succès est plus probable que dans les fistules urinaires, parce qu'il est plus facile au chirurgien de protéger la plaie cautérisée ou cousue du contact des matières fécales que de l'urine. Cependant il arrive malheureusement encore trop fréquemment que des fistules recto-vaginales, grandes et s'étendant très-haut, résistent à tous les efforts du chirurgien.

Traitement. Lorsqu'on a à traiter une fistule recto-vaginale récente, il faut avant tout administrer une préparation opiacée pour tâcher d'obtenir pour plusieurs jours la rétention des matières féçales, puis on lave soigneusement le rectum et le vagin à l'aide d'injections d'eau tiède. Si la fistule ne dépasse pas la grandeur d'un pois, le repos dans le lit et l'application répétée des injections suffisent souvent pour sa guérison. Au bout de huit à dix jours, l'ouverture sera du moins notablement diminuée et son occlusion complète sera rendue plus facile. De nos jours, deux méthodes seulement sont encore usitées : la cautérisation et la suture. Nous recommandons la première dans tous les cas où la fistule ne dépasse pas la grandeur d'une pièce de cinquante centimes et où ses bords ne sont pas très-calleux : cependant il ne faut pas se contenter de cautériser d'un côté seulement, mais bien alternativement une fois par le rectum, une fois par le vagin. Nous avons traité jusqu'à présent cinq fistules recto-vaginales ; l'une d'elles, à peu près de la grandeur d'une pièce de deux francs et située très-haut, résista à tous nos efforts ; nous en avons guéri trois par la cautérisation et la dernière par la suture. Nous nous servons toujours du crayon de nitrate ; une fois seulement, pour une fistule de la grandeur d'une pièce de cinquante centimes et qui durait depuis plus de six ans, nous eûmes recours au fer rouge, après avoir échoué plusieurs fois avec le nitrate. Deux applications du cautère actuel par le vagin réduisirent la fistule à la grandeur d'une lentille;

après cela le nitrate acheva la guérison. La fistule, que nous avons guérie par la suture s'était formée à la suite d'une périproctite puerpérale; elle durait depuis trois ans et était assez grande pour permettre à l'index, porté dans le rectum, de passer facilement dans le vagin. Du reste la solution de continuité se trouvait immédiatement au-dessus du sphincter, sa position était donc assez favorable à l'opération. La malade fut placée comme pour la taille ; un aide dilatait la vulve au moyen des dépresseurs de Gerdy, pendant que l'index de la main gauche, introduit dans le vagin, poussait autant que possible en avant et en bas le pourtour de la fistule ; nous excisâmes, au moyen de longs ciseaux minces, les bords calleux sur toute la circonférence de l'ouverture. Puis nous plaçâmes, à huit millimètres de distance des lèvres de la plaie, trois points de suture; et, pour diminuer la tension, nous passâmes encore, d'après le procédé de Simon pour les fistules urinaires, trois autres fils qui traversaient la paroi à un centimètre et demi en dehors des premiers, passaient dans le rectum, retraversaient la paroi opposée à la même distance et en dehors des premiers points de suture, et furent noués dans le vagin. C'est à l'application de cette suture double que nous attribuons en grande partie l'occlusion complète de la fistule aussitôt après cette première opération; aussi ne saurions-nous trop recommander ce procédé ; nous croyons qu'il atteint le but bien plus sûrement et plus vite que la suture simple à points séparés, la suture en surjet, ou les compresseurs de Nélaton et Cullerier, dont on ne se sert plus de nos jours. Ce ne serait que lorsqu'il existerait une perte de substance considérable qui ferait craindre une tension trop violente, et la déchirure des fils, qu'il faudrait préférer à la suture double la transplantation d'un lambeau de muqueuse emprunté aux parties avoisinantes.

Bibliographie. — Roonhuysen, Heelkoustige Aanmerkkingen betreffende de Gebrecken der Vrouven. Amst., 1663. — Levret, L'art des accouch. Paris, 1760. — Buchwalden, Diss. de incontin. urinæ. Havn., 1762. — Dessault, Journ. de chir. 1792. T. III. — Nægele, Erfahr. und Abhandl., etc. Mannheim, 1812. — Jœrg, Schriften zur Befœrderung der Kenntnis des Weibes. Bd. II. Leipzig, 1818. — Bürkner, Diss. de fistula vesico-vaginali. Vratisl., 1833. — Boivin et Dugès, Traité prat. des mal. de l'utérus, etc. Paris, 1833. — Jobert, Des fistules vésico-vaginales et de leur traitem. (Traité de chir. plastique, Paris, 1849, t. II, p. 266 à 712). — Kilian, Die rein chirurg. Operat. des Geburtshelfers. Bonn, 1835. — Jobert de Lamballe, Traité des fistules vésico-utérines, vésico-utéro-vaginales, entéro-vaginales et recto-vaginales. Paris, 1852. In-8, avec fig. — Bendz, De fistula urethro et vesico-vaginali. Havniæ. 1838. — Nevermann (Duparcque), Vollst. Gesch. d. Durchlœcher. Einrisse und Zerreis. d. Uterus und der Vagina. Quedl. und Leipzig, 1838. — Dieffenbach, Ueber die Heilung der Blasenscheidenfisteln. Preuss. Ver.-Zeit. 1836. Nos 24 et 25. — Ch. Bell, Principles of Surgery. Édit. allem. de Mœser. Berlin, 1838. — Vidal de Cassis, L'Expérience, 1838. N° 17. — Lallemand,

Arch. gén. de méd. T. VII. — Busch, Geschlechtsleben des Weibes. Bd. III, p. 164. Leipz., 1841. — Meissner, Frauenzimmerkrankh. Bd. I, p. 472. Leipzig, 1842. — Chelius, Ueber die Heilung der Blasenscheidenfisteln durch Cauterisation. Heidelb., 1844. — Betschler, Referat über Burchard's operat. Methode. Bericht über die Vers. deut. Naturf. in Gratz, 1843, p. 318. — Kiwisch, Klin. Vortr., Bd. II, p. 513. — Simon, Ueber die Heilung der Blasenscheidenfisteln, etc. Giessen, 1854.

Art. V. — Inflammations du vagin.

§ 1. *Catarrhe de la muqueuse vaginale.*

Ici, comme pour l'utérus, nous distinguons une forme aiguë et une chronique.

Le *catarrhe vaginal aigu* se caractérise par une vive coloration rouge de la muqueuse sur laquelle les papilles forment de petites taches plus foncées et nettement dessinées; la muqueuse apparaît tuméfiée et friable, son épithélium s'enlève facilement, de là la tendance à saigner au moindre attouchement et surtout à l'application du spéculum. L'hyperémie ne tarde pas à donner lieu à une augmentation de sécrétion qui ordinairement ne paraît que du deuxième au troisième jour de la maladie. Dans certains cas, il y a une tuméfaction des papilles appréciable au toucher; elles font saillie sur la surface de la muqueuse, sous forme de petites proéminences, de la grosseur d'un grain de millet à un petit pois. Précédemment, on les prenait à tort pour les follicules muqueux tuméfiés. Les travaux de Mandl et Kœlliker, qui ont démontré que la muqueuse vaginale ne renferme que peu de follicules, ont pleinement réfuté cette opinion, de façon que la forme particulière d'inflammation établie par Deville, sous le nom de vaginite granuleuse, et qui devait se caractériser par la présence de ces proéminences, a perdu l'importance que lui attribuait cet auteur. Le catarrhe aigu s'étend à toute la membrane muqueuse, ou bien il reste borné à certaines parties du vagin. C'est surtout à l'entrée du vagin que l'on rencontre ces inflammations partielles; elles se combinent alors ordinairement avec une affection analogue de la muqueuse uréthrale et de celle des autres organes voisins. Le catarrhe qui reste borné au fond du vagin accompagne ordinairement les inflammations de la muqueuse utérine ou les provoque, en s'étendant du vagin à la cavité du col.

Le *catarrhe chronique* fait suite à la forme aiguë ou se développe insensiblement sans avoir été précédé de symptômes inflammatoires aigus. La muqueuse apparaît relâchée et, pour ainsi dire, polie, ses nombreux replis ont disparu et les parois du vagin cèdent et se dilatent facilement, surtout dans le fond de l'organe. A l'exploration au spéculum, on s'aperçoit que la couleur rose normale a disparu, la muqueuse est livide, excoriée çà et là par la perte de l'épithélium; quelquefois elle saigne au moindre contact. Cette forme de catarrhe est aussi souvent accompagnée de l'hypertrophie des papilles dont nous venons de parler; c'est surtout sur la paroi antérieure que le doigt les perçoit distinctement au toucher. Le relâchement du vagin, dû à cette affection, donne souvent lieu à des abaissements et même à des prolapsus partiels, surtout de la paroi antérieure.

Dans le catarrhe aigu, les malades sont souvent tourmentées d'un sentiment excessivement douloureux de chaleur et de constriction, d'un prurit très-désagréable, de ténesme vésical et rectal, symptômes auxquels viennent quelquefois se joindre ceux du catarrhe aigu de l'utérus; dans la forme chronique, c'est surtout l'hypersécrétion de la muqueuse qui incommode la malade. Nous croyons qu'un court résumé des recherches que nous avons faites, de concert avec le professeur Kœlliker, sur les matières sécrétées par la muqueuse vaginale ne sera pas sans intérêt pour le lecteur.

Lorsque cette membrane est dans un état parfaitement normal, comme on ne la rencontre guère que chez des femmes qui n'ont jamais eu d'enfant et qui n'ont pas abusé du coït, la quantité de liquide sécrété est ordinairement peu abondante; il n'y en a que juste ce qu'il faut pour maintenir la surface de la muqueuse humide et glissante; à l'exploration par le spéculum, ce liquide apparaît sous la forme d'un mucus presque limpide, très-liquide, recouvrant les parois vaginales; ici et là seulement on aperçoit un liquide plus visqueux, blanchâtre ou jaunâtre. Lorsqu'on fait glisser le bord d'une spatule sur la muqueuse, elle s'humecte sans que cependant sa surface se couvre d'une forte couche de mucus. Un morceau de papier trempé dans la teinture de tournesol et mis en contact avec la muqueuse, au moyen d'une pince à pansement, ne tarde ordinairement pas à se colorer distinctement en rouge et à indiquer ainsi l'acidité du mucus vaginal; chez quelques-unes des femmes que nous explorâmes, cette réaction resta douteuse; mais nous n'avons jamais rencontré une réaction alcaline. L'examen microscopique ne fit voir aucun élément histologique remarquable, à part une quantité ordinairement peu considérable de cellules d'épithélium pavimenteux.

Peu avant et peu après la menstruation, les propriétés du mucus se modifient. D'abord, à cette époque, sa quantité est plus considérable; quelquefois, à l'introduction du spéculum, on le voit couler à l'intérieur de l'instrument. Avant l'apparition de l'hémorrhagie menstruelle, il est presque toujours clair comme de l'eau et très-liquide, tandis que, dans les deux ou trois premiers jours après les règles, il est, dans la plupart des cas, d'un jaune rougeâtre, tout en restant cependant très-liquide et très-transparent. L'acidité est presque toujours bien marquée, le microscope fait découvrir, à côté d'un grand nombre de cellules épithéliales, une quantité quelquefois très-considérable de globules sanguins en partie à l'état normal, en partie déjà plus ou moins altérés.

Dans l'hypersécrétion due aux inflammations catarrhales de la muqueuse, le mucus, accumulé principalement dans le fond du vagin, est ou blanc, liquide, pareil à du lait, ou bien plus épais, jaunâtre comme de la crème ou du pus; il a surtout ces dernières propriétés lorsque la lividité, la couleur foncée des parois vaginales font conclure à un degré élevé d'hyperémie. La réaction de ces deux sortes de mucus est toujours acide. Nos recherches nous montrèrent avec évidence que la quantité des éléments organisés que contient le mucus augmente avec la consistance et la couleur jaunâtre du liquide. Plus il est épais, opaque, pareil à de la crème ou même à du pus, plus est grande la quantité de cellules d'épithélium pavimenteux, de globules purulents et muqueux qu'on y rencontre; il n'est pas rare non plus d'y trouver un nombre considérable d'infusoires, connus sous le nom de trichomonas, quelques algues filamenteuses et quelques vibrions. La forme des trichomonas du mucus vaginal pur est toujours allongée, ovale, en forme de poire ou de biscuit; leur grandeur est assez variable; leur plus grand diamètre a de seize à trente-six millimètres de longueur; l'une des extrémités possède un, quelquefois deux et même trois cils vibratiles, de trente à soixante millimètres de long, à la base desquels se trouvent un ou plusieurs filaments ordinairement assez courts. L'autre extrémité du corps s'allonge, chez la plupart de ces animalcules, en une expansion assez épaisse, quoique très-transparente, roide et immobile, dont la longueur est à peu près la même que celle du corps. Nous n'avons jamais vu d'ouverture buccale; cependant, dans certains cas, nous avons cru apercevoir, à l'extrémité qui porte les cils, un petit sillon oblique; le contenu est granuleux, incolore, selon toute apparence, sans formation de nucléoles, sans espaces contractiles, et, lorsque l'animal est frais, sans vacuoles. Les mouvements sont très-lents dès que le mucus est mélangé d'eau; les animalcules eux-mêmes se gonflent au contact de l'eau, deviennent sphériques et se remplissent de vacuoles; les mouvements des cils et des filaments durent encore quelque temps, cependant ils sont sans vigueur et ne peuvent déplacer l'animal; enfin ils ne tardent pas à cesser complétement. En examinant, au contraire, du mucus pur, on est étonné de la mobilité et de la vivacité de ces animalcules; c'est une agitation continuelle toute pareille à celle que présentent les infusoires ordinaires; aussi ne peut-il rester aucun doute sur leur nature animale et indépendante.

C'est chez des femmes enceintes que nous avons trouvé pour la première fois le trichomonas; plus tard, nous l'avons observé chez plus de la moitié des femmes que nous avons explorées, qu'elles fussent grosses ou non, que l'écoulement fût de bonne nature ou virulent, de façon que nous ne croyons pas qu'il existe un rapport particulier entre ce parasite et les affections gonorrhéiques de la muqueuse vaginale. Cependant nous devons avouer que le trichomonas ne se rencontre jamais dans un mucus tout à fait normal, lequel ne contient que des cellules épithéliales et pas de globules muqueux ou purulents. Nous l'avons trouvé le plus fréquemment dans un mucus jaune, puriforme, très-acide, très-riche en globules de pus et contenant aussi beaucoup de cryptogames. Nous croyons donc pouvoir avancer que la présence des trichomonas est liée à une certaine altération du produit de la sécrétion vaginale, et qu'il ne se développe beaucoup que dans un mucus dont la nature pathologique est incontestable.

En fait de parasites, nous avons encore observé, à part le trichomonas, quelques vibrions peu nombreux, puis un végétal, formé de longs filaments très-fins et roides, d'une longueur de huit à douze centimètres, et qui, à part une épaisseur un peu plus considérable, est parfaitement identique aux algues de la bouche, au *leptothorix buccalis* de Ch. Robin[1]; seulement il était toujours isolé et n'était jamais en communication avec une base ou un pédicule granuleux, et jamais on ne le vit implanté sur des cellules épithéliales. La masse de ces filaments est quelquefois très-considérable; nous ne les avons jamais rencontrés sans qu'il existât simultanément des globules muqueux; cependant ils sont en général plus rares que le trichomonas.

Si nous nous sommes arrêté longtemps à la description des propriétés du mucus vaginal, c'est que nous croyons que la connais-

[1] Histoire naturelle des végétaux parasites qui croissent sur l'homme et sur les animaux. Paris, 1853, p. 345.

sance de ces propriétés n'est pas sans quelque utilité pour le diagnostic différentiel des écoulements du vagin. Une preuve que, lorsqu'on n'a pas égard aux caractères que nous venons d'indiquer, la distinction des leucorrhées utérines et vaginales n'est pas toujours facile, est que des observateurs expérimentés ont pu se laisser induire à déclarer l'hypersécrétion catarrhale simple du vagin une affection relativement rare, et à prétendre que le plus petit nombre des leucorrhées avait sa source dans le vagin. Mais, en ayant égard aux propriétés du mucus vaginal que nous venons de décrire et qui le caractérisent parfaitement, on se convaincra bientôt que l'hypersécrétion du vagin est bien l'une des maladies les plus fréquentes des organes génitaux de la femme.

Étiologie. Le catarrhe vaginal est primitif, c'est-à-dire indépendant d'autres états pathologiques, ou bien il est l'effet de diverses affections tant générales que locales. Dans le premier cas, il reconnaît ordinairement pour cause une irritation locale, agissant directement sur la muqueuse. Ainsi nous le rencontrons souvent à la suite d'un abus ou d'une satisfaction trop fréquente, trop impétueuse des désirs vénériens, chez de jeunes femmes nouvellement mariées et chez des filles publiques. Il n'est pas rare que l'action du virus blennorrhagique soit la cause du catarrhe aigu; se fondant sur cette observation, plusieurs auteurs ont admis une forme spéciale au catarrhe blennorrhagique qui cependant ne se distingue des autres genres de catarrhes, dus à d'autres causes, qu'en ce que le produit de la sécrétion, mis en contact avec d'autres muqueuses, y provoque une affection toute semblable. Les autres symptômes du catarrhe blennorrhagique ne présentent rien de particulier, et, comme la contagiosité du mal est rarement constatée, ce ne sera qu'avec la plus grande réserve que l'on diagnostiquera la blennorrhagie vaginale. Comme toutes les muqueuses, celle du vagin se congestionne et s'enflamme facilement sous l'influence du froid; aussi ne s'étonnera-t-on pas de voir le mal qui nous occupe se déclarer à la suite de refroidissements de tout le corps ou de quelqu'une de ses parties, en particulier après l'action d'un froid humide sur les pieds. L'influence de certaines maladies des autres organes génitaux est aussi importante. Le catarrhe du vagin accompagne très-souvent la métrite aiguë ou chronique, les déplacements de l'utérus et les néoplasmes de cet organe. Il en est de même des affections inflammatoires et des tumeurs des ovaires; les stases veineuses des organes pelviens, en particulier du rectum et de la vessie, causent aussi souvent une vaginite chronique.

Parmi les maladies constitutionnelles qui peuvent être la cause du catarrhe vaginal, nous citerons la chlorose; il est rare qu'une femme qui souffre de cette anomalie du sang ne présente au moins, à certaines époques, les symptômes du catarrhe chronique. C'est également avec raison qu'on a fait jouer aux scrofules un certain rôle dans l'étiologie de la leucorrhée vaginale; la phthisie pulmonaire, que l'on a aussi souvent accusée, a, selon nous, bien plus rarement une influence fâcheuse. Enfin il est assez fréquent de rencontrer la vaginite aiguë pendant le cours d'exanthèmes aigus; c'est surtout le cas dans la rougeole; nous avons même observé, chez de toutes jeunes filles de cinq à six ans, un écoulement abondant pendant la durée de cette maladie. A cette occasion, nous ferons remarquer qu'aucun âge ne préserve complétement de l'affection qui nous occupe. Quoiqu'elle soit principalement propre à l'âge adulte, cependant il n'est point rare de l'observer chez de jeunes enfants bien avant l'époque de la puberté, de même que chez de très-vieilles femmes.

Marche. Lorsque le catarrhe aigu est reconnu à temps et traité convenablement, il ne dure ordinairement pas au delà de trois semaines. Malheureusement il n'arrive que trop souvent qu'on laisse passer cette période si favorable à la guérison ou qu'on n'en profite que pour des essais insuffisants; alors le mal ne tarde pas à devenir chronique et à résister à tous les efforts du médecin. Nous regardons comme complétement incurables les catarrhes chroniques du vagin qui ont leur source dans une affection organique profonde de l'utérus ou de ses annexes, ou qui sont dus à des maladies constitutionnelles invétérées. Dans des cas pareils, on pourra bien obtenir un soulagement passager, mais il ne faut point espérer une guérison radicale. Le pronostic est bien plus favorable lorsque le mal est complétement indépendant d'autres affections et lorsque sa durée, relativement courte, et les modifications de la muqueuse que fait reconnaître l'exploration, permettront de présumer que l'appareil sécréteur n'a point encore subi d'altération dans sa structure, car alors l'affection résisterait à tous les moyens que l'on pourrait employer. Dans ces circonstances, le médecin peut être assez sûr de se rendre maître du mal avec de la persévérance et un choix convenable des remèdes.

Traitement. La première chose à faire contre le catarrhe aigu est de calmer aussi promptement que possible les phénomènes inflammatoires. Ordinairement il suffit d'administrer pendant plusieurs jours de suite de légers purgatifs, des bains de siége et des injections tièdes ; on ne pratiquera d'émissions sanguines locales que lorsqu'il y aura de violentes douleurs, une vive rougeur et une élévation considérable de la température du vagin. Comme dans ces cas-là le haut degré de sensibilité des parties ne permet pas l'introduction du spéculum pour l'application de sangsues sur les parois vaginales, on se contentera de les placer autour de la vulve et d'entretenir, s'il est nécessaire, l'hémorrhagie consécutive en faisant prendre un bain de siége tiède. Lorsque les phénomènes aigus de l'inflammation ont cessé, mais que cependant l'hypersécrétion continue même à un faible degré, nous ordonnons des bains de siége d'une température moins élevée, des injections intra-vaginales légèrement astringentes, et pour cela nous employons une solution très-peu concentrée de perchlorure de fer, d'alun ou de nitrate d'argent. Au bout de deux ou trois semaines la leucorrhée aura considérablement diminué.

Le mal est-il à l'état chronique ? on se voit aussi souvent obligé de commencer le traitement par une émission sanguine locale ; cela est nécessaire toutes les fois que le catarrhe vaginal est accompagné d'accidents congestifs ou inflammatoires du côté de l'utérus, des ovaires, de la vessie ou du rectum. Comme alors il n'y a en général pas de douleurs, le spéculum peut être employé et l'on peut faire la saignée, soit sur le museau de tanche, soit sur les parois du vagin. Des soins minutieux de propreté sont une condition *sine qua non* de la guérison. Dans ce but on ordonnera tous les jours une ou deux fois un bain de siége ou des injections. Pour commencer, on choisit un liquide de 25 à 28° c., et dans la suite on abaisse graduellement la température. Lorsqu'il existe un grand relâchement et que l'écoulement est très-abondant, l'eau froide est préférable. Plus tard on ajoutera tant au bain qu'à l'injection des astringents ou des toniques. Nous employons ordinairement le perchlorure de fer qui se recommande par la sûreté de son action et par son prix peu élevé. Pour le bain on peut aussi employer les boules de mars ou une décoction d'écorce de quinquina ; pour l'injection, une solution d'alun ou de nitrate d'argent. Ce dernier médicament se décompose facilement dans les appareils à injection ordinaires, et quelque imprudence de la part de la malade peut lui faire endommager son linge ou le plancher, aussi préférons-nous le verser dans le vagin par un spéculum de verre, comme nous l'avons décrit plus haut. Si le relâchement des parois vaginales est considérable, l'écoulement très-abondant, il faut donner quelque concentration à la solution (cinq grammes de nitrate sur trente-cinq d'eau). On en verse environ dix grammes dans le spéculum, puis on le retire graduellement pour mettre peu à peu tout le vagin en contact avec le liquide. On répète cette manœuvre tous les trois à quatre jours. Si au bout de trois ou quatre semaines il n'y a pas un mieux sensible, il faudrait passer aux cautérisations du vagin au moyen du lapis en substance.

Le traitement topique de la leucorrhée vaginale que nous venons d'indiquer est celui qui nous a généralement mené le plus vite et le plus sûrement au but désiré. Cependant dans certains cas le nitrate d'argent n'agit pas ou n'agit que très-lentement. D'autres astringents peuvent alors rendre de bons services. On a proposé et employé avec succès la teinture d'iode, l'acide pyroligneux dilué, des solutions d'acétate de plomb, de sulfate de zinc, etc., que l'on applique sur les parois vaginales au moyen d'un pinceau. Ces médicaments nous ont quelquefois été utiles, cependant nous croyons qu'ils ne valent pas l'application topique de l'alun. Dans un vagin très-étroit on se contentera de faire des injections avec une solution de cette substance; mais, là où l'application d'un tampon de coton est possible, on le préférera à l'injection, parce qu'il s'imbibe du produit de la sécrétion du vagin et qu'il préserve les parois de cet organe du contact du mucus de la cavité du col, qui souvent est très-abondant et irritant. Lorsque la muqueuse est peu sensible, on saupoudre le tampon avec de la poudre d'alun pur; mais, quand la sensibilité est grande, il est convenable de mêler à l'alun une certaine quantité de sucre pulvérisé. Employé pur, l'alun provoque ordinairement dès la première ou la seconde application, une sensation très-désagréable de chaleur et de contraction dans le vagin, sensation qui devient quelquefois assez violente pour forcer d'interrompre l'emploi de ce médicament pendant une ou deux semaines; on n'a pas à craindre cet inconvénient si on ajoute une ou deux parties de sucre. Dans aucun cas le tampon d'alun ne doit séjourner plus de douze heures; on ne l'applique pas journellement, mais seulement tous les deux à trois jours. En négligeant cette précaution on court le risque de provoquer une inflammation croupeuse aiguë du vagin, après laquelle la leucorrhée n'est souvent que plus violente. Après chaque tamponnement il faudra déterger le vagin au moyen d'injections d'eau tiède.

Après avoir indiqué le traitement topique du catarrhe vaginal, il nous reste à ajouter que, lorsqu'il reconnaît pour cause une maladie constitutionnelle, la guérison réussira rarement sans un traitement interne convenable. Nous l'avons déjà dit, la chlorose joue ici un rôle important, on la combattra par un régime fortifiant et par l'emploi des préparations de fer, des cures d'eau minérales ferrugineuses en boissons et en bains. Pour les sujets scrofuleux nous ne saurions assez recommander l'emploi des eaux salines de Kissingen, Nauheim, Reichenhall, etc. Avant la cure de bains on fera observer pendant un certain temps un régime antiscrofuleux.

Bibliographie. — Voir la Bibliographie du catarrhe utérin, p. 163, puis : Robert, Mém. sur l'infl. des follicules muqueux du vagin. Arch. gén. de méd. Août 1841. — Andrieux, Sur la vaginite. Annales d'obstétr. Févr. 1843. — Deville, Mém. sur la vaginite granuleuse. Arch. gén. de méd. 1844. Nos 7 et 8. — Oldham, A follicular affection of the vagina. Lond. Lancet. Mai 1846. — Schmidt's Jahrb. 1847. I. 191. — Boys de Loury et Costilhes, Rech. prat. sur la vaginite. Gaz. méd. de Paris. Août 1847. — Mandl. Zeit. f. rat. Medizin. Bd. VII, p. 15. — Donné, Cours de microscopie. Paris, 1844, p. 157 et suiv. et fig. 33. — Kœlliker et Scanzoni, Das Secret d. Schleimhaut d. Vagina und des Cervix Uteri. Scanzoni's Beitræge. Bd. II, p. 128.

§ 2. *Vaginite diphthéritique et croupeuse.*

L'inflammation diphthéritique et croupeuse de la muqueuse vaginale existant à elle seule comme affection primitive est assez rare. Nous l'avons observée à la suite de lésions traumatiques telles qu'elles ont lieu pendant l'exercice violent et trop fréquent du coït ; quelquefois aussi nous avons vu la leucorrhée vaginale devenir une véritable inflammation croupeuse. Mais, dans le plus grand nombre des cas, cette affection est secondaire et se développe pendant le cours de certaines maladies des organes avoisinant immédiatement le vagin. C'est ce qui arrive, par exemple, dans les dégénérescences cancéreuses de l'utérus qui produisent un écoulement abondant et corrosif, dans les fistules vésico- et uréthro-vaginales dans lesquelles le contact des urines entretient dans les parois du vagin un état d'irritation permanente, etc. Il en est de même lorsque des polypes de l'utérus volumineux et faisant saillie dans le vagin s'ulcèrent et sécrètent un pus sanieux; en un mot lorsqu'une affection quelconque des organes génitaux devient la source d'un écoulement abondant et corrosif dont le contact irrite la muqueuse vaginale. Quelquefois encore la diphthérite du vagin est provoquée par la présence de corps étrangers, par exemple, d'un pessaire très-dur ou putrifié par un long séjour. Enfin, cette affection est aussi fréquemment un symptôme d'une maladie constitutionnelle ; il n'est pas rare de l'observer pendant le cours des métrites, des péritonites, des pyémies puerpérales, dans les dernières périodes de la fièvre typhoïde, de la dyssenterie; nous l'avons vue plusieurs fois se déclarer pendant le cours d'exanthèmes aigus, surtout pendant la variole et la rougeole.

La diphthérite vaginale peut s'étendre à toute la surface de la muqueuse, ou bien, ce qui est plus fréquent, elle reste bornée à certaines parties; c'est surtout le tiers inférieur de l'organe qui est attaqué le plus souvent et le plus violemment. La partie enflammée est d'un rouge vif, quelquefois écarlate, et couverte d'une couche plus ou moins épaisse d'une exsudation membraneuse jaune ou rougeâtre souvent très-adhérente; lorsqu'on l'éloigne, la partie mise à nu saigne facilement. Là où la muqueuse n'est pas recouverte de fausses membranes, ses papilles apparaissent sous la forme de points plus foncés et nettement circonscrits. La température du vagin est très-élevée, sa sensibilité considérablement augmentée; il est le siége de constrictions spasmodiques excessivement douloureuses; au plus haut période de la maladie la sécrétion de la muqueuse est diminuée; plus tard, après la chute des membranes, elle devient très-abondante, c'est alors une leucorrhée muco-purulente. Dans certains cas, il y a pendant les premiers jours un faible écoulement sanguin ou sanguinolent, cela arrive surtout lorsque la maladie s'est déclarée peu avant les règles. Il n'est du reste pas rare que ces dernières soient modifiées par la vaginite. Nous les avons vues quelquefois être supprimées subitement, tandis que dans d'autres cas elles étaient extraordinairement abondantes et constituaient une véritable métrorrhagie. Fréquemment la diphthérite s'étend du vagin aux organes adjacents, aux parties génitales externes, à l'urèthre, à la vessie, à la matrice, quelquefois même au rectum et au péritoine; l'on voit alors apparaître les phénomènes propres à ces inflammations. Les diphthérites partielles du vagin telles qu'on les observe, par exemple, dans les fistules vésico-vaginales, durant le cours du cancer utérin, etc., ne sont ordinairement pas accompagnées de mouvements fébriles bien prononcés, tandis que la fièvre ne manque presque jamais lorsque le mal est primitif, se développe à la suite d'une lésion traumatique, d'une infection blennorrhagique, etc., et attaque les parois vaginales dans une étendue considérable.

La diphthérite vaginale primitive cède en général, au bout de peu de temps, à un traitement convenable et même à un simple régime diététique; il en est de même lorsqu'elle accompagne les maladies constitutionnelles que nous avons énumérées; mais, lorsqu'elle reconnaît pour cause une fistule, ou une maladie utérine qui entretient un contact constant des parois vaginales avec des liquides corrosifs, c'est alors un mal des plus opiniâtres et qui résiste à tous les moyens qu'on lui oppose. Il est vrai que l'on réussit le plus souvent à le modérer pour quelque temps par des soins minutieux de propreté; mais il revient toujours à son ancienne intensité dès qu'on cesse ces soins ou que seulement on les néglige. Dans ces circonstances, il n'est pas rare de voir se former dans la muqueuse des ulcérations, suivies de profondes pertes de substance, qui peuvent plus tard, par leur cicatrisation, amener des rétrécissements du canal vaginal. Cependant la terminaison la plus commune est le passage au catarrhe chronique, que l'on observe presque toutes les fois que la vaginite croupeuse n'a pas été traitée convenablement ou que la malade, après sa guérison, a commis quelque faute de régime. Il est inutile d'ajouter qu'au point de vue du pronostic les complications que nous avons mentionnées (uréthrites, cystites, péritonites, etc.) méritent considération.

Les diverses formes de la diphthérite vaginale primitive que nous avons distinguées plus haut, d'après leurs causes, demandent en général un traitement antiphlogistique. Lors même que, de nos jours, un médecin raisonnable ne peut pas avoir l'idée de combattre cette maladie avec succès, à l'aide de saignées générales[1], il est cependant des cas dans lesquels l'intensité des douleurs, la violence de la fièvre et le danger de la transmission de la maladie aux organes adjacents, rendent nécessaire une émission sanguine locale. La manière la plus convenable de la pratiquer est à l'aide de six à huit sangsues appliquées sur la surface interne des grandes lèvres; ce n'est que lorsque les circonstances, dans lesquelles se trouve la malade ne permettent pas cette application, la meilleure de toutes, que l'on fera les émissions sanguines au périnée ou à la surface interne des cuisses. La grande sensibilité des parois vaginales ne permet pas d'introduire un spéculum et de poser les sangsues dans le vagin même. A part les émissions sanguines, des injections, des bains tièdes entiers ou partiels, des fomentations émollientes sur l'hypogastre, rendront de bons services contre les douleurs; les constrictions convulsives

[1] Ces paroles qui pourraient surprendre plus d'un lecteur français n'ont rien d'étonnant pour celui qui connaît la défaveur dans laquelle est tombée la saignée en Allemagne, principalement par les doctrines de l'école de Vienne, à laquelle se rattache l'auteur de cet ouvrage. Ainsi, pour en donner une idée, pendant les deux années que nous avons suivi les cliniques médicales de Wurzbourg, puis de Prague et de Vienne, nous n'avons vu pratiquer que *quatre fois* la phlébotomie. — *Note des Traducteurs.*

du vagin céderont promptement à un lavement à l'opium ou à la belladone, dont on combattra l'action constipante en administrant plusieurs jours de suite un léger purgatif. Dès que la sensibilité du vagin aura diminué, que la température se sera abaissée, que l'état de sécheresse de la muqueuse, qui manque rarement les premiers jours, aura fait place à une sécrétion puriforme, on passera aux injections intra-vaginales d'une solution un peu concentrée de nitrate d'argent. Si la leucorrhée ne cédait pas, on aurait recours aux divers moyens que nous avons indiqués, en parlant du traitement du catarrhe chronique. Quant au régime à observer, nous ajouterons qu'un repos absolu, tant moral que physique, et l'abstinence de toute boisson et de toute nourriture excitante, sont des conditions indispensables à la guérison.

Les inflammations secondaires demandent avant tout l'éloignement des causes qui les ont produites. On ne pourra, par exemple, espérer aucun bon résultat du traitement tant qu'on n'aura pas extirpé le polype ulcéré, enlevé le pessaire qui irrite le vagin ou guéri la fistule. Tant que les causes subsistent, le médecin en sera réduit aux soins de propreté, consistant en bains de siége et injections d'eau tiède, de décoctions de camomille, de thé vert, de solutions de chlorure de chaux, etc. Ces dernières seront surtout utiles lorsque l'écoulement est sanieux et fétide. Lorsque la vaginite membraneuse se déclare pendant le cours des maladies générales que nous avons énumérées, elle n'est plus que d'une importance secondaire et disparaît ordinairement d'elle-même avec l'affection qui l'a causée; on aura soin seulement de maintenir le vagin dans la plus grande propreté. Souvent cependant il reste une leucorrhée chronique que l'on traitera d'après les règles que nous avons données plus haut.

Art. VI. — Néoplasmes du vagin.

Nous avons ici à nous occuper des kystes, des fibroïdes arrondis et polypiformes, des polypes muqueux, des cancroïdes et du cancer du vagin.

§ 1. *Kystes du vagin.*

Le vagin n'est qu'exceptionnellement le siége de kystes; jusqu'à présent, nous n'avons observé qu'une seule fois une formation de ce genre; c'était une poche sans ouverture, remplie d'un liquide séreux et faisant saillie dans le canal vaginal. Dans les autopsies, on rencontre assez souvent des kystes, de la grandeur d'un pois à celle d'une cerise, attenant au vagin; mais une exploration exacte nous a toujours fait voir que ces néoplasmes ne s'étaient pas développés dans les parois de l'organe, mais bien dans le tissu cellulaire périvaginal; Rokitansky admet aussi que le siége primitif de ces kystes est hors du vagin, dans le tissu conjonctif qui l'entoure, et que, au point de vue anatomique, ils n'ont qu'un rapport très-secondaire avec le vagin.

Dans le cas que nous citions tout à l'heure, la tumeur, de la grosseur d'un œuf de pigeon, qui faisait saillie dans le vagin, nous parut s'être développée très-lentement, car la malade nous raconta qu'elle souffrait, depuis bien des années, d'une sensation fort désagréable, siégeant à l'endroit du kyste, toutes les fois qu'elle exerçait le coït. Les douleurs avaient insensiblement tellement augmenté, que la satisfaction des besoins sexuels lui devint complétement impossible. Le toucher nous fit reconnaître à la partie antérieure et droite du vagin une tumeur très-tendue, mais cédant cependant à la pression et donnant une certaine sensation de fluctuation; le contact du doigt y provoquait de grandes douleurs. L'introduction du spéculum fut aussi très-douloureuse; elle fit voir, à l'endroit du kyste et dans son voisinage immédiat, une forte coloration rouge de la muqueuse qui était en même temps le siége d'une hypersécrétion assez abondante. Nous enfonçâmes dans la paroi du kyste, tournée du côté du vagin, un bistouri pointu, puis nous fîmes une incision d'environ deux centimètres de long; il s'écoula environ trente grammes d'un liquide séreux et clair comme de l'eau. Le doigt porté dans la cavité de la poche la trouva parfaitement close et revêtue d'une membrane lisse. Pour éviter qu'elle se reforme et se remplisse de nouveau, nous fîmes, pendant quinze jours, des injections d'une solution de nitrate d'argent dans la cavité du kyste. Ce moyen paraît avoir parfaitement rempli son but; du moins, six mois après l'opération, nous ne trouvâmes plus, à l'exploration, aucune trace de la tumeur.

§ 2. *Tumeurs fibreuses du vagin.*

Dans le vagin comme dans l'utérus, on observe deux genres de tumeurs fibreuses, les corps fibreux ou fibroïdes arrondis et les fibroïdes pédiculés ou polypes fibreux. Nous les examinerons séparément.

A. Corps fibreux.

Nous ne saurions donner raison à Kiwisch lorsqu'il prétend que la plupart des fibroïdes arrondis du vagin se sont développés primitivement dans l'utérus et que ce n'est que plus tard qu'ils se sont étendus aussi à la paroi vaginale. Dans bien des cas, cette assertion est très-juste, et il est également vrai que les fibroïdes du vagin se rencontrent ordinairement, de concert avec des tumeurs analogues de la matrice; cependant nous avons acquis la certitude, tant sur le cadavre que sur le vivant, que le vagin peut aussi être le siége de tumeurs fibreuses tout à fait indépendantes de l'utérus.

Les corps fibreux se développent, soit dans le tissu cellulaire sous-muqueux, soit dans la tunique musculaire proprement dite, soit enfin dans la couche de tissu cellulaire qui entoure cette dernière. Les tumeurs sous-muqueuses sont rarement d'un volume considérable; elles forment des tubercules de la grosseur d'un pois, d'une fève, tout au plus d'une noisette, durs, et nettement circonscrits; les fibroïdes qui se développent dans des couches plus profondes atteignent quelquefois au contraire une grosseur considérable de façon à obstruer presque en entier la cavité pelvienne, à rétrécir notablement le vagin, à comprimer la vessie et le rectum, ce qui, joint à la compression des vaisseaux et des nerfs du bassin, devient souvent pour la malade la source de toutes sortes d'accidents qui se compliquent encore fréquemment des phénomènes morbides dus à la présence d'un fibroïde de la matrice.

Le diagnostic des petites tumeurs sous-muqueuses qui font saillie dans le vagin ne présente ordinairement aucune difficulté, une exploration manuelle quelque peu attentive les fera facilement reconnaître. Mais, lorsqu'on a affaire à une tumeur très-volumineuse, il est souvent très-difficile et même tout à fait impossible de distinguer si elle siége réellement dans la paroi du vagin, dans le tissu cellulaire adjacent, si elle a commencé à se développer dans l'utérus, ou enfin si, partant de la paroi du bassin, elle a cru du côté du vagin. Cet inconvénient, du reste, est pour le praticien d'une importance très-secondaire.

On a proposé d'extirper les tumeurs fibreuses du vagin. Cette opération a même été exécutée quelquefois; cependant nous croyons qu'il ne faut y avoir recours que lorsque l'on peut s'assurer que la tumeur est bien circonscrite et tout à fait indépendante des organes du bassin situés plus profondément. Mais, comme dans ces circonstances le fibroïde ne provoquera pas facilement des accidents assez pressants pour justifier une opération aussi grave et aussi dangereuse, on s'y décidera bien rarement. Quant au reste du traitement il ne se distingue en rien de celui des fibroïdes de la matrice dont nous avons déjà parlé.

B. Polypes fibreux.

Veit prétend que les polypes du vagin présentent la même structure que les polypes muqueux de l'utérus; cette assertion repose évidemment sur un nombre insuffisant d'observations : car il peut aussi se développer, quoique rarement, dans les cloisons vaginales des néoplasmes polypiformes qui ne se distinguent en rien quant à leur structure des polypes fibreux de la matrice. Nous avons nous-même excisé à l'aide de ciseaux un polype de la grosseur d'un œuf de poule qui était attaché par un pédicule assez mince à la paroi vaginale droite ; l'examen microscopique y fit voir des fibrilles de tissu conjonctif et des fibres musculaires ; il portait en général tous les caractères d'un polype fibreux. La malade avait souffert pendant environ dix-huit mois d'écoulements sanguins et sanieux par la vulve, accompagnés d'une sensation désagréable de pression dans le bassin, de fréquentes envies d'uriner et de troubles dans la défécation ; tous ces symptômes étaient survenus pour la première fois quelque temps après un accouchement régulier. A l'excision il eut une violente hémorrhagie qui cessa cependant après l'application d'un tampon de charpie trempé dans une solution de perchlorure de fer.

Le praticien établira le diagnostic en s'assurant que le pédicule de la tumeur située dans le vagin ou au-devant de la vulve a son point de départ dans la paroi vaginale, tandis que le museau de tanche présente sa configuration normale ou du moins ne laisse passer par son orifice aucun corps étranger.

Dès qu'on a constaté la présence d'un polype de ce genre, il faut procéder à son extirpation : les règles à suivre sont les mêmes que celles que nous avons indiquées pour le traitement des polypes de la matrice.

§ 3. *Polypes muqueux.*

Les parois vaginales peuvent être le siége de néoplasmes parfaitement identiques, quant à leur structure, aux polypes muqueux de l'utérus. Ces tumeurs sont plus fréquentes que les polypes fibreux dont nous venons de parler. Nous avons déjà décrit leur texture en traitant des néoplasmes de la matrice. Dans le vagin ces productions ne déterminent ordinairement des accidents que lorsqu'elles ont atteint un certain volume, la grosseur d'une noisette ou d'un œuf de pigeon. Dans ces cas-là elles occasionnent fréquemment une leucorrhée abondante et des hémorrhagies plus ou moins copieuses; le toucher ou le coït sont très-douloureux; ces tumeurs sont surtout incommodes lorsqu'elles siégent dans la paroi antérieure et qu'elles compriment ou distendent le col vésical et l'urèthre. Ce tiraillement a surtout lieu quand la tumeur a déjà franchi tout entière ou en partie l'entrée du vagin, car alors le pédicule et l'endroit de son insertion sont exposés à une tension permanente; il n'y a pas longtemps que nous avons eu l'occasion de constater ce fait dans un cas que nous avons observé de concert avec le docteur Geigel.

Le volume et la consistance de la tumeur, l'épaisseur et la longueur de son pédicule, décideront si l'extirpation doit être faite au moyen de l'excision ou de la ligature.

§ 4. *Cancroïdes.*

Les tumeurs cancroïdes se développent ordinairement dans le vagin consécutivement, par l'extension d'une affection analogue du col de la matrice; cependant elles sont quelquefois complétement indépendantes de ce dernier organe et peuvent alors siéger dans tous les points du vagin; enfin elles peuvent aussi s'étendre des parties génitales externes à l'extrémité inférieure du vagin. A l'exception d'un cas que nous avons observé dans l'année 1857 à notre clinique gynécologique, nous avons toujours rencontré cette affection de concert avec les végétations en chou-fleur de la matrice. L'exploration montrait une tumeur plus ou moins volumineuse sortant du museau de tanche et présentant tous les caractères du chou-fleur, tandis que le fond du vagin était semé d'un grand nombre de végétations à large base, de la grosseur d'un pois à celle d'une noisette couvertes d'aspérités et d'une consistance moyenne. Dans ces cas-là le cancroïde du vagin n'a qu'une importance secondaire, l'affection de la matrice étant beaucoup plus grave. Chez une des malades de notre clinique le fond du vagin occupé par ces tubérosités était si ramolli et si friable, que, pendant une injection pratiquée imprudemment par une infirmière, il céda à la pression de la canule d'étain de la seringue, et se déchira de façon à laisser passer dans l'abdomen la solution de perchlorure de fer employée pour l'injection, où elle occasionna une péritonite qui ne tarda pas à devenir mortelle. A l'ouverture du cadavre, on trouva, non-seulement les alentours de la déchirure, mais aussi la surface des intestins situés dans la région ombilicale couverte d'une couche épaisse de sulfure de fer.

La présence de tumeurs cancroïdes dans le vagin rend encore plus défavorable le pronostic du chou-fleur de la matrice, car alors on ne pourra espérer aucun succès de l'excision de la tumeur utérine. Aussi l'existence des tumeurs vaginales est-elle pour nous une contre-indication de l'opération.

S'il nous est permis de conclure d'un nombre relativement très-restreint d'observations, nous croyons que le cancroïde du vagin ne peut pas donner lieu à une opération; nous n'osons décider si l'emploi des caustiques pourrait avoir quelque succès, mais, à en juger par leur peu d'efficacité dans les affections analogues de la matrice, il n'y a pas grand'chose à en espérer. Le médecin devra donc se borner à un traitement symptomatique dirigé principalement contre les écoulements sanguins, purulents et sanieux.

§ 5. *Cancer.*

Le vagin est très-rarement le siége d'une affection cancéreuse primitive, mais il arrive d'autant plus souvent que ses parois sont atteintes par le cancer de la matrice; il est moins fréquent que le mal ait son origine dans les parties génitales externes, dans le rectum ou dans le tissu cellulaire du bassin.

Qu'il soit primitif ou secondaire, le cancer du vagin est ordinairement de nature médullaire, c'est une infiltration qui pénètre toutes les couches des parois vaginales et s'étend plus ou moins en surface.

La variété fibreuse, qui est plus rare, se présente ordinairement sous forme de tubérosités de la grosseur d'une noisette à celle d'un œuf de pigeon; elles sont dures et semées çà et là dans le vagin. Jusqu'à présent, nous ne les avons observées qu'à côté d'affections cancéreuses d'autres organes, particulièrement des seins, du foie et du péritoine; mais d'autres médecins disent les avoir rencontrées indépendamment de ces affections et combinées avec le cancer médullaire de la matrice.

L'infiltration des parois tout aussi bien que la formation des tubérosités isolées dont nous venons de parler rétrécissent notablement le canal vaginal, soit dans toute son étendue, soit seulement dans quelqu'une de ses parties; les tissus infiltrés, comme les excroissances, sont durs et résistants au toucher. Cependant il arrive quelquefois qu'il se développe, surtout sur les parties infiltrées de substance médullaire, des végétations fongueuses pédiculées, tendres et même gélatineuses, qui, par leur grande vascularité, occasionnent souvent d'abondantes hémorrhagies. Lorsque les tissus infiltrés se ramollissent et se putréfient, les parties voisines sont aussi fréquemment atteintes: il se fait des perforations de la vessie et du rectum qui donnent lieu à la formation de fistules vésico- et recto-vaginales souvent très-étendues. Si la perforation a lieu du fond du vagin dans l'abdomen, elle est suivie d'une péritonite mortelle. Quelquefois le tissu cellulaire avoisinant prend part à la mortification des parois vaginales, il se forme alors de vastes foyers purulents et sanieux qui détruisent les muscles revêtant la surface interne du bassin et qui peuvent même déterminer la carie des os pelviens.

Il va sans dire que le traitement ne peut être que symptomatique; nous renvoyons le lecteur à ce que nous avons dit à l'occasion des affections cancéreuses de l'utérus.

ART. VII. — NÉVROSES DU VAGIN.

§ 1. *Spasme.*

La quantité assez considérable de fibres musculaires que possèdent les parois vaginales explique suffisamment les contractions spasmodiques dont elles peuvent être le siége. Ces crampes se bornent à la partie qui correspond au muscle constricteur, ou bien elles s'étendent à l'organe tout entier. La cause première est toujours un excès dans l'irritabilité du système nerveux de l'appareil génital, limité quelquefois à ces organes, mais accompagnant souvent une affection nerveuse analogue dans d'autres organes. Jusqu'à présent nous n'avons ordinairement rencontré cet excès d'irritabilité que de concert à des affections de l'appareil sexuel accessibles à l'exploration. Il accompagne surtout les antéversions et les rétroversions, les flexions, les inflammations chroniques de l'utérus, les fibroïdes et les dégénérescences cancéreuses de cet organe, les phlegmasies aiguës et chroniques, ainsi que les tumeurs des ovaires. Il n'est pas rare non plus que le spasme du vagin se lie à des affections spasmodiques de l'urèthre, de la vessie et du rectum ; mais tout aussi souvent le mal reconnaît pour cause une irritabilité anormale de tout le système nerveux qui détermine alors des phénomènes nerveux plus ou moins prononcés dans les organes les plus divers, affection connue sous le nom d'*hystérie*. Dans la plupart des cas où nous avons rencontré le spasme vaginal conjointement aux affections locales que nous nommions tout à l'heure, la présence de l'hystérie n'était pas douteuse, ce qui, du reste, n'a rien d'étonnant, car l'on sait que cette névrose est souvent due à une longue irritation des parties génitales.

Le symptôme dominant du spasme vaginal est une sensation très-désagréable, quelquefois même douloureuse de rétrécissement et de constriction de cet organe. Cette sensation est spontanée, elle apparaît sans qu'une cause externe vienne la provoquer, ou bien elle ne se fait sentir que sous l'influence de certaines irritations de l'appareil sexuel. Nous avons connu des femmes qui s'en plaignaient chaque fois qu'elles s'étaient livrées à l'exercice du coït ; chez d'autres les crampes étaient provoquées par des mouvements violents du corps, par la marche, le mouvement de la voiture ou du cheval, l'action de la chaleur, comme, par exemple, lorsqu'elles se couvraient la partie inférieure du corps de gros édredons. Chez les femmes hystériques, le spasme du vagin a souvent lieu à la suite d'une violente émotion ; en général, il est plus fort et plus fréquent à l'époque du travail menstruel, lorsque les organes sexuels sont le siége d'une congestion considérable ; cependant nous nous rappelons quelques cas où le mal présentait justement à cette époque une rémission presque constante. Lorsqu'il est bien prononcé, il est fréquemment accompagné d'autres phénomènes nerveux du vagin ou des organes adjacents ; nous citerons seulement le prurit du vagin et de la vulve, le ténesme vésical et rectal, les coliques utérines et un grand nombre d'autres phénomènes dits dysménorrhéiques.

Pour le *pronostic*, nous ferons remarquer que le spasme vaginal cède plus sûrement aux moyens qu'on lui oppose lorsqu'on parvient à faire disparaître l'affection de l'utérus, des ovaires, du système nerveux, etc., qui en est la cause première ; cependant nous avons souvent observé que la névrose qui nous occupe peut cesser, au moins pour longtemps, alors même que la maladie primitive n'est pas susceptible d'une guérison radicale. Cependant le médecin devra toujours être très-réservé dans le pronostic, car quelquefois tous les moyens échouent.

D'après ce que nous venons de dire, le praticien devra avant tout diriger le *traitement* contre les complications de la névrose. A ce sujet, nous renvoyons le lecteur aux chapitres de cet ouvrage où nous avons parlé de ces diverses affections. Nous ne ferons ici que mentionner le procédé qui nous a jusqu'à présent paru le plus convenable pour combattre directement l'état anormal d'irritation de l'appareil moteur du vagin.

Dans tous les cas où le spasme est accompagné d'une congestion des organes pelviens, on commencera par pratiquer une émission sanguine locale modérée, et cela d'autant plus que ce moyen à lui seul suffit quelquefois pour faire disparaître complétement le mal. Lorsque cela n'est pas le cas, on passera à l'emploi des narcotiques. Nous recommandons surtout l'opium et la belladone administrés en lavement, l'introduction dans le vagin d'une petite quantité de feuilles de belladone lavées préalablement dans de l'eau bouillante, ou bien des fomentations sur l'hypogastre avec ces feuilles préparées de la même manière; de plus, il faudra s'efforcer de diminuer la sensibilité des parois vaginales par des bains de siége et des injections d'eau tiède et éloigner durant toute la durée du traitement tout ce qui pourrait agir d'une manière irritante sur l'instinct sexuel. Chez les femmes hystériques, on secondera l'action des topiques en administrant à l'intérieur les médicaments *antihystériques;* lorsque le mal est accompagné des symptômes de la chlorose, ce qui arrive souvent, les préparations de fer, et surtout les eaux ferrugineuses de Franzensbad, Schwalbach, Brückenau, etc., rendront d'excellents services. Dans un cas qui résistait à tous les moyens qu'on lui opposait, la liqueur arsenicale de Fowler, administrée à doses ascendantes (de deux à dix gouttes par jour), déploya une action surprenante. Le calladium sequinum, qu'on a tant préconisé dans ces derniers temps contre le prurit de la vulve, s'est montré inutile toutes les fois que nous l'avons employé contre le spasme vaginal.

§ 2. *Prurit du vagin.*

Le prurit du vagin est une hypéresthésie des nerfs sensitifs de cet organe se révélant par une sensation de démangeaison continue ou intermittente et s'élevant parfois jusqu'à un degré insupportable.

Cette affection, d'après nos observations, est plus fréquente qu'on le pense généralement. Elle est idiopathique, sans aucune connexion avec quelqu'autre maladie des organes sexuels, ou secondaire, et apparaît alors à la suite des diverses affections de l'utérus, du vagin, des ovaires, etc. Tandis que dans certains cas le prurit reste borné anx parois vaginales, il s'étend le plus souvent aux grandes et aux petites lèvres, et quelquefois même au pubis et au périnée; il est quelquefois si insupportable, qu'il n'est pas possible à la malade, malgré la volonté la plus ferme, de résister à l'envie violente de se gratter et de se frotter pour tâcher de se délivrer au moins momentanément de cette sensation si désagréable. Aussi rencontre-t-on souvent, non-seulement sur les parties génitales externes, mais aussi à l'extrémité inférieure du vagin, de nombreuses excoriations, recouvertes en parties de croûtes, ce qui donne aux parties génitales un aspect repoussant. Souvent aussi les frictions provoquent une hyperémie qui elle-même occasionne à son tour des inflammations folliculaires et l'hypersécrétion de la muqueuse du vagin et des lèvres de la vulve. Ces altérations, accompagnant presque constamment le prurit, ont été prises par plusieurs praticiens pour le mal fondamental; quoique nous ne puissions nier que des catarrhes aigus ou chroniques ne précèdent souvent cette affection, cependant nous pouvons avancer avec certitude qu'il n'est pas très-rare d'observer un prurit très-prononcé sans qu'il soit accompagné d'une affection de la muqueuse.

Nous avons rencontré le plus souvent le prurit vaginal comme affection primitive, sans autre maladie visible de l'appareil génital, chez des femmes âgées et déjà sur le retour; à l'état secondaire, nous l'avons vu quelquefois accompagner le spasme vaginal, les déplacements les plus divers de l'utérus, les flexions, les fibroïdes, et surtout les dégénérescences cancéreuses de cet organe. On le voit aussi, quoique plus rarement, comme un épiphénomène des affections aiguës et chroniques des ovaires, des vaginites catarrhales et croupeuses, des hypéresthésies, névralgies et spasmes de la vessie et du rectum. La démangeaison ne se fait quelquefois sentir que pendant la menstruation, ou elle est du moins sujette, à cette époque, à des exacerbations notables.

La plupart des gynécologistes considèrent le prurit vaginal comme une affection très-difficile à guérir et très-opiniâtre. Nous ne saurions être tout à fait de la même opinion, car jusqu'à présent nous avons toujours réussi à éloigner le mal radicalement en peu de temps, ou du moins à le diminuer assez pour que nos malades n'en soient presque plus incommodées et seulement à de longs intervalles. Le pronostic est en général plus favorable lorsque le prurit est une névrose simple et n'est pas symptomatique d'une affection organique;

dans de pareilles circonstances nous ne nous rappelons pas d'un seul cas où il ait résisté aux moyens que nous lui avons opposés. Le succès est moins certain lorsque la névrose accompagne quelque maladie incurable des organes génitaux; il n'est surtout pas rare que les femmes atteintes de cancer de la matrice soient tourmentées jusqu'à leur mort par ce symptôme si pénible.

Le nombre des médicaments préconisés contre le prurit est trop grand pour que nous puissions en donner ici une énumération quelque peu complète. Nous préférons ne nommer que ceux que nous avons expérimentés avec plus ou moins de succès.

La sensation de chaleur dans le vagin qui accompagne ordinairement la démangeaison cède assez facilement à des émissions sanguines topiques, à des bains de siége et des injections d'eau tiède; la sécheresse de ces parties, très-désagréable à la malade, est modérée par l'emploi d'injections émollientes. Pour combattre l'hypéresthésie elle-même, nous commençons ordinairement par appliquer sur les parois vaginales, au moyen d'un pinceau, un liniment de chloroforme consistant en deux grammes de chloroforme sur trente grammes d'huile d'amandes; on en frictionne aussi les parties externes, si elles sont le siége d'une démangeaison. C'est le procédé que, comparativement aux autres, nous avons trouvé le plus efficace; et nous pourrions citer plusieurs cas dans lesquels le prurit disparut complétement après la première application du chloroforme; quelquefois cependant ce médicament échoue là où d'autres sont efficaces. L'alun mérite d'être nommé en seconde ligne; on l'introduit, sous forme de poudre, mêlée en parties égales avec du sucre pulvérisé, à l'aide d'un tampon de coton qu'on laisse séjourner pendant six à douze heures; après l'avoir retiré, on lave le vagin avec une injection d'une solution d'alun (trente grammes sur cinq cents grammes d'eau). Au bout d'environ douze heures, on répète ce procédé, et on le continue régulièrement pendant une semaine. Si au bout de ce temps le mal n'a pas disparu, ou du moins beaucoup diminué, on saupoudrera le tampon d'alun pur; il provoquera alors une sensation douloureuse de chaleur et de constriction; cependant son action est assez sûre. Si elle se faisait encore attendre, on passerait à la cautérisation du vagin au moyen d'un crayon de nitrate. Un grand nombre de praticiens recommandent l'emploi interne des narcotiques; les essais répétés que nous en avons faits ne sont pas encourageants; les applications d'une solution de créosote ou de borax sur les parties malades ont une action peu sûre. Dernièrement, Scholz, de Breslau, a recommandé l'emploi du calladium sequinum, après l'avoir essayé dans un grand nombre de cas ; ce médicament mérite considération, car, quoique dès l'abord il nous inspirât peu de confiance, les expériences que nous en avons faites ont été à plusieurs reprises couronnées d'un plein succès, et nous ne saurions mieux faire que d'engager à d'autres essais.

SIXIÈME PARTIE

PATHOLOGIE ET THÉRAPEUTIQUE DES MALADIES DES ORGANES GÉNITAUX EXTERNES.

---

§ 1. *Absence et développement rudimentaire.*

L'*absence complète* des organes génitaux externes n'a été observée jusqu'à présent, à notre connaissance du moins, que chez des monstres mort-nés ou non viables : aussi n'a-t-elle pas pour nous une grande importance. L'*absence de quelqu'un des organes externes* se rencontrant, au contraire, quelquefois chez des femmes adultes, elle est du ressort du gynécologiste.

La difformité la plus prononcée de cette catégorie est celle où, le vagin manquant complétement ou seulement dans sa partie inférieure, la vulve ne présente qu'une excavation en forme d'entonnoir, située entre les grandes lèvres, au fond de laquelle se trouve le méat urinaire presque toujours dilaté. Les petites lèvres, l'hymen, le clitoris, manquent, dans ces cas-là, complétement, ou il n'en reste plus que quelques rudiments. On trouve rapportées, chez les auteurs, quelques observations, d'après lesquelles des femmes, atteintes de ce vice de conformation, avaient exercé le coït à plusieurs reprises, et le membre viril avait insensiblement pénétré toujours plus profondément dans le canal dilaté de l'urèthre.

L'*absence apparente* de quelques-uns des organes qui constituent la vulve peut aussi être due à l'*adhérence des grandes lèvres* tant congénitale qu'acquise ; dans ces cas-là, la vulve est plus ou moins complétement fermée, et, à sa place, on ne voit qu'un sillon formé par la réunion des lèvres. Cette anomalie est ou congénitale ou acquise à la suite d'une adhésion des bords des lèvres, résultant d'une exsudation ou d'une ulcération qui, le plus souvent, a lieu dans un âge encore tendre. Dans le premier cas, le clitoris présente quelquefois un développement extraordinaire ; il est très-proéminent et possède à sa surface inférieure une petite ouverture pour le passage de l'urine. Cette difformité a souvent donné lieu à des erreurs au sujet du sexe de l'individu. Madame Boivin[1] rapporte un cas où l'erreur était encore plus facile : les lèvres contenaient des anses de l'intestin, et l'on avait pris la hernie pour le testicule. L'absence congénitale du clitoris n'a point encore été observée à elle seule, mais toujours de concert avec d'autres vices de conformation des organes internes ou externes.

L'*absence complète des grandes et des petites lèvres* a déjà été observée. Nous l'avons vue une fois chez une enfant nouveau-née; l'entrée du vagin était énorme. Riolan rapporte un cas où la grande lèvre gauche manquait seule. D'après la relation de Seggel[2], l'absence congénitale des lèvres n'est point rare chez les peuples où l'excision de ces parties est une coutume religieuse.

L'*hymen* manque, comme on le sait, complétement chez l'embryon; chez l'enfant nouveau-né, il ne forme qu'un petit repli de la muqueuse qui s'élève insensiblement jusqu'à l'âge de puberté; chez beaucoup de femmes, il est très-peu développé, et cette circonstance doit toujours être prise en considération, lorsqu'il s'agit de se prononcer sur la virginité d'une personne.

Quelquefois l'anus se trouve immédiatement au-dessous de la vulve par suite d'*une absence complète du périnée*. Dans ces cas-là, la vulve paraît un peu tirée en longueur et la commissure postérieure des grandes lèvres se rapproche de la pointe du sacrum. L'absence du périnée s'observe aussi dans les cas de cloaque dans lesquels l'extrémité du rectum se confond avec la partie inférieure du vagin, de sorte que ces deux organes débouchent à l'extérieur par un canal commun. La commissure supérieure manque lorsqu'il existe un écartement de la symphyse pubienne, comme cela a lieu ordinairement dans l'ectropie de la vessie. De tous les vices de conformation que nous venons d'énumérer, il n'y a que l'adhérence des lèvres qui soit accessible à l'art du médecin. Nous y reviendrons plus tard.

§ 2. *Anomalies par excès de croissance.*

A. L'*excès de volume des grandes et des petites lèvres*, qui, sous le nom de *tablier*, est particulier aux Hottentotes et aux femmes houzouanas, se rencontre aussi quelquefois chez les Européennes. Nous connaissons une famille habitant les environs de Würzbourg,

[1] Mal. de l'utérus, etc. T. I, p. 61.
[2] Die æusseren Genitalien des Weibes. Würzburg, 1831, p. 21.

dont la mère et les trois filles possèdent des lèvres excessivement développées. Ce vice de conformation se distingue des autres genres d'hypertrophie, en ce que le tissu tégumentaire, de même que les couches plus profondes, ne présentent aucune modification anormale de leur structure. L'excès de développement des lèvres est ordinairement accompagné d'une hypersécrétion des glandes sébacées et des follicules sudoripares plus ou moins désagréable pour la malade, qui l'incommode lorsqu'elle se tient debout ou qu'elle marche, et peut même gêner le coït. Pour faire disparaître cette anomalie, il n'y a pas d'autre moyen que la nymphotomie ou la circoncision, usitée chez certaines peuplades de l'Asie et de l'Afrique; cette opération consiste à exciser, à l'aide du bistouri, les parties excédantes des lèvres. Il est plus rare de rencontrer des *lèvres surnuméraires;* il semblerait, du reste, que cette anomalie n'est pas toujours un excès de développement, mais plutôt une division anormale de ces organes. Enfin les auteurs rapportent aussi des observations d'une augmentation du volume de la commissure postérieure des grandes lèvres avec rétrécissement de la vulve, difformité facile à corriger par une incision peu profonde, pratiquée dans la commissure hypertrophiée.

B. Le développement excessif du clitoris, qui fait prendre à cet organe la forme du membre viril, est, dans la plupart des cas, une difformité acquise dans un âge assez avancé; cependant elle est quelquefois aussi congénitale, mais alors elle est presque toujours accompagnée d'autres vices de conformation, tels que l'absence du vagin, des lèvres, etc. Les cas rapportés par les auteurs de l'existence d'un clitoris double reposent, sans aucun doute, pour la plupart sur des erreurs d'observation; une critique exacte des passages relatifs à ce sujet démontre avec évidence qu'un clitoris, divisé à son extrémité, a été pris pour deux organes séparés.

C. L'*hymen* peut, par excès de croissance, s'élever jusqu'au bord supérieur de l'entrée du vagin, l'oblitérer complétement et constituer une forme d'atrésie qui, par la rétention du sang menstruel, la difficulté du coït, etc., peut être la source de diverses incommodités qu'une opération seule peut faire disparaître. Nous nous en occuperons plus tard avec plus de détails. (Voy. *Atrésie de l'hymen*, p. 475.) Dans certains cas très-rares, l'hymen se développe de façon à former une proéminence d'un à trois centimètres de longueur, faisant saillie entre les grandes lèvres. Nous avons observé cette anomalie chez une enfant de deux ans, et nous l'avons excisée au moyen des ciseaux. Nous trouvons cité un fait analogue dans l'ouvrage de Boivin et Dugès; la tumeur charnue formée par l'hymen fut enlevée par la ligature (*Traité des maladies de l'utérus*, t. I, p. 59).

D. Il faut aussi compter, parmi les anomalies qui nous occupent, le *développement prématuré* de l'ensemble des organes externes. Il se lie ordinairement à une puberté prématurée, caractérisée par le réveil hâtif de l'instinct sexuel, le développement des mamelles et la présence du travail menstruel avant l'époque ordinaire, ce qui permet de conclure à la maturité des organes internes.

§ 3. *Anomalies causées par des adhérences contre nature.*

A. Nous avons déjà dit que les bords des grandes et des petites lèvres adhéraient quelquefois l'un à l'autre à la suite d'un vice de conformation. Cette adhérence, que l'on a appelée *atrésie labiale*, est rarement complète ; si elle l'est, et qu'elle ne soit pas reconnue et opérée immédiatement après la naissance, l'impossibilité de la mixtion amènera nécessairement la mort de l'enfant. Ashwell[1] rapporte une observation de ce genre ; l'endroit de l'adhérence était indiqué par un sillon allant de la base du pubis au périnée. Les atrésies incomplètes sont bien plus fréquentes. Nous en avons déjà observé deux ; dans les deux cas, les deux tiers inférieurs des bords des grandes lèvres adhéraient l'un à l'autre ; en haut il restait une ouverture assez spacieuse pour ne point gêner l'écoulement de l'urine et du sang menstruel. L'une de ces malades était mariée depuis trois ans lorsqu'elle se décida à nous consulter. Nous incisâmes le sillon, formé par les bords des lèvres, sur une sonde cannelée introduite par l'ouverture supérieure, et nous empêchâmes le rapprochement des bords en plaçant dans la plaie de petites compresses de toile. Onze mois après, cette femme, jusqu'alors stérile, accoucha d'une petite fille qui présentait aussi une atrésie, comprenant seulement le quart postérieur des grandes lèvres. D'autres médecins disent aussi avoir observé l'hérédité de ce vice de conformation.

B. L'*atrésie de l'hymen*, due à l'imperforation de cet organe, est plus fréquente que l'atrésie labiale. Jusqu'à présent nous avons traité cinq jeunes filles présentant cette anomalie. Aucune d'elles n'avait été incommodée avant l'âge de la puberté. De deux à huit mois après les premiers efforts menstruels, qui naturellement ne dé-

[1] Practical treatise of the diseases peculiar to women.

terminèrent pas d'hémorrhagie externe, il s'établit à certaines époques (chez deux des malades toutes les quatre semaines) de violentes coliques, un tiraillement très-désagréable vers le sacrum, le sentiment d'un corps étranger qui devrait sortir du bassin, et quelquefois ces accidents étaient accompagnés d'une réaction fébrile assez forte. Toutes ces malades avaient pendant le cours de leur maladie beaucoup perdu de leur embonpoint et de leur bonne mine, toutes présentaient les symptômes de la chlorose; chez l'une d'elles, chez laquelle les règles avaient été empêchées pendant huit mois, on sentait le fond de l'utérus environ cinq centimètres au-dessus de la symphyse pubienne. L'hypogastre, et, en particulier, la région utérine, était toujours excessivement sensible au plus léger attouchement. Au toucher rectal, nous trouvâmes le vagin assez dilaté; une fluctuation bien évidente permettait de reconnaître avec certitude la présence du liquide accumulé dans le canal vaginal. A l'inspection des parties externes, on apercevait dans deux cas entre les lèvres une tumeur élastique, d'un rouge foncé, de la grosseur d'une pomme; dans les trois autres cas, il fallait écarter préalablement les lèvres pour apercevoir l'hymen, oblitérant l'entrée du vagin et coloré en rouge foncé par le sang visible à travers la membrane diaphane qu'il distendait et poussait en avant.

Après avoir bien établi le diagnostic, nous incisâmes longitudinalement la membrane oblitérante à l'aide d'une lancette, et toujours il s'écoula aussitôt une quantité considérable d'un sang noir. Dans trois cas, l'écoulement dura encore plusieurs heures après l'opération et fut accompagné de douleurs expulsives assez violentes. Chez nos cinq malades, la menstruation ne tarda pas à se régulariser après la guérison de la chlorose. — Nous ne pouvons passer sous silence l'observation suivante que nous avons recueillie dans notre pratique. Une jeune fille de dix-neuf ans souffrait depuis deux ans d'accidents dysménorrhéiques assez violents, dont la cause était l'imperforation de l'hymen, lorsque pendant un accès de colique cet organe se déchira tout à coup et laissa s'écouler environ un kilogramme d'un sang fétide et décomposé. Aussitôt après cet accident, qui effraya beaucoup la malade et ses alentours, nous fûmes appelé et nous pûmes nous convaincre de la rupture qui avait eu lieu; l'hymen pendait en plusieurs lambeaux irréguliers hors de l'entrée du vagin.

§ 4. *Hernies des organes génitaux externes.*

On distingue deux formes de ces hernies selon que l'intestin déplacé se trouve dans les grandes lèvres ou vers le périnée, la hernie labiale et la hernie périnéale.

A. Les hernies labiales peuvent se former de deux manières : une portion de l'intestin ou de l'épiploon s'engage dans le canal inguinal, puis descend peu à peu, comme dans la hernie scrotale chez l'homme, jusque dans les grandes lèvres, ou bien les organes déplacés repoussent devant eux le péritoine du bassin, soit en avant, soit en arrière du ligament large de l'utérus, se frayent une voie au travers de l'aponévrose pelvienne et de la partie antérieure du muscle releveur de l'anus, et, avançant toujours, finissent par arriver dans la partie inférieure des grandes lèvres, après avoir longé dans une certaine étendue la paroi latérale du vagin ; on a appelé cette variété *hernie labio vaginale.* Dans certains cas rares, on a trouvé, dans des hernies de ce genre, à côté de l'intestin et de l'épiploon la vessie ou l'ovaire correspondant. Elles se forment lentement ou tout à coup, après un violent effort des muscles abdominaux, en levant un fardeau très-lourd, en toussant, en éternuant, etc. Seiler[1] et d'autres pensent que la dilatation des aponévroses du bassin due à de nombreux accouchements prédispose à leur formation ; on les a aussi observées plusieurs fois avec les prolapsus recto-utérin et vaginal.

Pour le diagnostic de ces hernies, on aura égard à leur forme, qui est ronde ou ovale, à la couleur de la peau, qui est normale lorsqu'il n'y a pas d'étranglement ; elles ne sont en général pas douloureuses, présentent peu de consistance ; quand elles contiennent une anse intestinale assez grande, la percussion fait percevoir un son tympanique. Dans les cas où la vessie fait partie de la hernie, la tumeur augmente de volume toutes les fois que les urines sont retenues pendant plusieurs heures. Enfin il est aussi important de savoir que ces tumeurs sont pour la plupart réductibles, et qu'elles reparaissent lorsque la malade tousse, éternue, etc. — A. Cooper et Scarpa ont observé l'étranglement de ces hernies ; cependant il céda toujours au taxis. La réduction se fait de la manière suivante : on cherche, en comprimant uniformément la lèvre, à porter la tumeur dans la partie supérieure du canal, puis deux doigts, portés dans le vagin

[1] Rust, Handb. der Chirurg. Vol. VIII. Art. Hernia perinealis.

dont la paroi latérale est gonflée, la poussent encore plus haut et l'accompagnent jusqu'à ce qu'ils ne puissent plus l'atteindre. On contient la hernie en plaçant dans le vagin une éponge ou un pessaire convenable. La réduction des hernies labio-inguinales a lieu de la même manière que celle des hernies scrotales.

B. La *hernie périnéale* se distingue de la précédente en ce que les viscères déplacés se frayent une voie à travers l'aponévrose pelvienne et le muscle releveur de l'anus jusqu'au-dessous de la peau du périnée et viennent former une tumeur plus ou moins grande sur un point quelconque du plancher du bassin, tandis que, dans la hernie labio-inguinale, ils se portent en avant après avoir traversé le releveur de l'anus et apparaissent dans le bas de la grande lèvre. Les hernies périnéales sont assez rares; nous croyons que dans la plupart des cas elles se développent à la suite de l'entérocèle vaginale que nous avons décrite plus haut; ce sont des tumeurs de la grosseur d'un œuf de pigeon à celle d'un œuf de poule, rarement plus volumineuses, sans modification des téguments et peu sensibles; elles se distinguent des autres tumeurs de ces parties par les variations fréquentes de leur volume, leur réductibilité et les troubles fonctionnels du canal intestinal qui les accompagnent fréquemment. Le taxis réussit en général facilement; lorsque la hernie est volumineuse, il faudra la contenir au moyen d'un bandage en T comprimant fortement le périnée. Cependant ce bandage ne remplira pas toujours son but, car il arrive quelquefois que la tumeur ne paraît que dans les efforts des muscles abdominaux qu'exige la défécation; or c'est justement pendant cet acte que le bandage contentif doit être enlevé. Nous fîmes cette observation chez une femme qui avait un fibroïde de l'utérus de la grosseur d'une tête d'enfant; durant notre traitement, il se développa une hernie périnéale très-volumineuse qui n'apparaissait que lorsque la malade se baissait ou allait à la selle; elle ne se montrait jamais lorsqu'elle était debout, couchée, ou assise.

§ 5. *Inflammation, exanthèmes, ulcérations.*

A. Des grandes lèvres.

1. La surface externe des grandes lèvres est souvent le siége d'*érythèmes* douloureux à la suite d'une irritation extérieure. C'est ce qu'on observe surtout chez des femmes très-grasses, qui négligent les soins de propreté pendant les grandes chaleurs, après une

marche forcée, etc. L'érythème se caractérise par une coloration vive, quelquefois aussi livide et diffuse, des téguments, qui, lorsque le mal est violent, sont aussi légèrement tuméfiés et par une sensation de brûlure plus ou moins douloureuse qu'augmente le moindre contact et surtout le frottement qui a lieu pendant la marche. La rougeur érythémateuse reste rarement bornée à la surface externe des lèvres, elle s'étend ordinairement aussi au périnée et à la surface interne des cuisses. Lorsque les parties malades restent longtemps exposées aux causes irritantes que nous avons mentionnées, l'érythème peut devenir une véritable *inflammation érysipélateuse*, accompagnée, lorsqu'elle est très-prononcée, de mouvements de fièvre, et ordinairement aussi d'un catarrhe de la muqueuse de l'urèthre, de la partie inférieure du vagin ou même de cet organe en entier ; les douleurs violentes qui en sont la suite tourmentent la malade au plus haut degré. L'érysipèle des grandes lèvres est quelquefois secondaire, il apparaît pendant le cours du typhus, de la fièvre puerpérale et des exanthèmes aigus; dans ces cas-là, il se termine souvent par la gangrène et la destruction d'une plus ou moins grande partie des lèvres; il n'est pas rare non plus de le rencontrer lorsque ces organes sont exposés pendant longtemps au contact d'écoulements irritants et corrosifs, comme, par exemple, dans les fistules urinaires du vagin, les affections cancéreuses de l'appareil génital, les leucorrhées abondantes de l'utérus et du vagin. Enfin on trouve dans les annales de la science des faits qui prouvent que l'érysipèle des grandes lèvres peut apparaître habituellement à chaque menstruation. — L'érysipèle, aussi bien que l'érythème, a une plus grande importance pratique par les incommodités dont il est la cause que par sa gravité ; car, à l'exception des érysipèles qui apparaissent pendant le cours des maladies que nous avons nommées et qui peuvent quelquefois déterminer la gangrène, ces affections cèdent ordinairement à un régime convenable sans qu'on ait besoin d'employer de médicament topique. Le repos et des lotions répétées à l'eau tiède feront disparaître les érythèmes légers en quelques heures ; lorsque l'inflammation a atteint un degré plus élevé, on aura recours aux frictions avec des liniments huileux, aux fomentations avec de l'eau de Goulard dont on imbibe de petites compresses, à l'application, au moyen d'un pinceau d'une solution diluée de nitrate d'argent, et à des bains de siége froids. Contre les érysipèles, on ordonnera des fomentations avec des linges chauds, on enduira avec de l'huile de lin ou d'amandes les parties affectées, et on se servira en général des mêmes médicaments que l'on emploie contre l'érysipèle des autres parties du corps et qui se trouvent indiqués dans tous les traités de chirurgie.

2. Une autre affection fréquente des grandes lèvres est la *folliculite vulvaire* de Huguier[1], c'est-à-dire l'inflammation des nombreuses glandes pileuses et sébacées de ces organes. Sous l'influence des chaleurs de l'été, de la malpropreté, d'efforts immodérés, etc., il se développe sur les grandes lèvres, principalement chez les femmes brunes et enceintes, de petites proéminences arrondies, d'un rouge vif, de la grosseur d'une tête d'épingle, qui grossissent peu à peu, se décolorent et se remplissent de pus, de façon qu'elles finissent par former de véritables pustules qui crèvent en laissant échapper un pus assez épais : puis le follicule se ferme ou bien il reste un petit ulcère circulaire et superficiel. Cette éruption est accompagnée au commencement d'un prurit excessivement désagréable, et qui force la malade à se gratter; plus tard la démangeaison fait place à une douleur brûlante très-violente; les parties malades se congestionnent, se tuméfient et deviennent le siége d'une hypersécrétion très-fétide. Le produit de la sécrétion se dessèche à certains endroits, forme des croûtes assez épaisses brunes et jaunâtres, et, quand on les enlève, la peau des lèvres apparaît excoriée dans une étendue plus ou moins grande. Cette inflammation folliculaire peut s'étendre d'emblée sur la plus grande partie de la surface des lèvres, prendre la marche que nous venons de décrire, et disparaître pour ne plus revenir; ou bien l'éruption a lieu successivement sur divers points, elle a alors une mar-

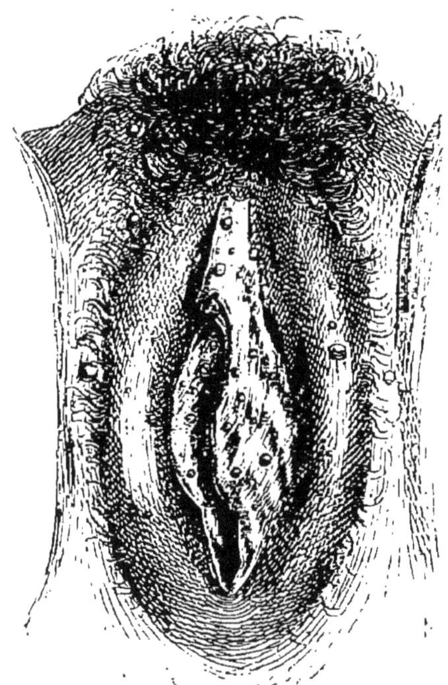

Fig. 45. — Folliculite vulvaire.

[1] Mémoire sur les maladies des appareils sécréteurs des organes génitaux externes de la femme. (Mémoires de l'Académie de médecine, Paris, 1850, t. XV, p. 525.)

che très-lente, et dure des mois entiers; enfin, l'inflammation, aiguë dès le principe, parcourt rapidement ses diverses phases, guérit complétement, mais apparaît peu après de nouveau : cette dernière forme se rencontre surtout chez les femmes enceintes, qui, durant leur grossesse, sont parfois atteintes cinq ou six fois de cette affection si désagréable. Huguier, qui a voué une attention toute particulière aux maladies de l'appareil folliculaire de la vulve, relève les points suivants pour différencier la folliculite vulvaire d'autres affections analogues. Selon cet auteur, elle pourrait facilement être confondue avec une éruption herpétique; mais cette dernière est toujours accompagnée de fièvre et d'un malaise général. Les vésicules de l'herpès sont dès l'abord rondes et assez grosses, superficielles, transparentes, et se dessèchent presque toujours complétement au bout de quelques heures : lorsqu'elles crèvent, elles ne laissent qu'une excoriation très-peu profonde et sans dépression, leur contenu est une sérosité rougeâtre ou d'un brun de rouille; elles ne laissent jamais de cicatrices. L'ecthyma simple a encore plus d'analogie avec la folliculite; cependant il apparaît aussi ordinairement après un malaise général, il ne se développe jamais sur les petites lèvres ni sur la surface interne des grandes, très-rarement dans le pli génito-crural et sur la surface supérieure et intérieure des cuisses; il reste borné au clitoris et au bord libre des grandes lèvres. Presque toujours il existe des pustules d'ecthyma sur d'autres parties du corps; à la vulve, elles sont peu nombreuses, isolées, superficielles et plus larges que celles dues à la folliculite; la suppuration commence plus tôt, puis il se forme une croûte épaisse et jaune; enfin l'éruption de l'ecthyma a lieu tout d'une fois, et les follicules vulvaires ont conservé leur état normal. Pour distinguer l'inflammation folliculaire d'affections syphilitiques, Huguier fait part des données suivantes. La follicule vulvaire est fréquente pendant la grossesse, elle apparaît ordinairement après de grands efforts et des excès vénériens ou la masturbation. Le siége primitif des syphilides est ordinairement l'entrée du vagin, surtout la face interne des petites lèvres, tandis que la folliculite peut attaquer tous les points de la vulve; elle se caractérise de plus par l'apparition successive des pustules qui, après s'être ouvertes, ne s'étendent point comme les ulcères vénériens. Pour le traitement topique de cette forme d'inflammation, nous recommandons des bains de siége tièdes et des lotions, l'application au moyen du pinceau de liquides astringents, particulièrement de l'eau de Goulard, et de solutions diluées de nitrate d'argent; ce sont ces dernières qui nous ont rendu les meilleurs services. La malade devra garder le repos le plus complet, et observer la diète; nous ne saurions décider si les purgatifs sont de quelque utilité. Dans certains cas, lorsque la maladie était accompagnée des phénomènes de la chlorose et sujette à de fréquentes récidives, nous croyons avoir empêché son retour par l'usage du fer.

3. Par l'analogie de leur forme extérieure, les *éruptions herpétiques* se rapprochent le plus de l'affection que nous venons de décrire. Elles sont constituées par de petites vésicules plus ou moins nombreuses, plus rapprochées à certains endroits, de la grandeur d'une tête d'épingle à celle d'un pois, et transparentes; elles apparaissent à la partie interne et externe des cuisses, et s'étendent de là aux parties avoisinant la vulve. Ces éruptions sont ordinairement accompagnées de fièvre, de troubles digestifs, de prurit ou d'une sensation de brûlure aux parties affectées, d'une hypersécrétion de la muqueuse vaginale, de ténesme vésical et rectal; elles se terminent par la rupture des vésicules qui se transforment alors en excoriations superficielles, lesquelles restent à nu ou se couvrent de croûtes brunâtres. La durée de la maladie est variable; en deux ou trois semaines elle peut avoir fini son cours; cependant il n'est pas rare, lorsque l'éruption a lieu successivement ou qu'elle récidive, de la voir durer pendant plusieurs mois. L'herpès de la vulve, comme celui d'autres parties du corps, peut être le résultat d'une maladie constitutionnelle; aussi faudra-t-il toujours y avoir égard dans le traitement. Parmi les topiques, ce sont, après les soins de propreté, les astringents, et d'entre ceux-ci les solutions diluées de nitrate d'argent qui méritent la préférence.

4. Sous le nom d'*esthiomène*, d'*herpès exedens* ou de *lupus de la vulve*, Guibout[1] et Huguier[2] décrivent une affection chronique de la vulve toute particulière, à laquelle jusqu'à présent on avait peu fait attention, et qu'on avait confondue avec le cancer, la syphilis ou l'éléphantiasis des Arabes. Elle ne se montre que chez les femmes adultes, et détruit plus ou moins profondément les parties qu'elle attaque, sans être accompagnée de symptômes généraux. Il existe trois espèces de cette maladie : l'*esthiomène superficiel*, qui siége le plus souvent sur le clitoris, les grandes lèvres et le périnée, et se caractérise par l'amincissement de la peau, sa coloration violette et

[1] Union méd. 1847. Nos 46-51.

[2] Mémoire sur l'esthiomène ou dartre rongeante de la région vulvo-anale. (Mémoires de l'Acad. de méd. 1849. T. XIV, p. 501 et suiv.)

une hypertrophie considérable du tissu cellulaire sous-muqueux et sous-cutané ; l'*esthiomène perforant*, qui attaque la surface interne de la vulve, détermine dans les tissus affectés des tuméfactions, des épaississements et des indurations considérables entre lesquelles se trouvent des ulcérations étendues : il est accompagné de l'intumescence des glandes inguinales ; enfin, l'*esthiomène hypertrophique*, qui se distingue par de nombreuses tumeurs indurées siégeant sur le tissu cellulaire sous-cutané, qui est lui-même épaissi et pour ainsi dire fibreux. Les lèvres forment des tumeurs dures et irrégulières à la base desquelles il n'est pas rare d'observer des excoriations ; quelquefois il s'y joint un œdème considérable ; les glandes inguinales sont alors toujours tuméfiées. Le rétrécissement du vagin et du rectum est la suite naturelle de ces infiltrations du tissu cellulaire, qui s'étendent quelquefois assez haut dans le bassin. Toutes ces altérations ne sont pas en général accompagnées de douleurs ; lorsqu'elles ne sont pas trop considérables, elles ne gênent point la malade dans ses mouvements ; celle-ci peut garder longtemps une apparence de bonne santé ; cependant cette affection devient très-pénible par la compression du vagin et du rectum, et peut être la source de toutes sortes de tourments en déterminant des fistules rectales et recto-vaginales, ce qui a lieu surtout dans la forme perforante. Les diverses variétés de l'esthiomène peuvent être facilement confondues avec des affections syphilitiques ; la forme superficielle a de l'analogie avec une syphilide papuleuse ; cependant cette dernière ne cause jamais l'épaississement et l'induration du tissu cellulaire sous-cutané, la rougeur rosée ne s'étend jamais si uniformément sur une grande surface, elle est plus cuivrée, et n'est pas bornée à la vulve seulement, mais couvre aussi les parties adjacentes. Dans la forme hypertrophique, les tubercules sont larges, étendus, violacés, reposant sur une surface pâle, indurée, fibreuse ; les parties avoisinantes ont perdu leur couleur et leur consistance normale, elles sont pâles, sèches, dures et plus saillantes. Les tubercules syphilitiques ont moins d'étendue ; ils ont, ainsi que la surface qui leur sert de base, une couleur rosée : cette dernière est bien indurée, mais l'induration ne s'étend jamais aux tissus avoisinants, qui conservent tous leurs caractères anatomiques. La forme perforante a de l'analogie avec des ulcères phagédéniques ; mais ces derniers commencent ordinairement dans le voisinage de la vulve, dans le pli de l'aine ou aux cuisses, et atteignent peu à peu les parties génitales. Ils ont des bords calleux d'un rouge cuivré, le fond en est granuleux, rude et anguleux ; ils sécrètent beaucoup de pus et se couvrent de croûtes. L'ulcère de l'esthiomène au contraire a des bords taillés à pic; il est lisse, comme revêtu d'épithélium, ne sécrète jamais de pus, mais seulement un liquide séreux qui ne forme jamais de croûtes. La forme hypertrophique a aussi été confondue avec des condylomes et des plaques muqueuses syphilitiques; mais ceux-ci sont toujours isolés de la surface sur laquelle ils siégent, plusieurs d'entre eux n'ont souvent qu'un seul pédicule commun, et les tissus sur lesquels ils végètent ne sont point altérés, tandis que dans l'esthiomène hypertrophique, la peau est tuméfiée, hypertrophiée et excoriée. Les infiltrations cancéreuses sont beaucoup plus dures, elles forment une masse épaisse et circonscrite qui fait l'impression d'un corps étranger; les ulcères ont des bords saillants et renversés, ils saignent très-facilement, sécrètent une sanie puriforme, sont le siége de violentes douleurs lancinantes, et sont accompagnés d'une affection générale plus ou moins prononcée. L'hypertrophie simple de la vulve présente seulement un excès de développement des tissus, qui ont conservé du reste leur texture normale et leurs propriétés physiologiques. Des soins de propreté minutieux, et l'emploi topique et interne de l'iode et de ses préparations, peuvent guérir les esthiomènes peu anciens, tandis que, lorsque cette affection est très-étendue, elle peut, par une sécrétion abondante, altérer la constitution de la malade, et amener, si ce n'est la mort, du moins un long marasme.

5. L'*eczéma* de la vulve, dont l'aspect ne diffère point des éruptions eczémateuses d'autres parties de la peau est l'un des exanthèmes qui attaquent le plus fréquemment la surface externe des grandes lèvres. Il a une marche aiguë et se terminant par la guérison au bout de quelques semaines, ou il est chronique, et les éruptions se succèdent l'une à l'autre récidivant fréquemment. Chez quelques femmes il apparaît habituellement, quoique léger, à chaque menstruation, et n'est pas seulement incommode par le prurit pénible qu'il occasionne et qui force la malade à se gratter, mais aussi par la tuméfaction considérable et l'excoriation des parties malades, qui l'accompagnent si souvent. Il peut même, lorsqu'il a une longue durée et qu'il atteint un degré élevé, déterminer, par les insomnies et l'irritation continue, des troubles de la nutrition, la déperdition des forces et tous les phénomènes de la chlorose et de l'hystérie. D'après nos expériences, il cède le plus rapidement à l'emploi de bains de siége et de lotions froides répétées plusieurs fois par jour et à l'application sur les parties malades d'une solution de cinq grammes de potasse caustique dans soixante-dix grammes d'eau.

6. Le *prurigo*, que l'on confond souvent avec le prurit, se caractérise par des papules assez grandes ordinairement isolées qui, lorsqu'on les gratte, ce qui a presque toujours lieu, se couvrent de croûtes de sang et donnent aux parties un aspect repoussant. Le traitement consiste en lotions astringentes, applications sur les parties malades d'une solution de potasse caustique ou de nitrate d'argent.

7. *Le phlegmon sous-cutané* des grandes lèvres est dû ordinairement à l'action nuisible de causes extérieures, comme, par exemple, d'un coup violent, de la répétition trop fréquente ou trop brutale du coït, etc. Il a sur cette partie du corps ceci de particulier, que le foyer purulent s'étend rapidement, vu la laxité du tissu cellulaire sous-cutané, et ne se fraye que lentement une voie à l'extérieur au travers de la peau, relativement assez épaisse de ces régions ; aussi, dès qu'on s'est assuré que la suppuration a commencé, l'on fait bien d'ouvrir tout de suite l'abcès.

8. Une autre forme d'inflammation du tissu cellulaire sous-cutané est celle constituée par la formation de *furoncles* circonscrits. Leur fréquence, chez certaines femmes, leur donne de l'importance. Nous les avons observés chez des sujets atteints d'une disposition générale aux furoncles, chez des femmes chlorotiques et souffrant de troubles circulatoires dans le bassin. Des soins minutieux de propreté, des bains d'eau salée, et l'emploi, sous forme de boisson, des eaux minérales de Kreuzbrunnen[1] ou de Rakotzi[2], continué pendant plusieurs semaines, sont les moyens les plus sûrs de prévenir ces inflammations si douloureuses. Chez les chlorotiques, il faudra y joindre l'emploi des préparations ferrugineuses.

9. Les grandes lèvres peuvent aussi être le siége d'*abcès* plus profonds et s'étendant assez loin. On les observe fréquemment à la suite de lésions traumatiques, surtout de celles qui ont lieu pendant l'accouchement. Dans ces cas-là, c'est souvent une extravasation sanguine qui détermine la suppuration ; après avoir existé plus ou moins longtemps, elle provoque une exsudation dans le tissu cellulaire adjacent ; les matières exsudées ne tardent pas à se transformer en pus ou en sanie et à se frayer une voie à l'extérieur ; elles sont alors mélangées à du sang en partie liquide et en partie coagulé.

[1] L'une des sources minérales de Marienbad, en Bohême; cette eau contient du sulfate de soude, du chlorure de sodium, du carbonate de soude et du carbonate de fer dissous dans de l'acide carbonique.

[2] L'une des nombreuses sources minérales de Kissingen, en Bavière, particulièrement riche en chlorures métalliques, sulfate de soude, fer et acide carbonique.

10. Indépendamment de l'état puerpéral et des causes traumatiques en général, les abcès des grandes lèvres sont dus quelquefois à une *inflammation des glandes vulvo-vaginales de Bartholin*. On sait que ces organes sont situés des deux côtés de l'entrée du vagin sous la peau de la partie inférieure des grandes lèvres ; ils sont entourés d'une couche épaisse, mais peu dense, de tissu cellulaire, et ont une longueur de un à deux centimètres et demi, et une épaisseur de quatre à six millimètres. Ce sont des glandes en grappes avec un canal excréteur de un et demi à deux centimètres de long qui, recouvert par le muscle constricteur, se dirige horizontalement derrière la grande lèvre en avant et en dedans et vient s'ouvrir latéralement en dedans des petites lèvres dans le vestibule du vagin. L'*inflammation aiguë* de cette glande n'existe ordinairement que d'un côté ; elle se caractérise par la formation d'une tumeur du volume d'un noyau de pêche à celui d'un œuf de pigeon, siégeant à la partie postérieure et externe de la grande lèvre, dure et très-douloureuse au contact ; la peau, au moins pendant les premiers jours, n'a pas perdu sa couleur normale. La lèvre malade paraît allongée par en bas, grâce à la présence de la tumeur; peu à peu elle rougit, se tuméfie et devient le siége d'une douleur brûlante ou pongitive qui s'irradie vers les tubérosités de l'ischion, l'urèthre et l'anus, et augmente beaucoup à chaque mouvement, particulièrement pendant la mixtion et la défécation. Ce n'est qu'après le sixième ou le septième jour que l'on perçoit une fluctuation vers le milieu de la tumeur, le pus se fraye ordinairement une issue sur la surface interne de la lèvre, rarement par le canal excréteur. En introduisant une sonde dans la cavité de l'abcès, on peut s'assurer que les parois n'en sont point lisses, mais raboteuses et pour ainsi dire granuleuses. Huguier[1], à qui nous devons les données les plus détaillées sur les maladies de cet organe, admet deux formes d'abcès : dans l'une le pus se forme dans le tissu glandulaire lui-même, dans l'autre, dans le tissu cellulaire situé vers le bord des lèvres; dans ce dernier cas, il forme de petits foyers granuleux. L'inflammation du canal excréteur de la glande de Bartholin existe souvent à elle seule sans que la glande elle-même y participe. Elle paraît être due ordinairement à l'oblitération de l'ouverture du canal, soit par l'accumulation du produit de la sécrétion, soit par du mucus vaginal qui y reste collé. L'écoulement n'ayant plus lieu,

[1] Mémoire sur les maladies des appareils sécréteurs des organes génitaux externes de la femme. (Mémoires de l'Acad. de méd. Paris, 1850, t. XV, p. 526 et suiv.)

le conduit se dilate considérablement et forme une tumeur molle, fluctuante, de la grosseur d'une amande ou d'une noisette. L'accumulation des matières sécrétées provoque dans les parois du canal et dans le tissu conjonctif qui l'entoure une inflammation circonscrite qui se termine par suppuration ; la petite lèvre se tuméfie et s'épaissit dans son tiers inférieur ; au bout de deux à quatre jours le pus s'échappe, soit par l'ouverture du conduit, soit sur un autre point de la surface interne de la petite lèvre. Dès que l'ouverture du canal est de nouveau perméable, une légère compression sur la tumeur suffit pour vider le pus accumulé dans le conduit ; cette ouverture peut quelquefois se dilater considérablement, lorsque la muqueuse de la petite lèvre est fortement tendue, de façon qu'une inspection même superficielle peut la faire reconnaître facilement. Lorsque le pus s'est écoulé, la tumeur diminue insensiblement, elle est moins fluctuante et moins douloureuse, plus tard il ne s'écoule plus qu'un liquide muqueux. Les données suivantes pourront servir à distinguer les abcès de la glande vaginale de ceux du conduit excréteur. Les premiers sont ordinairement plus volumineux et situés plus bas vers l'extrémité inférieure de la grande lèvre, les seconds se trouvent dans la substance même des petites lèvres ; les premiers sont moins superficiels, plus douloureux et assez souvent accompagnés de fièvre, la fluctuation se déclare plus tard, la grande lèvre paraît allongée par en bas, tandis que dans l'abcès du conduit la lèvre malade est plus épaisse, mais plus courte que l'autre. La cavité de l'abcès glandulaire, ouverte au moyen du bistouri, est inégale, raboteuse, d'un rouge vif et souvent saignante, celle de l'abcès du canal, au contraire, est lisse, brillante, et comme revêtue d'une membrane muqueuse. Après la guérison du premier, il reste un corps dur formé par l'engorgement du tissu glandulaire, ce qui n'est jamais le cas dans le second ; le pus dans l'abcès de la glande ne s'écoule qu'exceptionnellement par le canal excréteur, tandis que c'est la règle dans l'autre forme. Les inflammations et les abcès dont nous nous occupons se développent ordinairement, selon les observations de Huguier, à la suite d'excès vénériens, d'une grande fatigue, après des marches forcées, dans le catarrhe vaginal, et sous l'influence d'une congestion menstruelle trop violente des organes génitaux. Chez certaines femmes ces affections récidivent souvent ; c'est surtout chez les filles publiques que nous avons fait cette observation. — Au commencement on emploiera des antiphlogistiques topiques, tels que des bains de siége tièdes ou cinq à six sangsues appliquées sur la tumeur ; lorsque la suppuration a commencé, il faut ouvrir le plus tôt possible. Pour les abcès du conduit excréteur, Huguier conseille d'en dilater l'ouverture au moyen d'une sonde et de faire sortir le pus par la compression de la tumeur; jusqu'à présent cela ne nous a jamais réussi, aussi préférons-nous ouvrir l'abcès par une incision de cinq millimètres à un centimètre, pratiquée sur la surface interne de la grande lèvre, près de l'endroit où elle se réunit avec la petite. Lorsqu'il y a de fréquentes récidives, de même que lorsqu'on s'est assuré que le canal excréteur est oblitéré, il faut, d'après le conseil de Huguier, ouvrir l'abcès par une large incision.

11. Parmi les affections inflammatoires des grandes lèvres, il faut compter aussi l'*œdème*, qui, particulièrement pendant l'état puerpéral, mais aussi en dehors de cet état, se joint à des abcès profonds ou à des épanchements hémorrhagiques, détermine une tuméfaction considérable de la lèvre et se distingue de l'œdème non inflammatoire, que l'on observe surtout chez les femmes grosses, en ce que la partie malade est le siége de douleurs très-violentes, qui deviennent insupportables au moindre attouchement. La lèvre malade est d'un rouge vif ou livide et présente en même temps une augmentation considérable de température. En palpant avec soin, on parvient presque toujours à découvrir ordinairement dans les parties inférieures de la lèvre un bourrelet plus dur et plus particulièrement douloureux qui, peu à peu, grossit, devient plus superficiel, ne tarde pas à présenter de la fluctuation et finit enfin par crever, en laissant écouler du pus ou un mélange de pus et de sang. Pendant l'état puerpéral, cet œdème inflammatoire se déclare après des accouchements artificiels difficiles, ou il accompagne la forme septique de la fièvre puerpérale; dans ce dernier cas, il se termine souvent par la destruction gangréneuse d'une grande partie de la lèvre et des tissus environnants. Le traitement devra toujours avoir pour premier but de faire, aussitôt que possible, arriver à maturité l'abcès qui se forme dans la profondeur de la lèvre, puis, dès que la suppuration s'est établie, d'inciser sur la surface interne; après cela, s'il n'y a pas de maladie générale, l'œdème disparaît ordinairement au bout de peu de jours.

12. La *gangrène des grandes lèvres* demande, outre le traitement général dirigé contre la maladie constitutionnelle, des lotions répétées avec de l'eau tiède, avec des solutions très-diluées de chlorure de chaux, ou bien une infusion d'herbes aromatiques, et l'applica-

tion, au pinceau de baume du Pérou, d'un liniment camphré, etc., en un mot, l'emploi des médicaments dont on se sert contre la gangrène dans d'autres parties du corps.

B. Des petites lèvres.

1. L'*inflammation catarrhale des nymphes*, avec hypersécrétion plus ou moins abondante de leur membrane muqueuse, est isolée ou liée à une affection analogue de la partie inférieure du vagin; sa marche peut être aiguë ou chronique. Lorsqu'elle existe à elle seule, elle est due ordinairement à la malpropreté et à l'accumulation du mucus caséeux sécrété par les grandes lèvres; on l'a aussi observée après la satisfaction brutale ou trop fréquente des désirs vénériens et chez des femmes adonnées à la masturbation; selon quelques auteurs, elle serait occasionnée, dans certains cas, par des ascarides venus de l'anus. Nous avons déjà dit qu'elle pouvait compliquer le catarrhe aigu ou chronique du vagin; l'expérience apprend aussi qu'elle accompagne fréquemment les diverses affections inflammatoires des grandes lèvres que nous avons décrites dans le chapitre précédent. Les nymphes enflammées paraissent ordinairement un peu tuméfiées, d'un rouge très-vif, leurs follicules muqueux font saillie sous forme de petites papules de la grosseur d'une tête d'épingle, d'un rouge plus clair ou jaunâtre. Les parties malades sont très-sensibles au toucher et sont aussi le siége d'une sensation spontanée de chaleur ou de douleur. La muqueuse de l'urèthre participant souvent à l'inflammation, il y a fréquemment de la difficulté dans la mixtion. Pour le traitement, il faut toujours avoir égard aux complications du mal, au catarrhe vaginal, aux affections des grandes lèvres, etc.; il arrive souvent qu'en guérissant ces dernières, on fait disparaître l'inflammation des nymphes. Cependant on pourra aussi agir directement par beaucoup de soins de propreté, des lotions et des bains de siége tièdes; lorsque la maladie est aiguë, la tuméfaction considérable, la sensibilité très-grande, il est quelquefois nécessaire de faire des émissions sanguines locales, des fomentations et des lotions avec de l'eau de Goulard; au contraire, lorsque la marche est plus chronique, on appliquera, avec le pinceau, des substances astringentes, en particulier une faible solution de nitrate d'argent; des compresses et des bains de siége froids ont quelquefois un grand succès.

2. L'*inflammation croupeuse* des petites lèvres se déclare à la suite

de lésions traumatiques, telles qu'elles ont lieu, par exemple, dans le viol, la masturbation, etc., ou bien elle est due à l'action prolongée de liquides irritants, comme cela est le cas dans les fistules urinaires et stercorales du vagin, dans les ulcérations cancéreuses de l'utérus et du vagin, etc. Les petites lèvres, tuméfiées surtout vers leur bord libre, sont d'un rouge vif, semées de papilles grossies; elles sont excoriées, saignantes en quelques endroits et recouvertes, dans une étendue variable, d'une couche assez épaisse d'un exsudat fibrineux jaune ou rougeâtre. Ordinairement l'inflammation s'étend aussi à la partie inférieure du vagin, à la surface interne des grandes lèvres, au méat de l'urèthre et aux parties qui l'avoisinent, ce qui augmente beaucoup les souffrances de la malade, de façon que quelquefois le moindre mouvement est rendu insupportable par les douleurs violentes qu'il provoque. Le traitement consiste en premier lieu à éloigner la cause du mal, puis dans l'emploi de lavages, fomentations et bains de siége tièdes auxquels on peut ajouter, lorsqu'il y a beaucoup de douleurs, quelque médicament émollient ou narcotique.

3. L'*inflammation des nombreuses glandes sébacées* des petites lèvres se manifeste par la rougeur, la tuméfaction, la sensibilité de ces parties, puis par la présence de petites saillies arrondies, rouges, en forme de papules, de la grosseur d'une tête d'épingle, et par une hypersécrétion abondante, fétide, puriforme. Comme cette affection ne se distingue en rien, quant à sa marche et à son traitement, de la folliculite des grandes lèvres, nous y renvoyons le lecteur pour éviter des répétitions inutiles.

4. L'*œdème* des nymphes se rencontre le plus souvent pendant la grossesse; cependant on l'observe aussi en dehors de cet état, à la suite d'inflammations catarrhales ou croupeuses de la vulve, durant le cours des exanthèmes de cette partie, et dans les divers abcès des grandes lèvres. Dès que les causes n'agissent plus, il cède promptement au repos et à l'application topique de la chaleur sèche.

5. Les *abcès* des petites lèvres sont rares; ils se déclarent à la suite de lésions traumatiques déterminant une extravasation sanguine dans la substance de la lèvre, ou bien pendant le cours de l'inflammation du conduit excréteur de la glande vulvo-vaginale. Ils s'ouvrent ordinairement à la surface interne de la lèvre. Nous avons déjà parlé plus haut des abcès du conduit excréteur de la glande de Bartholin.

§ 6. *Solutions de continuité.*

Nous ne traiterons pas ici des lésions occasionnées par l'action de causes extérieures, telles que des corps tranchants ou acérés, une chute, un coup, etc.; elles sont du domaine de la chirurgie proprement dite; nous n'examinerons que deux genres de solutions de continuité de la vulve, qui sont ordinairement en rapport avec les fonctions sexuelles de la femme, et ne peuvent pas être passées sous silence dans un ouvrage comme celui-ci; ce sont les *ruptures du périnée*, qui n'ont lieu ordinairement que pendant l'accouchement, et les *tumeurs sanguines* ou *thrombus* dus à un épanchement sanguin dans les lèvres.

A. Ruptures du périnée.

Parmi les lésions que l'on a désignées sous le nom de ruptures périnéales, il faut distinguer deux formes différentes : la rupture centrale, lorsque le périnée se déchire dans l'intervale situé entre la commissure postérieure des lèvres et l'anus, sans que la solution de continuité s'étende jusqu'à la vulve ou au rectum, et la rupture vulvo-périnéale, dans laquelle la déchirure part de la commissure postérieure et se continue plus ou moins loin vers l'anus, ou intéresse même le rectum. Chacun sait que le périnée, au moment du passage du fœtus par la vulve, est soumis à une dilatation et un amincissement considérable; de façon que toute cause tendant à augmenter la tension de cette cloison, ou à diminuer l'élasticité et l'extensibilité de la vulve, peut en amener la rupture. Quoique l'énumération de ces causes soit du domaine de l'art des accouchements, nous dirons cependant en quelques mots que, lorsque le sacrum est très-peu recourbé, de façon que sa pointe se trouve très en arrière, la partie par laquelle se présente le fœtus est moins poussée en avant contre la vulve, que directement sur le périnée; car, dans ces cas-là, l'extrémité inférieure de l'axe du bassin se trouvant plus en arrière, il en résulte que le plan qui doit diriger la tête de l'enfant sous la symphyse du pubis a subi une diminution d'inclinaison. Une hauteur anormale de la symphyse, et un rétrécissement considérable de l'arcade pubienne peuvent occasionner les mêmes accidents; ces deux anomalies prédisposent surtout aux ruptures centrales. Il en est de même de toutes les positions de l'enfant dans lesquelles une partie volumineuse de la tête est pressée pendant longtemps contre le périnée, sans pouvoir passer la vulve. Enfin, l'étroitesse de la vulve est aussi d'une grande importance; elle peut être naturelle ou amenée artificiellement par l'appui mal dirigé du périnée. Lorsque l'étroitesse est assez considérable pour ne laisser passer entre les lèvres qu'une petite partie de la région du fœtus qui se présente, celle-ci est retenue au moment de franchir la vulve, tandis qu'en même temps d'énergiques contractions tendent à la pousser en avant; elle doit alors nécessairement suivre la direction de la résultante des deux forces, et se frayer une voie à travers le périnée. La rupture part au contraire de la commissure postérieure des lèvres, lorsqu'une grande partie de la tête a déjà franchi la vulve, et que celle-ci ne peut soutenir ce maximum de dilatation. Les rétrécissements du détroit du vagin peuvent être congénitaux ou dus à un tissu cicatriciel pathologique.

C'est ordinairement le raphé qui cède le premier, puis la déchirure se continue longitudinalement, ou divise le périnée en plusieurs lambeaux; il est rare qu'elle soit simplement transversale. Quelquefois elle se divise en deux bras qui, suivant la direction des fibres musculaires du sphincter, entourent l'anus sous forme d'un Y. L'étendue de la perforation peut être assez considérable pour permettre le passage de l'enfant sans que les sphincters anal et vulvaire participent à la rupture. Dans d'autres cas, lorsque les tissus du périnée sont moins extensibles, la déchirure, primitivement centrale, s'étend jusqu'à la vulve et au rectum, et constitue alors une rupture vulvo-anale secondaire.

Les ruptures périnéales qui ont leur point de départ à la commissure postérieure des lèvres peuvent avoir, quant à leur étendue, trois degrés différents. Les ruptures les plus légères n'intéressent que le repli de la muqueuse qui unit les deux lèvres, la commissure, sans pénétrer dans la substance proprement dite du périnée. On les observe surtout chez des primipares; elles n'offrent aucun danger. Dans le second degré, la rupture s'étend sur la ligne médiane jusqu'aux fibres circulaires du sphincter externe de l'anus; quelquefois il arrive que la peau et le tissu cellulaire sous-cutané se déchirent depuis la commissure labiale jusqu'à l'anus, mais le doigt introduit dans la plaie ne rencontre aucune lésion du muscle sphincter. Ces ruptures périnéales incomplètes suivent ordinairement la ligne médiane, il est assez rare qu'elles s'en écartent ou qu'elles se divisent en deux bras sous forme d'un Y; les lèvres de la plaie sont en partie unies et lisses, en partie inégales, déchirées. Le troisième degré comprend les ruptures complètes qui traversent le périnée tout entier avec le sphincter anal, et pénètrent même jusque dans le tissu cellulaire qui remplit l'excavation recto-vaginale. Toutes ces diverses ruptures se forment le plus souvent au moment du passage de la tête de l'enfant, plus rarement lorsque le siége ou les épaules franchissent la vulve; il est inutile d'ajouter que l'étroitesse, le manque d'élasticité de la vulve, et de violentes contractions lorsque les voies sont encore peu préparées, peuvent être aussi des causes de ruptures. Il en est de même lorsque les anomalies du bassin, que nous avons mentionnées en parlant des déchirures centrales, sont peu prononcées, de façon à pousser la tête de l'enfant plus contre la partie antérieure du périnée. On sait aussi que cet accident peut être amené par des tractions imprudentes et mal dirigées, exercées sur la tête avec le forceps, ou sur le corps avec les mains.

Les ruptures du frein des lèvres et de la partie antérieure du périnée dans une étendue de un à un centimètre et demi, abandonnées à elles-mêmes, ne guérissent que rarement d'une manière complète; cependant elles ne sont pour la femme la source d'aucun accident fâcheux, ni pendant les couches, ni après. Celles qui pénètrent plus loin, en épargnant toutefois le sphincter anal, ne guérissent non plus qu'excessivement rarement par première intention; le plus souvent, les bords de la plaie suppurent, se revêtent d'une membrane tégumentaire, et il n'y a guère que l'extrémité postérieure de la rupture qui se réunisse. Il en résulte qu'après la cicatrisation les grandes lèvres sont tirées en arrière, sont moins saillantes et plus rapprochées de l'orifice anal. Dans les ruptures très-étendues, il arrive souvent que, après la cicatrisation, alors même que le sphincter n'a pas été déchiré, la vulve ne forme plus avec l'anus qu'un sillon unique; le sphincter, attiré par le tissu cicatriciel en avant et en bas, se soustrait, au moins en partie, à la volonté de la malade, de façon que, plus tard, rien ne s'oppose à l'issue involontaire des gaz intestinaux, et même des matières fécales liquides. Il est encore plus rare que les ruptures complètes du périnée pénètrent plus ou moins haut dans le rectum, se guérissent assez complétement pour ne pas devenir la source de toutes sortes de tourments pour l'infortunée qui en est atteinte. La plaie se transforme ordinairement en un sillon calleux qui, réunissant la vulve à l'anus, constitue un cloaque sans forme régulière, dans lequel viennent s'écouler les urines, le mucus utérin et vaginal, le sang menstruel, les gaz intestinaux et les matières fécales. Plus tard, cette infirmité dégoûtante peut se compliquer encore de la procidence de la cloison postérieure du vagin, et antérieure du rectum, du prolapsus de l'utérus avec toute la série de phénomènes qui accompagnent ces déplacements.

Pour les moyens prophylactiques des ruptures périnéales, nous renvoyons le lecteur aux traités sur l'art des accouchements[1]; nous ajouterons seulement que nous ne connaissons qu'un seul moyen sûr de prévenir cet accident fâcheux, c'est le débridement de la vulve, qui consiste à pratiquer, au moment du passage de la tête de l'enfant, deux incisions de un à un centimètre et demi de longueur vers le bord postérieur de la vulve, procédé dont nous avons fait l'épreuve plus de cent fois, et que nous avons décrit en détail dans notre *Traité des accouchements* (3e édition, p. 712).

Si, malgré cette mesure préventive, le périnée venait à céder, il faudra, en premier lieu, avoir égard à la profondeur de la rupture. La déchirure de la commissure postérieure et de simples éraillures de la partie antérieure du périnée ne nécessiteront aucun traitement chirurgical, parce que, alors même qu'il n'y aurait pas guérison complète, il ne s'ensuivrait aucun accident fâcheux. Mais, dans les ruptures plus profondes, surtout dans celles qui s'étendent jusque dans le rectum, il est de toute nécessité de fermer la plaie au moyen de la suture. L'opération devra être faite aussitôt après l'accouchement, parce qu'alors il y a le plus de chance que les lèvres encore saignantes de la plaie se réunissent, d'autant plus que, le ravivement n'étant pas nécessaire, l'action chirurgicale en est plus simple et moins grave. Nous employons, en général, la suture simple à points séparés; ce n'est que dans des ruptures très-étendues, à bords irréguliers, et lorsque l'excision de ces derniers est la cause d'une perte de substance considérable, que nous avons recours à la suture entortillée. On aura rarement besoin de plus de quatre points de suture, et l'on aura soin de passer les aiguilles au moins à un centimètre ou un centimètre et demi des bords de la plaie, car ce n'est qu'en embrassant une grande épaisseur de tissus que les fils pourront les maintenir dans le contact intime qu'exige leur réunion immédiate. Après avoir pratiqué la suture, on observera les plus grands soins de propreté, on fera des lotions et des injections plusieurs fois par jour, et l'on recommandera sévèrement à la malade couchée sur le côté un repos absolu. Lorsque les bords sont irréguliers, sinueux, il va sans dire que les lambeaux devront être excisés, avant la réunion, à l'aide des ciseaux ou du bistouri. S'il y a division profonde du rectum, on la réunira, avant la plaie périnéale, au moyen d'aiguilles fines et de

[1] M. Chailly a donné d'excellents conseils (*Traité pratique de l'art des accouchements*, Paris, 1853, p. 909 et suiv.).

fils simples; pour les placer, nous avons été une fois obligé de nous servir d'un porte-aiguille *ad hoc*. Il peut aussi arriver qu'après la réunion de la plus grande partie de la rupture il reste une communication plus ou moins grande entre le rectum et le vagin; pour en obtenir l'occlusion complète, il faudra avoir recours au procédé que nous avons décrit en parlant des fistules recto-vaginales. Hoogeweg, Veit et d'autres conseillent de se servir, pour la réunion des ruptures périnéales, des serres-fines de Vidal; après plusieurs essais avec ces instruments, nous ne saurions les recommander, car plusieurs fois nous avons eu l'occasion de nous convaincre que ce procédé est peu sûr et très-douloureux. La réunion des lèvres de la plaie étant très-souvent gênée par l'action des muscles du périnée, J. B. Brown a proposé de pratiquer la section sous-cutanée du sphincter de l'anus à l'endroit de son insertion sur le sacrum; nous ne faisons que mentionner cette proposition, sans vouloir la juger, car, depuis que nous la connaissons, nous n'avons point eu à traiter de rupture périnéale qui eût pu nous engager à une opération aussi grave.

Pour les ruptures anciennes cicatrisées, nous ne saurions trop recommander le procédé proposé par J. B. Brown, qui nous a réussi complétement dans un cas désespéré. Le premier temps de l'opération consiste à aviver les bords de la solution de continuité; il faut non-seulement exciser tout le tissu cicatriciel, mais aussi décoller la couche superficielle de la peau au delà de la cicatrice et dans le vagin. Brown commence par le vagin, dont il avive la paroi sur une étendue de deux centimètres et demi, puis il avance jusqu'au rectum, en incisant le périnée sept millimètres au delà de la cicatrice. Lorsque le vagin et le rectum participent à la rupture, il faut aussi aviver leurs bords recouverts d'une membrane muqueuse. Le second temps consiste à réunir la plaie ou plutôt à transformer la surface saignante en une plaie profonde et linéaire. Dans ce but, Brown commence par une suture plus profonde; l'aiguille perce la peau saine, et, embrassant toute l'épaisseur des tissus, ressort près du raphé, passe au-dessus de lui pour piquer de la même façon, mais en sens inverse, l'autre bord avivé. Les fils doivent être forts et doubles. Le premier point est placé près du rectum, sans toutefois percer cet organe ou ses parois; puis on en établit autant d'autres que l'exige l'étendue de la rupture, en laissant entre chaque point un intervalle de près d'un centimètre. Après que les fils sont posés, on place des deux côtés, le long de la surface saignante, un morceau d'une bougie élastique de petit calibre sur lequel on noue les fils, en formant ainsi une suture enchevillée. Entre chacun des points de la suture profonde, on place superficiellement un point de suture simple. Le troisième temps consiste à introduire dans le rectum l'index et le doigt médian bien huilés, et, après les avoir écartés et avoir, par cette manœuvre, tendu le sphincter, on fait la section de ce muscle en dehors et en arrière, à côté du coccyx. Après l'opération, la malade est couchée et placée de façon à ce que les cuisses restent rapprochées l'une de l'autre et fléchies sur le ventre.

Pour terminer, nous mentionnerons encore le procédé que Langenbeck a imaginé et exécuté plusieurs fois avec succès; c'est la *périnéosynthèse*. Après avoir introduit les deux premiers doigts de la main gauche dans le rectum, on tend transversalement ces parties et on excise, à l'aide des ciseaux, une bandelette très-étroite s'étendant sur toute l'épaisseur de la cloison recto-vaginale. Puis on pratique sur la surface antérieure de cette cloison une incision en demi-lune ou à angle obtus, dont la convexité est éloignée de cinq à huit millimètres du bord inférieur de la cloison. Cette incision n'intéresse que la muqueuse. On saisit avec une pincette la lèvre supérieure et on la décolle avec soin du tissu cellulaire sous-jacent dans une étendue d'environ un centimètre et demi sur toute la largeur de la cloison. On divise ainsi cette dernière en deux lambeaux, un antérieur vaginal et un postérieur rectal. Le lambeau rectal reste en place et sert à la réunion du rectum; le lambeau antérieur est ramené en avant et fixé des deux côtés, par ses angles, à la partie antérieure du nouveau périnée. Dans ce but, on circonscrit, à l'aide d'un petit scalpel, à la surface interne de chaque lèvre, un espace quadrilatère, tout en épargnant en haut la muqueuse vaginale et en bas le tégument externe. En avant, l'incision doit commencer à l'endroit où se trouve, à l'état normal, la commissure postérieure du vagin; en arrière, elle doit, des deux côtés, se confondre avec la cloison avivée. Cet espace quadrilatère doit avoir à peu près quatre centimètres de long sur deux centimètres de large. On saisit alors l'un de ses bords avec une pincette, puis on excise un lambeau très-mince, à l'aide de ciseaux ou d'un bistouri. Après avoir arrêté l'hémorrhagie, on passe à l'application de la suture qui doit réunir le rectum. Une aiguille courbe, pourvue d'un fil double, est introduite au moyen d'un porte-aiguille à gauche du bord rectal antérieur, à une distance d'environ dix à douze centimètres du bord externe de la plaie, de façon qu'elle ressorte à cinq centimètres de la ligne médiane du corps; on l'enfonce de nouveau sur ce bord à droite, à une distance égale de la ligne médiane, pour la faire ressortir à droite, à un point correspondant au point d'entrée de gauche. En tirant un peu le fil, on s'aperçoit que le bord de la cloison quitte sa position transversale et se plie en deux parties égales qui se touchent sur la ligne médiane du corps, dans le bord ravivé. Le fil ainsi tendu est remis à un aide et l'opérateur passe à la suture qui doit réunir le périnée. Trois ou quatre points de suture simple sont nécessaires; les aiguilles de Wutzer sont celles qui conviennent le mieux pour ce temps de l'opération. On commence par la partie la plus rapprochée de l'anus, en laissant entre chaque fil un intervalle d'environ un centimètre. Les aiguilles sont plantées à une distance de un centimètre et demi du bord de la division, embrassent le fond de la plaie et doivent épargner la muqueuse; on les fait ressortir de l'autre côté au point correspondant au point d'entrée. Les aiguilles très-longues ont l'avantage de pouvoir pénétrer d'un seul coup toute l'épaisseur des tissus que l'on veut percer. Après avoir posé de cette manière tous les fils, l'opérateur, avant de les nouer, doit s'occuper de fixer le lambeau qu'il a décollé de la muqueuse. Il prend de petites aiguilles courbes, munies de fils simples; deux ou trois points de suture suffisent de chaque côté. C'est alors qu'on s'aperçoit de l'avantage que présente la division de la cloison et la formation d'un lambeau d'un seul tissu; car, une fois fixé comme nous l'avons dit, il constitue un plan incliné en bas et en avant qui recouvre les parties importantes, oblige en même temps les produits de la sécrétion du vagin de s'écouler vers la vulve, et protége de leur contact les parties fraîchement réunies. En d'autres termes, ce lambeau forme la partie antérieure de l'espace triangulaire que représente le périnée à l'état normal. Après cela, il ne reste plus qu'à nouer les fils en commençant par les plus rapprochés du rectum; pour diminuer la tension des tissus, on pratique, à deux centimètres des points de suture, de chaque côté, une incision en forme de croissant. Immédiatement après l'opération et pendant les premiers jours qui la suivent, il faut couvrir le périnée de compresses froides, faire des injections intra-vaginales de thé, de camomille, et vider la vessie à l'aide de la sonde; en même temps, on ordonnera un régime sévère pour retarder les selles autant que possible; le quatrième jour, on pourra commencer à retirer les fils les uns après les autres, de façon à ce qu'ils soient tous enlevés au bout de la première semaine, après quoi on fera sur la plaie des fomentations avec de l'eau de Goulard.

Bibliographie. — Voir les articles correspondants des traités et Manuels d'accouchements; en outre : DUPARCQUE, Hist. compl. des ruptures, et des déchirures de l'utérus, du vagin et du périnée. Paris, 1838. — KILIAN, Operationslehre f. Geburtshelfer. Bd. II. — DIEFFENBACH, Operative Chir. Bd. I, p. 612. — BIRNBAUM, Die Central-Ruptur, etc. Neue Ztschr. f. Gebtsk. Bd. XXXII. — ROSER, Zur Behandl. d. Mittelfleischrisse. Verh. d. Ges. f. Gebtsk. Bd. VI, p. 87. — HOOGEWEG, Der frische Dammriss u. s. Behandl. mit d. Serres-fines. Ibid., p. 159. — J. B. BROWN, Bemerk. über die operat. Behandl. d. Dammrisse. Ibid., p. 139. — VERHÆGE, Sur un nouv. proc. opér. pour la guéris. des rupt. compl. du périnée (Périnéosynthèse de Langenbeck). Gaz. d. hôp. 1853. N° 9. — ROZE, Guérison de la déchir. du périnée par la méthode de Jobert. Gaz. d. hôp. 1853. N° 34. — J. B. BROWN, Der Dammriss, etc., trad. de L. Brauer dans la Chir. Ztschr. 1854. Heft 2.

B. Tumeurs sanguines.

CAUSES. Les tumeurs sanguines ou *thrombus* de la vulve et du vagin ont pour cause immédiate la rupture de quelqu'un des vaisseaux, ordinairement d'une des veines contenues dans la substance de ces organes, d'où il résulte un épanchement sanguin dans le tissu cellulaire peu dense des grandes et des petites lèvres, dans la paroi vaginale et dans le tissu conjonctif qui l'entoure. A l'état de vacuité de l'utérus, ces extravasations ne se forment, selon nos observations, que par l'intervention d'une violence quelconque, comme, par exemple, d'une chute sur le siége, d'un fort coup portant sur la vulve, etc.; mais, chez des femmes enceintes, elles ont plus fréquemment lieu spontanément; les troubles circulatoires et la dilatation des vaisseaux pelviens, qui accompagnent la grossesse, favorisent leur formation. Mais, le plus souvent, on les observe pendant et immédiatement après l'accouchement, ce qui est facile à concevoir, car le passage de la tête de l'enfant par le vagin et la vulve est toujours accompagné d'une distension forcée et d'une dilatation considérable des parties molles; aussi n'est-il pas rare de rencontrer, à l'ouverture cadavérique de femmes mortes peu après l'accouchement, des épanchements sanguins souvent assez considérables sous la muqueuse des parties génitales et dans le tissu cellulaire qui les unit aux organes adjacents. Il est hors de doute que, dans ces circonstances, des vaisseaux artériels peuvent aussi se rompre et déterminer un épanchement sanguin; cependant, comme on observe souvent, pendant l'accouchement, la rupture de veines superficielles; que, dans la plus grande partie des cas, le thrombus se lie à un état variqueux du système veineux des parties génitales, et que ces vaisseaux sont toujours gorgés de sang pendant la grossesse, il est très-raisonnable d'admettre que du moins les plus volumineuses de ces tumeurs sont dues à la rupture d'un ou de plusieurs troncs veineux. Lorsque la solution de continuité n'intéresse que le vaisseau seulement, le sang ne peut que suinter lentement par la déchirure et s'infiltrer dans le tissu cellulaire, ce qui explique pourquoi le thrombus ne se développe quelquefois que longtemps après l'expulsion de l'enfant et ordinairement pendant la sortie de l'arrière-faix. Le sang peut, au contraire, s'épancher bien plus librement, et la formation rapide d'une tumeur volumineuse être favorisée lorsque, avec la paroi du vaisseau, le tissu cellulaire adjacent est divisé dans une grande étendue; cependant, même dans ce cas-là, il peut arriver que le thrombus ne se développe que lentement, lorsque le vaisseau déchiré est encore comprimé par la tête de l'enfant, retenue dans le bassin, ou bien, ce qui n'est pas rare, lorsque la rupture d'une veine profonde est accompagnée de la déchirure de la muqueuse et des tissus sous-jacents, de façon que le sang peut s'écouler librement à l'extérieur, ce qui prévient en partie l'infiltration du tissu cellulaire du vagin et des lèvres. Souvent les tumeurs sanguines se développent à la suite d'une application de forceps longue et laborieuse; elles accompagnent aussi fréquemment les ruptures complètes de la matrice et du vagin. Les thrombus, occasionnés à l'état de vacuité de l'utérus par l'action d'une violence externe, se forment ordinairement immédiatement après que la cause a agi, mais ils n'atteignent que rarement le volume de ceux qui se forment pendant l'accouchement et restent presque toujours bornés à la vulve.

Symptômes. Le diagnostic des tumeurs sanguines n'offre, en général, aucune difficulté, par la simple raison qu'elles s'étendent ordinairement jusqu'aux lèvres et sont bientôt reconnues par la malade elle-même ou par les personnes qui l'entourent. La formation de la tumeur, pendant l'accouchement, est quelquefois accompagnée de douleurs, mais pas toujours, tandis que, chez les femmes qui ne sont pas grosses, la lèvre tuméfiée à la suite d'une lésion est ordinairement le siége d'une douleur plus ou moins intense. La muqueuse qui recouvre le thrombus est plus ou moins amincie, lisse et brillante, suivant le degré de dilatation auquel elle est soumise; le sang accumulé au-dessous d'elle la fait paraître bleuâtre ou noirâtre. Lorsque le sang s'est infiltré dans les mailles du tissu cellulaire ou s'est déjà coagulé complétement, la tumeur est assez compacte, pâteuse; elle est, au contraire, molle et fluctuante, lorsqu'une cavité unique contient du sang encore liquide. Chez les femmes non enceintes, il arrive quelquefois que, malgré la présence d'un petit épanchement sanguin, de la grosseur d'une noisette ou d'une noix, dans la substance de la grande lèvre, la surface de cet organe ne paraît point différemment colorée, du moins pas pendant les premières heures qui suivent la formation du thrombus; la lèvre a seulement augmenté de volume; elle est le siége de douleurs assez vives et laisse percevoir un noyau dur situé très-profondément. Quand l'infiltration s'étend jusqu'à la paroi antérieure du vagin, comme il arrive souvent après l'accouchement, elle détermine fréquemment, par la compression qu'elle exerce sur l'urèthre et la vessie, une rétention d'urine opiniâtre qu'il est difficile de faire disparaître, même à l'aide de la sonde, car son passage par l'urèthre rétréci ne réussit pas facilement ou occasionne de grandes douleurs. Lorsqu'au thrombus il vient se joindre une solution de continuité des couches superficielles du vagin, il y a toujours une hémorrhagie, et c'est elle qui provoque une exploration exacte lorsque l'infiltration ne s'étend pas jusqu'à la vulve. Dès qu'on pratique cette exploration, il n'est plus guère possible de confondre les tumeurs qui nous occupent avec d'autres maladies des parties génitales, car l'œdème simple, les hernies, les abcès des lèvres, sont accompagnés, dès leur principe ou pendant leur marche, de phénomènes qui ne laisseront aucun doute sur leur nature.

Pronostic. Les petits épanchements sanguins, indépendants de l'état puerpéral, disparaissent souvent insensiblement sans laisser trace de leur présence. Les extravasations plus abondantes, au contraire, provoquent ordinairement tout autour du foyer sanguin une inflammation, puis une exsudation qui ne tarde pas à devenir purulente, de sorte qu'en général, au bout de cinq à six jours déjà, l'écoulement spontané du sang, mêlé à du pus, a lieu à la surface interne de la lèvre. Dans certains cas assez rares, il arrive que les caillots sanguins sont enkystés par l'exsudation, de là l'une des causes de la formation de kystes ou de néoplasmes fibreux dans la substance des grandes lèvres. Nous eûmes l'occasion d'observer une fois un cas de ce genre. Une femme avait reçu un coup de pied dans la région de la vulve; à la suite de cette violence, il se forma dans la lèvre gauche un épanchement sanguin, de la grosseur d'une noix, qui, au bout de six mois, se transforma en une tumeur tout à fait compacte et indolente. Durant le cours d'une grossesse consécutive à l'accident, cette tumeur atteignit le volume du poing d'un homme, et nous l'extirpâmes après l'accouchement. L'examen anatomique fit reconnaître avec certitude un fibroïde à fibres grossières, peu riche en vaisseaux. Les tumeurs sanguines, qui se forment pendant ou après la parturition, doivent toujours être considérées comme un accident très-grave dès qu'elles ont atteint un certain volume. Les dangers viennent moins de l'hémorrhagie que de la décomposition putride de la collection sanguine qui détermine la formation d'abcès étendus, d'une infiltration purulente, de thrombus dans les veines voisines, et de là la pyémie. Il faut surtout craindre cette terminaison funeste lorsqu'il s'est épanché une grande quantité de sang, et qu'on ne lui a pas donné à temps une issue à l'extérieur. Avant d'établir le pronostic, il faudra, en outre, avoir égard à l'hémorrhagie externe qui accompagne souvent celle qui a lieu dans le tissu cellulaire; elle est surtout dangereuse quand la déchirure de la muqueuse vaginale se trouve sur la tumeur même, car alors il peut y avoir une perte de sang très-considérable, parce qu'il peut moins facilement se former un caillot pour obstruer le vaisseau déchiré. Enfin on connaît aussi des cas où la mort survint, parce qu'on avait ouvert trop tôt la tumeur, ou qu'elle avait crevé d'elle-même peu après l'accouchement, et qu'on n'avait pu se rendre maître de l'hémorrhagie.

Traitement. Lorsque le médecin est appelé pendant ou immédiatement après la formation de la tumeur sanguine, son premier devoir est de mettre des bornes à l'extravasation du sang; des compresses à la glace sur la partie malade nous paraissent le mieux remplir ce but. Lorsqu'on traite une femme non enceinte, que la tumeur ne montre aucune tendance à s'agrandir, mais qu'en revanche il existe les phénomènes de l'inflammation du tissu cellulaire qui entoure le foyer sanguin, la formation d'un abcès ne pouvant plus être empêchée, il faudra la hâter par l'application de cataplasmes émollients; dès que la fluctuation se montrera dans un point de la tumeur, on en pratiquera la ponction, et, après l'écoulement du pus, la cavité se fermera en général en peu de temps. Pour les tumeurs sanguines qui se forment pendant ou après l'accouchement, nous croyons aussi que la prompte évacuation de la cavité contenant le sang est le meilleur moyen de prévenir une suppuration de longue durée qui sans cela est inévitable, car il est certainement très-rare qu'un épanchement sanguin quelque peu abondant soit entièrement résorbé; cette heureuse terminaison n'a été observée que dans des cas de tumeurs très-peu volumineuses. Lorsque le thrombus se forme pendant l'accouchement, il faudra aussitôt procéder à l'extraction du fœtus; pour les détails des opérations qui peuvent devenir nécessaires dans ces cas-là, nous renvoyons le lecteur à notre *Traité sur les accouchements* (3e édit., p. 544). Aussitôt après la délivrance, de même que lorsque le thrombus ne se forme qu'à l'expulsion de l'arrière-faix ou plus tard, il faudra en empêcher l'augmentation par des injections d'eau froide, l'introduction de morceaux de glace dans le vagin, et, si cela n'est pas suffisant, par la compression de la paroi vaginale tendant à se tuméfier, au moyen de compresses trempées dans de l'eau glacée, ou enfin par l'application d'un tampon solide. Il ne faudra cependant employer ce dernier moyen qu'après l'expulsion du placenta, lorsqu'on est sûr que l'utérus se contracte. Aussi longtemps que le volume de la tumeur augmente, il faudra se garder de l'ouvrir, car il se pourrait faire qu'on ne pût se rendre maître de l'hémorrhagie. Aussi attendons-nous toujours quelques heures, pendant lesquelles nous laissons agir les hémostatiques que nous venons de nommer, avant de procéder à la ponction. Nous pratiquons cette dernière à l'aide d'un bistouri pointu ordinaire; puis avec le doigt nous éloignons de la cavité les caillots qu'elle contient; l'hémorrhagie, qui reparaît souvent en grande abondance, doit être combattue par des injections d'eau froide dans la cavité de la tumeur; puis on introduit de nouveau dans le vagin de la glace ou une vessie remplie d'eau froide que l'on laisse séjourner de six à huit heures, suivant la probabilité plus ou moins grande d'un retour de l'hémorrhagie. Si, aussitôt après l'incision, il se manifestait une perte de sang trop violente pour être calmée par des injections d'eau froide, il ne resterait plus rien à faire qu'à remplir toute la cavité de boulettes de charpie trempées dans de l'eau glacée ou dans un liquide astringent, puis de la tamponner fortement par le vagin. Si la tumeur a crevé spontanément, et que l'on ne puisse modérer l'épanchement du sang au travers de la déchirure qu'en même temps celle-ci soit trop étroite pour permettre de tamponner la cavité, il faudra préalablement dilater l'ouverture d'une manière suffisante. Le reste du traitement se borne à modérer les symptômes inflammatoires, et à éloigner les dangers résultant de la suppuration ou de la décomposition des tissus.

Bibliographie. — A côté des chap. correspond. des manuels et traités d'accouchements, voyez : DENEUX, Rech. prat. sur les tum. sanguines de la vulve et du vagin. Paris, 1830. — BOIVIN et DUGÈS, Mal. de l'utérus. T. II, p. 639. — D'OUTREPONT, Gem. Ztschr. f. Gebtsk. Bd. III, p. 427. — LEVRAT-PEROTTON, Compte rendu des trav. de la soc. méd. de Lyon. Lyon, 1831, p. 66. — MARTIN, Mém. sur plus. malad. et accid. graves qui peuvent compliquer la grossesse, la parturition et les couches. Paris, 1835, p. 344. — FIEDLER, Effusio sanguinis in genitalia muliebria externa. Francof., 1837. — CRUVEILHIER, Anatomie pathologique du corps humain, avec planches, V^e, XIe et XIIIe livraisons. — VELPEAU, Journ de chir. de Malgaigne. Mars 1846. — KIWISCH, Klin. Vortræge. Bd. II, p. 503. — VEIT, dans Virchow's Handb. d. spec. Path. u. Therap. Bd. VI, p. 359.

§ 7. *Néoplasmes de la vulve.*

A. Tumeurs fibreuses.

Ce sont surtout les grandes lèvres qui sont le siége de tumeurs fibreuses; cependant, dans certains cas, on les a aussi observées au périnée. Quelquefois elles n'apparaissent à la vulve qu'après avoir parcouru un chemin assez long, leur point de développement étant situé profondément dans le bassin. Lorsqu'elles se trouvent dans l'épaisseur des grandes lèvres, l'élasticité et l'extensibilité des tissus de ces organes leur permettent d'atteindre un volume considérable; leur poids distend la lèvre, l'allonge de façon qu'elle peut descendre plus ou moins bas. En 1854, nous avons extirpé, à notre clinique d'accouchements, un corps fibreux de la lèvre droite, de la grosseur du poing d'un homme adulte; il descendait jusque sur le milieu de la cuisse droite. Dans tous les cas que nous avons observés, la peau qui revêtait la tumeur était parfaitement normale, les malades ne se plaignaient d'aucune douleur, hormis une sensation de pesanteur et de tension dans la partie malade. Cependant on a vu quelquefois des fibroïdes très-pesants et très-volumineux accompagnés d'excoriations et d'ulcérations de la peau de la lèvre; dans ces cas-là, il peut alors arriver que la tumeur même s'enflamme, se ramollisse, et devienne le siége d'un travail ulcératif produisant une sanie abondante. Dans les tumeurs fibreuses des lèvres, comme dans celles de l'utérus, il peut quelquefois se former des cavités, des espèces de kystes remplis d'un liquide sanguinolent ou clair comme de l'eau, et d'une consistance variable; c'est surtout le cas quand elles sont volumineuses; cette particularité de structure paraît même être la cause de leur développement rapide.

L'étiologie de ces tumeurs est encore très-obscure; cependant il est plus que probable qu'elles sont souvent dues à la formation de petits épanchements sanguins qui n'ont pas été complétement résorbés; l'expérience apprend aussi qu'elles se développent fréquemment pendant la grossesse et que cet état a sans contredit une grande influence sur leur croissance; enfin, on a aussi observé que la tumeur augmente souvent notablement de volume à l'époque de la congestion menstruelle et diminue de nouveau après les règles.

La dureté souvent très-considérable des fibroïdes, leur développement relativement très-lent, leur insensibilité et l'état normal des téguments qui les recouvrent, ne permettront pas de les confondre avec des kystes ou des tumeurs cancéreuses; si la suppuration ou la mortification venait obscurcir le diagnostic, ce qui n'a guère lieu que dans des productions fibreuses très-volumineuses, l'examen microscopique de la tumeur, qui, dans ces cas-là, doit toujours être extirpée, en démontrera la nature.

Les partisans d'un traitement thérapeutique ont surtout préconisé des frictions d'onguents iodés ou bromés, des fomentations et des bains de siége avec des eaux-mères naturelles ou artificielles. Nous avons employé tous ces médicaments pendant longtemps, dans un petit nombre de cas, il est vrai; mais, comme nous n'en vîmes jamais aucun résultat heureux, nous conseillons, toutes les fois que la tumeur deviendra une source de tourments pour la malade, de procéder à son extirpation. L'opération est des plus faciles lorsque le fibroïde siége dans le tissu cellulaire peu dense des grandes lèvres; il est toujours possible, après avoir pratiqué une incision sur sa surface, de l'énucléer à l'aide du manche d'un scalpel. On a conseillé d'amputer toute la lèvre malade; ce procédé dangereux n'est jamais applicable que lorsque la nature de la tumeur n'est pas très-claire, ou que son excès de volume a tellement allongé la lèvre, qu'après l'extirpation elle forme un lambeau pendant très-bas et gênant les mouvements de la malade. Du reste, nous avons fait l'expérience que l'organe dans cet état est encore susceptible d'une rétraction considérable; quelques semaines après l'extirpation du fibroïde de la grosseur d'un poing d'adulte dont nous avons parlé, la lèvre malade était complétement revenue à ses dimensions normales; raison de plus de préférer à l'amputation l'énucléation de la tumeur toutes les fois qu'elle est praticable.

B. Kystes.

On n'a rencontré, à notre connaissance, des kystes à la vulve que dans les grandes lèvres; ils sont quelquefois assez grands et peuvent même atteindre le volume de la tête d'un enfant à terme. Ils se développent ordinairement dans le tissu cellulaire qu'entourent les replis de la peau des lèvres, leur cavité est alors, à de très-rares exceptions près, unique et remplie d'un liquide limpide, séreux et très-liquide; il est rare d'y trouver de la graisse, des cheveux, des dents, des os, etc.; nous n'avons au moins jamais observé un cas de ce genre. Une autre espèce de kyste est due à certaines modifications de la glande vulvo-vaginale. Voici ce que Huguier dit sur les particularités de ces néoplasmes[1] : « Le plus souvent le kyste se développe dans l'une des granulations de la glande ; cette granulation est plus ou moins dilatée et a cessé de communiquer avec le conduit excréteur. Dans d'autres cas on trouve quatre ou cinq granulations agrandies à différents degrés, depuis le volume d'un petit pois jusqu'à celui d'un grain de raisin, et sans qu'il existe de communication, soit entre elles, soit avec le canal excréteur.

Parfois le kyste est formé aux dépens du canal excréteur dont l'orifice se trouve naturellement ou accidentellement oblitéré : le mucus, après avoir par son accumulation dilaté le canal, agrandit de proche en proche ses diverses ramifications, puis les granulations qui sont situées à leur extrémité, et l'on a affaire à un kyste ramifié, appendiculé et de la forme la plus bizarre.

L'état des parties molles permet aux kystes vulvo-vaginaux de conserver, pendant un certain temps, la forme sphérique ou ovalaire qu'ils ont pour la plupart dès leur origine ; ce n'est que plus tard, et quand ils envoient des prolongements dans différents sens, surtout le long des parois du vagin et du rectum, que leur forme primitive s'altère.

Les kystes qui nous occupent, quoique siégeant vers la même région, n'ont point une position identiquement semblable.

Les uns, et ce sont les plus nombreux, sont situés immédiatement au-dessous de la membrane muqueuse, ou à quelques millimètres seulement de profondeur ; ils ont alors pour siége le conduit excréteur ou les granulations les plus rapprochées de la vulve.

Les autres sont plus ou moins rapprochés de la tubérosité de l'ischion, de sa branche ascendante et de l'extrémité inférieure du vagin : ce sont les kystes développés dans les parties externes et supérieures du corps glanduleux ou dans ses granulations accessoires.

Les kystes vulvo-vaginaux ne produisent en général que très-peu de troubles fonctionnels, et encore ceux-ci ne sont-ils pas constants : il n'ont lieu que dans le cas où le kyste, très-volumineux, distend les tissus et comprime des organes voisins.

Chez quelques femmes cependant, à l'époque menstruelle, le kyste devient le siége d'une turgescence, d'une congestion sanguine qui en augmentent le volume et la sensibilité au point d'éveiller l'attention des malades ; et puis tout disparaît avec l'écoulement menstruel. Dans d'autres cas, les kystes deviennent plus douloureux et plus vo-

[1] Voir Hugnier, Des maladies des follicules vulvaires et de la glande vulvo-vaginale.

lumineux après une fatigue excessive ou des excès de coït. Si ces causes persistent à agir, une véritable phlegmasie peut s'emparer des parois du kyste, du tissu cellulaire environnant, et l'on voit se manifester un engorgement, une inflammation et un abcès de la glande vulvo-vaginale. Si les parois du kyste s'enflamment en même temps et sécrètent du pus, on a affaire à une maladie qui participe à la fois des kystes et des abcès. »

La guérison de ces kystes n'est possible que par un traitement chirurgical. Pour les plus grands, c'est l'extirpation qu'il faut choisir; cependant elle n'est pas toujours facile, parce que souvent les parois de la tumeur adhèrent assez fortement au tissu cellulaire adjacent à la suite des exsudations qui ont eu lieu tout à l'entour; quelquefois même les adhérences sont si intimes, qu'il faut renoncer à l'énucléation et se contenter d'ouvrir le kyste par une large incision; après l'avoir complétement vidé, on remplit la poche de boules de charpie enduites d'un onguent irritant, ou bien on en cautérise les parois avec le nitrate d'argent ou de mercure; ce dernier caustique nous fit obtenir une fois la guérison complète d'un kyste de la grosseur d'un œuf de poule; dans un autre cas nous arrivâmes au même résultat par des applications répétées de teinture d'iode; en revanche, l'excision d'une partie des parois, que plusieurs chirurgiens ont recommandée, et que nous essayâmes deux fois, ne fut couronnée d'aucun succès.

C. Éléphantiasis de la vulve.

C'est une affection assez rare; nous n'avons eu qu'une seule fois l'occasion de l'observer d'une manière très-prononcée. C'est le même cas dont parle Kiwisch dans ses leçons cliniques (tom. II, p. 500): une jeune fille de dix-sept ans, traitée au grand hôpital de Prague, présentait une hypertrophie des lèvres telle, qu'elles pendaient au delà du milieu des cuisses sous forme de tumeurs, plus grosses que la tête d'un homme adulte, brunâtres, et semées de nombreuses tubérosités; la malade était gênée dans tous ses mouvements. Elle présentait en même temps des tubérosités analogues sur diverses autres parties du corps. Si nous ne nous trompons, elle mourut plus tard des suites d'une tuberculose à marche très-rapide.

L'éléphantiasis (*V.* fig. 44, fait observé par M. le docteur Rigal, de Gaillac) constitue une hypertrophie des tissus qui forment la peau, et du tissu cellulaire sous-cutané dans lequel se développent souvent un nombre considérable de tumeurs de grosseur variable, sphériques ou irrégulières, formées par des fibres de tissu conjonctif se croisant en tous sens, entre lesquelles on trouve de la matière cellulaire très-dense ou moins serrée, et à certains endroits infiltrée de sérosité ; les parties malades se distinguent par une grande pauvreté en vaisseaux sanguins, leur surface est ordinairement brunâtre, raboteuse et inégale, les ouvertures des follicules pileux sont considérablement dilatées ; à certains endroits, quelquefois sur toute la surface de la tumeur, se trouvent des végétations irrégulières provenant de l'hypertrophie des papilles cutanées ; la peau est alors sillonnée en tous sens et comme crevassée. Dans le cas que nous avons observé, les lèvres hypertrophiées étaient le siége d'un grand nombre d'ulcérations superficielles qui guérissaient en partie en laissant des cicatrices indurées et calleuses.

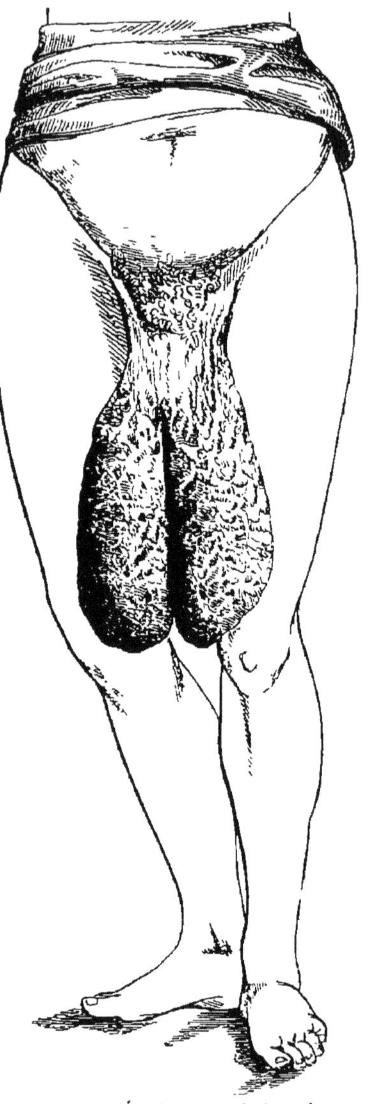

Fig. 44. — Éléphantiasis de la vulve.

L'éléphantiasis de la vulve est très-gênante pour la malade, par le poids qu'acquièrent les lèvres et très-douloureuse par les ulcères qui se forment sur leur surface. Lorsqu'il n'y a pas d'ulcérations, l'affection n'est pas douloureuse et peut durer bien des années sans exercer une influence fâcheuse sur la constitution ; elle n'exclut même pas la possibilité d'une conception, comme plusieurs observations l'ont prouvé ; cependant, quand elle est prononcée, elle est ordinairement accompagnée d'aménorrhée et de stérilité. Dans ces cas-là, il n'est pas rare de voir les malades maigrir et perdre leurs forces ; quelquefois la phthisie pulmonaire ou une hydropisie générale paraît en être la suite. L'éléphantiasis, après s'être développée jusqu'à un certain point, reste souvent stationnaire, puis elle paraît faire de nouveaux progrès lorsque survient une conception ; cependant il ne faut point oublier que cette augmentation de volume, que détermine la grossesse, peut n'être qu'une infiltration séreuse des parties malades, qui disparaît après l'accouchement. Nous ferons remarquer encore que l'affection ne reste pas toujours bornée aux grandes lèvres, elle peut aussi intéresser les nymphes, le clitoris et le périnée.

On a attribué le développement de l'éléphantiasis à la chlorose, aux scrofules, à la syphilis constitutionnelle ; rien encore n'a été prouvé : il est tout aussi peu certain qu'elle soit due, dans certains cas, à la satisfaction trop fréquente des désirs vénériens. Dans certains pays, comme par exemple dans l'île Barbade, l'éléphantiasis de la vulve paraît être endémique ; en général, on l'observe plus souvent dans les pays méridionaux que dans les zones tempérées.

Précédemment on traitait cette affection par des émissions sanguines générales et locales, en particulier par les scarifications des parties malades ; puis par des lotions et des bains émollients, narcotiques et astringents ; mais ce traitement a eu tout aussi peu de résultats heureux que la compression des tissus hypertrophiés, que l'on employa plus tard, ou que les applications répétées de vésicatoires. Nous croyons qu'un régime convenable est encore le moyen le plus sûr de prévenir les progrès du mal ; lorsqu'on n'a affaire qu'à une hypertrophie partielle de certaines parties de la vulve, on pourra avoir recours à l'extirpation de la tumeur ; cependant, alors même que l'opération réussit, le succès n'est point assuré, car l'expérience a démontré que les récidives sont fréquentes. Il ne faut jamais opérer quand on est obligé de pratiquer l'incision dans les parties malades, car la cicatrisation serait difficile ou même complétement empêchée par une ulcération de la plaie et de ses environs, ulcération de longue durée qui, en outre, risque de devenir fatale à la malade en amenant un marasme rapide ou la pyémie.

D. Cancroïdes et affections cancéreuses.

C'est quelquefois une affection primitive, et son siége est alors ordinairement dans les petites lèvres, le clitoris, ou dans son voisinage ; d'autres fois elle est secondaire, et accompagne les affections analogues de l'utérus et du vagin. Le cancroïde de la vulve présente les mêmes particularités que celui de la matrice et du vagin ; il est moins rare que le cancer médullaire ou fibreux. Le cancroïde, comme le cancer, est accompagné d'hémorrhagies périodiques; dans les intervalles, il y a une abondante sécrétion d'un liquide puriforme ou clair et sanguinolent. Les cancroïdes sont en général indolents, tandis que le cancer est ordinairement le siége de violentes douleurs brûlantes ou lancinantes, qui s'irradient de la vulve dans l'intérieur du bassin, vers les aînes et jusqu'aux cuisses. Voyez pour le pronostic et le traitement ce que nous avons dit des cancroïdes de l'utérus et du vagin.

E. Caroncules ou excroissances fongueuses de l'urèthre.

En parlant des néoplasmes de la vulve, nous ne pouvons passer sous silence une affection de l'urèthre qui se présente sous la forme d'une tumeur à l'entrée du vagin, et dont le siége déjà en rend la connaissance exacte indispensable à tout gynécologiste.

Les caroncules, excroissances fongueuses, ou végétations de tissu cellulaire du méat urinaire de la femme, constituent des tumeurs de la grosseur d'un grain de chanvre à celle d'un œuf d'oie. Plates ou pédiculées sur la muqueuse du méat ou de l'extrémité inférieure de l'urèthre, elles sont recouvertes d'une couche plus ou moins épaisse d'épithélium pavimenteux, et sont formées elles-mêmes d'un tissu cellulaire embryonnaire et de nombreux vaisseaux qui, d'après les recherches de Wedel, sont disposés par groupes, se ramifient d'une manière régulière, et rappellent beaucoup la disposition des *vasa vorticosa* de la choroïde. Ces tumeurs sont dues à un excès de développement des papilles muqueuses formant des végétations dendritiques de tissu cellulaire. Elles sont d'un rouge bleuâtre, lisses, rarement sillonnées, et naissent en général sur les lèvres du méat urinaire; cependant elles sortent quelquefois de l'urèthre lui-même, quoiqu'il soit rare qu'elles siégent bien haut dans ce canal.

Ces végétations sont ordinairement très-sensibles; les malades sont souvent en premier lieu rendues attentives à leur mal par la douleur violente qu'occasionne la miction; cette douleur est souvent accompagnée de fréquentes envies d'uriner; les efforts que fait alors la malade poussent la tumeur, qui se trouve dans l'urèthre, dans ou devant le méat urinaire. Toutes les causes prédisposant à une congestion des organes du bassin augmentent, non-seulement la sensibilité de ces végétations, mais aussi leur volume. Si leur tunique épithéliale s'ulcère, ce qui arrive fréquemment, ou éprouve une lésion quelconque, il y a facilement d'abondantes hémorrhagies.

Presque toujours il y a en même temps un catarrhe chronique de la muqueuse uréthrale, aussi est-ce avec raison que l'on considère cette affection comme l'une des causes les plus fréquentes des caroncules.

Abandonnées à elles-mêmes, les végétations de l'urèthre augmentent continuellement de volume, deviennent toujours plus douloureuses, et la crainte des douleurs force la malade à retenir longtemps ses urines; il peut en résulter des maladies graves et douloureuses des voies urinaires; l'organisme tout entier peut se ressentir des douleurs continuelles, de l'excitation nerveuse, de la fièvre qu'éprouvent presque continuellement les malades. Enfin, on n'oubliera pas que la guérison radicale rencontre souvent de grandes difficultés; car, si on ne les éloigne pas complétement, ces végétations récidivent avec une grande facilité.

Le traitement le plus simple et le plus sûr est de saisir la tumeur avec une pincette ou une fine érigne, et de l'exciser à sa base à l'aide de ciseaux courbés sur le plat: il faut ne rien laisser du néoplasme, et enlever de plus une partie du tissu sous-muqueux sur lequel il prend racine. L'hémorrhagie est souvent considérable; on l'arrête en touchant la plaie avec le crayon de nitrate ou de l'acide azotique concentré; dans des cas extrêmes, on aurait recours au cautère actuel, ou bien on pourrait aussi affronter les deux bords de la plaie par un point de suture. Lorsque la tumeur est située trop haut dans le canal uréthral pour que le pédicule en soit accessible aux ciseaux, on en pratiquera la torsion à l'aide d'une petite pince à polypes, puis on cautérisera avec un crayon de nitrate passé dans l'urèthre. La ligature, que quelques chirurgiens ont conseillée, est beaucoup plus compliquée et d'un succès moins certain, car c'est après ce procédé qu'on a le plus observé de récidives. Lorsqu'il y a autour du méat plusieurs petites végétations faisant peu saillie, on préférera la cautérisation à l'excision; on les touche tous les deux ou trois jours avec le nitrate d'argent, ou l'acide azotique concentré; les douleurs violentes qui en résultent quelquefois se calment promptement par un bain de siége froid, ou des compresses à la glace.

§ 8. *Prurit de la vulve.*

Cette affection est très-fréquente; elle est due à une hypéresthésie des nerfs sensitifs de la vulve. Pour éviter des répétitions, nous renvoyons le lecteur à ce que nous avons dit du prurit du vagin, p. 468.

SEPTIÈME PARTIE

PATHOLOGIE ET THÉRAPEUTIQUE DES MALADIES DU SEIN.

---

§ 1. *Absence et développement rudimentaire.*

L'absence des mamelles se rencontre conjointement à l'absence ou au développement rudimentaire de quelque autre des organes sexuels, ou elle est le résultat d'un vice de conformation de la partie du thorax qui supporte le sein, d'un développement défectueux des côtes, des muscles pectoraux, etc. Il va sans dire que cette anomalie ne peut avoir de suites fâcheuses pour l'économie; l'opinion qu'on ne la rencontre que chez des femmes stériles est réfutée depuis longtemps par des observations incontestables; on a même vu, en l'absence d'une mamelle, le travail de la lactation suivre son cours régulier dans l'autre.

Nous parlerons plus tard de l'absence non congénitale des mamelles à la suite de blessures, d'une suppuration, d'une mortification, etc.

Le *développement incomplet* des mamelles existe avec ou sans vice de conformation dans les organes du bassin. Les glandes mammaires sont normales, sauf leur extrême petitesse, le peu de développement du mamelon et de l'aréole et l'absence de graisse dans le tissu cellulaire qui les enveloppe.

Dans certaines familles, cette anomalie paraît être héréditaire; elle coïncide souvent avec le développement défectueux de tout le corps; nous croyons qu'elle est fréquemment due à certaines maladies constitutionnelles, telles que les scrofules, les tubercules et la chlorose. Peut-être que quelquefois l'habitude de porter des corsets comprimant le thorax gêne le développement du sein.

Les auteurs anciens rapportent des faits d'absence complète des mamelons; nous croyons que le plus souvent ils existent à l'état rudimentaire. Cette anomalie se distingue d'une simple dépression de ces organes, en ce qu'ils sont en même temps très-minces et que l'aréole a très-peu d'étendue.

Lorsque la glande elle-même ne s'est pas suffisamment développée, la sécrétion n'est que très-faible; elle ne suffit pas au nourrisson, tandis que la formation rudimentaire du mamelon rend la succion difficile; les efforts que fait l'enfant pour saisir le mamelon qui lui échappe toujours y déterminent la perte de l'épithélium, des excoriations et des ulcérations. La déplétion incomplète des conduits galactophores peut alors donner lieu à l'inflammation de la glande.

Nous ne possédons aucun moyen pour combattre le développement rudimentaire de la glande mammaire. Lorsqu'au bout de trois ou quatre jours après l'accouchement, après des succions répétées de la part de l'enfant, la sécrétion ne devient pas plus abondante, il faut se garder de vouloir la forcer par l'action violente d'appareils à succion, car il n'est pas rare de voir ces manœuvres être suivies de violentes inflammations. Dans le manque de développement du mamelon, on tâche de les remplacer par des bouts de sein artificiels. Nous nous servons ordinairement du bout d'une tétine de vache, d'environ six centimètres de longueur; on la creuse à l'intérieur, puis on la coud sur un anneau de caoutchouc ou de cuir; cet anneau est placé sur le sein, de façon que le mamelon se trouve dans l'excavation de la tétine; la succion se fait parfaitement bien. Tant qu'on n'emploie pas l'appareil, on le conserve dans de l'eau; tous les deux ou trois jours, il faut changer la tétine.

Bibliographie. — FRORIEP, Neue Notizen. Vol. X, p. 9. — RIED, Froriep's Notizen. Vol. XXIII, p. 234. — GEOFFROY SAINT-HILAIRE et LOUSIER, Annales des maladies des femmes. Vol. IV, p. 155 et vol. II, p. 313. — MECKEL, Pathol. Anat. der Brustdrüsen. Illustr. med. Ztg. 1854. I, 3. — SCANZONI, Kiwisch's klinische Vorträge. Vol. III, p. 46.

§ 2. *Mamelles surnuméraires. Polymastie.*

On trouve citées, dans les annales de la science, des observations d'après lesquelles trois, quatre ou cinq mamelles auraient existé sur le thorax d'une seule femme; on a aussi rencontré quelquefois ces organes surnuméraires sur d'autres parties du corps, dans les aisselles, au ventre, aux cuisses, etc. Il peut aussi y avoir multiplicité des mamelons. Somme toute, ces vices de conformation sont assez rares, au moins en Europe; on les dit plus fréquents aux Antilles; ce sont des difformités qui ne portent préjudice qu'à la beauté, aussi ne nous y arrêterons-nous pas.

Bibliographie. — GEOFFROY SAINT-HILAIRE, Histoire des anomalies de l'organisation. Paris, 1832, T. I, p. 711. — PERCY, Journ. de méd. par Corvisart. T. IX, p. 378. — H. MECKEL, Illustr. med. Ztg. 1852, p. 142. — MARTIN le jeune, Annal. f. Frauenkrankh. Bd. IV, p. 310. — Thursfield, Lond. med. Gaz. Vol. XXI, p. 660. — Robert, Journ. gén. de méd. T. VI, p. 57. — Scanzoni, l. c., p. 53.

§ 3. *Atrophie.*

Elle est, dans la plupart des cas, la suite naturelle du marasme sénile, qui, à un certain âge, envahit tout l'appareil sexuel. A l'examen anatomique, la substance glandulaire ne présente plus qu'un petit nombre de conduits galactophores en partie perméables, en partie oblitérés; les vésicules terminales ont aussi beaucoup diminué de volume et de nombre; quelquefois l'on observe des canaux lactières, remplis de sels de chaux ou transformés en kystes, de la grosseur d'un grain de blé à celle d'un noyau de cerise, et remplis d'une substance caséiforme ou semblable à de la crème. Le conduit dégénéré forme assez souvent une suite de petites vésicules disposées en chapelet. Le volume entier du sein ne diminue pas toujours avec celui de la glande; celle-ci est remplacée par un tissu cellulaire très-dense mêlé de beaucoup de graisse; et la mamelle participe, au contraire, souvent au développement du tissu adipeux qu'il est fréquent d'observer dans tous les organes du corps, aux environs de l'âge critique. A un âge plus avancé, ce tissu adipeux disparaît; les mamelles se ramollissent, se rapetissent, pendent sur la poitrine; la peau est plus épaisse et plus dense, le mamelon plus saillant, le sein se flétrit et a un aspect désagréable.

Outre cette atrophie sénile, on en rencontre quelquefois une autre forme chez de plus jeunes femmes; elle se combine avec des affections de l'utérus, des ovaires, etc.; elle se montre quelquefois après des allaitements fréquents. Lorsque la mamelle est le siége de néoplasmes volumineux qui gênent la circulation, il n'est pas rare d'observer des atrophies partielles du tissu glandulaire.

L'atrophie sénile du sein n'est pas, en général, un état nuisible aux grandes fonctions de l'organisme; dans certains cas cependant, assez rares, du reste, elle peut devenir la source d'accidents, en ce que les produits de la sécrétion, s'accumulant dans les conduits lactifères en partie oblitérés, irritent les tissus adjacents et sont par là la source d'hyperémies, d'inflammations et de suppurations partielles. L'atrophie qui se détermine avant l'âge critique peut être un obstacle insurmontable à l'allaitement. On conçoit que cette affection n'est pas accessible aux secours de l'art.

Bibliographie. — Birkett, The diseases of the breast and their treatment. London. 1850. — SCANZONI, loc. cit., p. 56. — VEIT, Virchow's spec. Pathologie. Vol. VI, p. 375. — ALBERS, Ueber die Cystenbildung in der weibl. Brustdrüse. Deutsche Klinik, 1851. N° 12.

§ 4. *Hypertrophie.*

A. Hypertrophie générale.

L'hypertrophie générale des mamelles peut amener une augmentation énorme de poids et de volume; elle porte ordinairement sur les deux organes. L'excès de volume est dû principalement à l'accroissement du tissu adipeux, l'hypertrophie du parenchyme glandulaire n'y est que pour une part très-secondaire. Sur la surface de section, les tissus sont ou bien très-vascularisés, sillonnés en tous sens par des vaisseaux dilatés et gorgés de sang, ou bien, au contraire, très-anémiques et très-secs. Le premier de ces deux états se rencontre surtout lorsque la maladie s'est développée rapidement chez des sujets jeunes : les conduits galactophores et les lobules de la glande sont alors ordinairement agrandis; les premiers sont dilatés et quelquefois remplis de lait. La mamelle hypertrophiée est, au contraire, anémique, lorsque l'affection n'a fait que des progrès très-lents.

Il paraît exister une connexion entre cet état morbide et certaines altérations des organes génitaux; la suppression subite des règles a été souvent accusée d'en être la cause ; nous croyons que quelquefois le développement physiologique des glandes mammaires à l'âge de puberté, pendant la grossesse et la lactation, peut, en s'exagérant, être la cause première d'une nutrition anormale. Il est rare que l'hypertrophie soit précédée d'une inflammation.

La tuméfaction se montre simultanément dans les deux organes ou dans l'un des deux premièrement, et ce n'est que plus tard que l'autre prend aussi part à l'affection. La marche est aiguë ou chronique. Dans le premier cas, le sein se développe très-rapidement; il y a des douleurs souvent assez violentes, et les malades accusent une tension et des tiraillements qui s'irradient vers le bras correspondant ; quelquefois la peau rougit et est douloureuse au toucher. Peu à peu les douleurs cessent, l'accroissement de la mamelle reste stationnaire ou ne fait plus que des progrès très-lents. — Lorsque la marche de la maladie est plus chronique, ces phénomènes inflammatoires manquent presque complétement, le sein n'est le siége d'aucune douleur et s'accroît d'une manière insensible; les malades se plaignent tout au plus, au commencement, d'un chatouillement désagréable; plus tard c'est le poids et le volume de la tumeur qui les gênent. Il y a presque toujours de l'aménorrhée.

Lorsque le mal est très-prononcé, il ne faut point espérer une guérison radicale. Il peut mettre la vie en danger quand le volume énorme des mamelles occasionne des troubles fonctionnels dans des organes importants, quand, par exemple, les malades doivent garder le lit pendant des années; la mort est alors amenée par la phthisie pulmonaire, ou par quelque affection des organes de la circulation ou de la digestion. On considère généralement cette hypertrophie comme un obstacle à la conception; lorsqu'elle existe, il y a fréquemment un avortement ou une fausse couche.

Pour le traitement, le praticien devra avant tout diriger son attention vers les organes du bassin et s'assurer de leur état. Contre la maladie du sein elle-même, nous croyons que l'iode, administré énergiquement, pourrait avoir les effets les plus salutaires. Comme moyens topiques, on essayera l'emploi méthodique du bandage compressif de Seutin et l'application d'onguents à l'iodure de potassium et au mercure. Lorsque la vie est en danger ou que l'excès de volume de la tumeur devient insupportable à la malade, il n'y aurait plus rien à espérer que de l'amputation de l'organe malade.

B. Hypertrophie glandulaire.

Elle n'intéresse jamais que quelques lobes de la glande; ceux-ci forment alors des tumeurs bien circonscrites du volume d'une noix, d'un œuf de pigeon, jusqu'à celui d'une tête d'homme, enchâssées comme des corps étrangers au milieu du tissu de la mamelle. Ces tumeurs ne contractent jamais d'adhérences avec les muscles pectoraux, et avec le mamelon, si ce n'est lorsqu'elles sont très-volumineuses. Les plus petites sont pour la plupart molles, très-friables, les plus grosses denses et élastiques; leur surface de section présente un aspect lardacé, quelquefois granuleux, d'un blanc bleuâtre; elles sont peu vascularisées. Elles sont enveloppées d'une tunique fibreuse adhérant intimement au tissu glandulaire normal. L'hypertrophie reste bornée aux lobules de la glande, elle a alors une texture granuleuse; ou elle porte sur les lobes, de façon que le sein est bosselé et paraît être formé de lobes plus grands qu'à l'état normal; ou bien elle s'étend simultanément au tissu cellulaire et au tissu glandulaire; toute la mamelle forme alors une tumeur homogène ; enfin l'hypertrophie peut se compliquer de la formation de kystes, ce qui est très-souvent le cas.

On rencontre le plus fréquemment l'hypertrophie glandulaire chez des femmes non mariées et stériles ; aucun âge ne paraît y prédisposer particulièrement ; il en est de même des troubles de la menstruation auxquels les anciens médecins donnaient tant d'importance ; l'action de certaines violences extérieures n'est pas sans influence.

Ces tumeurs ne se développent ordinairement que dans l'une des mamelles, très-lentement et sans grands inconvénients pour la malade, aussi ne s'en aperçoit-elle souvent que très-tard. Quelquefois il y a une sensation de tension et de pesanteur qui augmente notablement à l'époque de la menstruation ; il est rare qu'il y ait des douleurs ou des élancements violents et étendus. L'accroissement est très-lent, à l'exception des cas où à l'intérieur de la glande il se forme des kystes, augmentant rapidement de volume. La grande mobilité de la tumeur est caractéristique, elle ne manque jamais, que l'hypertrophie soit superficielle ou profonde ; il n'y a que très-rarement une tuméfaction passagère des glandes axillaires. La santé générale ne souffre pas notablement.

Il n'est pas toujours possible de distinguer avec une pleine certitude cette hypertrophie d'autres tumeurs ; il est surtout souvent difficile de ne pas la confondre avec le cancer. Cependant, si l'individu est encore jeune, si la tumeur ne s'est formée que très-lentement, qu'elle n'est pas ou presque pas douloureuse, que son accroissement est très-lent ou reste même stationnaire pendant des années, qu'elle n'exerce aucune influence fâcheuse sur l'état général de la santé, et qu'enfin les glandes lymphatiques avoisinantes ne participent pas à la tuméfaction, on pourra exclure l'idée de la présence d'une affection cancéreuse. Le diagnostic pourrait offrir les plus grandes difficultés lorsque des kystes, se développant dans la partie hypertrophiée, prennent un accroissement rapide et occasionnent de fortes douleurs.

Quelques médecins disent avoir observé une guérison spontanée, c'est là assurément une exception bien rare ; en revanche, l'extirpation a ordinairement un plein succès, car les récidives sont peu communes ; d'autres moyens n'ont en général aucun résultat ; on a beaucoup préconisé l'emploi externe de l'iode et de ses préparations secondé par l'application du bandage de Seutin. Il faut avoir soin d'éviter toute cause d'irritation pouvant congestionner la partie malade. Lorsqu'on n'est pas certain de la nature de la tumeur, ou que son grand volume devient par trop gênant, on ne doit pas hésiter longtemps à proposer l'extirpation.

C. Hypertrophie du tissu graisseux.

Elle peut être circonscrite et n'intéresser qu'une partie de la mamelle (*lipome*); ou bien c'est un développement excessif de tout le tissu adipeux qui s'étend également sur les deux organes, superficiellement et dans les couches profondes en pénétrant entre les lobes du parenchyme glandulaire. Dans ce dernier cas il n'y a ordinairement pas de douleurs, l'excès de volume seul gêne la malade; tandis que les lipomes occasionnent souvent des douleurs s'irradiant au loin et peuvent aussi quelquefois être accompagnés d'érythèmes et d'érysipèles. Abstraction faite de ces cas, la peau présente dans les deux formes d'hypertrophie graisseuse sa couleur normale. Les lipomes sont tubéreux, médiocrement durs, ne présentent pas de fluctuation et n'adhèrent que très-rarement à la peau. — Les causes sont complétement inconnues, la stérilité et les anomalies de la menstruation ne paraissent pas être sans influence sur leur formation. — Les lipomes seuls peuvent nécessiter un traitement, car on peut les extirper.

Bibliographie. — A. COOPER, Illustrations of the diseases of the breast. Lond., 1829. Trad. par Chassaignac et Richelot. Paris, 1837, p. 525. — FINGERHUST, Hamb. Ztschr. f. ges. Med. III, 2. — NÉLATON, Thèse sur les tumeurs de la mamelle. Paris, 1839. — BÉRARD, Diagn. diff. des tumeurs du sein. Paris, 1842. — BIRKETT, l. c., p. 1845. — HEY, Pract. obs. in surgery. Lond., 1844, p. 500. — PAGET, Lectures on tumours. Lond. med. Gazette, 1851, p. 80. — LEBERT, Traité prat. des mal. cancéreuses. Paris, 1851, p. 367 et Traité d'anatomie pathologique générale et spéciale. Paris, 1857. T. I, p. 104 et 112. — VELPEAU, Rev. méd. chir. Mars 1851, p. 143. — SCANZONI, l. c., p. 60. — VELPEAU, Traité des maladies du sein. Paris, 1854, p. 231. — VEIT, l. c., p. 373. — ROBIN, Anat. de l'hypertrophie du sein. Gaz. des hôp. 1854. Nos 109-115.

§ 5. *Ectasie des vésicules et des conduits galactophores.*

La dilatation des conduits galactophores et des vésicules de la glande mammaire se borne en général à un seul ou à quelques-uns des lobes de cet organe; on la rencontre surtout à la partie qui est en rapport avec le muscle pectoral: l'examen anatomique y fait apercevoir un très-grand nombre de vésicules de la grosseur d'une tête d'épingle à celle d'un pois, d'un blanc jaunâtre, verdâtre ou se rapprochant du noir; elles sont assez souvent portées sur un pédicule qui est lui-même dilaté en forme des vésicules de grandeur variable. Leur paroi est formée extérieurement par une tunique de tissu cellulaire dense, revêtue à l'intérieur d'une couche d'épithélium ; elles renferment une matière, soit muqueuse, soit caséiforme ou semblable à de la crème, consistant en des cellules épithéliales, des gouttelettes graisseuses et des corpuscules de colostrum. Quelquefois les vésicules communiquent entre elles par des conduits très-fins. Les canaux lactifères, dans le voisinage de ces vésicules, sont sinueux et dilatés d'une manière égale ou en forme de chapelets ; leur contenu est le même que celui des vésicules.

Lorsque cette formation de vésicules ne porte que sur les couches les plus profondes de la glande, sur celles qui sont en rapport avec la paroi du thorax, la mamelle ne présente extérieurement aucune modification notable ; on sent tout au plus, lorsque le parenchyme est induré tout autour de la dégénérescence vésiculaire, une dureté comme tubéreuse étendue en surface ou plus ou moins circonscrite. Cette dureté devient plus sensible lorsqu'il y a eu dans les couches superficielles de la glande une exsudation d'un blastème qui s'est transformé en tissu conjonctif ; dans ces cas-là il se forme des tumeurs dures, bosselées, peu mobiles, du volume d'un pois à celui d'un œuf d'oie, appelées vulgairement *tumeurs laiteuses*.

L'ectasie des conduits et des vésicules lactifères est toujours due à l'écoulement incomplet du produit de la sécrétion qui s'y accumule, les dilate et détermine l'irritation des tissus environnants, une congestion sanguine, puis l'exsudation d'un blastème qui peu à peu s'organise, comprime les canaux les plus rapprochés, les rétrécit et ne fait que mettre un obstacle de plus à l'écoulement du liquide qui se trouve derrière la partie comprimée. — Aussi toutes les circonstances qui, pendant et après la lactation, s'opposent au libre écoulement du lait, doivent être considérées comme les causes de cette affection ; telles sont, par exemple, les difformités du mamelon, les exsudations dans le parenchyme glandulaire, les tumeurs qui compriment un ou plusieurs des conduits galactophores, le sevrage brusque du nourrisson, etc.

Cette affection ne provoque pas de symptômes qui la caractérisent nettement. Au commencement les malades se plaignent de douleurs qui augmentent au toucher, le sein est un peu tuméfié, les glandes axillaires sont gonflées et sensibles ; plus tard, après l'écoulement du blastème, il se forme en général assez profondément une tumeur plus ou moins nettement circonscrite, qui, au bout de deux à trois semaines, ne s'accroît plus, et perd sa sensibilité en même temps que les ganglions lymphatiques reprennent leur volume normal ; la tumeur peut persister pendant des années sans incommoder la malade.

Ces ectasies pourraient être confondues avec le squirrhe ou avec les hypertrophies partielles dont nous avons parlé; cependant le cancer est propre à un âge plus avancé ; sa première apparition n'est pas en général douloureuse, la tumeur croît incessamment, elle est plus tard accompagnée d'une tuméfaction permanente des ganglions lymphatiques, elle adhère volontiers à la peau, et ne tarde pas à s'ulcérer. Les tumeurs dues à l'hypertrophie glandulaire se développent pour la plupart sans douleurs, s'accroissent lentement, présentent une surface granuleuse et lobée, conservent pendant toute leur durée une mobilité remarquable et ne sont que très-rarement accompagnées d'une intumescence des glandes axillaires. Tels sont les points qui aideront le diagnostic, sans cependant le rendre toujours possible.

Lorsque la tumeur acquiert un volume considérable, que son développement est accompagné de symptômes inflammatoires violents, elle cause une grande agitation à la malade qui croit à un cancer; elle lui ôte le sommeil, et peut avoir une influence nuisible sur l'état général de la santé; mais tous ces accidents disparaissent d'eux-mêmes dans le cours de la maladie.

Le moyen préventif le plus sûr est de diriger et de surveiller avec soin l'allaitement ; une fois que l'affection existe, on emploiera contre elle les moyens que nous avons énumérés plus haut en parlant de l'hypertrophie partielle : ils auront plus d'effet que l'application de la ciguë, des onguents de mélilot, d'ammoniaque et de mercure, du carbonate de potasse, etc., que plusieurs praticiens disent avoir employés avec succès.

Bibliographie. — CRUVEILHIER, Mém. sur les corps fibr. des mamelles (Bulletin de l'Académie de médecine. Paris, 1844, T. IX, p. 330) et discussion dans l'Académie par Blandin, Velpeau, Bérard, Gerdy, Roux, Amussat, Lisfranc. (Même volume, p. 349 à 562.) — NÉLATON, Les kystes de la mamelle. (Gaz. des hôp. 1851. N° 79.) — BIRKETT, l. c., p. 68. — ALBERS, l. c. N° 12. — MECKEL, l. c. — VELPEAU, Mém. sur les tumeurs adénoïdes de la mamelle. (Rev. méd. chir. Mars 1851.) — FŒRSTER, Handb. d. spec. path. Anat. Leipzig, 1854, p. 343. — SCANZONI, l. c., p. 85.

§ 6. *Galactocèle.*

On comprend sous cette dénomination deux formes de tumeurs mammaires dues à l'accumulation d'une trop grande quantité de lait.

Dans la première forme la collection laiteuse se trouve dans une sorte de kyste formé par la dilatation d'un conduit ou d'un sinus lactifère oblitéré ; cette poche est parfaitement close ou en communication avec quelques conduits lactifères dilatés également. Au commencement le contenu est du lait ordinaire ; dans les tumeurs anciennes on y rencontre, outre les globules de lait et de colostrum, une quantité variable de cellules épithéliales. Le tissu glandulaire environnant est induré ou atrophié.

La seconde forme est due à la rupture d'un ou de plusieurs canaux ; de là, effusion du lait dans le tissu cellulaire et accumulation de ce liquide dans des cavités plus ou moins grandes ; peu à peu il s'épaissit et détermine ordinairement une inflammation suppurative du tissu glandulaire environnant.

Les tumeurs de la première catégorie se développent en général sans douleur pendant ou peu après la lactation ; elles peuvent atteindre le volume du poing d'un homme, présentent une fluctuation distincte et pourraient facilement être confondues avec un abcès de la glande, si ordinairement il ne manquait tous les symptômes d'une inflammation. Pour assurer le diagnostic, le mieux est de pratiquer une ponction explorative à l'aide d'un trocart très-fin ; il s'écoule par la canule un liquide dans lequel un examen exact reconnaît tous les caractères du lait.

Les tumeurs de la seconde espèce se développent ordinairement après l'interruption brusque de l'allaitement. Conjointement à des douleurs intenses et quelquefois même à une fièvre violente, il se forme en très-peu de temps dans un endroit quelconque de la mamelle une tumeur circonscrite, irrégulière, bosselée, la peau très-tendue qui la recouvre est d'un rouge foncé ; au bout de quelques jours elle présente un ou plusieurs points de fluctuation qui, lorsqu'on les ouvre, laissent couler une quantité souvent considérable d'un liquide qui n'est autre que du lait. En explorant la cavité à l'aide de la sonde on peut quelquefois constater des communications avec d'autres cavités voisines. Plus tard il ne reste ordinairement plus qu'à combattre les suites de la suppuration du tissu glandulaire ; cependant il arrive quelquefois que pendant longtemps il se forme toujours de nouvelles accumulations de lait, de façon qu'il s'écoule, des ouvertures naturelles ou artificielles, tour à tour du lait et du pus.

Ces deux formes de galactocèle reconnaissent pour cause immédiate un obstacle apporté dans l'écoulement du lait qui s'accumule en grande quantité dans les conduits et les sinus lactifères; cette affection est surtout à craindre lorsque l'écoulement du lait est subitement interrompu à une époque où sa sécrétion est encore dans toute sa force.

Le pronostic est défavorable, surtout pour la seconde forme, parce qu'elle se complique volontiers d'une inflammation et d'une suppuration du tissu glandulaire qui ont une marche très-lente et épuisent plus ou moins les forces de la malade.

Le traitement consiste à ouvrir le plus tôt possible, au moyen d'une large incision, la cavité qui renferme le lait, à appliquer un bandage compressif convenable et à pratiquer, plusieurs fois par jour, des injections d'abord avec de l'eau tiède, plus tard avec des solutions de nitrate d'argent, d'alun ou de teinture d'iode. Quand il n'existe plus de phénomènes inflammatoires, on peut activer l'occlusion du sac, en y plaçant des mèches ou des boulettes de charpie enduites d'un onguent irritant.

Bibliographie. — A. Cooper, Œuvres chirurgicales : maladies du sein, traduites par Chassaignac et Richelot, 1837, p. 508. — Bérard, l. c., p. 49. — Forget, Rem. prat. sur la galactocèle. Bull. de thér. Novbr. 1844 et Janv. 1845. — Fœrster, l. c., p. 346. — Scanzoni, l. c., p. 96. — Velpeau, Traité des mal. du sein, p. 207. — Veit, l. c., p. 385.

§ 7. *Fistules laiteuses.*

On désigne sous ce nom des conduits anormaux au moyen desquels les canaux ou les sinus lactifères sont en communication avec la surface externe de la peau, et par lesquels les produits de la sécrétion de la glande suintent au dehors en plus ou moins grande quantité.

Le développement d'une fistule est toujours dû à une lésion d'un conduit ou d'un sinus rempli de lait; cette lésion peut être traumatique ou amenée par la suppuration et la mortification du tissu adjacent. Il faut bien distinguer les fistules laiteuses des fistules des mamelles, lesquelles sont dues à ce qu'un abcès, formé à la suite d'une inflammation du sein, s'ouvre au dehors au moyen d'un trajet fistuleux qui ne conduit pas du lait, mais du pus ou des matières sanieuses.

Les fistules laiteuses se guérissent, au bout d'un temps assez long, spontanément ou à la suite d'un traitement convenable; elles permettent un meilleur pronostic que les fistules lacrymales, salivaires ou urinaires, parce que la cause qui entretient la fistule, c'est-à-dire la continuation de la sécrétion des glandes mammaires, disparaît au bout d'un certain temps.

Aussi la première condition de la guérison est-elle de tarir, aussitôt que possible, la sécrétion du lait; le sevrage suffit, dans certains cas, à lui seul pour faire disparaître la fistule. On seconde les efforts de la nature, en cautérisant le trajet fistuleux, ou au moins son ouverture extérieure, au moyen du nitrate en substance ou pulvérisé, et par des injections de liquides astringents. Lorsque l'ouverture extérieure est trop petite pour pratiquer ces manœuvres, on l'agrandit à l'aide du bistouri ou d'un morceau d'éponge préparée.

§ 8. *Anomalies de la sécrétion.*

A. Augmentation de la sécrétion. — Galactorrhée.

La quantité du produit de la sécrétion de la glande mammaire étant très-variable sans que ni la nourrice ni l'enfant en souffrent, nous ne parlerons, dans ce qui va suivre, que des cas dans lesquels l'excès de sécrétion occasionne un suintement continuel d'un lait d'abord normal, puis plus clair, séreux, pauvre en caséine et, par conséquent, peu nourrissant. La quantité du lait excrété est quelquefois énorme; elle peut être de plusieurs litres en vingt-quatre heures. Cette anomalie se rencontre ordinairement dans les deux mamelles, sans qu'on puisse toujours en découvrir la cause d'une manière précise. Il n'est pas rare que l'hypersécrétion soit due à une irritation excessive des nerfs mammaires occasionnée par un allaitement trop prolongé ou trop fréquent; il est aussi assez vraisemblable qu'il existe une certaine relation entre la galactorrhée et les hyperémies menstruelles, les irritations du système génital, les excès vénériens, la masturbation, etc.

Le commencement de la maladie est quelquefois accompagné de phénomènes fébriles et d'une turgescence considérable des seins occasionnée par la congestion sanguine dont ils sont le siége; dans d'autres cas, ce n'est qu'insensiblement que la sécrétion normale augmente jusqu'à la galactorrhée. Quand cette affection dure longtemps, la malade perd peu à peu ses forces; elle souffre de troubles digestifs, présente les phénomènes de l'anémie et de l'hystérie. Lorsqu'elle ne se remet pas, elle finit par tomber dans le marasme (*tabes nutricum*), ou bien elle meurt d'une phthisie pulmonaire qui s'est développée lentement, ou enfin d'une hydropisie générale. On a aussi observé, à la suite d'une galactorrhée longue et abondante, des altérations mentales et des anomalies dans les fonctions des organes des sens.

La première indication consiste à sevrer le nourrisson aussitôt que possible, puis on ordonne un régime et un traitement fortifiant, tout en s'assurant s'il n'existe pas quelque affection ou quelque trouble fonctionnel dans les organes du bassin. Comme moyens locaux, on pourra employer des injections de teinture d'iode diluée, d'une solution de nitrate d'argent ou de potasse caustique, poussées dans les conduits galactophores, à l'aide de la seringue d'Anel; on a aussi beaucoup préconisé la compression des seins par le bandage de Scutin. Nous citerons encore comme médicaments empiriques, recommandés contre la galactorrhée, l'emploi interne et externe de l'iode et de ses composés, du camphre et de la ciguë.

Bibliographie. — Jacobson, dans Kausch, Mem. d. Heilk. Septb. 1829, p. 109. — Hauck, Casper's Woch. 1836. N° 27. — Naumann, Med. Klinik. Bd. VIII, p. 645. — Nicolai, Path. Bd. II, p. 3. — Meissner, Frauenzimmerkrankheiten. Bd. II, p. 426. — Kiwisch, Krankh. d. Wœchnerinnen. Bd. II, p. 160. — Birkett, l. c., p. 193. — Scanzoni, l. c., p. 108. — Veit, l. c., p. 386.

B. Diminution ou absence complète de sécrétion. — Agalactie.

Lorsque la quantité de lait fourni par les mamelles ne suffit pas aux besoins du nourrisson, ou qu'elle est complétement nulle, il y a *agalactie*.

L'âge trop tendre ou déjà trop avancé de la nourrice, un développement masculin, des maladies constitutionnelles débilitantes, le développement rudimentaire, des affections aiguës et chroniques des mamelles, etc., doivent être considérées comme les causes de cette anomalie.

L'agalactie est plus nuisible à l'enfant qu'à la nourrice; il y aura peu de chance de la faire disparaître lorsqu'elle est due à des altérations de la texture ou à des vices de conformation du sein; il y en a plus lorsqu'il est possible de combattre à temps la maladie constitutionnelle, d'arrêter les sécrétions trop abondantes d'autres organes, etc. Il faut donc toujours diriger le traitement, en premier lieu, contre la cause du mal. Puis on peut chercher, en continuant à donner le sein au nourrisson ou en appliquant des appareils à succion artificiels, à irriter les filets nerveux de la glande et à y amener par là un flux de sang plus considérable. On secondera ces efforts en faisant prendre à la nourrice des boissons tièdes mucilagineuses, riches en protéines, et des aliments nourrissants, mais faciles à digérer, et en lui recommandant de se tenir la poitrine au chaud.

C. Pauvreté et richesse du lait en éléments nutritifs.

La quantité plus ou moins grande de caséine que contient le lait dépend, en premier lieu, de l'individualité de la nourrice, puis essentiellement aussi de la nature de ses aliments; une alimentation riche en matières azotées influe surtout beaucoup sur la quantité des globules, et, par conséquent, aussi sur la quantité de caséine que contient le lait.

Un lait peu riche en caséine est trop aqueux et insuffisant pour la nourriture de l'enfant; pris en grande quantité, il peut occasionner des troubles digestifs qui, du reste, peuvent aussi être amenés par un excès de caséine, surtout chez des enfants délicats et peu robustes. La régularisation de la diète est sûrement le meilleur moyen de combattre cette proportion anormale des principes constituants du lait.

Bibliographie. — Donné, Cours de microscopie : Anatomie microscopique et physiologie des fluides de l'économie. Paris, 1844, p. 442. — Vernois et Becquerel, Recherches sur le lait (Annales d'hygiène publique. Paris, 1853, t. L, p. 43 et suiv.)

D. Surabondance de globules de colostrum.

Le lait qui contient une trop grande quantité de globules de colostrum est reconnaissable à sa couleur jaunâtre et à sa viscosité. L'examen microscopique lèvera tous les doutes. On rencontre quelquefois cette anomalie chez des nourrices qui ont la fièvre, qui souffrent de troubles digestifs, d'affections inflammatoires des mamelles; on l'observe aussi pendant la menstruation; elle n'est, en général, que passagère.

Bibliographie. — Donné, loc. cit., p. 99 et 430.

E. Pus dans le lait.

Lorsque après la formation de foyers purulents dans la mamelle la suppuration attaque quelque conduit galactophore, le lait qui sort par les ouvertures du mamelon présente quelquefois, sous le microscope, une grande quantité de globules du pus; il serait alors très-nuisible à la santé du nourrisson, aussi faudra-t-il défendre l'allaitement par le sein malade.

Bibliographie. — Donné, Cours de microscopie, p. 431. — Scanzoni, l. c., p. 121.

F. Influence fâcheuse des émotions morales sur la qualité du lait.

Cette influence a été mise hors de doute par de nombreuses observations; les altérations que subit le lait produisent chez l'enfant des troubles digestifs et des accidents nerveux. Aussi, quoiqu'on ne sache point encore de quelle manière les influences morales modifient la qualité du lait, il est prudent de conseiller à la nourrice qui a eu une pareille émotion de ne point donner tout de suite après le sein à l'enfant et de faire écouler artificiellement le lait contenu dans la mamelle.

G. Retour des règles chez des mères nourrices.

On a observé que le lait de femmes qui ont leurs règles tend souvent à repasser à l'état de colostrum; on dit aussi que la quantité du beurre est, en général, diminuée; de là les troubles digestifs dont le nourrisson est souvent affecté à cette époque. Le coït et une nouvelle conception ont ordinairement des suites analogues; aussi faudra-t-il toujours, en pareil cas, soupçonner des modifications dans la qualité du lait, et ne pas trop tarder à sevrer l'enfant.

Bibliographie. — Donné, l. c., p. 440. — Langheinrich, Scanzoni's Beitræge zur Geburtskunde. Vol. I, p. 232. — Vernois et Becquerel, loc. cit., t. XLIX, p. 501.

H. Influence des médicaments sur la qualité du lait.

L'action des médicaments sur le lait est encore trop peu connue pour que les observations recueillies jusqu'à présent puissent permettre des conclusions définitives. Cependant il en résulte que l'emploi de médicaments violents, chez les nourrices, ne doit avoir lieu qu'avec la plus grande prudence dans l'intérêt du nourrisson.

§ 9. *Inflammations du sein.*

A. Inflammation du tissu cellulaire sous-cutané.

Cette forme d'inflammation de la mamelle présente, au point de vue anatomique, les caractères généraux propres aux inflammations phlegmoneuses. Elle existe rarement à elle seule pendant toute sa durée, mais ordinairement elle est accompagnée d'une affection analogue du parenchyme glandulaire. L'inflammation peut ne porter que sur le tissu cellulaire situé au-dessous de l'aréole (phlegmon sous-aréolaire); dans ces cas-là, elle ne tarde pas à se circonscrire, ou bien elle s'étend sur une plus grande partie de la mamelle.

Le phlegmon sous-aréolaire ne se rencontre que pendant la grossesse et la lactation; il accompagne les excoriations, les gerçures, les ulcérations du mamelon, tandis qu'on observe le phlegmon diffus, sans connexion aucune avec les fonctions génératrices, à la suite de violences extérieures, de l'action du froid, etc.; il est plus rare qu'il soit l'expression d'une maladie constitutionnelle, telle que la pyémie, les scrofules, etc. Enfin on le rencontre aussi conjointement à certains néoplasmes qui se développent dans la mamelle. Nous avons déjà dit qu'il se lie ordinairement aux inflammations glandulaires qui se terminent par suppuration.

Le phlegmon sous-aréolaire se caractérise par la couleur rouge foncé, puis livide, par la forte tuméfaction et la sensibilité de l'aréole; au bout de trois à quatre jours, la tumeur devient acuminée en un point, la fluctuation se fait sentir, et l'abcès, s'il n'est pas ouvert artificiellement, perce au bout de six à huit jours; en général il ne tarde pas à se refermer complétement. Dans les autres parties du sein, l'inflammation s'étend plus en surface et présente tous les caractères du phlegmon ordinaire; elle est accompagnée d'une fièvre plus violente et forme des foyers purulents plus étendus; du reste, lorsque la glande elle-même n'y prend pas part, elle se termine ordinairement par la guérison au bout de la seconde ou de la troisième semaine.

La première chose à faire est de frayer aussitôt que possible une issue au pus accumulé; dans ce but, on couvre à temps la partie malade de cataplasmes. Les inflammations sous-aréolaires forcent bientôt la nourrice à renoncer à l'allaitement qui occasionne de violentes douleurs; tandis que dans les phlegmons du reste de la mamelle cela n'est pas toujours nécessaire.

B. Inflammations du tissu cellulaire situé entre la glande et le thorax.

Le phlegmon sous-mammaire peut être primitif ou accompagner les inflammations glandulaires et superficielles. On l'a aussi observé à la suite de la carie des côtes, d'un empyème ou d'un abcès du poumon qui avait perforé la paroi du thorax; enfin, il peut aussi appartenir à la classe des abcès par congestion.

L'affection commence généralement par de légers frissons souvent répétés, par une sensation de pesanteur et de tension dans la mamelle qui n'est ni rouge ni très-sensible au toucher. Plus tard les douleurs augmentent, et, lorsqu'il s'est formé sous la glande un abcès considérable, il semble, en la pressant contre le thorax, qu'elle repose sur une vessie pleine de liquide. A cette époque, il se forme quelquefois tout autour du sein une tuméfaction œdémateuse, accompagnée de rougeur de la peau. Ces abcès atteignent souvent une étendue considérable, ils s'ouvrent ordinairement en un point de la circonférence de la mamelle; il est plus rare que le pus se perce une voie à travers le parenchyme glandulaire en formant plusieurs trajets fistuleux, ou qu'il fuse vers des points plus éloignés, avec ou sans carie des côtes. L'affection peut avoir une terminaison funeste lorsqu'elle se complique d'une pleurésie, de la perforation des muscles intercostaux et de la plèvre avec effusion du pus entre les deux feuillets de cette membrane, ou dans le médiastin antérieur, ou enfin lorsque la pyémie vient s'y joindre.

Le diagnostic étant très-obscur au commencement de la maladie, le traitement à cette période ne pourra pas différer de celui de l'inflammation glandulaire dont nous parlerons plus tard. Une fois que l'abcès s'est formé, il faut en pratiquer la ponction le plus tôt possible, le mieux est d'inciser sur le point le plus déclive, en bas et en dehors, toutes les fois qu'une fluctuation bien tranchée ne désigne pas un autre point comme plus convenable pour l'incision. Pour prévenir de nouvelles collections purulentes on maintiendra la plaie longtemps ouverte; pour cela, le mieux est d'y placer un petit tube de caoutchouc. L'occlusion de la cavité de l'abcès sera secondée par l'application d'un bandage compressif.

C. Inflammation glandulaire.

Anatomie pathologique. Le tissu mammaire enflammé paraît dur et dense au toucher, il a perdu son élasticité, il est très-friable, sur la surface de section il est d'un rouge foncé; lorsque la maladie s'est déclarée pendant la grossesse ou pendant l'état puerpéral, les conduits lactifères sont dilatés à certains endroits et gorgés de lait, tandis qu'à d'autres ils sont comprimés par le tissu cellulaire infiltré; leur surface interne présente en général une rougeur catarrhale. Le blastème exsudé peut, pendant le cours de la maladie, s'organiser ou se tranformer en pus ou en sanie, et former ainsi les abcès dits parenchymateux qui atteignent quelquefois le volume du poing d'un homme et communiquent souvent avec des canaux lactifères à demi détruits; dans ces cas-là, l'examen microscopique du contenu montre, outre les éléments du pus et du sang, des globules de lait et de colostrum. Lorsque la suppuration est très-étendue, elle entraîne l'atrophie de la glande, la phthisie mammaire.

CAUSES. La mastite ne s'observe ordinairement qu'à l'époque de l'activité fonctionnelle de la glande mammaire. Lorsqu'on la rencontre en dehors de l'état puerpéral, elle coïncide alors avec certaines périodes de développement de cet organe, comme, par exemple, chez les nouveaux-nés, à l'époque de la puberté, de la menstruation, etc., ou bien elle est la suite d'une violence extérieure, d'un phlegmon sous-cutané, ou enfin d'un abcès sous-mammaire. Pendant la grossesse et la lactation on a accusé, comme causes de cette affection, les écarts de régime, les refroidissements, de violentes émotions, les scrofules, l'arthrite, etc.; mais la cause la plus importante, la plus fréquente, est l'accumulation du lait dans les canaux lactifères, produite par un écoulement incomplet de ce liquide qui irrite les parois des conduits et le tissu cellulaire qui les enveloppe, y occasionne un flux de sang, une hyperémie et enfin l'exsudation dont nous avons parlé. C'est pourquoi la mastite se déclare fréquemment chez les mères qui ne nourrissent pas elles-mêmes leurs enfants, qui les sèvrent trop brusquement, ou chez lesquelles le développement défectueux, des excoriations et des ulcérations des mamelons, amènent des troubles dans la lactation. La maladie se déclare le plus souvent pendant les premiers jours qui suivent l'accouchement; plus rarement à l'époque du sevrage ou pendant la grossesse.

SYMPTÔMES. La mastite débute ordinairement par les symptômes d'une tuméfaction congestive d'un ou de plusieurs des lobes de la glande. La partie correspondante de la peau est boursouflée, très-tendue, d'un rouge vif, très-chaude et excessivement douloureuse; les lobes infiltrés sont irréguliers, bosselés et très-durs; les glandes axillaires sont quelquefois sensiblement engorgées. A mesure que la peau, d'abord d'un rouge vif, devient plus livide, la fièvre, qui peut être très-violente, augmente ainsi que la douleur; le quatrième ou le cinquième jour on perçoit déjà la fluctuation, et le septième ou le huitième l'abcès se perce, si on ne l'a pas déjà ouvert auparavant. L'ouverture qui s'est formée spontanément étant très-petite, l'écoulement du pus est bientôt gêné, ce liquide exerce alors une action irritante sur les tissus environnants et l'inflammation peut quelquefois s'étendre d'un lobe à l'autre, jusqu'à ce qu'enfin presque tout le tissu glandulaire soit en suppuration; il se forme ordinairement alors de nombreux trajets fistuleux qui finissent par perforer la peau. Après l'occlusion de l'extrémité extérieure des fistules qui souvent se fait longtemps attendre, il reste une induration due à l'infiltration des tissus avoisinants; elle persiste quelquefois pendant des mois et des années, et peut même ne jamais disparaître complétement.

Il est plus rare que la marche de la mastite puerpérale soit moins rapide, sans fièvre et sans douleur; elle se termine, dans ces cas-là, ordinairement par une mortification étendue du parenchyme glandulaire, et peut amener la mort par suite de la pyémie. L'inflammation de la mamelle, hors de l'état puerpéral, se borne en général à quelques-uns ou à un seul des lobes de la glande; aussi a-t-elle une marche plus rapide.

Pronostic. La mastite puerpérale constitue une maladie très-douloureuse, très-opiniâtre, mais qui ne met pas ordinairement la vie en danger; les cas les moins favorables sont ceux qui atteignent des femmes délicates, débilitées, aux mamelles relâchées et pendantes, lorsque plusieurs lobes, séparés les uns des autres, sont attaqués en même temps, et que plusieurs conduits galactophores de gros calibre débouchent dans la cavité de l'abcès.

Traitement. Dans la période de la tuméfaction congestive, le traitement consiste à évacuer avec ménagement le lait retenu dans la glande, puis à appliquer le bandage compressif de Seutin et à administrer un sel purgatif. Si malgré cela il se forme un abcès, on donnera à temps issue au pus au moyen d'une incision de deux à trois centimètres de longueur. Si après cette opération le sein se tuméfiait de nouveau et si l'inflammation s'étendait à d'autres lobes de la glande, il faudrait encore une fois avoir recours à la compression, seulement on aurait soin, à l'endroit qui recouvre l'incision de la peau, de pratiquer une ouverture à la bande pour permettre le libre écoulement du pus, puis on préviendra l'occlusion prématurée de la plaie en y plaçant une petite compresse huilée. On appliquera continuellement sur le bandage des cataplasmes émollients, et on le renouvellera au moins tous les deux jours pour bien examiner l'état du sein; s'il s'est formé des ouvertures spontanées trop petites, on les élargit à temps à l'aide du bistouri; on continue les cataplasmes jusqu'à ce que la douleur et la rougeur inflammatoire aient complétement disparu. L'induration qui reste après la guérison, cède facilement à l'application d'un onguent iodé et à l'emploi continu d'une chaleur modérée que l'on peut obtenir en couvrant le sein d'un emplâtre résolutif. Lorsque tout symptôme d'inflammation a disparu et que l'abcès est très-lent à se fermer, on peut avoir recours à des injections d'une solution diluée de teinture d'iode ou de nitrate d'argent. La possibilité d'une communication de l'abcès avec un ou plusieurs canaux lactifères contre-indique l'allaitement du côté malade.

Bibliographie. — Voir les chap. corresp. des traités et manuels de gynécologie; puis : A. COOPER, l. c., p. 505. — KYLL, Bemerk. über die Krankh. d. Brüste wæhrend des Wochenbettes, etc. Neue Ztschr. f. Gebtsk. Bd. VII, p. 1. — KAISER, Die Entzündung d. Frauenbrust. Casp. Wochenschrift, 1846. N° 4. — KIWISCH, Behandl. d. Drüsenentzünd. d. weibl. Brust. Prager Viertelj. 1844. I, 4. — VELPEAU, Leçons orales de clin. chir. Paris. 1841. T. II, p. 100-172. — VELPEAU, Des abcès du sein. Rev. méd. chir. Mars 1853. — SPENGLER, Behandl. der Mastitis mit Collodium. Deutsche Klinik, 1852. N° 7. — KIWISCH, Beitr. zur Geburtsk. Würzburg, 1848. Bd. II, p. 116. — SCANZONI, l. c., p. 124. — VEIT, l. c., p. 381. — FŒRSTER, l. c., p. 550. — VELPEAU, Traité des mal. du sein, p. 28.

§ 10. *Ulcérations des mamelles.*

Nous faisons ici abstraction des ulcères qui se forment sur le sein, à la suite de la dégénérescence de certains néoplasmes (cancer, sarcome, kystes, etc.), ou de la localisation d'une affection constitutionnelle, telle que les scrofules, la syphilis, etc. Nous ne considérerons que les ulcérations idiopathiques propres aux mamelles de la femme et dues à leurs rapports particuliers, anatomiques et physiologiques.

A. Ulcérations du mamelon.

Le siége le plus fréquent des ulcérations du mamelon est dans les petits enfoncements situés sur sa pointe et dans le sillon qui entoure sa base. On en distingue plusieurs formes. L'*érosion* simple est amenée par la chute superficielle de l'épiderme qui recouvre le mamelon; l'excoriation n'a lieu qu'en un point, de la grandeur d'un grain de millet à celle d'une lentille, ou, ce qui est plus rare, le mamelon perd son épiderme sur toute l'étendue de sa surface. Les parties malades sont d'un rouge vif, donnent quelquefois, au toucher, la sensation du velours, le tissu environnant est humide et ramolli; quand on néglige les soins de propreté, sa surface ulcérée se couvre de croûtes minces, d'un rouge jaunâtre, et, lorsqu'on les enlève, il en résulte une petite hémorrhagie. Dans des circonstances défavorables, la perte de substance s'étend toujours plus profondément, l'exsudation, qui s'est déposée dans le derme enflammé et dépouillé de son épiderme, se ramollit, mortifie le tissu et peut occasionner la formation d'ulcères linéaires, de quatre à huit millimètres de largeur, désignés ordinairement sous le nom de *fissures* ou *gerçures*, ou il se développe des ulcérations *fistuleuses* qui pénètrent du sommet du mamelon vers sa base, à une profondeur de huit à seize millimètres, se couvrent superficiellement d'une croûte épaisse, qui, lorsqu'on l'enlève, laisse voir un bourbillon de pus assez épais. Il n'arrive que très-rarement qu'une partie ou toute la surface d'un ulcère du mamelon se couvre de *végétations fongueuses*, d'un rouge livide et de la forme d'une crête de coq, saignant facilement et pouvant, par leur analogie avec les condylomes, faire croire à une affection syphilitique.

Toutes ces formes d'ulcérations se rencontrent, le plus fréquemment, pendant la période de lactation et ont leur cause première dans la tuméfaction et le ramollissement de tout le mamelon, qui a déjà lieu pendant la grossesse et qui rend plus facile la chute de l'épiderme. A cette cause vient encore se joindre le contact continuel du mamelon avec le lait qui suinte par ses ouvertures et avec la salive du nourrisson; la papille mammaire est souvent pincée et retenue par les mâchoires de l'enfant, tout autant de circonstances qui expliquent suffisamment la fréquence de l'affection qui nous occupe; de plus, on n'oubliera pas que l'action de l'air froid sur le mamelon humide laissé à découvert peut aussi amener la gerçure de l'épiderme; lorsque celle-ci existe déjà, elle ne fait qu'empirer par les fréquentes succions du nourrisson, par la négligence des soins de propreté et par une foule d'autres fautes d'hygiène. C'est chez les primipares que l'on observe le plus souvent ces ulcérations, lorsque le mamelon est peu développé, peu saillant; cependant il n'est pas non plus rare de les rencontrer dans des grossesses subséquentes.

Cette affection, si peu importante en apparence, rend cependant l'allaitement excessivement douloureux, quelquefois même il devient impossible à la mère de remplir ce devoir; elle se voit forcée de sevrer son enfant, ce qui souvent doit avoir lieu brusquement et à une époque où la sécrétion de la glande a atteint sa plus grande activité. Le lait s'accumule en abondance dans les canaux lactifères, s'épaissit et occasionne ainsi toutes sortes d'altérations dans la glande (mastite, ectasie des conduits, galactocèle, etc.).

En traitant le mal dès son début, on réussit quelquefois à en empêcher le développement ultérieur; cependant, à cette époque déjà, tous les moyens échouent souvent, et il faut se résoudre à éloigner le nourrisson pour éviter de plus grands dangers.

Nous recommandons, avant tout, les lotions d'eau froide, d'eau-de-vie étendue d'eau, d'une faible solution de tanin ou de nitrate d'argent. Lorsqu'elles ne suffisent pas pour amener la guérison, on frotte les surfaces ulcérées avec de la teinture de myrte, ou on les cautérise une fois par jour avec un crayon de nitrate bien taillé en pointe. Dans les intervalles, on applique des compresses trempées dans de l'eau froide ou dans une solution de nitrate d'argent. Pendant le traitement, on donnera moins souvent le sein à l'enfant, et l'on couvrira le mamelon d'un bout de sein élastique ou de l'extrémité creusée d'une tétine de vache, pour le préserver des lésions de la part de l'enfant. Si le lait s'accumule par trop dans la glande, on aura recours à un appareil à succion agissant avec ménagement, comme, par exemple, une bouteille de caoutchouc.

B. Ulcérations de l'aréole.

Les ulcérations de l'aréole se développent par extension des ulcérations du mamelon, ou elles existent primitivement sur l'aréole, ordinairement à la suite de quelque exanthème.

Ainsi il n'est pas rare que l'aréole devienne le siége d'un *eczéma* aigu ou chronique; elle est alors couverte en partie d'éruptions vésiculaires récentes, en partie de croûtes brunâtres plus ou moins épaisses, qui, lorsqu'on les enlève, laissent à nu un nombre souvent considérable de petits ulcères, de la grandeur d'un grain de blé à celle d'un pois. Jusqu'à présent, nous n'avons observé cette affection que chez des femmes grosses et des nourrices, quelquefois à un tel degré que l'enfant refusait de teter au mamelon humide, fétide et couvert de croûtes rugueuses. On recommande, en général, des lotions et des fomentations avec de l'eau de Goulard ou avec une solution de nitrate d'argent, et des frictions avec un onguent de précipité blanc. Nous employons à présent, avec le meilleur succès, une solution de potasse caustique appliquée au pinceau sur les parties malades; on fait dissoudre deux grammes de ce caustique dans deux cents grammes d'eau; on applique deux fois par jour un peu de ce liquide au moyen d'un pinceau de charpie, puis on le laisse sécher et on lave avec une éponge trempée dans de l'eau froide. Dans les intervalles, l'aréole doit être lavée plusieurs fois à l'eau froide, puis recouverte d'une petite compresse humide.

Les *éruptions herpétiques* sont plus rares sur l'aréole; elles ne restent pas ordinairement bornées à cette partie, mais elles s'étendent aussi au mamelon et au reste de la mamelle; elles occasionnent une douleur brûlante, un chatouillement incessant et très-pénible qui force souvent les malades à se gratter et à se frotter; alors il se forme, à côté des éruptions récentes, de nombreux petits ulcères recouverts de croûtes minces. D'après nos observations, nous recommandons beaucoup, outre les lotions froides répétées plusieurs fois par jour, l'application au pinceau d'une faible solution de nitrate d'argent.

§ 11. *Néoplasmes des mamelles.*

A. Sarcome et cystosarcome.

Anatomie pathologique. Les sarcomes sont des tumeurs circonscrites, enchâssées en général assez profondément dans le parenchyme de la glande, de la grosseur d'un pois à celle d'un œuf de poule et au delà; leur surface est ordinairement inégale, granuleuse; ils peuvent même être lobés; sur la surface de section, ils ont une couleur jaune ou d'un rouge blanc; leur consistance est assez molle et à la pression ils laissent suinter un liquide séreux, mucilagineux ou liquide et transparent. A l'examen microscopique, on reconnaît, comme Meckel le décrit très-bien, que les petites granulations que présente partout la surface de section sont formées par des papilles simples ou ramifiées, pendant librement dans une cavité close; elles remplissent presque complétement cette cavité, et, dans les interstices, il n'existe qu'une petite quantité d'un sérum muqueux. Ces papilles se composent d'abord, à leur surface extérieure, d'une couche simple d'épithélium lisse, puis d'une tunique propre très-mince située immédiatement au-dessous de l'épithélium, d'une couche d'un tissu cellulaire nouvellement formé et gélatineux, et d'une membrane interne qui contient presque toujours un réseau de nombreux vaisseaux sanguins et est constituée par un tissu fibro-cellulaire très-dense dans lequel se trouvent souvent semés des globules graisseux très-fins. On n'a point encore reconnu si, comme le croit Meckel, ces papilles se forment par l'inversion des follicules glandulaires dans la cavité d'un conduit lactifère, ou bien si, d'après l'opinion de Birkett, ces végétations se développent dans un kyste en dehors du tissu glandulaire. Dans nos leçons cliniques[1] sur les maladies des mamelles, nous avons tâché de prouver (page 159) que l'on n'est point autorisé à admettre que la paroi interne des conduits galactophores, ou d'un autre côté, celle d'un kyste situé dans le tissu interstitiel, puissent seules consti-

[1] Troisième volume des Klin-Vortraege de Kiwisch, publié par M. Scanzoni.

tuer la base sur laquelle pullulent les tumeurs sarcomateuses des mamelles; nous avons aussi tâché de prouver que ces excroissances papilliformes ne doivent point du tout être toujours prises pour un excès de développement du parenchyme glandulaire pullulant dans les cavités qui se sont formées, mais qu'il s'agit ici simplement de la formation de papilles.

On sait que les sarcomes renferment fréquemment des kystes de grandeur variable, de là le nom de *cystosarcome* que l'on a donné à cette variété. Lorsque la tumeur présente la structure générale du sarcome, telle que nous venons de la décrire, et qu'elle renferme à l'intérieur un ou plusieurs kystes, dont la paroi interne est complétement lisse ou parsemée seulement de quelques excroissances papilliformes isolées, on a le *cystosarcome simple*. Lorsque les kystes en renferment d'autres de formation plus récente et plus petits adhérant immédiatement ou par un pédicule à la paroi du kyste primitif, la tumeur est appelée *cystosarcome prolifère*. Enfin le *cystosarcome phylloïde* (*cystosarcoma phylloides*) constitue une tumeur bosselée et inégale, formée d'une masse fibreuse et compacte autour de laquelle se trouve un kyste gros ou plusieurs petites tumeurs dans lesquels pullulent des bourgeons sarcomateux, rouges, vascularisés, plats ou tubéreux, en forme de crête de coq, pédiculés ou à base large, renflés à leur extrémité libre, quelquefois aussi se développant en forme de choufleur ou frangés, et semblables à des villosités. D'après les recherches faites jusqu'à présent, les sarcomes et les cystosarcomes de la mamelle ne seraient que divers degrés de développement du même néoplasme. Que le sarcome se soit formé primitivement dans un conduit galactophore ou dans l'intérieur d'un kyste situé dans le tissu conjonctif interstitiel, il est toujours susceptible de toutes les métamorphoses propres à ces tumeurs, il pourra donc, suivant les circonstances, se transformer en un cystosarcome simple, prolifère, ou phylloïde.

Causes. On rencontre le plus fréquemment les tumeurs dont nous parlons chez les femmes qui ont passé quarante ans, à une époque où les organes sexuels, en général, perdent leur activité physiologique et ont plus de tendance à produire des pseudoplasmes; on dit que les femmes stériles y sont plus exposées et que les troubles de la menstruation y prédisposent. On conçoit que des violences extérieures doivent jouer un certain rôle dans l'étiologie de ces tumeurs, car l'on sait que ces lésions déterminent souvent des extravasations sanguines dans le parenchyme de la mamelle; de là une des causes de la formation des kystes. Enfin on a observé que, lorsque les premiers germes d'un sarcome existent déjà, la congestion due à la menstruation, à la grossesse et à l'allaitement, favorise la croissance rapide de ces tumeurs et hâte les métamorphoses que nous avons indiquées.

Symptômes. La maladie commence en général par la formation d'une tumeur assez bien circonscrite, dure, indolente, qui devient ordinairement à l'époque de la menstruation le siége d'une pression désagréable, ou d'une légère tension; la couleur des téguments qui recouvrent la tumeur, l'aspect du mamelon et de l'aréole n'éprouvent aucune altération; il peut se passer des mois et des années sans que ces phénomènes subissent la moindre modification. D'autres fois la tumeur prend un développement lent, il est vrai, mais incessant; elle se circonscrit toujours mieux, s'élève vers la peau, perd sa mobilité, et devient quelquefois le siége de violentes douleurs. La peau, qui se tend toujours plus, devient blanche ou livide; il n'est pas rare que l'inspection seule fasse déjà reconnaître les inégalités, les bosselures et les sillons du néoplasme. Au palper, la tumeur est à certains endroits dure comme une planche et pour ainsi dire anguleuse; dans d'autres, au contraire, elle est élastique, molle, et présente même une fluctuation distincte; dans ces cas-là on n'a plus affaire à un sarcome simple, mais à l'une des variétés du cystosarcome. Ces tumeurs sont, de toutes celles que présente la mamelle, celles qui peuvent atteindre le volume le plus considérable. Quelles que soient leurs dimensions, elles n'exercent jamais une influence fâcheuse sur l'état de la santé; la malade se ressent tout au plus de l'excitation fébrile, des insomnies qu'occasionnent les douleurs. Dans quelques cas rares la paroi superficielle d'un kyste et la peau qui la recouvre s'ulcèrent, le liquide s'épanche au dehors et l'ouverture se referme; cependant le kyste ne tarde pas ordinairement à se reformer; on a observé des cas où ce travail d'ulcération se répétait souvent sur des points différents de la tumeur. Quelquefois la plaie ne se referme pas, et il se développe sur ses bords de nombreuses végétations fongueuses qui donnent à la tumeur l'aspect malin du cancer.

Diagnostic. La distinction des sarcomes d'autres tumeurs solides de la mamelle est une des tâches les plus difficiles du praticien, car nous ne possédons aucune donnée assez certaine pour pouvoir servir de base au diagnostic différenciel de ces néoplasmes. La chose est déjà plus facile pour ce qui concerne les cystosarcomes; car il est rare qu'une autre tumeur acquière un volume si considérable et, dans les cas extrêmes, une ponction exploratrice pourra être d'une grande utilité. Du reste, pour le praticien, la chose importante est de déterminer s'il y a cancer ou non ; et sous ce rapport on arrivera à un résultat assez certain, si l'on considère : que les sarcomes et les cystosarcomes sont toujours des affections purement locales, qui n'entravent jamais les grandes fonctions de l'organisme; que les ganglions lymphatiques de l'aisselle n'éprouvent presque jamais de modifications, et que le développement de la tumeur est toujours très-lent. Le volume quelquefois énorme de ces néoplasmes, la possibilité de reconnaître leur structure lobée, la présence de kystes considérables (avec tous les phénomènes d'une fluctuation bien caractérisée) qui, à la ponction, laissent écouler un liquide séreux : voilà tout autant de symptômes qui permettront, si ce n'est toujours, du moins dans la plupart des cas, de distinguer les tumeurs qui nous occupent de celles qui sont de nature cancéreuse.

Pronostic. Quoique les sarcomes et les cystosarcomes appartiennent à la catégorie des tumeurs bénignes, et que de nombreuses observations nous apprennent qu'ils peuvent être enlevés avec un plein succès sans être suivis de récidive, cependant on doit reconnaître qu'il n'est pas rare de les voir récidiver après leur extirpation, soit à leur siége primitif, soit dans d'autres parties du corps souvent assez éloignées ; aussi le chirurgien qui se décide à opérer n'est-il point autorisé à porter un pronostic absolument favorable. Virchow a parfaitement raison lorsqu'il dit que la faculté de se généraliser est propre à toutes les tumeurs, et qu'il est hors de doute que les sarcomes en particulier peuvent se propager suivant le cours des vaisseaux lymphatiques, ou aussi dans le sens contraire, d'une glande à une autre sans communication immédiate. De nouvelles recherches ont prouvé d'une façon tout aussi évidente que les sarcomes et les cystosarcomes peuvent quelquefois se transformer en tumeurs de nature cancéreuse, car il est établi qu'il peut se former dans le sein d'un sarcome ou d'un cystosarcome des cellules qui, en se développant, constituent une tumeur cancéreuse parfaitement caractérisée ; et de fait il n'est pas rare de rencontrer dans les tumeurs mammaires la combinaison de masses cancéreuses et sarcomateuses.

Traitement. Tous les moyens thérapeutiques préconisés contre les tumeurs qui nous occupent, tels que les préparations iodées, les antimoniaux, les mercuriaux, la ciguë, le chlorure de sodium, le chlorure de chaux, les bains d'eaux-mères ou de savon, les bains de mer, se sont montrés complétement impuissants. Ce ne serait qu'au début de l'affection et lorsque le diagnostic est encore obscur qu'un essai avec quelques-uns de ces moyens, en particulier avec les préparations de l'iode, pourrait paraître rationnel ; cependant il ne faudrait pas le prolonger trop longtemps, car, si la tumeur a le temps de se développer, l'opération, qui, finalement, devient inévitable, n'en est rendue que plus grave et plus dangereuse et le succès plus douteux. Il vaut toujours mieux se décider trop tôt à opérer que trop tard. Pour les détails de l'opération, nous renvoyons le lecteur à ce que nous dirons plus tard sur le traitement des affections cancéreuses de la mamelle.

Bibliographie. — A. Cooper, l. c., p. 510. — Bérard, l. c., p. 60. — Carpentier-Méricourt, Traité des mal. du sein. Paris, 1845. — Meckel, l. c., p. 149. — Fœrster, l. c., p. 344. — Scanzoni, l. c., p. 156. — Rokitansky, Lehrb. d. path. Anat. Wien, 1855. Bd. I, p. 163 et 240. — Velpeau, Traité, etc., p. 293. — Veit, l. c., p. 388.

B. Kystes simples et composés.

Il se développe quelquefois dans les mamelles des kystes, indépendamment d'autres néoplasmes ; ce sont tantôt des kystes simples (uniloculaires), tantôt des cystoïdes composés (multiloculaires).

Anatomie pathologique. Les *kystes simples* se trouvent le plus fréquemment dans le tissu cellulaire sous-cutané, plus rarement dans le parenchyme glandulaire proprement dit, ou dans le tissu cellulaire sous-mammaire; leur volume varie depuis la grosseur d'un pois à celle du poing d'un homme; la paroi des plus petits est mince, presque transparente ; celle des plus grands est beaucoup plus épaisse, et parsemée quelquefois de dépôts calcaires ; le contenu est ou séreux, incolore, transparent, albumineux, ou bien c'est une matière gélatineuse, colloïde, épaisse et visqueuse. Ces kystes ne contiennent que rarement de la graisse ou des cheveux, on y trouve plus souvent du sang plus ou moins altéré. Ordinairement il n'existe dans une mamelle qu'un seul kyste de ce genre, cependant on en rencontre quelquefois plusieurs à côté l'un de l'autre ; insensiblement ils se rapprochent, puis se touchent, et peuvent alors facilement être pris pour un cystoïde composé.

Les *cystoïdes composés* peuvent aussi se développer dans les points les plus divers de la mamelle ; cependant, comme ils croissent rapidement, ils ne tardent pas à prendre la place du tissu glandulaire qui s'atrophie, de façon que dans les tumeurs volumineuses on a de la peine à en retrouver des traces. Le contenu des divers kystes du cystoïde diffère souvent notablement. Tandis que l'un d'eux renferme un liquide tout à fait limpide, d'autres contiennent du sang dégénéré, d'autres une masse graisseuse ou colloïde ; il y en a même quelquefois qui sont remplis d'un peloton de cheveux ; on y a aussi observé la formation de dents. Le tissu glandulaire environnant s'atrophie par la compression ; quelquefois, lorsque les kystes sont encore petits, mais qu'ils se sont développés rapidement, on le trouve congestionné, imbibé d'une quantité considérable d'un blastème encore liquide ou déjà à demi organisé ; dans ces cas-là l'organe en entier ou quelqu'une de ses parties est très-compacte et dur au toucher. Nous croyons que les cas d'adhérence de la tumeur à la peau sont très-rares.

Symptômes et diagnostic. Au début de l'affection, et souvent aussi dans les périodes consécutives, les symptômes sont les mêmes que ceux que présentent les sarcomes, les cystosarcomes et d'autres tumeurs mammaires bénignes ; cependant il y a aussi des cas où le diagnostic peut être établi avec une pleine certitude. Un phénomène caractéristique des kystes simples est que, dès qu'ils ont atteint le volume d'un abricot, qu'ils renferment un contenu très-liquide, et qu'ils ne sont pas situés trop profondément dans le tissu glandulaire, ils présentent une fluctuation très-nette qui les distingue suffisamment des tumeurs solides et même des cystosarcomes. Lorsqu'ils ont ce volume, ils sont en général encore durs et lobés au toucher; ce n'est que plus tard que ces dernières tumeurs présentent une fluctuation, qui n'est, du reste, jamais si nette que dans les kystes simples. On distinguera ces derniers de la première forme de galactocèle que nous avons décrite plus haut, en ce que la tumeur laiteuse se développe toujours rapidement, dans l'espace de peu de jours, et à une époque où l'on constatera un trouble quelconque dans l'allaitement ; tandis que le kyste véritable ne croît que très-lentement et n'est point en rapport de causalité avec la lactation. Nous croyons que la distinction clinique des kystes remplis d'une matière épaisse, grasse, pâteuse, d'avec les hypertrophies glandulaires partielles, les sarcomes, les cystosarcomes, est souvent tout à fait impossible ; c'est encore plus le cas pour les cystoïdes composés, que l'on confond très-fréquemment avec les diverses formes du cystosarcome et avec les tumeurs cancéreuses. Ce qui pourrait les distinguer de ces dernières, c'est leur peu de tendance à contracter des adhérences avec la peau, l'absence des altérations du mamelon propres au cancer, et de la tuméfaction des glandes axillaires, enfin le grand penchant du cancer à s'ulcérer. Ils diffèrent de la seconde forme de la galactocèle par l'étiologie et leur marche, par l'absence de phénomènes inflammatoires, et, s'il restait encore des doutes, une ponction exploratrice les lèverait complétement.

Ordinairement ce n'est que le début de ces tumeurs qui est sensible à la malade; il y a une tuméfaction inflammatoire d'une partie du sein ou de l'organe tout entier, accompagnée de légers tiraillements ou d'une douleur pongitive, symptômes qui souvent disparaissent pour longtemps et ne se représentent que lorsque la tumeur a atteint un volume considérable. L'état général de la santé ne se ressent pas ordinairement de l'affection locale, elle est plus gênante que douloureuse et dangereuse, à l'exception des cas rares où la tumeur devient énorme.

Étiologie, pronostic et traitement. On a voulu mettre la formation de ces néoplasmes en relation avec des violences extérieures, des anomalies de la menstruation, la stérilité, etc. Nous avons observé neuf femmes souffrant de cette affection; elles étaient toutes parfaitement bien réglées, et ne pouvaient donner aucune cause à leur mal; cependant l'analogie avec d'autres organes semblerait indiquer qu'un épanchement sanguin dans la mamelle, occasionné par une violence traumatique, ou toute autre cause, peut donner lieu à la formation de kystes.

Ces tumeurs sont bénignes, en ce qu'elles ne se lient à aucun état morbide de l'organisme, que les éléments du tissu environnant ne subissent aucune métamorphose de mauvaise nature, enfin en ce que l'affection locale est susceptible d'être guérie par des moyens mécaniques ou thérapeutiques, et peut toujours l'être par une opération.

Dans le traitement des kystes simples, nous donnons la préférence aux injections de teinture d'iode diluée, ou d'une solution de nitrate d'argent, suivie de la compression méthodique du sein. Le procédé recommandé par plusieurs chirurgiens, qui consiste à ouvrir le kyste à l'aide du bistouri, puis à placer dans la plaie des mèches de charpie enduites d'un onguent irritant, est beaucoup plus grave et bien plus douloureux; aussi croyons-nous qu'il ne faut y avoir recours que lorsque les injections n'ont pas de succès. Pour les cystoïdes composés et pour les kystes simples à contenu épais, colloïde ou graisseux, l'extirpation de toute la tumeur est le seul procédé convenable.

Bibliographie. — Voyez la bibl. du cystosarcome de l'utérus, des ovaires, etc.;

puis : Robert, Sur les kystes séreux du sein. Bull. de thér. Févr. 1849. — Coley, The lymphatic tumour of the breast. Lancet. May 1848. — Schmidt's Jabrb. 1849. Bd. III, p. 193. — Nélaton, Les kystes de la mamelle. Gaz. des hôp. 1851. N° 79. — Fœrster, l. c., p. 342. — Velpeau, Traité, etc., p. 314. — Scanzoni, l. c., p. 169.

C. Acéphalocystes. (Kystes hydatiques.)

On trouve dans les annales de la science quelques observations, en petit nombre, il est vrai, mais parfaitement authentiques, qui prouvent l'existence de ces néoplasmes dans les mamelles; elles prouvent en même temps que le diagnostic d'un ou de plusieurs kystes hydatiques se trouvant dans la mamelle, et leur distiction des autres formes de kystes dont nous avons parlé, est complétement impossible tant qu'on n'a point examiné le contenu de la tumeur. Outre la compression et les injections irritantes dans la poche de l'acéphalocyste, l'extirpation du néoplasme est ici encore le plus sûr moyen d'arriver à une guérison radicale.

Bibliographie. — Bérard, Journ. hebd. T. VII. — Carpentier-Méricourt, Traité des mal. du sein. Paris, 1845, p. 86.

D. Tumeurs osseuses et cartilagineuses.

Il est excessivement rare d'observer des dépôts cartilagineux et osseux dans la mamelle; ils forment des tumeurs très-dures, inégales, lobées, ou présentant des saillies à angles aigus; elles n'augmentent que très-lentement de volume et sont le siége de violentes douleurs à la pression ou à l'époque des règles. L'état général de la santé ne souffre que lorsque la tumeur a atteint un volume très-considérable ou qu'elle s'est ulcérée. L'extirpation, qui est inévitable, sera, nous le croyons, toujours couronnée de succès; on n'a pas jusqu'à présent observé de récidive.

Bibliographie. — Morgagni, De sedibus et causis morb. Epist. L. 41. — Bonnetus, Sepulchretum L, 3, p. 21; in additam. obs. 61. — Otto, Handb. der pathol. Anat., p. 241. — A. Cooper, Illustrations of the diseases of the Breast, London 1829. Tab. 8, fig. 10. — Fœrster, loc. cit., p. 342.

E. Affections cancéreuses.

Anatomie pathologique. La mamelle peut être le siége de trois espèces principales de cancer, dont nous allons nous occuper; ce sont : le *cancer fibreux* (squirrhe), le *cancer médullaire* (encéphaloïde), et le *cancer colloïde*. En les décrivant nous mentionnerons aussi leurs variétés : le *cystocarcinome*, le *cancer mélanotique* et le *cancer réticulé*.

Le *cancer fibreux* est la forme la plus fréquente ; ce sont ordinairement des tumeurs irrégulières parsemées de tubercules plus ou moins gros, assez nettement limitées, de consistance cartilagineuse, et qui se distinguent de l'encéphaloïde principalement par leur nature compacte et par la petite quantité de suc qu'elles laissent suinter à la pression. Lorsque le cancer se développe sous la forme d'un tubercule unique entouré de la substance normale de la glande, il peut souvent rester stationnaire pendant des années, à l'état d'une tumeur du volume d'un œuf de pigeon jusqu'à celui d'un œuf de poule, tandis qu'il s'étend rapidement à tout l'organe et peut atteindre la grosseur d'une tête d'enfant, lorsqu'il commence par une infiltration cancéreuse très-étendue. Nous supposons les caractères histologiques du cancer fibreux connus de nos lecteurs ; cependant nous mentionnerons que, sur la surface de section, on aperçoit quelquefois des raies grises ou jaunâtres, formées par des faisceaux fibreux plus volumineux, entre-croisés en manière de réseau et constituant le squirrhe *réticulé*. Le cancer fibreux est ordinairement, au moins dans ses parties centrales, assez peu vascularisé ; les parties périphériques, surtout celles tournées vers la peau, sont plus riches en vaisseaux sanguins ; on trouve souvent encore dans sa substance des lobules de tissu glandulaire atrophié, et des restes de conduits lactifères incrustés de sels calcaires ou dilatés, variqueux, sinueux et remplis de matières sécrétées épaissies et de cellules épithéliales. Tandis que le parenchyme environnant s'atrophie par la compression, la peau qui recouvre le cancer se détruit peu à peu ; puis, d'après les recherches de Wedl, les vaisseaux sous-cutanés s'engorgent dans le voisinage et sur la périphérie de la tumeur, ils deviennent variqueux, et l'infiltration cancéreuse, toujours croissante, finit par envahir et détruire la peau ; ou bien la matière dont la peau est infiltrée est puriforme et ne contient, mais en grande quantité, que des granulations moléculaires de dimensions les plus diverses, mêlées à de nombreuses gouttelettes graisseuses isolées. Dès que le néoplasme a envahi la peau, il se forme un ulcère, à la base et sur les bords duquel le cancer continue en partie à se développer en prenant le caractère médullaire, tandis qu'à d'autres endroits il se forme des dépressions cicatricielles par le retrait du pseudoplasme.

Le *cancer médullaire* existe ordinairement conjointement au cancer fibreux ; il s'en distingue par sa consistance plus molle, par sa plus grande vascularité, par la quantité du suc qui s'écoule à la pression, par sa surface toujours bosselée, mamelonnée, et par la présence fréquente de kystes dans son intérieur. Sur la surface de section, les parties périphériques sont très-riches en vaisseaux sanguins, tandis que vers le centre la tumeur présente les nuances les plus variées, depuis un blanc jaunâtre jusqu'au rouge et au brun. La coloration foncée, gris brun ou bleu noirâtre, que l'on observe quelquefois, est due à un pigment particulier renfermé dans les cellules, ce qui a valu à cette variété le nom de *cancer mélanotique* ou *pigmenté*. Souvent on rencontre dans le cancer médullaire des cavités en forme de kystes formées par la destruction partielle des faisceaux fibreux de la trame de la tumeur; les aréoles en sont agrandies et elles se remplissent de graisse, de granulations moléculaires et de cellules qui ont subi la dégénérescence graisseuse; les parois du kyste sont lisses ou couvertes de végétations qui font saillie dans sa cavité. Cette modification est généralement connue sous le nom de *cystocarcinome*.

Le *cancer aréolaire* ou *gélatiniforme* se rencontre ordinairement dans la mamelle, de concert avec les deux autres formes, et se caractérise par la forme plus nette des aréoles de sa trame et par la grande quantité de blastème gélatiniforme que contient la tumeur.

Le plus souvent c'est un lobe superficiel de la glande qui est le siége primitif du cancer; de là partent ordinairement quelques prolongements d'une grandeur variable, qui pénètrent dans le tissu sous-cutané adjacent. D'autres fois le néoplasme commence à se développer au centre du parenchyme glandulaire, et s'infiltre peu à peu dans toute la glande. Il est plus rare que le cancer se déclare en premier lieu dans le tissu cellulaire qui unit entre eux les lobes de la glande; dans ces cas-là, il envoie de tous côtés des faisceaux fibreux qui rayonnent en divergeant (*cancer rameux*). Quelquefois le siége primitif du néoplasme se trouve immédiatement au-dessous du mamelon et de son aréole, dans le tissu cellulaire qui unit entre eux les canaux excréteurs de la glande, et dans les conduits lactifères eux-mêmes; ou bien il prend naissance dans le tissu cellulaire sous-cutané, dans la peau du mamelon de l'aréole ou de quelque autre partie du sein (*cancer cutané*); la forme la plus rare est celle où le mal commence dans le tissu cellulo-fibreux sous-mammaire.

En général, le cancer de la mamelle est une affection primitive, et souvent il arrive qu'à une période plus ou moins avancée de la maladie mammaire on voit se déclarer une affection analogue dans d'autres organes. Ordinairement il n'y a qu'une mamelle de malade; cependant on observe quelquefois le passage du cancer d'un sein à l'autre; les vaisseaux lymphatiques paraissent être les organes de la transmission, du moins on a observé, dans certains cas de ce genre, un vaisseau lymphatique variqueux allant d'un organe à l'autre; le développement de l'affection dans la seconde mamelle est, dit-on, beaucoup favorisé par les opérations pratiquées sur celle qui a été la première atteinte.

Dans les cadavres des femmes mortes à la suite d'un cancer du sein, on rencontre ordinairement, à côté des affections cancéreuses secondaires de divers organes, un marasme, une atrophie générale, des accumulations séreuses dans le tissu cellulaire sous-cutané, surtout dans le bras du côté malade, des épanchements séreux dans la poitrine et dans l'abdomen, dans le péricarde, entre les feuilles de l'arachnoïde, une ostéomalacie plus ou moins étendue, et, lorsque la mort est survenue peu après une opération pratiquée sur la mamelle, une exsudation purulente dans la plèvre du côté malade, ou une inflammation érysipélateuse dans le voisinage de la plaie.

Étiologie. Le cancer de la mamelle est sans contredit l'une des localisations les plus fréquentes de cette maladie; cependant sa fréquence semble différer beaucoup suivant les lieux et les époques. C'est entre quarante et cinquante ans qu'on le rencontre le plus souvent; aussi a-t-on demandé si l'affection n'était peut-être pas dans une certaine connexion avec l'âge critique. D'après les recherches faites jusqu'à présent, nous croyons pouvoir répondre affirmativement; car, en considérant combien il est fréquent que les mamelles deviennent le siége d'hyperémies assez intenses à l'époque des anomalies de la menstruation propres à l'âge de retour, on est porté à croire que ces congestions insolites et souvent répétées donnent lieu à un excès de nutrition, au développement et à la propagation des cellules. A la suite des altérations du système sanguin et nerveux, qui, sans nous être parfaitement connues, accompagnent toujours les modifications qui ont lieu dans la sphère génitale, ces cellules subissent certaines altérations de leur contenu qui donnent lieu au développement de néoplasmes essentiellement différents, quant à leur génèse et à leurs autres rapports, du tissu primitif de l'organe affecté.

On a beaucoup parlé de l'hérédité du cancer, et il faut convenir qu'il n'est point rare de voir la mère et la fille succomber au même mal; on a même vu le cancer se propager jusqu'à la troisième génération. On a aussi observé que les femmes à cheveux foncés, au teint brun, d'un tempérament vif, sanguin, étaient plus souvent atteintes du mal dont nous parlons que les blondes. Peut-être faut-il chercher la cause de ce fâcheux privilége en ce que, chez les brunes, toutes les fonctions sexuelles sont en général plus actives, et que les congestions qui les accompagnent dans tous les organes de la génération favorisent le développement des pseudoplasmes. Il est à remarquer que le cancer en général, et celui du sein en particulier, est plus fréquent dans les villes que dans les campagnes, et tous les observateurs rigoureux s'accordent à dire que les affections morales tristes ne sont pas sans une certaine importance pour l'étiologie de cette affection. Birkett a prouvé par des chiffres authentiques que la stérilité ne peut pas être considérée comme une cause du cancer mammaire; lorsqu'on réfléchit aux modifications si profondes de développement et de formation que provoquent la grossesse et l'état puerpéral dans l'intérieur de la glande mammaire, on s'étonne que l'on ait regardé si longtemps ces fonctions comme des préservatifs contre les affections cancéreuses. Pour ce qui concerne l'influence des violences extérieures portant sur le sein, notre expérience nous a appris qu'en effet le cancer se développe assez souvent après une contusion, un coup, une pression, à l'endroit même de la lésion; cependant il ne faut point non plus oublier que la violence n'est souvent qu'une occasion pour les femmes d'explorer avec plus de soin l'organe blessé, et qu'alors une dureté ou une tumeur existant déjà depuis longtemps peut facilement être attribuée à l'action traumatique. Du reste, nous avons déjà mentionné plus haut que d'autres tumeurs mammaires peuvent se développer à la suite d'une violence, et nous avons aussi parlé de la possibilité d'une métamorphose d'une tumeur bénigne en une de mauvaise nature, quoique jusqu'à présent il n'existe aucune observation bien constatée qui tende à prouver cette transformation avec une évidence complète.

Symptômes. On peut diviser la marche du cancer du sein en trois périodes : la première commence avec l'apparition des premiers symptômes du mal, et se termine lorsque les téguments commencent à prendre part aux altérations des couches plus profondes; la seconde période comprend le temps que le cancer met à percer et à se propager aux vaisseaux et aux ganglions lymphatiques avoisinants; enfin la troisième est la période de l'ulcération, de la mortification et des altérations générales qui finissent par frapper tout l'organisme.

Première période. La malade découvre quelquefois par hasard à la mamelle une petite place indurée, bien limitée et encore complétement indolente; elle s'inquiète, quoiqu'elle se sente en parfaite santé, de l'augmentation relativement rapide du volume de cette grosseur. Celle-ci devient insensiblement inégale, bosselée, perd ses limites nettes par la tuméfaction des tissus environnants, devient par moments douloureuse, surtout à l'époque des règles, se rapproche toujours plus de la peau, qu'elle pousse devant elle, en s'élevant sous forme d'une tumeur arrondie sans la décolorer visiblement. La tumeur primitive peut ainsi, par son propre développement et par la formation de nouveaux tubercules qui se confondent peu à peu avec elle, atteindre le volume d'un œuf, d'une orange et même du poing d'un homme (*cancer occultus*). Plus tard, la peau qui recouvre le néoplasme devient rosée ou d'un rouge livide; elle ne glisse plus sur la surface de la tumeur quand on essaye de la soulever, elle semble, au contraire, rentrer dans la glande. De violentes douleurs lancinantes, traversant les mamelles dans tous les sens, privent les malades du repos et du sommeil; les forces diminuent, le corps maigrit.

Seconde période. A cette époque, les glandes axillaires du côté malade se tuméfient, deviennent dures et douloureuses; la malade éprouve une sensation permanente de cuisson, des tiraillements, une tension, une pression, etc., dans la mamelle et son voisinage; la partie malade est excessivement sensible au moindre attouchement, et, tandis que la peau se colore en rouge foncé et que les veines sous-cutanées deviennent visibles, le mamelon devient moins saillant et finit par former un enfoncement en forme d'entonnoir, ce qui a lieu parce que les végétations périphériques s'élèvent tout autour du mamelon (qui ne peut pas les suivre à cause de ses adhérences aux conduits galactophores), et finissent par le dominer, ou parce qu'il y a une véritable rétraction du mamelon due à ce que la matière cancéreuse se dépose entre les conduits excréteurs, les distend et les sépare, ce qui finit par faire rentrer le mamelon lui-même. Enfin il apparaît sur un ou plusieurs points de la tumeur une tache bleuâtre, faisant saillie sur sa surface, et présentant quelquefois une fluctuation; peu après, on y remarque une fissure linéaire ou une petite ulcération de laquelle suinte un liquide limpide ou sanguinolent.

Troisième période. L'ulcération qui ne tarde pas à s'établir est produite ordinairement par le ramollissement et la fonte du tissu cancéreux jusque dans ses parties superficielles; souvent c'est une hémorrhagie interne ou une violence extérieure qui déterminent l'ouverture de la tumeur en éraillant l'épiderme et en déchirant les tissus atrophiés par la tension et la compression : le contenu liquide des foyers purulents ou sanieux qui s'étaient formés à l'intérieur s'écoule au dehors mêlé souvent à du sang, et l'ulcération n'est qu'une suite de la rupture. Dès ce moment, la destruction marche aussi de dehors en dedans; sous des ulcères superficiels, on voit tout à coup se former un trou profond qui se transforme rapidement en un vaste ulcère. Quelquefois l'ulcération ne prend pas naissance dans le cancer même; elle commence dans la peau qui le recouvre, et qui devient le siége d'une congestion chronique, d'une stase et d'une inflammation; l'épiderme tombe, le derme, d'un rouge livide, se couvre d'humidité, l'exsudation qui s'écoule ramollit et macère les parties environnantes; il se forme un ulcère profond, fistuleux ou plutôt étendu en surface. Enfin la perte de substance peut se produire par l'atrophie des téguments distendus et dont la nutrition souffre par la compression des vaisseaux, ou bien il y a une véritable mortification, et il se forme des vésicules et des escharres qui ne tardent pas à tomber (Kœhler).

L'ulcère cancéreux une fois établi, il s'étend sans cesse, tant en surface qu'en profondeur, avec une rapidité très-variable; ses bords s'épaississent, se durcissent, se renversent et prennent tous les jours un aspect plus livide. La surface ulcérée se couvre de végétations rouges et sécrète un liquide séro-purulent, puriforme ou ichoreux, souvent en très-grande abondance et d'une odeur excessivement fétide. Fréquemment aussi l'ulcère devient le siége d'une violente hémorrhagie qui calme quelquefois les douleurs insupportables de cette période. La malade s'affaiblit, maigrit à vue d'œil, présente, dans différentes parties du corps, et particulièrement dans le bras du côté malade, des enflures œdémateuses. Puis vient s'y joindre de l'insomnie, une anorexie continuelle, une fièvre presque non interrompue et des accès de dyspnée; enfin la malade succombe à un marasme général, à des diarrhées colliquatives, ou à un cancer secondaire d'organes internes.

Terminaisons. Quoiqu'il soit reconnu que la terminaison presque constante est la mort, cependant certaines observations paraissent prouver que le cancer du sein a quelquefois une marche si lente, qu'il ne raccourcit pas la vie de la malade qui en était affectée. La plupart de ces observations concernent des femmes chez lesquelles la maladie ne s'était déclarée qu'à un âge très-avancé. Dans certains cas très-rares, on a vu les parties cancéreuses être frappées de mortification, tomber et amener ainsi une guérison véritable. En revanche, nous doutons beaucoup de la justesse des observations rapportées par quelques auteurs, qui disent avoir vu l'ulcère cancéreux prendre un aspect de bonne nature, sans destruction gangréneuse, et se cicatriser sans qu'il y eût eu plus tard de récidive. Peut-être le *cancer atrophique* de la mamelle fait-il seul une exception, quoiqu'il ne soit point non plus susceptible d'une guérison proprement dite. Les squirrhes de cette variété sont extraordinairement secs, d'une consistance cartilagineuse; lorsqu'ils ont atteint un certain volume, ils se ratatinent; la peau qui les recouvre se plisse, présente de nombreux sillons et de petites proéminences, et le mamelon rentre très-avant dans la glande. C'est à cette époque que la surface ulcérée peut souvent se dessécher et se cicatriser; mais, en même temps, la malade ressent, dans la profondeur de l'organe, les douleurs les plus violentes; elle est prise d'une fièvre intense et succombe ordinairement au bout de peu de jours.

Les auteurs ne sont pas d'accord sur la durée moyenne de la maladie; d'après nos observations, elle varie dans les limites les plus étendues; la mort peut survenir déjà trois à quatre mois après la première apparition de la tumeur, tandis que, dans d'autres cas, elle se fait attendre pendant bien des années. Une opération unique ou répétée a, sans contredit, la plus grande influence sur la durée du mal.

Diagnostic. Nous sommes persuadé que le diagnostic sûr et certain d'une tumeur mammaire non encore ulcérée n'est possible que par un examen anatomique exact pratiqué après l'extirpation; aussi ne doutons-nous pas qu'avec toute la prudence et toute l'expérience possible il puisse arriver que l'on soupçonne la présence d'une affection cancéreuse là où elle n'existe pas, et *vice versa*, que l'on prenne une tumeur cancéreuse pour une tumeur bénigne. Cependant les données suivantes seront utiles et devront être prises en considération pour déterminer, autant que faire se peut, la nature d'une tumeur dans un cas donné. Le cancer est ordinairement, dès son début, peu mobile; il adhère intimement aux tissus adjacents, il ne tarde pas à se compliquer du gonflement des glandes axillaires; il a beaucoup de tendance à envahir les téguments, ce qui détermine, au commencement, la rétraction du mamelon et, plus tard, l'ulcération de la peau; son accroissement, comparé à celui d'autres tumeurs, est beaucoup plus rapide; à la seconde période du mal, l'état général de la santé souffre toujours; enfin l'âge avancé de la malade et l'apparition de tumeurs dans d'autres parties du corps sont aussi d'une grande importance pour le diagnostic.

Parmi les maladies qui pourraient être prises pour des cancers mammaires, nous citerons les suivantes :

Quelquefois il se développe dans la mamelle, sans cause ou à la suite de l'action du froid, d'un coup, d'une pression, ou de désordres de la menstruation, une tumeur dure, inégale, douloureuse, qui consiste en une tuméfaction due à l'*hyperémie de quelques lobes glandulaires ;* cet accident ne pourra pas en imposer longtemps pour un cancer parce que, ordinairement, la tumeur disparaît en peu de temps après l'emploi de moyens simples, comme, par exemple, de fomentations résolutives, de frictions d'iode, etc.; que souvent elle se montre à la fois dans les deux mamelles, qu'il s'en développe quelquefois plusieurs, et que dès son apparition elle est assez douloureuse, ce qui, comme nous l'avons déjà dit, n'est jamais le cas dans le cancer.

Les *indurations* mamelonnées qui restent après les *inflammations* puerpérales de la mamelle présentent parfois à un examen superficiel une grande analogie avec une tumeur squirrheuse déjà assez avancée. Mais, en ayant égard aux antécédents qui montreront la relation qui existe entre la tumeur et une inflammation précédente, puis à l'âge de la femme, à la grande sensibilité de la partie malade au moindre contact, à la diminution qui se montre ordinairement au bout de quelques semaines, à l'heureux effet des antiphlogistiques, des dérivatifs et des résolutifs, on ne restera pas longtemps en doute sur la nature de la maladie.

L'*hypertrophie partielle* simple de la glande forme toujours, lorsqu'elle n'acquiert pas un très-grand volume, des tumeurs mobiles qui n'adhèrent ni à la peau ni à la paroi du thorax ; souvent il se forme dès le début plusieurs de ces tumeurs qui ne croissent que très-lentement et ne sont pas ordinairement accompagnées d'une tuméfaction des glandes axillaires, qui, lorsqu'elle existe, n'est jamais que passagère. — Les tumeurs cancéreuses, au contraire, présentent dès le commencement une mobilité très-faible, qui manque complétement dès que le néoplasme a atteint un certain volume, car il ne tarde pas à contracter de nombreuses adhérences avec la peau et avec les couches musculaires sous-jacentes : il est rare qu'il commence par former plusieurs tumeurs ; enfin le gonflement des ganglions lymphatiques avoisinants et l'affection générale de tout l'organisme donneront des éclaircissements précieux.

Les tumeurs que forme l'*ectasie des conduits galactophores* sont ordinairement en rapport de causalité avec l'état puerpéral ; elles sont pour la plupart assez douloureuses dès leur début et accompagnées d'une tuméfaction passagère des glandes du voisinage.

L'hyperémie puerpérale, en se calmant, fait aussitôt cesser l'accroissement de la tumeur; elle diminue et reste des années stationnaire, sans montrer de tendance à adhérer à la peau ou à la paroi pectorale.

Pour le diagnostic différenciel des tumeurs cancéreuses et des *sarcomes* et *cystosarcomes*, voyez ce que nous en avons dit en traitant de ces affections dans d'autres organes.

PRONOSTIC. Une fois que la nature cancéreuse du néoplasme est mise hors de doute, le pronostic ne peut être que très-fâcheux : cependant il faut avoir égard à quelques circonstances qui influent d'une manière incontestable sur le plus ou moins de rapidité de la marche de la maladie: ainsi le cancer tue les femmes jeunes ordinairement bien plus vite que les vieilles, chez lesquelles on observe quelquefois des arrêts de plusieurs années ou au moins une progression si lente, que les malades ne font pas attention aux symptômes du mal. Nous avons fait la remarque que les jeunes femmes succombent surtout très-vite lorsqu'elles souffrent en même temps d'anomalies de la menstruation occasionnant des congestions plus ou moins continues dans les mamelles. Tout le monde sait que la forme médullaire met bien moins de temps à parcourir toutes ses phases que le cancer fibreux, qu'elle attaque bien plus tôt la constitution, et donne lieu plus souvent à des cancers secondaires dans des organes internes. Il est aussi constant que les jeunes femmes présentent plus souvent la forme médullaire, tandis que le squirrhe attaque plutôt les femmes âgées. L'encéphaloïde présente dès son début moins de consistance, ou il se ramollit plus vite ; il est pâteux ou élastique, et se rencontre aussi plus souvent sur plusieurs points à la fois, tandis que les cancers fibreux sont en général solitaires. Lorsqu'il n'existe qu'une tumeur de nature médullaire, elle ne tarde pas à se diviser en lobes que l'on reconnaît au palper, tandis que le squirrhe n'est pas ordinairement lobé ; les tumeurs cancéreuses les plus volumineuses sont pour la plupart médullaires. Les tubercules squirrheux contractent de bonne heure des adhérences avec les téguments et déterminent souvent longtemps avant l'ulcération la rétraction du mamelon, dont nous avons parlé; ce phénomène est plus rare dans les cancers médullaires ; souvent même le mamelon s'épaissit et se grossit par une infiltration de matière cancéreuse; la rupture de la peau est souvent précédée d'un ramollissement si considérable de la tumeur, qu'au palper l'on croit percevoir une véritable fluctuation, et l'ulcération a lieu sans que préalablement le néoplasme ait contracté des adhérences avec la peau. L'ulcère squirrheux a ordinairement les bords renversés, douloureux, durs et frangés ; le fond présente des crevasses profondes remplies d'une sanie fétide, tandis que l'ulcère de l'encéphaloïde a des bords moins saillants, déprimés; sa forme est plus ronde et il a moins de profondeur, et le fond en est fréquemment couvert de nombreuses végétations saignant au moindre attouchement ; il a beaucoup de tendance à la mortification et à la chute des parties gangrénées. — En posant le pronostic, il faudra aussi avoir égard à la marche générale de la maladie. Lorsque la tumeur reste longtemps dure, qu'elle ne s'accroît que lentement ou qu'elle présente même un arrêt complet dans son développement, lorsqu'elle n'occasionne que peu de douleurs périodiques et ne se faisant sentir qu'à de longs intervalles, qu'on ne remarque pas sur la peau de la mamelle malade les altérations que nous avons décrites, que la tuméfaction des glandes avoisinantes tarde longtemps à paraître, enfin que les grandes fonctions de l'économie ne sont pas essentiellement altérées, on pourra espérer de conserver encore longtemps la malade. — Le traitement peut avoir aussi les suites les plus funestes, lorsqu'il consiste dans l'emploi de médicaments irritants qui congestionnent l'organe malade, comme, par exemple, des fomentations, des emplâtres, des onguents, etc.

Traitement. Aussi longtemps qu'une tumeur mammaire laisse encore quelque doute sur sa nature, ou que du moins on ne peut la présumer avec une grande vraisemblance, nous croyons rationnel de la soumettre à un traitement antiphlogistique modéré, qui, s'il n'exerce aucune influence bienfaisante, sera remplacé par la médicamentation que nous avons indiquée en parlant des tumeurs bénignes : mais il faudra éviter avec soin les médicaments dont l'action par trop irritante pourrait provoquer une forte congestion de l'organe malade. Si à son tour ce procédé n'est suivi d'aucun résultat, il ne reste plus que le choix entre l'opération et un traitement purement expectatif. Si par une cause quelconque l'opération n'est pas possible, on recommandera à la malade un régime en rapport avec sa constitution et son genre de vie ; le sein malade sera entouré d'une peau de lapin et préservé de toute violence extérieure, telle qu'une pression, une friction, un refroidissement, etc. Pour ce qui concerne l'extirpation, nous croyons qu'il vaut toujours mieux, dans les cas douteux, enlever une tumeur bénigne qui n'exigerait pas en elle-même l'opération que de laisser la malade exposée à tous les dangers qui la menacent inévitablement si la tumeur est cancéreuse.

Nous nous bornerons ici à décrire les modes de traitement les plus importants du cancer mammaire, en renvoyant le lecteur, pour de plus amples détails, aux ouvrages de pathologie spéciale qui traitent à fond de cette matière.

Nous mentionnerons en premier lieu la *compression* méthodique du sein, proposée par Young et Récamier. Les observations de guérison radicale obtenue par ce procédé ne sont guère authentiques; cependant nous avons fait nous-même l'expérience que la compression peut beaucoup calmer les douleurs violentes qui accompagnent le cancer, puis quelquefois diminuer notablement le volume de la tumeur, résultat qui est un grand avantage pour une opération subséquente. Nous employons le bandage de Seutin, car il rend tous les services que l'on se promettait des appareils plus anciens, qui pour la plupart sont assez compliqués. — L'*application du froid*, recommandée par Arnott, mérite considération, non-seulement comme calmant les douleurs, mais aussi comme un excellent moyen d'obtenir la détumescence rapide de la mamelle lorsqu'elle est engorgée, très-rouge et très-sensible au moindre attouchement.

Parmi les moyens locaux qui agissent par destruction de la tumeur cancéreuse, l'*application du fer rouge et des caustiques* sont les plus importants. Le premier n'est plus guère usité de nos jours. On ne l'emploie plus que pour calmer une hémorrhagie violente provenant d'un ulcère carcinomateux, lorsqu'on ne peut s'en rendre maître d'aucune autre façon. Pour la destruction même du néoplasme, il est incontestablement inférieur aux caustiques. Parmi ces derniers, les *arsenicaux* occupent la première place; l'acide arsénieux surtout déploie une action caustique très-intense; cependant il ne faut point oublier que l'on a observé souvent, après l'application de ces médicaments, des phénomènes d'intoxication plus ou moins graves, suivis même quelquefois d'une terminaison funeste. C'est pourquoi ils ne sont point applicables à des surfaces ulcérées très-étendues, mais seulement à de petites plaies qui n'exigent pas plus d'une application du caustique; on n'emploiera jamais plus de deux grammes d'arsenic à la fois; il faut aussi avoir soin de protéger le pourtour de l'ulcère par d'épaisses couches de bandes agglutinatives, et d'ajouter quelque narcotique à la poudre caustique, pour modérer autant que possible les douleurs souvent très-violentes qui précèdent la chute de l'escharre. Le *chlorure de zinc* est préférable à l'arsenic, parce qu'il n'a pas facilement d'action toxique sur l'organisme et qu'il présente de plus l'avantage que l'on peut d'avance calculer beaucoup plus exactement l'épaisseur de l'escharre, de même que l'époque de sa chute, qui a lieu au bout de dix à quinze jours, tandis qu'elle ne s'effectue souvent qu'au bout de vingt ou vingt-cinq jours lorsqu'on emploie l'arsenic. Le *nitrate acide de mercure*, que plusieurs médecins ont proposé, n'a pas trouvé beaucoup de partisans, parce que son application est accompagnée non-seulement de violentes douleurs, mais aussi des dangers d'une intoxication mercurielle. Le *nitrate d'argent* n'est propre qu'à la cautérisation de petites végétations fongueuses, ou pour hâter, après l'opération, la cicatrisation de la plaie. On a abandonné la *potasse caustique*, parce qu'elle occasionne quelquefois une hémorrhagie capillaire assez violente. Les *acides minéraux* sont également hors d'usage, à cause de leur action trop étendue, puis parce qu'après leur emploi l'ulcère ne prend pas uniformément un aussi bon aspect ; il ne présente pas la même coloration d'un rouge vif, et sécrète toujours plus qu'après l'application des caustiques précédents. L'*acide azotique solidifié*, dont l'emploi a été proposé par Révallié, paraît seul faire exception et mérite d'être essayé plus souvent, parce que, d'après les expériences faites jusqu'à présent, la chute de l'escharre ne se fait pas attendre longtemps, de sorte qu'il est possible de détruire par ce moyen des tumeurs très-volumineuses et de les empêcher de récidiver. Nous ne croyons pas que la proposition qui a été faite de détruire le cancer par l'*inoculation de la sanie gangréneuse* doive jamais être exécutée, parce que, lorsque l'inoculation réussit, il n'est jamais possible au médecin de limiter comme il le désirerait la marche de la mortification.

Pour ce qui concerne l'emploi des caustiques en général, nous ne les croyons pas indiqués lorsque la malade consent à l'extirpation et que celle-ci est encore possible, car il est certainement bien plus facile pour le chirurgien d'enlever tous les tissus malades, en pratiquant l'opération, qu'en appliquant un caustique qui, lorsque la tumeur est considérable et très-profonde, doit être employé à plusieurs reprises et sans ménagements, si l'on veut avoir quelque espoir d'atteindre le but. Outre le peu de sûreté de cette méthode, elle a encore le désavantage d'être très-douloureuse et d'affecter beaucoup plus l'organisme que l'extirpation de la tumeur. On a proposé la cautérisation pour les cas où l'extirpation n'est plus guère praticable, à cause du volume énorme de la tumeur ou d'autres complications; mais qu'on réfléchisse qu'alors le caustique devra déployer une action énergique, non-seulement en profondeur, mais aussi en même temps sur une surface étendue, et qu'alors il est fréquent qu'à la suite de cette violente irritation la maladie fasse des progrès très-rapides et amène la mort en très-peu de temps. L'emploi des caustiques est encore moins convenable dans la première période du mal, car il est certain que, pour une petite tumeur, l'extirpation est bien le procédé le plus simple, le plus prompt et le moins douloureux ; de plus la congestion que provoque toujours la cautérisation peut faire prendre au cancer une marche rapidement fatale.

Nous n'emploierions donc les caustiques que lorsqu'une tumeur cancéreuse pas trop volumineuse s'est transformée en un ulcère qui s'étend plus en surface qu'en profondeur, lorsqu'il y a quelque espoir de détruire le néoplasme en entier, et que la malade ou quelque complication accidentelle empêche l'emploi du bistouri. Les cautérisations superficielles n'ont qu'une action très-palliative et ne peuvent être de quelque utilité que lorsque la surface ulcérée est couverte de nombreuses granulations fongueuses, et fournit une sécrétion très-abondante qui affaiblit les forces de la malade, ou une sanie fétide et corrosive.

Pour ce qui concerne l'*extirpation* de la tumeur ou du sein malade en entier, elle est rejetée par un bon nombre de chirurgiens distingués, parce que, disent-ils, elle ne fait que hâter la marche du mal vers une terminaison fatale. En effet, il est incontestable que, dans nombre de cas, le cancer, qui n'avançait que lentement avant l'opération, récidive aussitôt après pour faire de très-rapides progrès. Mais, tant qu'il reste prouvé que, dans certains cas, à la vérité très-rares, la médecine opératoire a obtenu une guérison radicale du cancer mammaire, qu'il y a des malades qui, après l'opération, restent délivrées de leur mal pendant des années; tant qu'il est vrai que nous ne possédons aucun autre moyen de faire disparaître complétement cette maladie, l'extirpation doit occuper une place importante dans le traitement du cancer. Selon nous, elle est indiquée et devrait toujours être pratiquée dans les cas suivants : 1° lorsqu'on a affaire à une tumeur mammaire dont la nature est douteuse, et qui non-seulement a résisté opiniâtrément à tous les résolutifs mécaniques et thérapeutiques que nous avons indiqués, mais qui encore a, pendant et après leur emploi, augmenté incessamment de volume ; 2° lorsque l'accroissement n'est pas très-rapide, car l'expérience a démontré que les cancers qui ne se développent que lentement sont ceux qui peuvent le mieux faire espérer une guérison radicale, et que ce sont ceux pour lesquels la récidive, si elle a lieu, tarde le plus à se montrer ;

3° lorsque le néoplasme existe encore à lui seul, n'est compliqué d'aucune tuméfaction des ganglions lymphatiques voisins, ou que du moins cette tuméfaction n'est que passagère, et que les symptômes généraux d'une diathèse cancéreuse ne sont point encore bien marqués; enfin 4° lorsque la malade n'a pas encore dépassé l'âge de soixante ans. Nous renoncerions, au contraire, à l'opération toutes les fois que la tumeur présente un accroissement très-rapide, qu'il y a tuméfaction et induration des glandes de l'aisselle, que la tumeur a contracté des adhérences solides avec les muscles pectoraux ou avec les côtes et le sternum, enfin lorsqu'on a affaire à une malade épuisée, faible et très-âgée.

Le choix entre l'extirpation de la tumeur et l'amputation de tout le sein dépend toujours des particularités qu'offre la maladie; pour les petites tumeurs bien circonscrites, la plupart des praticiens préféreront l'extirpation simple; ils amputeront au contraire toute la mamelle lorsque le tissu glandulaire est infiltré au loin par la matière cancéreuse, lorsqu'il s'agit, ce qui souvent est le cas, d'enlever aussi des ganglions lymphatiques qui ont subi la dégénérescence, ou de diviser des adhérences étendues du néoplasme avec la paroi antérieure du thorax.

La direction de l'incision dépend du but de l'opération. Lorsqu'il s'agit seulement de l'énucléation d'une tumeur d'un volume moyen, circonscrite et non adhérente aux téguments, on pratiquera une incision simple, parallèle au plus long diamètre de la tumeur; mais, s'il faut enlever toute la mamelle, retrancher aussi une portion de la peau ou extirper en même temps quelques glandes axillaires, le mieux sera de faire deux incisions elliptiques, dirigées obliquement d'en haut et en dehors jusqu'en bas et en dedans. Tandis qu'un aide tend la peau, le chirurgien l'incise à l'aide d'un bistouri convexe, de façon à pénétrer d'un coup à travers la peau et le tissu cellulaire sous-cutané. Si l'on ne fait qu'une incision, on commencera par détacher suffisamment la peau des deux côtés pour rendre la tumeur accessible au bistouri. Puis un aide saisit les deux lèvres de la plaie et les tient écartées, pendant que l'opérateur tient la tumeur avec les doigts de la main gauche et la décolle complétement en allant de bas en haut; après cela, on examine la plaie, et toutes les parties de tissu malade qui sont restées sont enlevées avec soin à l'aide du bistouri ou de ciseaux courbes. Dans l'amputation de toute la mamelle et dans l'extirpation de tumeurs volumineuses, il est bon de pénétrer jusqu'au muscle pectoral, en disséquant la partie que l'on veut enlever au moyen d'incisions dirigées de bas en haut. Si l'on remarque alors que le muscle même est attaqué, on ne négligera pas d'en exciser les parties dégénérées; si l'on rencontre une induration des glandes axillaires, il faut aussi les enlever, en allongeant simplement l'incision elliptique primitive, si la distance n'est pas trop grande, ou en faisant une incision nouvelle, lorsque les ganglions axillaires indurés sont très-éloignés de la mamelle. Ce n'est qu'après l'extirpation complète du néoplasme que l'on pratiquera la torsion ou la ligature des vaisseaux que l'on n'a pu éviter de diviser; cependant il faut avoir soin de ne pas placer trop de ligatures, qui gêneraient ou empêcheraient complétement une réunion par première intention. Dès que l'hémorrhagie s'est calmée, si la plaie n'est pas trop grande, trop anguleuse, et qu'il reste assez de peau pour la couvrir sans en trop distendre les bords, on placera quelques points de suture; l'angle inférieur sera seul laissé béant, dans un espace de deux à trois centimètres, pour laisser écouler les produits de la sécrétion; c'est par là que l'on passe aussi les fils des ligatures. Si l'affrontement ne peut avoir lieu, on couvre la plaie d'une compresse fenestrée, enduite de cérat et de charpie, puis on fixe le tout au moyen d'un bandage contentif. Au bout de trois à quatre jours, on renouvelle l'appareil, puis ensuite tous les jours pendant une semaine. Plus tard, on couvre la plaie de cérat et on la maintient propre en l'arrosant souvent avec de l'eau tiède. Si la cicatrisation ne fait que des progrès très-lents, que les granulations charnues s'élèvent par trop au-dessus de la surface de la plaie, on les touchera avec le crayon de nitrate.

En terminant, nous dirons encore quelques mots sur le traitement symptomatique du cancer mammaire. Fréquemment les *douleurs* qui accompagnent la première période de la maladie sont dues à une congestion périodique de l'organe malade, que l'on trouve alors tuméfié, rougi et très-sensible au moindre attouchement. On combattra ces symptômes par l'application de quelques sangsues autour du sein, par des compresses d'eau froide et l'emploi, à l'intérieur, d'un sel purgatif. Si la douleur est provoquée par la pression que, par son développement rapide, le néoplasme exerce sur les filets nerveux, on aura recours à l'emploi topique et interne des narcotiques. Si l'ulcère s'est déjà formé, on calmera les douleurs en l'enduisant de teinture d'opium diluée, en le saupoudrant avec de la poudre de morphine ou en le couvrant de compresses trempées dans un liquide narcotique. Contre la *démangeaison* et la *cuisson de la peau*, symptômes souvent très-pénibles, on emploiera des lotions fréquentes d'huile réchauffée et divers onguents narcotiques. Pour le *traitement de l'ulcère*, on observera les plus grands soins de propreté; s'il ne sécrète pas beaucoup, on le couvrira de cérat simple, et, dans le cas contraire, d'une couche épaisse de charpie. Lorsqu'il y a sécrétion abondante d'un liquide ichoreux et fétide, il faut imbiber la charpie d'une solution diluée de chlorure de chaux ou de baume de Pérou, ou bien saupoudrer l'ulcère avec du charbon de tilleul pulvérisé. Les *hémorrhagies* qui se déclarent quelquefois exigent l'emploi du froid, des divers styptiques (ergotine, tannin, poudre d'Hesselbach, etc.), et, dans des cas extrêmes, le fer rouge. Les *tuméfactions douloureuses* du bas du côté malade diminueront par une simple compression au moyen d'une bande.

Bibliographie. — La bibliographie est si riche, que nous ne pouvons citer que quelques ouvrages. Les plus importants à consulter sont : L. J. Robert, L'art de prévenir le cancer du sein chez les femmes. Marseille, 1812. — A. Cooper, Anat. and diseases of the breast. Lond., 1840. — Bayle et Cayol, Dict. des scienc. méd. T. III, p. 545. — Bérard, l. c , p. 107. — Tanchou, Rech. sur le trait. méd. d. tum. cancér. du sein. Paris, 1844. — Carpentier-Méricourt, l. c., p. 186. — Birkett, l. c., p. 210. — Lébert, Mal. cancéreuses, p. 324, et Traité d'anatomie pathologique. Paris, 1857, T. I, p. 278 et 316. — Kœhler, Krebs und Scheinkrebs, etc. Stuttgard, 1853, p. 527. — Velpeau, Traité, etc., p. 420, et Discussion dans l'Académie de médecine (Bulletin de l'Acad., 1854, t. XX, p. 26, 156 et 411. — Scanzoni, l. c., p. 182. — Wedl, Path. Histologie. Wien, 1854, p. 712. — Marc d'Espine, Annales d'hygiène, 1847. T. XXXVIII, p. 23. — Récamier, Rech. sur le trait. du cancer. T. I, p. 433. — Rivallié, Traitement du cancer. Paris, 1850.

§ 12. *Hémorrhagies.*

On ne rencontre guère d'*hémorrhagies par les ouvertures du mamelon* que chez des femmes peu ou point menstruées, et, comme en outre ces écoulements sanguins présentent presque toujours un type périodique, il est naturel de les considérer comme des règles supplémentaires; nous en avons déjà parlé. En général, ces hémorrhagies sont précédées d'une hyperémie plus ou moins prononcée des mamelles, caractérisée par la tuméfaction, la rougeur, la chaleur et la sensibilité anormale de ces organes. La quantité du sang qui s'épanche varie beaucoup, quelquefois il ne suinte que quelques gouttes, d'autres fois la perte de sang est assez considérable pour être suivie des symptômes de l'anémie. L'hémorrhagie a lieu ordinairement dans les deux seins, et toujours les accidents qui l'ont précédée se modèrent aussitôt qu'elle apparaît. Pour le traitement, nous renvoyons à ce que nous avons dit de la *menstruatio vicaria*.

L'hyperémie des mamelles qui accompagne la maturation périodique des ovules donne aussi lieu quelquefois à la rupture de quelques vaisseaux et à une *extravasation de sang dans le parenchyme glandulaire* ou dans le tissu cellulaire qui l'enveloppe. Les femmes les plus disposées à ces accidents sont celles qui souffrent d'aménorrhée, ou dont les règles sont peu abondantes et dont les mamelles sont habituellement, pendant la menstruation, le siége de violentes congestions; on conçoit, du reste, facilement que ces extravasations ne sont pas toujours en relation avec les fonctions ovariques, et qu'elles peuvent tout aussi bien être causées par une violence extérieure, par un coup, une contusion, une pression, etc. Les simples ecchymoses de la peau et les épanchements sanguins sous-cutanés ne sont d'aucune gravité; mais il est prouvé que les hémorrhagies qui ont lieu dans le parenchyme même de la glande peuvent être la cause de la formation des pseudoplasmes les plus divers, de kystes simples et composés, de sarcomes, de cystosarcomes et même de tumeurs cancéreuses. Pour le traitement, nous conseillons d'ouvrir de bonne heure tout foyer sanguin quelque peu considérable, qu'il soit sous-cutané ou parenchymateux, et de prévenir une nouvelle accumulation de sang, en appliquant un bandage compressif et en injectant de l'eau froide ou quelque liquide astringent. Mais, si la tumeur est petite, bien profonde, et ne présente pas de fluctuation, on peut avoir recours à l'application topique de médicaments fondants et résolutifs; il va sans dire qu'il ne faudra pas négliger l'anomalie concomitante de la menstruation.

§ 13. *Névroses des mamelles.*

A. Hypéresthésie de la peau.

C'est une des maladies du sein les plus rares; elle semble, comme les hémorrhagies, être dans un certain rapport de causalité avec la menstruation. Le sein malade ne présente à l'exploration aucun symptôme anormal, seulement il est excessivement sensible au plus léger attouchement, tandis qu'une forte pression peut souvent être fort bien supportée. Cette affection, que l'on observe le plus souvent chez des femmes chlorotiques et hystériques, se distingue de la névralgie intercostale en ce que, pour déterminer la douleur, il faut toujours qu'il y ait une provocation extérieure, telle que le contact, la friction de la peau ; tandis que les douleurs névralgiques sont toujours spontanées, et indépendantes d'influences extérieures. Pour combattre cet accident on a recommandé l'emploi interne des médicaments antihystériques et antichlorotiques, auxquels on joint des frictions d'onguents narcotiques, et l'application de vésicatoires ou de sangsues. Nous avons jusqu'ici obtenu les meilleurs résultats de l'emploi prolongé du fer, de frictions avec un liniment de chloroforme et de l'application du bandage compressif de Seutin.

B. Anesthésie de la peau.

C'est quelquefois un symptôme de l'hystérie; on l'observe plus fréquemment encore lorsqu'il existe des tumeurs volumineuses, qui distendent la peau et en diminuent ainsi la sensibilité. Elle n'a qu'une importance très-secondaire.

C. Névralgie de la mamelle. — Mastodynie.

Elle apparaît sous deux formes différentes. Dans la première, la mamelle est le siége de douleurs névralgiques plus ou moins intenses, sans que l'examen le plus exact puisse faire découvrir la plus légère altération dans l'organe. Tous les observateurs s'accordent à dire que cette affection se rencontre surtout chez de jeunes femmes, de vingt à quarante ans, et que les accès de douleurs augmentent ordinairement avant la menstruation, et quelquefois même n'existent que pendant cette période. Nous pouvons encore ajouter que nous n'avons observé la mastodynie presque que chez des femmes chlorotiques ou hystériques, et qu'elle est accompagnée quelquefois d'une véritable névralgie intercostale. C'est en général une affection très-longue qui résiste pendant des mois et même des années à tous les moyens employés, sans cependant jamais mettre la vie en danger. Le nombre des médicaments que l'on a préconisés contre cette maladie est immense; on a surtout recommandé l'emploi topique, et à l'intérieur des narcotiques, des lotions avec une solution de potasse caustique, des frictions avec de la teinture de cantharides, de la pommade stibiée, ou même des sétons, l'acupuncture, la compression, la section sous-cutanée des filets nerveux. Ce qui, selon nous, convient le mieux est l'emploi prolongé de préparations ferrugineuses et des frictions avec un onguent de chloroforme; dans quelques cas très-opiniâtres nous obtînmes la guérison par l'emploi prolongé de la liqueur arsenicale de Fowler.

Quelquefois, à côté de la névralgie, on constate la présence de petites nodosités excessivement sensibles au toucher et qui sont aussi spontanément le siége de douleurs très-vives, douleurs paraissant par accès et s'irradiant au loin. (*Irritable tumour of the breast.* A. Cooper.) Jusqu'à présent aucune préparation anatomique exacte n'a démontré avec évidence la nature de ces tumeurs : elles semblent être dues à des hypertrophies partielles d'un ou de plusieurs lobules de la glande. D'après les données de la plupart des observateurs, cette forme de névralgie ne se montre qu'à l'époque de la menstruation ; cependant nous l'avons observée souvent en dehors de cette période. Elle s'attaque de préférence aux femmes hystériques, chlorotiques et mal réglées ; la mamelle gauche paraît être plus souvent affectée que la droite ; quelquefois les deux organes sont atteints à la fois. Ces petites tumeurs sont en général dures, bien limitées, très-mobiles et rarement plus grosses qu'un œuf de pigeon. Elles se développent très-lentement et persistent ordinairement ou du moins ne diminuent pas beaucoup alors même que la névralgie a disparu. Le traitement est le même que celui de la mastodynie simple.

Bibliographie. — A. Cooper, l. c. — Rufz, Affect. douloureuses des glandes mammaires. Arch. gén. Septemb. 1843. — Carpentier-Méricourt, l. c., p. 96. — Hirsch, Spinalneurosen, p. 296. — Romberg, Lehrb. der Nervenkrankh., p. 98. — Scanzoni, loc. cit., p. 250. — Hasse, Virchow's Pathologie, Vol. IV, p. 79.

FIN.

TABLE DES MATIÈRES

DEUXIÈME PARTIE.

PATHOLOGIE ET THÉRAPEUTIQUE DES MALADIES DES LIGAMENTS DE L'UTÉRUS.

TROISIÈME PARTIE.

PATHOLOGIE ET THÉRAPEUTIQUE DES MALADIES DES TROMPES UTÉRINES.

QUATRIÈME PARTIE.

PATHOLOGIE ET THÉRAPEUTIQUE DES MALADIES DES OVAIRES.

CINQUIÈME PARTIE.

PATHOLOGIE ET THÉRAPEUTIQUE DES AFFECTIONS DU VAGIN.

SIXIÈME PARTIE.

PATHOLOGIE ET THÉRAPEUTIQUE DES MALADIES DES ORGANES GÉNITAUX EXTERNES.

SEPTIÈME PARTIE.

PATHOLOGIE ET THÉRAPEUTIQUE DES MALADIES DU SEIN.

www.ingramcontent.com/pod-product-compliance
Ingram Content Group UK Ltd.
Pitfield, Milton Keynes, MK11 3LW, UK
UKHW020149250726
13967UKWH00002B/962